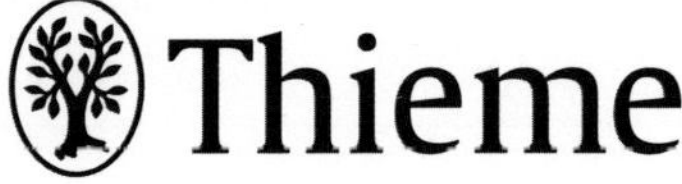
Thieme

Physiotherapie am Kiefergelenk

Untersuchung, Therapie, Fallbeispiele

Kay Bartrow

2. Auflage

383 Abbildungen

Georg Thieme Verlag
Stuttgart • New York

Kay **Bartrow**
physiotherapie4u@gmx.de
http://www.physiotherapie4u.de

Bibliografische Information der Deutschen Nationalbibliothek
Die Deutsche Nationalbibliothek verzeichnet diese Publikation in der Deutschen Nationalbibliografie; detaillierte bibliografische Daten sind im Internet über http://dnb.d-nb.de abrufbar.

Ihre Meinung ist uns wichtig! Bitte schreiben Sie uns unter:
www.thieme.de/service/feedback.html

Wichtiger Hinweis: Wie jede Wissenschaft ist die Medizin ständigen Entwicklungen unterworfen. Forschung und klinische Erfahrung erweitern unsere Erkenntnisse, insbesondere was Behandlung und medikamentöse Therapie anbelangt. Soweit in diesem Werk eine Dosierung oder eine Applikation erwähnt wird, darf der Leser zwar darauf vertrauen, dass Autoren, Herausgeber und Verlag große Sorgfalt darauf verwandt haben, dass diese Angabe **dem Wissensstand bei Fertigstellung des Werkes** entspricht.
Für Angaben über Dosierungsanweisungen und Applikationsformen kann vom Verlag jedoch keine Gewähr übernommen werden. **Jeder Benutzer ist angehalten**, durch sorgfältige Prüfung der Beipackzettel der verwendeten Präparate und gegebenenfalls nach Konsultation eines Spezialisten festzustellen, ob die dort gegebene Empfehlung für Dosierungen oder die Beachtung von Kontraindikationen gegenüber der Angabe in diesem Buch abweicht. Eine solche Prüfung ist besonders wichtig bei selten verwendeten Präparaten oder solchen, die neu auf den Markt gebracht worden sind. **Jede Dosierung oder Applikation erfolgt auf eigene Gefahr des Benutzers.** Autoren und Verlag appellieren an jeden Benutzer, ihm etwa auffallende Ungenauigkeiten dem Verlag mitzuteilen.
Geschützte Warennamen (Warenzeichen®) werden nicht immer besonders kenntlich gemacht. Aus dem Fehlen eines solchen Hinweises kann also nicht geschlossen werden, dass es sich um einen freien Warennamen handelt.

Rüdigerstr. 14
70469 Stuttgart
Deutschland
www.thieme.de

Umschlaggestaltung: Thieme Gruppe
Umschlaggrafik: Martina Berge, Stadtbergen
Zeichnungen: Karin Baum, Paphos, Zypern;
Agnieszka & Martin Waletzko, Leonberg
Satz: Druckhaus Götz GmbH, Ludwigsburg
Druck: Grafisches Centrum Cuno, Calbe (Saale)

DOI 10.1055/b-006-161658

ISBN 978-3-13-242026-7 1 2 3 4 5 6

Auch erhältlich als E-Book:
eISBN (PDF) 978-3-13-242027-4
eISBN (epub) 978-3-13-242028-1

Die abgebildeten Personen haben in keiner Weise etwas mit der Krankheit zu tun.

Vorwort

Ich freue mich, Sie als Leser dieses CMD-Fachbuches begrüßen zu dürfen. Das Buch beinhaltet meine klinischen Erfahrungen aus den letzten sieben Jahren physiotherapeutischer Praxis mit dem Tätigkeitsschwerpunkt „Kiefergelenk“ (CMD) sowie den aktuellen Stand der CMD-Literatur und soll allen interessierten Kollegen einen Einblick und eine Hilfe in die Untersuchungs- und Behandlungsmöglichkeiten des Cranio-Mandibulären Systems geben. Die Arbeit mit Kiefergelenkstörungen hat sich schleichend in meiner praktischen Tätigkeit etabliert und sich seit den Anfängen immer mehr zur spezialisierten Hauptaufgabe entwickelt. In der Grundausbildung zum Physiotherapeuten kommt das Thema Kiefergelenk viel zu kurz und auch im Fortbildungsbereich der Manuellen Therapie waren die Inhalte zum Kiefergelenk meist sehr überschaubar, reichten jedoch aus, um meine berufliche Neugierde zu wecken. Vor etwas mehr als sieben Jahren besuchte ich dann die ersten Fortbildungen zum Thema „CMD“ und „Kiefergelenkstörungen“, da mich dieses Gebiet der Physiotherapie interessierte und ich bis zu diesem Zeitpunkt noch recht unvorbereitet meine ersten Patienten mit solchen Problemstellungen, die über Zahnärzte in die Physiotherapie verwiesen wurden, behandelte. Waren es in den Anfangszeiten 1–2 Patienten pro Monat, die wegen Kiefergelenksdysfunktionen zur physiotherapeutischen Behandlung in die Praxis kamen, so hat sich die Patientenzahl mittlerweile auf 10–15 Patienten pro Tag gesteigert. So macht die Behandlung von Kiefergelenkstörungen heute zum Teil mehr als 70 % meiner praktischen Tätigkeit aus. Im Laufe der Jahre habe ich viele Bücher zu diesem Thema gesucht, gefunden und gelesen und jedes Mal festgestellt, dass die CMD-Bücher mit dem Blickwinkel der Physiotherapie noch fehlen. Die Bücher sind fast allesamt von Zahnärzten oder Kieferorthopäden verfasst, was eigentlich schade ist, da die Physiotherapie viele interessante Ansätze zur klinischen Untersuchung und Behandlung einer CMD beizutragen hat.

Dieser Umstand war für mich eine große Motivation, dieses Buch für alle fachlich interessierten Kolleginnen und Kollegen zu verfassen. Eine weitere Motivation lag für mich darin, meine praktischen Erfahrungen mit CMD-Patienten aus der Physiotherapie, für Therapeuten und alle an einer CMD beteiligten Fachbereiche der Medizin transparent zu machen und die Physiotherapie in dieses spannende Tätigkeitsfeld besser zu integrieren und einen Dialog mit diesen Fachbereichen anzuregen. Um eine bestmögliche Versorgung der Patienten zu gewährleisten, sind eine interdisziplinäre Teamarbeit und ein kollegialer Austausch von Vorgehensweisen und Therapiemöglichkeiten unerlässlich. Dazu soll dieses Buch ebenfalls anregen.

Mit der Arbeit an diesem Buch begann für mich ein großes Abenteuer. Ein gutes Buch entsteht nicht einfach über Nacht aus einer Idee heraus, sondern es braucht Mühe, Geduld und vor allem Hilfe und Unterstützung. Das mit der Mühe und der Geduld konnte ich mit mir selbst abmachen. Für die Hilfe und Unterstützung waren andere zuständig. Ein ordentliches Buch ist immer auf eine gute, kritische, aber konstruktive Zusammenarbeit aller Beteiligten zurückzuführen. Und so gilt mein Dank an dieser Stelle allen, die an mich und an dieses Buchprojekt geglaubt haben und mich bei diesem Abenteuer bestärkt und unterstützt haben. Vielen Dank an den Thieme Verlag, der mein Buch in sein Programm aufgenommen hat und mir damit erst die Möglichkeit eröffnete, mein Wissen und meine Gedanken einem breiten Leserpublikum zu unterbreiten. Allen voran danke ich Herrn Fritz Koller für die konstruktiven Gespräche bei der Vorbereitung zu diesem Buch, Frau Grünewald danke ich für eine unkomplizierte und stets freundliche Zusammenarbeit während der Entstehung und in der Planung des Projektes. Frau Dorothee Richard danke ich für eine hervorragende Überarbeitung meines Manuskriptes und die vielen kleinen Tipps und konstruktiven Hinweise, die dabei halfen, meine Gedanken für den Leser besser zu strukturieren. Herrn Oskar Vogl danke ich für eine schier unendliche Geduld und seine erfrischend leichte Art, als die Fotos für das Buch an einem einzigen Tag geschossen wurden. Vielen Dank auch an meine hilfsbereiten und geduldigen Patienten, die mir zur Dokumentation von Behandlungsbeispielen als Fotomodelle zur Verfügung standen. Vielen Dank an meine Kolleginnen, die sich ebenfalls mit viel Geduld als Fotomodelle und Amateurfotografen für die Untersuchungsmöglichkeiten und die Behandlungstechniken, zu allen möglichen und unmöglichen Zeiten, zur Verfügung stellten.

Der größte DANK gilt meiner Familie, die auf viele gemeinsame Stunden und Aktivitäten mit mir während der Arbeit an diesem Buch verzichten musste. Meiner Frau danke ich für ihr grenzenloses Verständnis und die Unterstützung in dieser abenteuerlichen Zeit. Sie hat mir maßgeblich den Rücken für dieses Arbeitspensum freigehalten. DANKE

Allen anderen an diesem Buch Beteiligten, die noch nicht namentlich genannt wurden, danke ich ebenfalls herzlich für ihren Beitrag an der Arbeit.

Nun hoffe ich, dass die Erwartungen der Leser erfüllt werden. Ein Fachbuch ist immer einer Weiterentwicklung durch neue Erkenntnisse aus Forschung und Studien unterworfen. In diesem Sinne wünsche ich dem Buch, dass es Interesse weckt, Wissen vermittelt und zur Diskussion anregt. Über Rückmeldungen freue ich mich und wünsche nun eine anregende Lektüre.

Balingen, 14.08.2010
Kay Bartrow

Inhaltsverzeichnis

14 Vier Kardinalsymptome – Führende Symptomkomponenten mit Behandlungsbeispielen ... 264

15 Fallbeispiele ... 308

Kapitel 1

Einführung

1 Einführung

Patienten mit der Diagnose „kraniomandibuläre Dysfunktion" (im Weiteren kurz: CMD; engl. craniomandibular dysfunction) haben eine Funktionsstörung und/oder Schmerzen im umschriebenen Gebiet des Kiefergelenkes, der Kaumuskulatur oder des Kopf- bzw. des Gesichtsbereiches. Die Diagnose „CMD" ist jedoch weder struktur- noch symptomspezifisch zu verstehen. In der Sammelgruppe der CMD-Patienten finden sich viele unterschiedliche Funktionsdefizite und Problemstellungen. Die Diagnose CMD ist – wenn überhaupt – eher eine richtungsweisende Angabe, ähnlich dem allseits bekannten „Wirbelsäulen-Syndrom" oder der „Periarthropathia humeroscapularis" (PHS), die häufig auch eine kleine Ratlosigkeit widerspiegelt.

Der eigentlichen Wortbedeutung nach handelt es sich um eine Funktionsstörung im Zusammenspiel von Ober- und Unterkiefer. Die umgebenden Strukturen beeinflussen dieses Zusammenspiel wesentlich: Kaumuskulatur (M. masseter, M. temporalis, M. pterygoideus medialis et lateralis), supra- und infrahyoidale Muskulatur, mimische Muskulatur, vaskuläre Strukturen, Augenregion (Regio supra- et infraorbitalis), Ohrbereich (Meatus acusticus externus) und neurale Strukturen. Diese Strukturen sind aufgrund ihrer lokalen Nähe direkt beteiligt am Geschehen im und am Kiefergelenk. Sie können sowohl durch ihre Funktion (mechanische Belastung, Deformation bzw. Veränderung) als auch durch ihre Dysfunktion (Überlastung, übermäßige Deformation über das physiologische/anatomische Ende hinaus) die normalen physiologischen Funktionen des Kiefergelenkes negativ beeinflussen.

Etwas weiter entfernt gelegene Funktionskomplexe, wie z. B. die Schulterregion und die Halswirbelsäule, dürfen aufgrund ihrer anatomischen Verbindung zum Kiefergelenk nicht vergessen werden. Therapeuten integrieren sie deshalb in die Untersuchung und bei entsprechendem Befund in die Therapie. Die Auswirkungen von Funktionsstörungen in diesen Regionen sind vielschichtig. Eine CMD hat viele Gesichter.

1.1 Definitionen

Eine Erklärung bzw. eine Definition für das Krankheitsbild der CMD zu liefern wird seit Jahren immer wieder versucht und von kontrovers diskutiert. Hier einige Beispiele der bisher verwendeten Definitionen:

- „Die Craniomandibuläre Dysfunktion, CMD, auch Temporomandibuläre Dysfunktion, TMD, genannt, früher auch Costen Syndrom, ist eine systemische Erkrankung der Funktionszusammenhänge der Kopf-Schulterorgane. Die CMD wird überwiegend durch Zahnfehlstellung mit Zwangsbissführungen, Hebelmomenten und einen falschen Biss verursacht" (Risse 2010, o. S.).
- „CMD ist die Abkürzung für cranio-mandibuläre oder kraniomandibuläre Dysfunktion. Damit werden Fehlfunktionen des kraniomandibulären Systems bezeichnet. Tritt eine Fehlfunktion in einer Komponente dieses Systems auf, können auch weitere Komponenten des Systems mit Funktionsstörungen reagieren" (Undt 2010, o. S.).
- „Kraniomandibuläre Dysfunktion (Craniomandibuläre Dysfunktion, CMD) ist ein Überbegriff für strukturelle, funktionelle, biochemische und psychische Fehlregulationen der Muskel- oder Kiefergelenkfunktion. Diese Fehlregulationen können schmerzhaft sein, müssen es aber nicht. Im engeren Sinne handelt es sich dabei um Schmerzen der Kaumuskulatur (‚myofaszialer Schmerz'), Verlagerungen der Knorpelscheibe im Kiefergelenk (‚Diskusverlagerung') und entzündliche oder degenerative Veränderungen des Kiefergelenks (‚Arthralgie, Arthritis, Arthrose')" (Wikipedia 2010, o. S.).
- „Auf einen Nenner gebracht, handelt es sich bei der CMD (Myoarthropathie) um Schmerz (der Muskulatur) und Limitation (des Kiefergelenks)" (Rauscher 2008, o. S.).
- „CMD kranio-mandibuläre Dysfunktion (Funktionsstörung; kranio = abgeleitetes Wortteil für Schädel o. Kopf, mandibula = Unterkiefer), engl.: cranio-mandibular dysfunction; Sammelbezeichnung für einen vielfältigen Komplex von Erkrankungen des Kausystems, welche in einem Bezug zu Symptomen im Kopf-Hals-Nackenbereich stehen" (Zahnwissen 2010, o. S.).

1.2 Geschichte

Da die Symptome eher unspezifisch und dazu noch sehr vielseitig auftreten können, galt die CMD lange Zeit als die „unbekannte Krankheit“. Die erste Benennung (Costen-Syndrom) geht auf den amerikanischen HNO-Arzt James Costen (1895–1962) zurück, der 1934 als einer der Ersten auf Zusammenhänge zwischen seiner Fachdisziplin und Kiefergelenksstörungen hinwies. Die von ihm beschriebenen Symptome umfassten: Kiefergelenkknacken oder -reiben, Schmerzen im Ohrbereich, Mandibuladeviationen bei der Mundöffnung und Kopfschmerzen im Okzipitalbereich. Dies sind recht bekannte und verbreitete Symptome, wenn man die heutigen Patienten mit CMD betrachtet.

In den folgenden Jahren rückte dieses bis dahin unzureichend bekannte Krankheitsbild immer mehr in den Fokus der medizinischen Wissenschaft und in das Interesse der Öffentlichkeit. Zu Beginn war die Hypothese noch knöchern bzw. artikulär geprägt. Sie entwickelte sich über die Berücksichtigung der Okklusion und der Muskelsituation zu dem heute bekannten vielgesichtigen, multikausalen Krankheitsbild der CMD (▶ Tab. 1.1).

1.3 Ätiologie

Die Ursachenforschung auf dem Gebiet der CMD gestaltet sich, entsprechend dem multifaktoriellen Geschehen bei einer symptomatischen CMD, schwierig. Eine multikausale Ätiologie wird im Allgemeinen anerkannt und in der Literatur vertreten.

Die Konzepte, die einer ätiologischen Einteilung zugrunde liegen, sind so vielseitig wie die Erkrankung selbst. Eine mögliche Hilfe, strukturierte Ätiologiemodelle darzustellen, bietet die Internationale Klassifikation der Funktionsfähigkeit, Behinderung und Gesundheit (International Classification of Function, Disability and Health, ICF; DIMDI 2005), (▶ Abb. 1.1).

Tab. 1.1 Geschichtlicher Überblick – CMD

Jahr	Autor	Benennung des Krankheitsbildes	Pathogenese/Erklärungsmodell
1934	J.B. Costen	Costen-Syndrom	Zusammenhang zwischen HNO-Symptomen und Dysfunktionen der Kieferregion
1934	G. Steinhart	Arthritis deformans	Knöcherne These
1963	L. Hupfauf	„Motorische Unarten“	Muskuläre These
1964	A. Gerber	Okklusoartikuläre Störung	Verbindung zwischen knöchernem und okklusalem System
1968	S.P. Ramfjord	Functional TMJ Disorders	Gelenkzentriertes Erklärungsmodell mit funktionellen Gesichtspunkten
1970	W. Schulte	Myoarthropathie	Muskuläre These
1981	W. Schulte	Myo-arthro-okkluso-neuro-psychopathie	Multikausaler Ätiologieansatz
1988	IHS-Klassifikation	Classification and Diagnostic Criteria for Headache Disorders, Cranial Neuralgias and Facial Pain	Prägt einen neuen Begriff: CMD (Engl.: craniomandibular dysfunction)

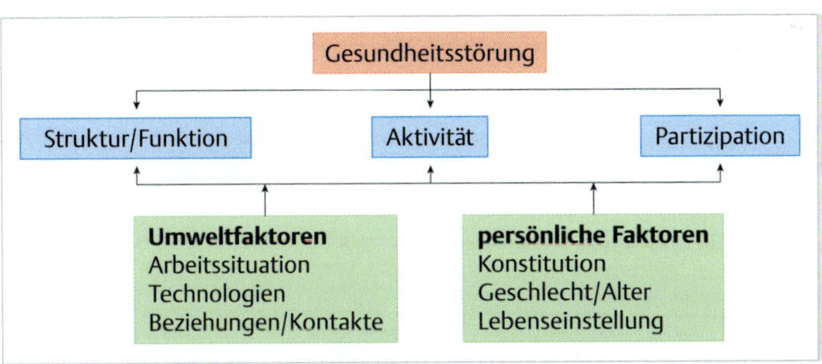

Abb. 1.1 Biopsychosoziales Krankheitsmodell der ICF (DIMDI 2005).

Die ICF basiert auf einem biopsychosozialen Verständnis von Krankheit und Gesundheit. Nach der ICF lässt sich eine Wechselwirkung zwischen einem individuellen Krankheitserleben auf der einen und einem direkten Einfluss dieses pathologischen Geschehens auf die anatomisch-funktionellen Strukturen, persönlichen Aktivitäten und gesellschaftliche Partizipation des Patienten auf der anderen Seite herstellen (▶ Abb. 1.2, ▶ Abb. 1.3).

Eine einzige, alleinstehende Ursache für das Entstehen einer CMD ist nach wissenschaftlichen Gesichtspunkten nicht zu finden. Vielmehr lassen sich verschiedene Kategorien an Faktoren finden, die eine Beteiligung an der Entstehung zeigen (▶ Abb. 1.4). Am plausibelsten lassen sich somit diese ätiologischen Faktoren gemäß dem wissenschaftlich anerkannten biopsychosozialen Krankheitsmodell (nach Engel 1976 – und grundlegend vertreten in der ICF-Fassung von 2005) in verschiedene Gruppen einteilen.

Daraus ergeben sich drei primäre Ätiologiegruppen:

- *Morphologisch* begründet, in der Veränderung der knöchernen/dentalen anatomischen Strukturen:
  - knöchern (Fehlanlage, Trauma),
  - okklusal (Zahnfehlstellungen, Zahnfehlanlagen, Zahnextraktionen, Füllungen).
- *Funktionell* begründet, in Veränderungen des neuromuskulären Zusammenspiels:
  - abnorme Erregungsübertragung/-verarbeitung auf die Kaumuskulatur (Veränderung der Tonuslage durch neuromuskuläre Fehlsteuerung),

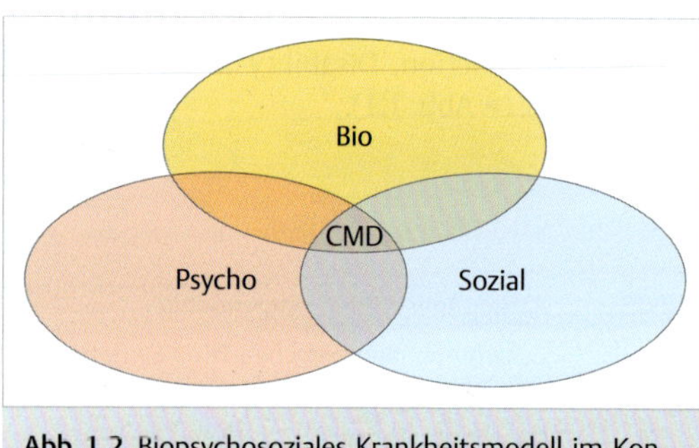

Abb. 1.2 Biopsychosoziales Krankheitsmodell im Kontext zur CMD.

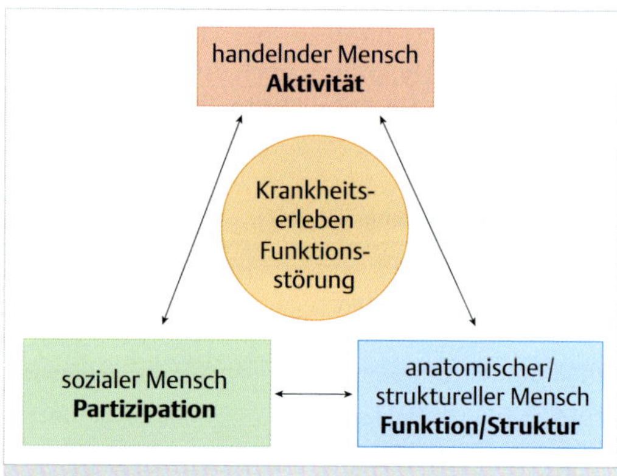

Abb. 1.3 Ebenen des Krankheitserlebens.

okklusale Faktoren

- okklusale Störkontakte
- Frühkontakte
- fehlende Zähne
- Stützzonenverlust
- Z. n. Fraktur der Mandibula
- Zahnextraktionen
- Z. n. Zahnbehandlung
- Füllung
- Inlay
- Krone
- Brücke etc.
- Zahnfehlstellungen (dentale Anomalien)
- Kieferfehlstellungen (skelettale Anomalien)

neuro-muskuläre Faktoren

- Parafunktionen/Habits
- Kaugummikauen
- Rauchen
- Bruxismus
- Zähnepressen
- Wangen- und Lippenbeißen
- Daumenlutschen bei Kindern
- Körperhaltung (Statik)

psycho-soziale Faktoren

- Stress
- Persönlichkeitsmerkmale
- Perfektionismus
- Agressivität
- Ängstlichkeit
- traumatische Lebensereignisse
- Scheidung
- Arbeitslosigkeit
- Verlust
- Depression
- Körperhaltung

Abb. 1.4 Ätiologiemodell der CMD.

  - zentrale Störungen des Systems (Medikamente, gesteigerter Alkoholkonsum, Drogenkonsum),
  - Parafunktionen (Bruxismus, Rauchen),
  - Habits (Kaugummikauen, Bonbonlutschen, Zähnepressen, Wangenbeißen),
  - Einfluss der Körperhaltung via statischer Veränderungen (neuromuskuläre Verbindungen mit angrenzenden anatomischen Gebieten, biomechanische Hebelwirkungen etc.).
- *Psychisch* bedingt, durch Überlagerungen und damit verbundene Veränderungen in der Reizaufnahme und der Reizverarbeitung:
  - Stress (Disstress),
  - Persönlichkeitsproblematik (Perfektionismus),
  - negative Ereignisse mit Wirkung auf die Lebensqualität.

Bei Patienten mit CMD finden Therapeuten in der Untersuchung meistens Ursachen im Bereich der Körperstrukturen und -funktionen. Diese Ursachen lassen sich wiederum vier Ursachenkomplexen zuordnen: Arthro-, Disko-, Myo- und Neuropathien. Diese vier Komplexe sind in Kap. **10** ausführlich beschrieben.

1.4 Klassifikationen

Die Klassifikation bzw. die Diagnostik eines Krankheitsbildes nimmt unter anderem Bezug auf die Ätiologie, Epidemiologie und Symptomatik der Erkrankung. Genau dieser Umstand (multikausale Ätiologie, inkonstante Symptomatik) macht die Einteilung der CMD so schwierig. Es existieren viele uneinheitliche Klassifikationssysteme für kraniomandibuläre Dysfunktionen, die alle eine andere Herangehensweise dokumentieren. Die Versuche, eine einheitliche Dokumentation bei der Klassifizierung zu erzielen, scheiterten an dem komplexen Krankheitsbild sowie an der multifaktoriellen Symptomatik. Je nach Hauptsymptomatik (Gelenkschmerz, Mundöffnungsstörung, Kopfschmerz, Stressbelastung …) des Patienten kommt eine andere Fachdisziplin zum Einsatz. Jede Fachdisziplin hat eigene Assessment-Instrumente zur Klassifizierung.

Eine Grundidee verfolgen diese Einteilungssysteme zumindest gemeinsam, nämlich das Miteinbeziehen einer Anamnese und eines klinischen Untersuchungsverfahrens. Da sich eine CMD aber durch sehr unterschiedliche Symptome bemerkbar machen kann, sind diese Verfahren, auch je nach Fachdisziplin des Untersuchers, unterschiedlicher Natur. Dieser Umstand führt in der Konsequenz zu verschiedenen Diagnosen (Klassifizierungen) bei demselben Patienten. Die Einteilung ist weiterhin auch von der individuellen Vorgehensweise und der persönlichen klinischen Erfahrung des Untersuchers abhängig.

Ein weit verbreitetes Einteilungssystem bei CMD ist der Helkimo-Dysfunktionsindex (▶ Tab. 1.2, ▶ Tab. 1.3, ▶ Tab. 1.4; Helkimo 1974). Dieses System bezieht sich auf die Dysfunktionen in anamnestischer und klinischer Hinsicht.

Eine präzisere Weiterentwicklung dieses Klassifizierungswerkzeugs stellen die Research diagnostic criteria for temporomandibular disorders (RDC/TMD; Dworkin u. LeResche 1992) dar. Hierin wurde eine konsequente Untersuchungsstrukturierung mit vorgegebener Reihenfolge sowie exakter Art und Weise der Durchführung umgesetzt. Dieser Umstand erleichtert eine reproduzierbare Befundung und Einteilung der Symptomatik (▶ Tab. 1.5, ▶ Tab. 1.6).

Ebenso wie beim Helkimo-Index stehen hier die anamnestischen und klinischen Befunde im Vordergrund. Eine psychosomatische Ebene ergänzt jedoch die klinische Klassifikation. So ergibt sich ein zweiachsiges Klassifikationssystem, in dem sowohl körperliche Funktionsstörungen (Symptome) als auch psychosomatische und psychosoziale Symptome bzw. Parameter erfasst werden können. Im Wesentlichen läuft die Diagnostik der Achse 1 (klinische Klassifikation auf körperlicher Ebene) auf die Einteilung in Muskelbeschwerden und Gelenkbeschwerden hinaus. Hierbei werden drei Diagnosegruppen mit insgesamt acht Diagnosen dargestellt.

Tab. 1.2 Helkimo-Dysfunktionsindex

Anamnestische Dysfunktionsklassen	Klinische Dysfunktionsklassen
A0: Keine anamnestische Dysfunktionen	Mandibulamobilität: • Eingeschränkte Mundöffnung • Eingeschränkte Laterotrusion • Eingeschränkte Protrusion
A1: Milde anamnestische Dysfunktionen: • Gelenkgeräusche (Knackphänomen/Krepitus) • Müdigkeit, Steifigkeit bei Kieferbewegungen oder morgens nach dem Erwachen	Kiefergelenkfunktion: • Kiefergelenkgeräusche (Knacken/Krepitus) • Deviationen bei der Mundöffnung
A2: Schwere anamnestische Dysfunktionen: • Mundschlussprobleme • Blockaden bei der Mundöffnung • Bewegungsschmerz • Gelenkschmerzen • Muskelschmerzen • Gesichts-, Kiefer-, Schläfen- oder Ohrschmerzen	Palpationsempfindlichkeit der Kaumuskulatur: • Anzahl der empfindlichen Stellen (Muskelpunkte)
	Palpationsempfindlichkeit der Kiefergelenke: • Palpationsschmerz von lateral • Palpationsschmerz von dorsal
	Daraus ergibt sich ein klinischer Dysfunktionsindex: D 0: keine klinische Dysfunktion D 1: leichte klinische Dysfunktion D 2: moderate klinische Dysfunktion D 3: schwere klinische Dysfunktion

Tab. 1.3 Klinische Bewertung für den DysfunktionsIndex nach Helkimo

Bewertungsparameter	Punkte
Mobilität der Kiefergelenke	
Mundöffnung	
>40 mm	0
30–39 mm	1
<30 mm	5
Laterotrusion nach rechts	
>7 mm	0
4–6 mm	1
0–3 mm	5
Laterotrusion nach links	
>7 mm	0
4–6 mm	1
0–3 mm	5
Protrusion	
>7 mm	0
4–6 mm	1
0–3 mm	5

Tab. 1.3 Fortsetzung

Bewertungsparameter	Punkte
Summe der Mobilitätsuntersuchung	
A = 0 Punkte B = 1–4 Punkte C = 5–20 Punkte	0 1 5
Qualität der Kieferbewegungen	
A = keine qualitativen Veränderungen B = Gelenkgeräusche (Knacken, Krepitus, Deviation) C = limitierte Mundöffnung < 35 mm mit Deviation	0 1 5
Muskelpalpation	
A = keine Palpationsauffälligkeiten B = 1–3 schmerzhafte Muskelstellen C = > 4 schmerzhafte Muskelstellen	0 1 5
Gelenkpalpation	
A = beschwerdefrei B = empfindlich von lateral C = empfindlich von dorsal	0 1 5
Schmerz bei Mobilität der Mandibula	
A = schmerzfrei B = Schmerzen bei einer Mandibulabewegung (in eine Richtung) C = Schmerzen in 2 oder mehr Mandibulabewegungen (> 2 Richtungen)	0 1 5

Tab. 1.4 Gesamtergebnis der klinischen Bewertung des Helkimo-Dysfunktionsindex

Punkte aus Parameter 1–5	Dysfunktionsgruppe	Helkimo-Dysfunktionsindex
0	0	D 0 – keine Dysfunktion
1–4	1	D 1 – leichte Dysfunktion
5–9	2	D 2 – moderate Dysfunktion
10–13	3	D 3 – schwere Dysfunktion
14–17	4	
18–25	5	

Tab. 1.5 Klinische Diagnosen der CMD nach RDC/TMD (Dworkin u. LeResche 1992)

Diagnosegruppen	Diagnosen
Gruppe 1: Schmerzen in der Kiefermuskulatur	Myofaszialer Schmerz
	Myofaszialer Schmerz mit Limitation der Mundöffnung
Gruppe 2: Diskusverlagerung	Diskusverlagerung mit Reposition bei Mundöffnung
	Diskusverlagerung ohne Reposition mit limitierter Mundöffnung
	Diskusverlagerung ohne Reposition ohne limitierte Mundöffnung
Gruppe 3: Gelenkproblematik	Kiefergelenk-Arthralgie
	Kiefergelenk-Arthritis
	Kiefergelenk-Arthrose

Tab. 1.6 Klinisches Vorgehen zur Untersuchung nach RDC/TMD

Bewegungsprüfung	Kiefergeräusche	Palpationsschmerzen
• Aktive Mundöffnung ohne Schmerz • Aktive Mundöffnung auch mit Schmerz • Passive Mundöffnung • Endgefühl beurteilen • Laterotrusion rechts/links • Protrusion • Horizontaler Überbiss (Overjet) • Vertikaler Überbiss (Overbite) • Deviation, Deflexion beurteilen	• Gelenkknacken • Krepitus	• M. temporalis (hinterer, mittlerer und vorderer Teil) • M. masseter (Ursprung, Muskelbauch, Ansatz) • Regio retromandibularis: M. stylohyoideus, M. digastricus (Venter posterior) • Regio submandibularis: M. pterygoideus medialis, M. digastricus (Venter anterior) • Kiefergelenk lateral • Kiefergelenk posterior • M. pterygoideus lateralis

1.5 Epidemiologie

Die Quantifizierung von Häufigkeit und Verteilung von CMD-Beschwerden in der Bevölkerung ist im Wesentlichen davon abhängig, nach welchen Kriterien/Symptomen man sucht und nach was man sucht. Das heißt, dass das verwendete Klassifikationssystem im Hinblick auf die Untersuchungsergebnisse eine entscheidende Rolle spielt.

1.5.1 Erwachsene und Senioren

Die Eckdaten der Epidemiologie bei Erwachsenen und Senioren mit CMD lauten:

- Personen im Alter von 18–45 Jahren zeigen in den meisten Studien die häufigsten Symptome einer CMD.
- Frauen sind etwa doppelt so häufig betroffen wie Männer.
- Die Schmerzrate bei Erwachsenen mit CMD liegt bei ca. 10 %.
- Subjektiven Behandlungsbedarf geben ca. 3 % der Probanden an.
- In zunehmendem Alter sind abnehmende Beschwerden zu erkennen.

(John u. Wefers 1999a–b, John et al. 2001)

Aktuellen Zahlen der Deutschen Mundgesundheitsstudie (DMS III, IV und SHIP-0) zufolge haben wir es bei dem komplexen Geschehen um eine CMD mit einer Häufigkeit von bis zu 50 % zu tun (John u. Wefers 1999a–b; ▸ Tab. 1.7). Diese unterschiedlichen Ergebnisse resultieren aus uneinheitlichen Untersuchungsmethoden und diagnostischen Mitteln, verschiedenen Definitionen und Klassifikationen (Helkimo-Dysfunktionsindex oder RDC/TMD) der CMD sowie aus spezifischer, selektiver Probandenauswahl für die einzelnen Studien.

Im Wesentlichen bestätigen die Ergebnisse dieser drei großen Studien die Daten der zahlreichen kleiner angelegten Studien und Untersuchungen.

1.5.2 Kinder und Jugendliche

Die epidemiologischen Eckdaten der CMD beziehen sich auf Kinder und Jugendliche im Alter von 3–18 Jahren. Die Zusammenfassung der epidemiologischen Verteilung von CMD-Symptomen bei Kindern unterliegt denselben Schwierigkeiten wie bei den Erwachsenen. Probleme bereiten vor allem die unterschiedlichen Fragestellungen und die Inkludierung der Probanden bei den Studien. Aufgrund der aktuellen Datenlage lässt sich jedoch sagen, dass Verteilung und Vorkommen der CMD bei Kindern und Jugendlichen Ähnlichkeiten zu den Ergebnissen der Erwachsenenstudien aufweisen (▸ Tab. 1.8).

In den meisten Studien findet man eine Hierarchie der klinischen Symptome in folgender Reihenfolge:

Tab. 1.7 Zusammenfassung der Studienergebnisse zu oralen Dysfunktionen aus DMS III + IV + SHIP-0 bei Erwachsenen (John u. Wefers 1999a–b)

Befunde/Symptome	Anteil der 35–44-Jährigen (%)
Klinisch objektivierbare Befunde (Kiefergelenkgeräusche, Deviationen, Limitationen) – davon:	ca. 50
• Schmerz (im Kiefergelenk oder in der Kaumuskulatur)	• 5
• Geringe Dysfunktion	• ca. 46
• Mäßige Dysfunktion	• ca. 3
• Schwere Dysfunktion	• ca. 1

Tab. 1.8 Anamnestische Dysfunktionen bei Kindern und Jugendlichen

Befunde/Symptome	Anteil der 3–18-Jährigen (%)
Mundöffnungsstörung	37
Gelenkgeräusche (Knacken/Krepitus)	34
Bruxismus	35
Schmerzhafte Mundöffnung	39
Schmerzen im Kiefergelenk	26
Kopf-, Gesichtsschmerz	31
Kauschmerzen	30

- Schmerzen im Kieferbereich (Gelenk, Muskulatur, Kopf, Gesicht) treten am häufigsten auf (Nilner u. Lassing 1981, Riolo et al. 1988, Nielsen u. Terp 1990, Widmalm et al. 1995c).
- Kiefergelenkgeräusche (Knacken, Krepitus) folgen dicht (Egermark et al. 1981, Kononen et al. 1987, List et al. 1999, Pilley et al. 1992).
- Limitierte Mundöffnungen werden eher selten beobachtet (List et al. 1999, Nielsen u. Terp 1990, Pilley et al. 1992, Nilner 1981, Alamoudi et al. 1998).

Vorkommen, Auftreten und Verteilung der CMD werden häufig unterschätzt. Da die CMD eine starke Korrelation mit anderen neuro-muskulo-skelettalen Beschwerden des Bewegungssystems aufweist, ist auch bei gesundheitlichen Problemen wie Kopf-, Gesichtsschmerz, Nackenbeschwerden (Verspannung, Schmerz), Ohrproblematik (Tinnitus) oder auch bei Sehstörungen oder Schluckbeschwerden an das kraniomandibuläre System (CMS) zu denken (► Tab. 1.9).

Tatsächlich handelt es hier um ein Krankheitsgeschehen, dessen Vorkommen und Auftreten ebenfalls in verschiedene Kategorien einzuteilen sind. Je nach Ausmaß der Dysfunktionen und auch je nach Irritierbarkeit der Symptome lassen sich unterschiedliche Einstufungen ableiten.

1.6 Risikofaktoren

Wie schon aus Ätiologie und Epidemiologie zu erkennen ist, sind die Faktoren, die zu einer CMD-Problematik beitragen können, vielschichtig. So können auch die potenziellen, individuellen Risikofaktoren in verschiedene Bereiche eingeteilt werden (► Abb. 1.5) und für unterschiedliche Stadien in der Entstehung einer CMD ein Erklärungsmodell liefern.

Zusammenhänge bestehen vor allem zwischen subjektiv negativer Gefühlslage, falscher Stressverarbeitung, erhöhter persönlicher Stresssituation (Disstress) und Schmerzen in der Kaumuskulatur in der Personengruppe der 20–49-Jährigen (SHIP-0 1997–2001).

1.6.1 Prädisponierende Faktoren

Zu den prädisponierenden Faktoren gehören die individuellen Voraussetzungen eines Organismus, was die anatomische Struktur (Anlage, Aufbau, Form …), die Funktionalität der angelegten Strukturen (Interaktion von Nervensystem und aktivem Bewegungsapparat) und die psychische Stabilität (abhängig von Persönlichkeitsprofil, emotionaler Stärke und individuellen Verhaltenseigenschaften) betrifft. Es handelt sich hierbei also um bereits bestehende Schwachstellen (Prädilektionsstellen), die eine spätere Erkrankung möglich erscheinen lassen. Sie geben Hinweise auf eine individuelle Prävalenz, bezogen auf eine CMD.

Tab. 1.9 Einteilung zur Beurteilung der Epidemiologie: direkte CMD vs. Peripherwirkung

Aktive und symptomatische CMD wie als führende/primäre Pathologie	Latent persistente, kompensierte CMD, evtl. auch als sekundäre Begleitsymptomatik mit Peripherwirkung
Diese Kategorie entspricht der direkten klinischen Präsentation der Symptome im Gebiet der Kiefergelenke • Zahnschmerzen unklarer Genese • Kiefergelenkschmerzen • Kaumuskelschmerzen • Mundöffnungsstörungen • Deviationen, Limitationen • Kiefergelenkgeräusche (Knacken, Krepitus)	Diese Kategorie enthält alle das Kiefergelenk umgebenden Strukturen, die anatomische Verbindungen zum CMS aufweisen • Kopf- und Gesichtsschmerz • Ohrprobleme (Tinnitus, Otalgie) • Wirbelsäulenbeschwerden • Sehstörungen • Schluckbeschwerden

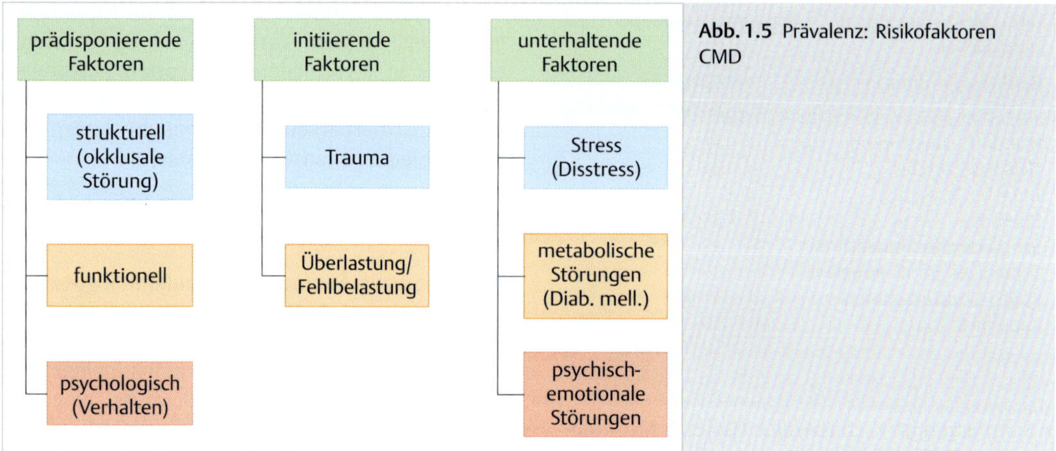

Abb. 1.5 Prävalenz: Risikofaktoren CMD

1.6.2 Initiierende Faktoren

Unter initiierenden Faktoren versteht man auslösende Ereignisse mit pathologischem Charakter. Gewissermaßen sind sie die berühmten „Tropfen, die das Fass zum Überlaufen bringen". Dies kann einerseits durch einen traumatischen Vorgang, z. B. eine Fraktur der Mandibula bzw. Maxilla, eine Kapselverletzung durch ein direktes Trauma (Schlag oder Sturz) oder auch durch eine Zahnbehandlung (z. B. Extraktion, Füllung) in Gang gesetzt werden.

1.6.3 Unterhaltende Faktoren

Die unterhaltenden Faktoren haben einen steigernden oder erhaltenden Effekt auf diese Störungen der kraniomandibulären Region. Anhaltender Stress beeinflusst z. B. anerkanntermaßen die Gesundheit negativ und ist somit in der Lage, eine gesundheitliche Störung, gleich welcher Art, zu verstärken oder zu erhalten.

Stress (Disstress) schwächt die körpereigene Immunabwehr und macht unseren Organismus empfänglicher (anfälliger) für Störungen. Aber nicht nur Stress hat diese unterhaltende Wirkung. Auch Stoffwechselstörungen oder -erkrankungen, wie z. B. Diabetes mellitus oder entzündlich rheumatische Erkrankungen (chronische Polyarthritis, Fibromyalgie etc.), haben den Charakter, bestehende Funktionsstörungen zu verstärken oder zumindest in der Persistenz zu verlängern.

1.7 Diagnostische Vielfalt

Wie die umfangreiche Auflistung der Symptomgebiete anschaulich darstellt, lassen sich kraniomandibuläre Problematiken oft nicht auf einen einzelnen Entstehungsmechanismus oder eine spezifische funktionelle Störung (einen einzelnen Auslöser) zurückführen. So vielseitig sich die Symptomatik zeigt, so variabel und vielschichtig sind die erklärenden Entstehungsmodelle, sprich die Pathogenese.

Wenn es sich nicht um eine traumatisch bedingte CMD (z. B. durch direkte Gewalteinwirkung mit resultierender Kapselverletzung oder einer Fraktur) handelt, lassen sich auch keine einzelnen bzw. isolierten Ursachen für die Entstehung einer Kieferstörung herausfiltern. Vielmehr ist das Entstehen einer CMD als multikausales Ereignis zu sehen (► Abb. 1.6, ► Abb. 1.7). Muskuläre Fehlfunktionen (hypertone Lage der Kaumuskulatur oder Überlastungsschäden der Kaumuskulatur aufgrund einer fehlerhaften Stressverarbeitung oder eines direkten Traumas) lassen die Mechanik der Kiefergelenke in eine Dysfunktion laufen und so werden auch kapsuläre und perikapsuläre Strukturen in diese Dysfunktionskette integriert.

So vielfältig sich die CMD durch unterschiedliche Symptome zeigt, so verschieden können auch die gestellten Diagnosen sein. Natürlich hängt diese Diagnose im Wesentlichen vom untersuchenden Arzt ab. Da die Denkweise unweigerlich mit der jeweiligen Fachdisziplin verknüpft ist, wird ein Zahnarzt andere Diagnosen stellen als ein Neurologe oder ein HNO-Arzt. Die jeweilige Perspektive

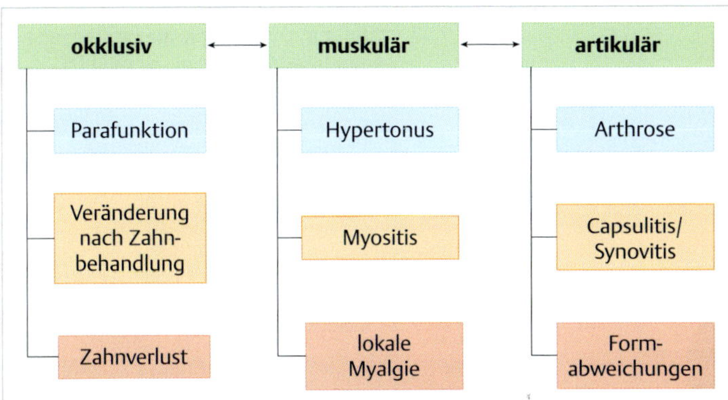

Abb. 1.6 Multifaktorielle Entstehung beim Krankheitsbild der CMD: Die Erklärungsmodelle zur Entstehung einer CMD basieren auf mehreren Säulen.

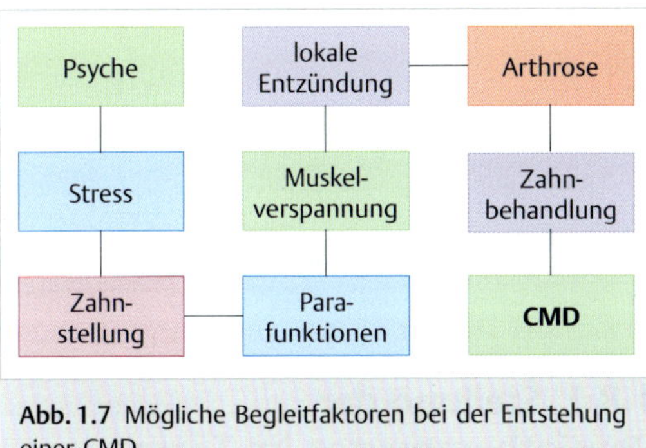

Abb. 1.7 Mögliche Begleitfaktoren bei der Entstehung einer CMD.

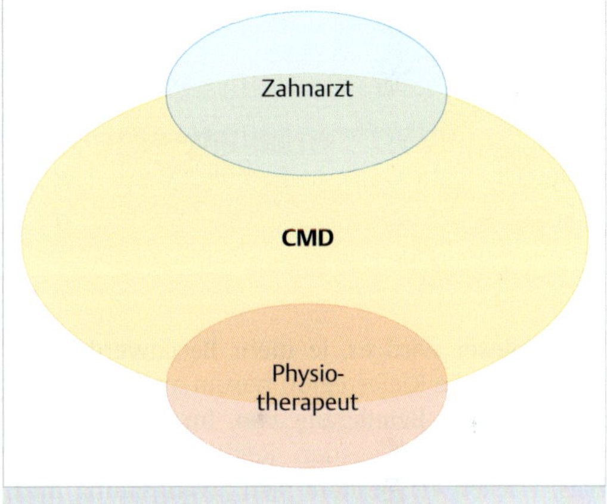

Abb. 1.8 Einfache Darstellung des CMD-Teams.

ist abhängig von der Fachdisziplin und entsprechend unspezifisch bleibt letztlich die Aussagekraft der Diagnose (bezogen auf die eigentlichen, individuellen Funktionsstörungen bzw. Symptome der Patienten). Ein paar Beispiele für die Diagnosevielfalt bei Patienten mit CMD:

- CMD (kraniomandibuläre Dysfunktion),
- TMD (temporomandibuläre Dysfunktion),
- Myoarthropathie,
- Myoarthropathie (MAP),
- Unterkiefer-Dysfunktions-Syndrom,
- Costen-Syndrom,
- Kiefer-Schmerz-Syndrom,
- Mundöffnungsstörung,
- kraniofaziales Schmerzsyndrom,
- Bruxismus,
- Muskel-Schmerz-Störung des Kiefers,
- Kieferstörung mit Limitation,
- Kieferstörung ohne Limitation,
- Kiefergelenkdysfunktionssyndrom,
- Kiefergelenkknacken,
- orale Dysfunktion,
- orofaziale Dysfunktion.

1.8 Multidisziplinäre Therapie im CMD-Team

Die bei Patienten mit CMD auftretenden Funktionsstörungen und Beschwerden können sehr komplex erscheinen, weshalb auch eine interdisziplinäre Kooperation von großem Vorteil für eine effektive Therapie ist. Je vernetzter und vielschichtiger die Beschwerden der Patienten sind, desto umfangreicher muss die angestrebte Therapie angelegt werden. Alle entsprechenden Fachrichtungen sollten mit ins Boot geholt werden.

Ein einfaches Behandlungsgefüge ergibt sich bei der „normalen" Präsentation von kraniomandibulären Beschwerden in Form einer Mundöffnungsstörung, eines schmerzhaften Muskelgebiets oder auch bei funktionellen Defiziten wie z. B. Deviationen (Lauer u. Weigl 2004, Danner u. Sander 2004, Lechner 2009). Daraus ergibt sich meist eine übersichtliche Konstellation (► Abb. 1.8).

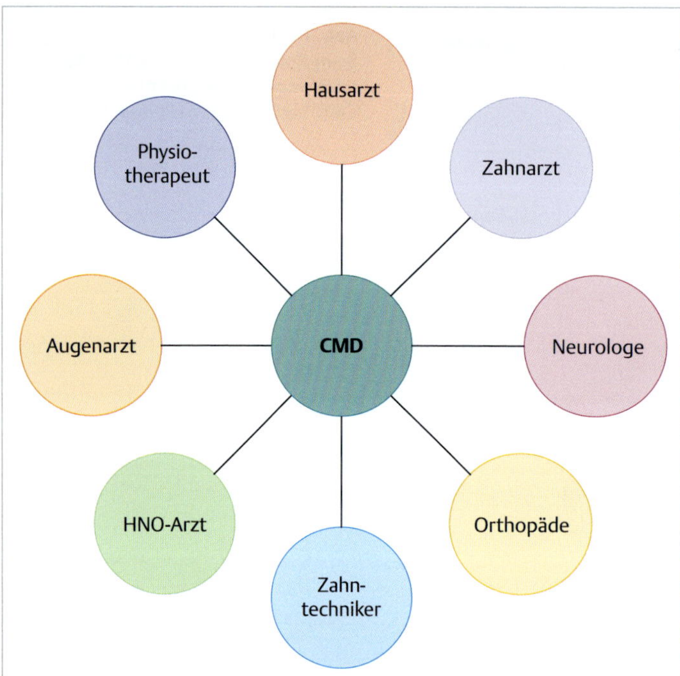

Abb. 1.9 Differenzialdiagnostikschema: komplexes CMD-Team bei multifaktorieller Symptomatik.

Komplexer wird es, je mehr Beschwerden der Patient um die Kieferregion herum angibt. Mit der zunehmenden Beteiligung von, für das Kiefergelenk, peripher gelegenen Regionen (Ohr, Auge, Hals, Nacken etc.) erhöht sich zwangsläufig auch die Zahl der involvierten Fachbereiche (Lechner 2009). Dann werden weitere differenzialdiagnostische Maßnahmen erforderlich, die eine multidisziplinär koordinierte Zusammenarbeit aller Teildisziplinen erfordern (▶ Abb. 1.9).

Jedes auftretende Symptom in einem entfernt verbundenen Gebiet, anatomisch oder funktionell verbundenen Gebiet, sollte dann zur sicheren Abklärung vom jeweiligen Facharzt auf eine eventuelle Beteiligung hin untersucht werden (▶ Tab. 1.10). Die Symptome werden den anatomischen Regionen zugeordnet, um den Patienten dann an die entsprechenden Fachgebiete zu verweisen.

1.8.1 Stellung der Physiotherapeuten im Team

Da es sich bei den Kiefergelenken um synoviale Gelenke handelt, die auch den Gesetzen der Mechanik (Biomechanik) unterliegen, ist ein multimodaler Zugang z. B. über Manuelle Therapie für Physiotherapeuten Erfolg versprechend. Auch in der zahnärztlichen Fachliteratur wird immer wieder auf die Relevanz von interdisziplinärer Zusammenarbeit (Konsiliarbehandlung) zwischen der Zahnmedizin und der Physiotherapie hingewiesen (Lechner 2008, Seeher 2008, Rauscher 2008, Lotzmann 2002).

Physiotherapeuten sind die Spezialisten für das Bewegungssystem, das das Kiefergelenk primär mit einschließt. Fachlich interessierte Physiotherapeuten werden in der Behandlung von Patienten mit CMD eine neue Herausforderung finden und auch neue Möglichkeiten entdecken für die Therapie von anderen Patienten, die in anatomisch oder funktionell verbundenen Gebieten Beschwerden aufweisen. Allerdings beinhaltet dies auch eine Einschränkung der Therapie auf das neuro-muskulo-skelettale System. Weitergehende Maßnahmen, die in der Behandlung von Patienten mit CMD erforderlich sein können, wie z. B. Schienenversor-

Tab. 1.10 Symptome eines Patienten mit CMD und beteiligte Fachdisziplinen zur Differenzialdiagnostik

Symptome	Beteiligte Region/Struktur	Fachdisziplin zur Differenzialdiagnostik
Sehstörungen Doppelbilder Augenbrennen Erhöhter Augendruck Verstärkter Tränenfluss Gerötete, gereizte Augen	Auge	Augenarzt
Zahnschmerzen Kieferschmerz Empfindliche Zähne	Zähne	Zahnarzt
Ohrenschmerzen Druckgefühl im Ohr Ohrgeräusche Geruchsstörungen Halsschmerz Schluckbeschwerden Stimmveränderungen (Heiserkeit)	Hals Nase Ohren	HNO-Arzt
Bruxismus Knackgeräusche beim Essen Deviationen bei Mundöffnung	Okklusion	Zahnarzt Zahntechniker
Ausstrahlende Schmerzen im Gesicht bzw. am Kopf Kopfschmerz Ausstrahlende Beschwerden in die Arme	Neurale Strukturen Facettengelenke	Neurologe Orthopäde

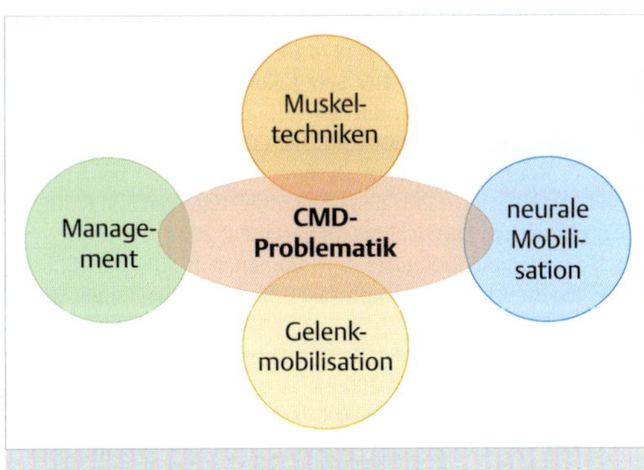

Abb. 1.10 Behandlungsmöglichkeiten aus physiotherapeutischer Sicht.

gung, selektive Einschleifmaßnahmen, okklusale Funktionstherapie oder eine HNO-Diagnostik, sind im Sinne einer interdisziplinären Zusammenarbeit für das Gesamtmanagement des Patienten an die entsprechende Fachdisziplin zu vermitteln. Nur so kann eine umfassende, effektive und erfolgreiche interdisziplinär ausgerichtete Gesamttherapie zum Wohle des Patienten stattfinden (▶ Abb. 1.10).

1.8.2 Fokussierte Aufgaben der Physiotherapeuten

Der wesentlichste Bestandteil der physiotherapeutischen Intervention ist neben der eigentlichen multimodalen Physiotherapie die umfassende neuro-muskulo-skelettale Untersuchung mit dem Ziel der exakten Diagnostik der funktionellen Problemstellung des Patienten. Die Aufgaben des Physiotherapeuten lassen sich in drei Module gliedern (▶ Tab. 1.11):

- **Modul 1 Neuro-muskulo-skelettaler Befund:** Beinhaltet alle Maßnahmen, die einer genauen Funktionsdiagnostik dienen.
- **Modul 2 Behandlungsinterventionen:** Beinhaltet alle aktiven und passiven Maßnahmen zur Verbesserung der Symptomatik.
- **Modul 3 Multimodales Patientenmanagement:** Beinhaltet alle weitergehenden (über die direkte 1:1-Betreuung in der Therapiesituation reichenden) Maßnahmen einer umfassenden Therapie, unter Berücksichtigung der Aktivitäten und Partizipation (Arbeit, Hobbys, Freizeit) des Patienten, im Sinne einer biopsychosozialen Therapieplanung und -gestaltung.

Tab. 1.11 Aufgaben und Module der physiotherapeutischen Intervention

Neuro-muskulo-skelettale Untersuchung	Therapeutische Behandlungsintervention	Multimodales Patientenmanagement
Anamnese ↓ **Hypothesenevaluation** ↓ **Geplante körperliche Untersuchung**	**Multimodale Physiotherapie** • Übungsprogramm (Kräftigung, Mobilisation, Stabilisation) • Thermoanwendungen (Wärme, Kälte) • Weichteiltechniken • Elektrotherapie ↓ **ManuelleTherapie** • Lokalisierte Gelenkmobilisationen (verschiedene Mobilisationsgrade, -richtungen, Ausgangsstellungen) • Kapselmobilisationen • Weichteiltechniken	**Integration des Übungsprogramms** ↓ **Arbeitsplatzergonomie** • Arbeitshaltung ↓ **Stressreduktion** • Stressmanagement ↓ **Schlafverhalten** • Bruxismuskontrolle • Schienenversorgung

1.9 Literatur

Alamoudi N, Farsi N, Salako NO, Feteih R. Temporomandibular disorders among school children; J Clin Pediatr Dent. 1998; 22:323–328

Beale K. Clinical review – Temporomandibular Joint Disorder. Cinahl Information System; 2008

Bernhardt O, Gesch D, Schwahn C, Mack F, Meyer G, Ulrich J, Kocher T. Risk factors für headache, including TMD signs and symptoms and their impact on quality of life. Results of the study of Health in Pomerania (SHIP-0). Quintessence Int. 2005;36: 55–64

Bumann A, Lotzmann U. Funktionsdiagnostik und Therapieprinzipien. Stuttgart: Thieme; 2000

Celar A G, Bantleon H P. Kraniomandibuläre Dysfunktion: Review und Analyse. Inf Orthod Kieferorthop. 2004;36: 1–8

Costen JB. Syndrome of ear and sinus symptoms dependent upon disturbed function of the temporomandibular joint. Am Otol Rhin. 1934; 43: 1–15

Danner H-W, Sander M. Orhtopädische und physiotherapeutische Konsiliarbehandlungen bei CMD. zm-online. 2004;2: o. S.

Deutsches Institut für Medizinische Dokumentation und Information (DIMDI), Hrsg. Internationale Klassifikation der Funktionsfähigkeit, Behinderung und Gesundheit. Genf: World Health Organization; 2005

Diehl A, Nickel W, Blomeyer J. Einfluss von Stress auf die Unterkieferlage. Quintessenz Team-Journal. 2008;38: o. S.

Dijkstra PU, Kropmans TJ, Stengenga B. The association between generalized joint hypermobility and temporomandibular joint disorders: a systematic review. J Dent Res. 2002;81: 158–163

Dworkin SF, LeResche L. Research diagnostic criteria for temporomandibular disorders: review, criteria, examinations and specifications, critique. J Craniomandibular Disorders. 1992;6: 301–355

Egermark I, Carlsson GE, Ingervall B. Prevalence of mandibular dysfunction and orofacial parafunction in 7–11, and 15 year old Swedish children. Eur J Orthod. 1981;3: 163–172

Engel GL. Psychisches Verhalten in Gesundheit und Krankheit. Bern: Huber; 1976

Fischer MJ, Riedlinger K, Hoy L, Gutenbrunner C, Bernateck M. Abhängigkeit von extrakranieller Schmerzlokalsisation und Dysfunktionen im kraniomandibulären System. Hessisches Ärzteblatt. 2009;6: 386–392

Gabler M, Reiber T, John M. Die mehrdimensionale Charakterisierung einer Patientenpopulation mit kraniomandibulären Dysfunktionen. Deutsche Zahnärztliche Z. 2001;5: 332–334

Gerber A. Logik und Mystik der Kiefergelenksbeschwerden I+II. Schweiz. Monatsschrift Zahnmed. 1964;74: 8–14

Gesundheitsberichterstattung des Bundes (RKI) „Mundgesundheit". 2009; Heft 47, Juli

Greene CS. The etiology of temporomandibular disorders: implications for treatment. J. Orofac Pain. 2001;15: 93–105

Helkimo M. Studies on function and dysfunction of the masticatory system II. Index for anamnestic and clinical dysfunction and occlusal state. Swed. Dent J. 1974;67: 101–121

Hirsch C, John M, Schaller HG, Setz J. Korrelieren CMD Symptome bei Kindern und Jugendlichen mit allgemeinen Schmerzen? Deutsche Zahnärztl. Z. 2001;56: 327–331

Hirsch C. Kraniomandibuläre Dysfunktionen (CMD) bei Kindern und Jugendlichen – Prävalenz, Beeinträchtigungen und Einflüsse der physischen Entwicklung. Dissertation; 2003

Hirsch C. Kraniomandibuläre Dysfunktionen (CMD) bei Kindern und Jugendlichen. Oralprophylaxe&Kinderzahnheilkunde. 2007; 29: 42–46

Höfel L. Die Psyche und der Zahn – Stress und Bruxismus – Teil 1+2. Cosmetic dentistry. 2006;3

Huang GJ, LeResche L, Critchlow CW, Martin MD, Drangsholt MT. Risk factors for diagnostic subgroups of painful temporomandibular disorders. J Dent Res. 2002; 81: 284–288

Hupfauf L. Symptomatik und Genese chronischer Kiefergelenkserkrankungen. Dtsch Zahnärztliche Zeitschrift. 1963; 18: 225–235

John M, Hirsch C, Reiber T. Häufigkeit, Bedeutung und Behandlungsbedarf kraniomandibulärer Dysfunktionen. Zeitschrift für Gesundheitswissenschaften. 2001; 9: 136–155

John M, Hirsch C, Reiber T. Häufigkeit, Bedeutung und Behandlungsbedarf kraniomandibulärer Dysfunktionen. Zeitschr f Gesundheitswissenschaften. 2001; 9: 136–155

John M, Micheelis W. OHIP (Oral Health Impact Profile) – Mundgesundheitsbezogene Lebensqualität – IDZ-Information. 2003;1

John M, Wefers KP. Orale Dysfunktionen bei den Erwachsenen. In: Deutsche Mundgesundheitsstudie III (DMS III). Köln: Deutscher Ärzte Verlag; 1999

John M, Wefers KP. Orale Dysfunktionen bei den Senioren. In: Deutsche Mundgesundheitsstudie III (DMS III); Köln: Deutscher Ärzte Verlag;1999

Kares H. Kraniomandibuläre Dysfunktionen (CMD) bei Kindern und Jugendlichen. KiM – Komplement. integr. Med. 2007;1: 26–30

Kononen M, et al. Signs and symptoms of craniomandibular disorders in a series of Finnish children. Acta Odontol Scand. 1987;45: 109–114

Lauer HC, Weigl P. Differentialdiagnose bei kraniomandibulärer Dysfunktion (CMD), zm. 2004;2

Lechner KH. Kritische Betrachtungen zur Therapie von CMD-Patienten. Hessisches Ärzteblatt. 2009; 4

List T et al. TMD in children and adolescents: prevalence of pain, gender differences and perceived treatment need; J Orofacial Pain. 1999; 13: 9–20

Lotzmann U. Okklusion, Kiefergelenk und Wirbelsäule, zm. 2002;1

Madsen H. Evidenzbasierte Medizin in der Kieferorthopädie. Quintessenz 59. 2008; 9: 977–984 (2008)

Madsen H. Schmerztherapeutische Prinzipien bei Diagnose und Therapie von TMD. Zahn Prax. 2004;7: 478–483

Micheelis W, Reich E. Dritte Deutsche Mundgesundheitsstudie (DMS III). Köln: Deutscher Ärzte Verlag Köln, 1999

Micheelis W, Schiffner U. Vierte Deutsche Mundgesundheitsstudie (DMS IV). Köln: Deutscher Ärzte Verlag, 2006

Nielsen L, Terp S. Screening für functional disorders of the masticatory system among teenagers. Community Dent Oral Epidemiol. 1990; 18: 281–287

Nilner M, Lassing SA. Prevalence of functional disturbances and diseases of the stomatignathic system in 7–14 year olds. Swed Dent J. 1981; 5: 173–187

Okeson JP. Orofacial Pain. Guidelines for assessment, diagnosis and management. Chicago: Quintessenz; 1996

Palla S. Grundsätze zur Therapie des myoarthropathischen Schmerzes. Schmerz. 2002; 16: 373–380

Peroz I. Differenzierung temporomandibulärer Funktionsstörungen anhand anamnestischer und klinischer Befunde. Dtsch Zahnärztl Z. 1997: 52: 299–304

Peroz I. Epidemiologie von craniomandibulären Funktionsstörungen – Eine retrospective Studie. Zahnärztl Welt. 1997;106: 736–740

Peroz I. Symptomatik Craniomandibulärer Dysfunktionen. Quint essenz Team-Journal. 2003; 33: 329–332

Pilley J R et al. A survey of craniomandibular disorders in 800 15-year olds. A follow-up study of children with malocclusion. Eur J Orthod. 1992; 14: 152–161

Pow EH, Leung KC, McMillan AS. Prevalance of symptoms associated with temporomandibular disorders in Hong Kong Chinese. J Orofac Pain. 2001; 15: 228–234

Ramfjord SP, Ash M jr. Physiologie und Therapie der Okklusion. Berlin: Quintessenz; 1968

Rauscher T. Funktionsstörungen erkennen und behandeln – Management von Patienten mit craniomandibulären Dysfunktionen. BZB. 2008; Juli/August: 58–59

Riolo M L et al. Clinical validity of the relationship between TMJ signs and symptoms in children and youth. ASDC J Dent Child. 1988; 55: 110–113

Risse G. www.cmd-institut.de, abgerufen 30.01.2010

Schulte W. Anlage und Gebrauch des Diagnose- und Therapieschemas bei Myoarthropathien des Kauorgans. Dtsch Zahnärztl. Zeitschrift. 1970; 25: 437–485

Schulte W. Myoarthropathien: Epidemiologische Gesichtspunkte, analytische und therapeutische Ergebnisse. Dtsch. Zahnärztl. Zeitschrift. 1981; 36: 343–353

Seeher WD. Funktionsdiagnostik. BZB. 2008; Juli–August: 49–57

Steinhardt G. Untersuchung über die Beanspruchung der Kiefergelenke und ihre gewebliche Folgen. Stuttgart: Thieme; 1934

Türp JC, John M, Nilges P, Jürgens J. Schmerzen im Bereich der Kaumuskulatur und Kiefergelenke. Empfehlungen zur standardisierten Diagnostik und Klassifikation von Patienten. Schmerz. 2000; 14: 416–428

Türp JC, Schindler HJ, Bartzela T. Schmerzhafte Myoarthropathien des Kausystems – evidenzbasierte Diagnostik. Kieferorthop. 2005; 19: 173–181

Undt G. www.kiefergelenk.at/de/kiefergelenkerkrankungen/funktionsstoerungen-cmd/cmd-definition.html, abgerufen 30.01.2010

Ververs MJB, Ouwerkerk JL, van der Heijden GJMG, Steenks MH, deWijer A. Ätiologie der kraniomandibulären Dysfunktion: eine Literaturübersicht. Deutscher Ärzte Verlag. Deut Zahnärztl Z. 2004;59: 556–562

Widmalm SE et al. Prevalence of signs and symptoms of craniomandibular disorders and orofacial parafunction in 4–6 year old African-American and Caucasian children. J Oral Rehabil. 1995c; 22: 87–93

Wikipedia. Kraniomandibuläre Dysfunktion. www.wikipedia.de, abgerufen 30.01.2010

Wolowski A. Bruxismus und psychovegetative Spannungszustände. zm. 2002;1

Zahnwissen. CMP. www.zahnwissen.de/frameset_lexi.htm, abgerufen 30.01.2010

Zwijnenburg A, John M, Reiber T. Schmerz als bestimmender Faktor für den subjektiven Behandlungsbedarf kraniomandibulärer Dysfunktionen. In: Lipp M, Raab W, Wahl G. (Hrsg.): Kiefer- und Gesichtsschmerz. Hannover: Schlüterscher Verlag; 2002

Kapitel 2

Temporomandibulargelenk: anatomische Strukturen mit klinischer Relevanz

2 Temporomandibulargelenk: anatomische Strukturen mit klinischer Relevanz

Die darstellende, beschreibende Anatomie liefert nicht alle Erklärungen für klinische Symptome, kann aber helfen, über Funktionsketten und strukturelle Verbindungsketten solche Erklärungen zu finden. Die moderne Physiotherapie stellt Verbindungen via direkte anatomische Korrelation sowie via Funktionsketten (Funktion-Dysfunktions-Ketten) zum klinischen Bild des Patienten her. Heute weiß man, dass eine lokale anatomische Nähe auch funktionelle oder mechanische Beeinflussung bedeutet. Für manche Beschwerden der Patienten existiert ein anatomisches Korrelat. Für viele Beschwerden müssen wir ein entsprechendes Korrelat aus der Funktion bzw. Dysfunktion herleiten.

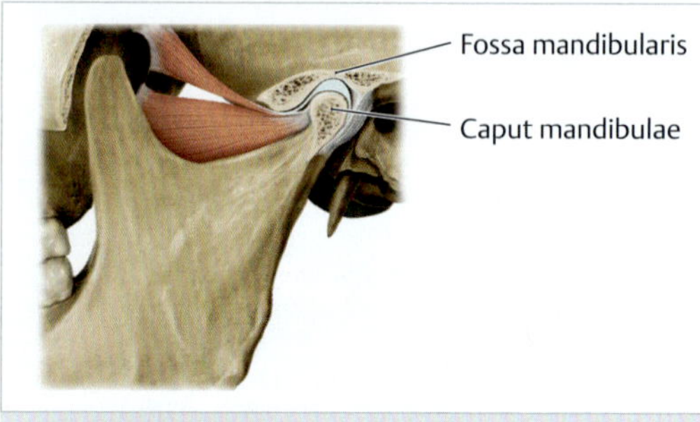

Abb. 2.1 Überblick arthroossäre Anatomie des kraniomandibulären Systems bei Mundschluss.

M!

„Die Form beeinflusst die Funktion und die Funktion folgt der Form."

Diesem „Form-&-Funktions-Kreis" sollte bei der Untersuchung und Behandlung von Patienten stets Rechnung getragen werden. Die folgenden Abschnitte vermitteln die klinisch relevante Anatomie der Region des temporomandibulären Gelenks (TMG), um Einblicke in die klinisch funktionellen Zusammenhänge zu zeigen.

2.1 Arthroossäre Strukturen

Im Kiefergelenk artikulieren bilateral das Caput mandibulae (Mandibula – mobiler Gelenkpartner) mit der Fossa mandibularis (Os temporale – fixer Gelenkpartner). Ein weiterer wichtiger Knochenpunkt ist das Tuberculum articulare (als knöcherner Punkt am Os temporale gelegen), das die Gelenkpfanne mit bildet (► Abb. 2.1).

In Bewegung (Mundöffnung und Mundschluss) verändert sich die knöcherne Situation, die Relationsbeziehung der Gelenkpartner und der intraartikulären Struktur des Discus articularis im Gelenkinnenraum, wie folgt:

- In der Mundschluss-Position (im habituellen Mundschluss ohne muskulären Aufbiss) entsteht eine sog. zentrische Lagebeziehung zwischen Condylus mandibulae, Discus articularis und Fossa mandibularis. Dieser Zustand bedeutet im Normalfall eine optimale Kontaktstellung der knöchernen Gelenkpartner mit entspannten Kapselanteilen.
- Bei Mundöffnung ändert sich die Stellung des Condylus mandibulae: Er translatiert unter das Tuberculum articulare nach ventral, wodurch sich auch die Kapselspannung entsprechend der mechanischen Veränderung anpassen muss (► Abb. 2.2).

► **Klinische Relevanz.** Von wesentlicher klinischer Bedeutung ist der Umstand der lokalen Nähe des Kiefergelenkes zu den direkt angrenzenden Strukturen. So finden sich anatomische und funktionelle Verbindungen zu diesen angrenzenden Strukturen und es lassen sich daraus Wechselwirkungen und gegenseitige funktionelle Beeinflussung plausibel erklären.

Besonders hervorzuheben ist in diesem Zusammenhang die anatomische Nähe des Kiefergelenkes zum Meatus acusticus externus (äußerer Gehörgang – Ohrregion) und zur Orbita (Augenhöhle – Augenregion), die zum Teil aus dem Os zygomaticum und der Maxilla (Oberkiefer) mit gebildet wird. Die ► Abb. 2.3 und ► Abb. 2.4 verdeutlichen die enge Verknüpfung von Form und Funktion und veranschaulichen die lokale Nähe der anatomischen Strukturen im kraniomandibulären System (► Tab. 2.1).

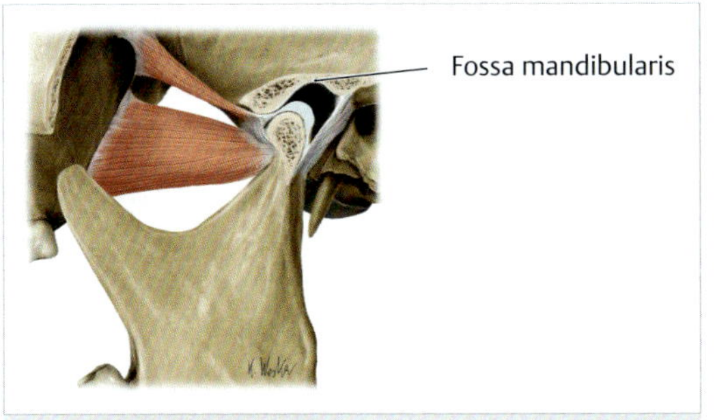

Abb. 2.2 Artikuläre Strukturen und Gelenksituation bei Mundöffnung.

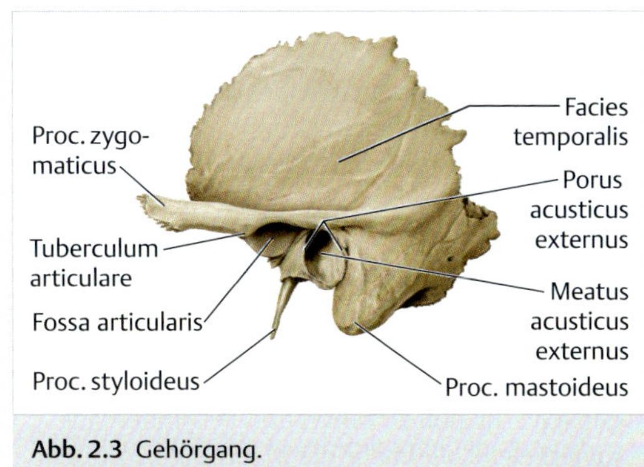

Abb. 2.3 Gehörgang.

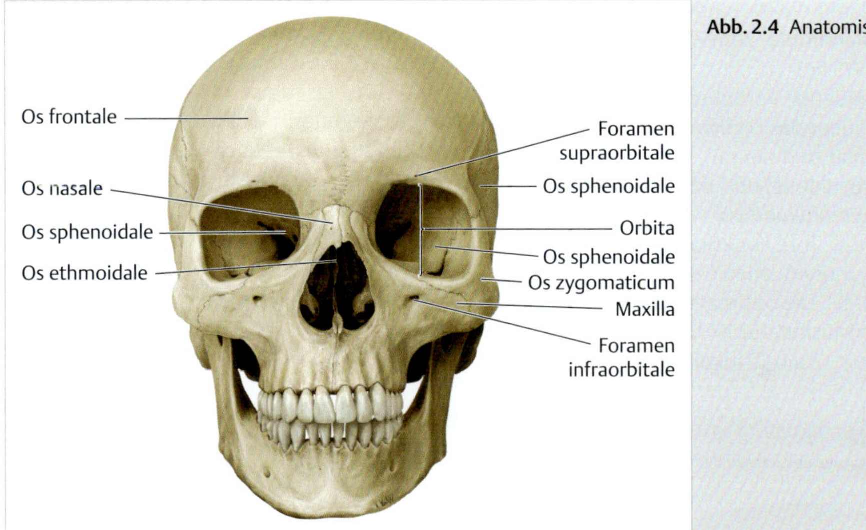

Abb. 2.4 Anatomische Nähe zur Orbita.

Tab. 2.1 Anatomische Verbindungen des kraniomandibulären Systems zu benachbarten Regionen

Direkte anatomische Verbindungen des Kiefergelenkes über das knöcherne System		
Angrenzendes System	**Verbindung mit dem Kiefergelenk über**	**Mögliche klinische Auswirkungen/ Symptome**
Ohrregion	Os temporale – Meatus acusticus externus – Gelenkkapsel, Fasern des Stratum superius aus der bilaminären Zone	Druckgefühl Hörminderung Ventilationsstörung des Innenohrs Ohrjucken Tinnitus
Augenregion	Os temporale (Proc. zygomaticum) – Os zygomaticum – Orbita Maxilla – Orbita	Erhöhter Augendruck Sehstörungen Verstärkte Tränensekretion Druckempfindliche neurale Austrittspunkte (N. infraorbitalis et N. supraorbitalis)

2.2 Muskuläre Strukturen

Die muskulären Strukturen des kraniomandibulären Systems lassen sich in Gruppen, eingeteilt nach ihrer Lokalisation oder Funktion, am besten und sinnvollsten darstellen und erklären. Durch muskuläre Verbindungen steht das Kiefergelenk funktionell und anatomisch mit anderen Regionen in enger Relation. Zu unterscheiden sind primär vier Muskelgruppen:

- *Kaumuskeln*: Sie sind als motorischer „Antrieb" der TMG-Region zu sehen und verbinden das Kiefergelenk, vielmehr die Mandibula, mit dem knöchernen Schädel. (Auch die mimische Muskulatur ist an der Kaufunktion beteiligt.)
- *Suprahyoidale Muskulatur*: Sie bildet den Mundboden und stellt damit die Verbindung des Kiefergelenkes (der Mandibula) zum Zungenbein und zur oberen HWS her.
- *Infrahyoidale Muskulatur*: Verbindet das Kiefergelenk funktionell über das Os hyoideum mit der Halsregion (muskulär und neural), dem Schultergebiet (M. omohyoideus) und dem knöchernen Thorax (M. thyreohyoideus).
- *Mimische Muskulatur*: Ihre Funktion ist die Grundlage für den individuellen Gesichtsausdruck (Emotionalität). Die optimale Funktionalität der mimischen Muskulatur ist für die täglichen Aktivitäten wie Essen, Trinken, Sprechen oder emotionale Reaktion erforderlich.

2.2.1 Kaumuskulatur

Die „eigentliche" Kaumuskulatur – bestehend aus den Muskeln, die beim Kauen die größte Aktivität aufweisen: M. masseter, Mm. pterygoideus medialis et lateralis und M. temporalis – ist zuständig für den Mundschluss und die letztlich daraus resultierende Kaubewegung (► Abb. 2.5). Sie heben die Mandibula. Äste des N. mandibularis (V_3) innervieren die Kaumuskeln.

Klinische Relevanz

Muskuläre Störungen der Kaumuskeln weisen ein vielseitiges klinisches Bild auf, das von druckempfindlichen Stellen im lokalen Muskelgewebe bis zu schmerzhaften mechanischen Dysfunktionen bei der Mundöffnung (Limitation oder Abweichungen aus der Mittellinie) reicht. Verhärtungen, Verklebungen im faserigen Muskelgewebe oder einfache Bewegungsunwilligkeiten prägen das klinische Bild und damit auch die physiotherapeutische Arbeit mit diesen Muskeln bzw. Patienten (► Tab. 2.2).

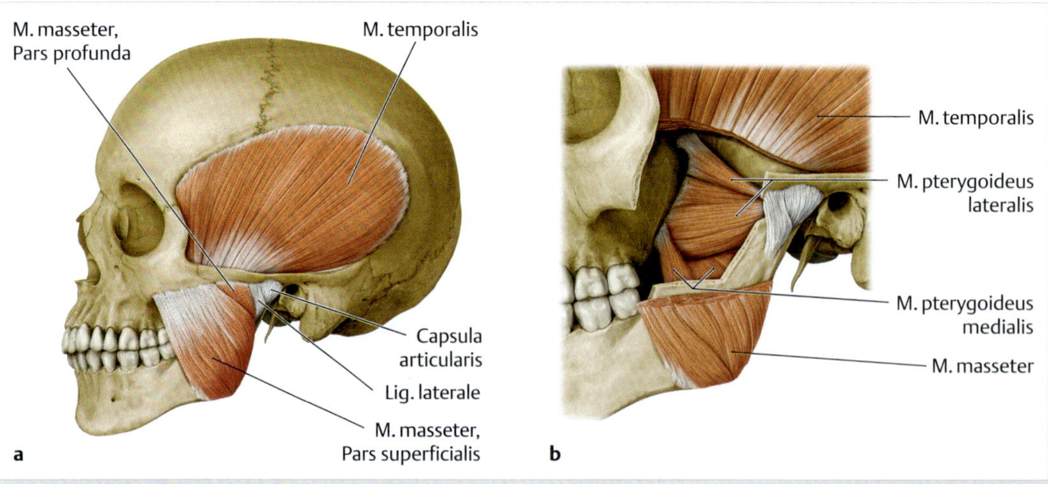

Abb. 2.5 Kaumuskulatur.
a Mm. masseter und temporalis.
b Mm. pterygoidei lateralis und medialis.

Tab. 2.2 Funktion und Innervation der Kaumuskeln (Platzer 1991)

Muskel	Innervation	Funktionen
M. masseter	N. massetericus	Mundschluss
M. temporalis	Nn. temporales profundus	Mundschluss
M. pterygoideus lateralis	N. pterygoideus lateralis	Führungsmuskel, der alle aktiven Bewegungen der Mandibula unterstützt und lenkt → Verantwortlich für eine zentrische Position und koordinierte Mundöffnung der Mandibula (Myozentrik)
M. pterygoideus medialis	N. pterygoideus medialis	Mundschluss Protrusion Laterotrusion

2.2.2 Suprahyoidale Muskulatur

Die suprahyoidale Muskulatur bildet den Mundboden und arbeitet als Mundöffner bei fixiertem Os hyoideum mit depressorischer Wirkung auf die Mandibula. Des Weiteren arbeiten suprahyoidale und infrahyoidale Muskulatur funktionell zusammen an der Stabilisation und optimalen Positionierung des Os hyoideum (▶ Abb. 2.6, ▶ Tab. 2.3).

Bei muskulären Dysfunktionen (nach HWS-Problemen, Beschleunigungsverletzungen oder ähnlichen Funktionsstörungen) in diesem Bereich kann es zu Schluckbeschwerden (Globusgefühl) kommen. Klinisch betrachtet sind dies Störungen, die bei einer CMD ebenfalls auftreten können.

2.2.3 Infrahyoidale Muskulatur

Die klinisch bedeutsamste Funktion der infrahyoidalen Muskulatur besteht bei geöffnetem Mund in der Fixation des Os hyoideum und damit in einer funktionellen Beteiligung und Mitarbeit an der Mundöffnung. Sie legt damit das Fundament für eine gut koordinierte Mundöffnung und eine funktionell einwandfreie Arbeitsfähigkeit der suprahyoidalen Muskulatur. Weiterhin wirken die infrahyoidalen Muskeln mit den suprahyoidalen Muskeln bei geschlossenem Mund als Synergisten für die Flexion des Kopfes (▶ Tab. 2.4).

Klinische Relevanz

Dem M. omohyoideus kommt in dieser Region durch seine anatomische Lage und Funktion eine besondere klinische Bedeutung zu (anatomische Lage/Funktion nach Platzer 1991):

- *Nähe zum Plexus brachialis*: Der M. omohyoideus kann die Neuralstruktur mechanisch reizen. Dies ist bei ausstrahlenden Beschwerden in die obere Extremität klinisch-funktionell bedeutsam.
- *Direkte Verbindung zur V. jugularis interna*: Faserverbindungen des M. omohyoideus halten die Vene geöffnet und unterstützen so den Rückfluss aus dem Kopfbereich zur V. cava superior. Dieser Zusammenhang ist bei Patienten mit Kopfschmerzen zu berücksichtigen.
- *Direkte anatomische Verbindung von Os hyoideum und Skapula:* Durch den M. omohyoideus entsteht eine mechanische Verbindung von der Kieferregion zum Schultergürtel. Diese klinisch-funktionelle Verbindung dient z. B. als Erklärungsmodell fur Beschwerden oder Funktionsstörungen bei Beschleunigungsverletzungen zwischen kraniomandibulärem System – HWS – Schultergürtel.

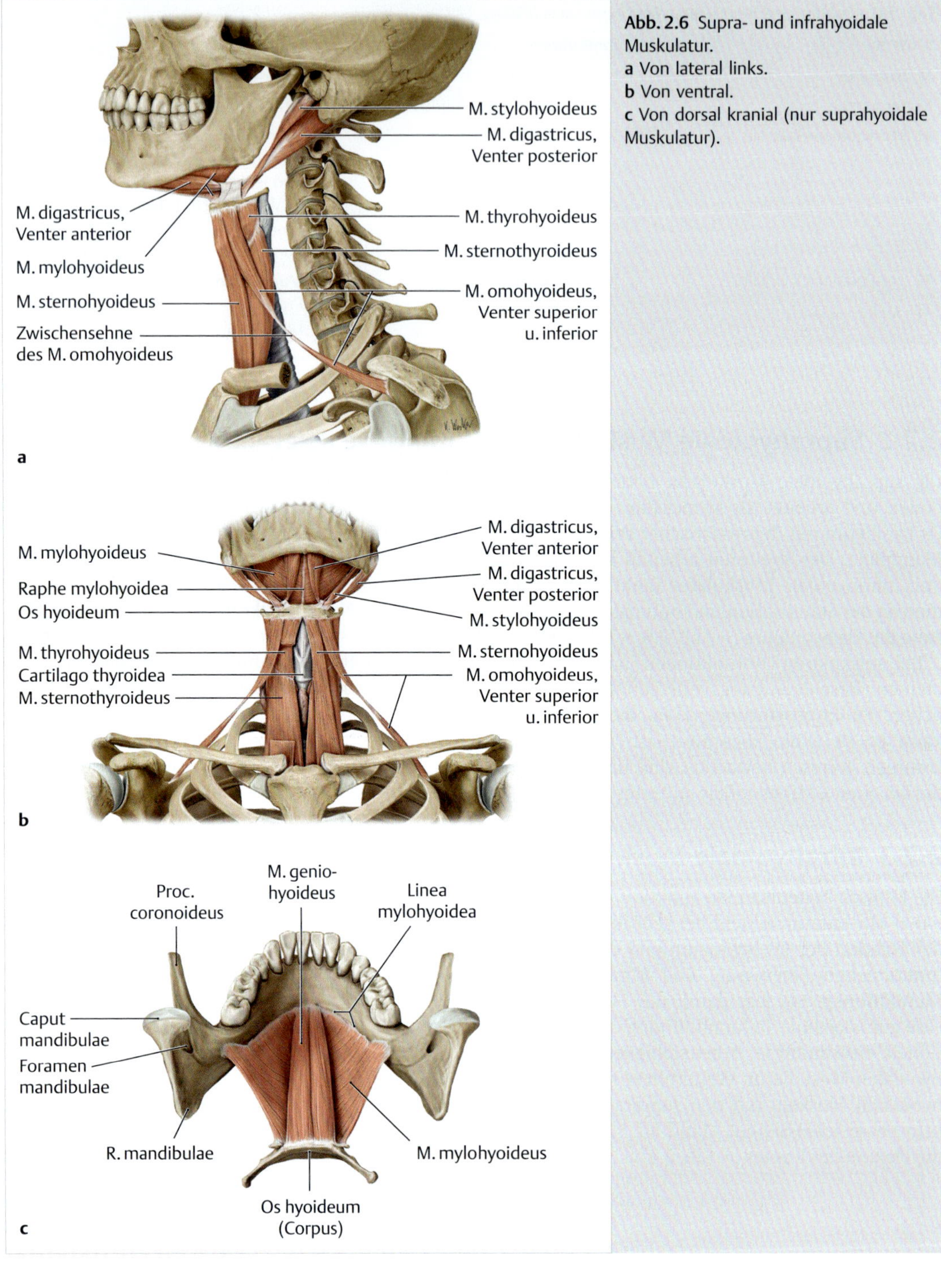

Abb. 2.6 Supra- und infrahyoidale Muskulatur.
a Von lateral links.
b Von ventral.
c Von dorsal kranial (nur suprahyoidale Muskulatur).

Tab. 2.3 Funktion und Innervation der suprahyoidalen Muskulatur (Laekeman u. Kreutzer 2009)

Muskel	Innervation	Funktionen
M. digastricus (Venter posterior)	N. facialis (VII)	Mundöffnung → Hebt das Os hyoideum
M. digastricus (Venter anterior)	N. mandibularis (V_3) (N. mylohyoideus)	Mundöffnung → Hebt das Os hyoideum
M. mylohyoideus	N. mandibularis (V_3)	Spannt den Mundboden → Stabilisation des Os hyoideum
M. stylohyoideus	N. facialis (VII)	Hebt das Os hyoideum → Passiver Verschluss des Kehlkopfes beim Schluckvorgang
M. geniohyoideus	N. hypoglossus (XII)	Mundöffnung → Stabilisiert das Os hyoideum

Tab. 2.4 Funktion und Inervation der infrahyoidalen Muskulatur (nach Platzer 1991, Laekeman u. Kreutzer 2009)

Muskel	Inervation	Funktion
M. omohyoideus	Ansa cervicales profunda und R. thyrohyoideus (C 1–C 3)	• Mundöffnung • Flexion, Rotation, Lateralflexion des Kopfes und der HWS • Entlastungsmuskel fur die V. jugularis externa • Verbesserter venöser Rückfluss aus dem Kopf in die V. cava superior
M. sternohyoideus	Ansa cervicales profunda und R. thyrohyoideus (C 1–C 3)	• Mundöffnung • Flexion des Kopfes und der HWS
M. thyrohyoideus	Ansa cervicales profunda und R. thyrohyoideus (C 1–C 3)	• Bewegt das Zungenbein nach kaudal
M. sternothyroideus	Ansa cervicales profunda und R. thyrohyoideus (C 1–C 3)	• Bewegt den Kehlkopf nach kaudal

Funktionelle Neuroanatomie

Die Innervation der infrahyoidalen Muskulatur stammt aus der Ansa cervicalis profunda (aus der Region C 1–C 3; Äste der Zervikalnerven und der N. hypoglossus bilden die Ansa cervicalis). Dieser Umstand stellt eine neural-funktionelle Verbindung zur Kieferregion her, da über die Innervation der infrahyoidalen Muskulatur auch eine mechanische Verbindung zwischen ebendieser Muskulatur und der oberen Zervikalregion entsteht und der Nucleus tractus spinalis n. trigemini (motorisches Kerngebiet für die Innervation der Kaumuskulatur C 1–C 3) reicht (Duus 2009); (▸ Abb. 2.7, ▸ Tab. 2.5).

2.2.4 Mimische Muskulatur

Mimische Muskeln sorgen für den Gesichtsausdruck. Sie sind mit der Haut und dem elastischen Gewebe im Gesichtsbereich verbunden und sorgen für die entsprechende Gesichtsmotorik mit Verschiebung der Haut, Bildung von Falten und Furchen. Weiterreichende Funktionen der mimischen Muskeln betreffen unter anderem den Schutz der Augen (M. orbicularis oculi) oder auch die Artikulation (M. orbicularis oris: Formung des Mundes beim Sprechen, aber auch beim Essen und Trinken); (▸ Abb. 2.8, ▸ Tab. 2.6).

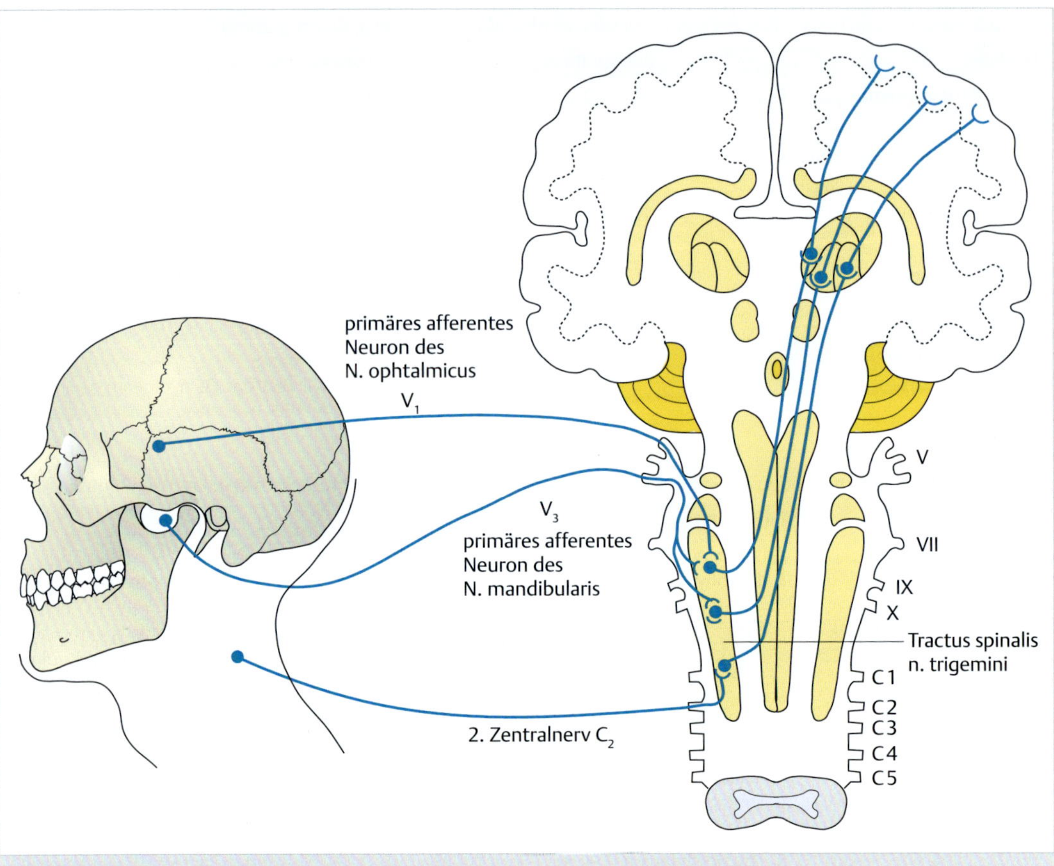

Abb. 2.7 Trigeminuskerngebiete im oberen Zervikalbereich: neuroanatomische Verbindungen zur TMG-Region (Stelzenmüller 2004).

Tab. 2.5 Funktion und Innervation der infrahyoidalen Muskulatur (nach Platzer 1991, Laekeman u. Kreutzer 2009)

Muskel	Innervation	Funktionen
M. omohyoideus	Ansa cervicalis profunda und R. thyrohyoideus (C 1–C 3)	Mundöffnung, Flexion, Rotation und Lateralflexion des Kopfes und der HWS → Entlastungsmuskel für die V. jugularis externa, verbesserter venöser Rückfluss aus dem Kopf in die V. cava superior
M. sternohyoideus		Mundöffnung, Flexion des Kopfes und der HWS
M. thyrohyoideus		Bewegt das Zungenbein nach kaudal
M. sternothyreoideus		Bewegt den Kehlkopf nach kaudal

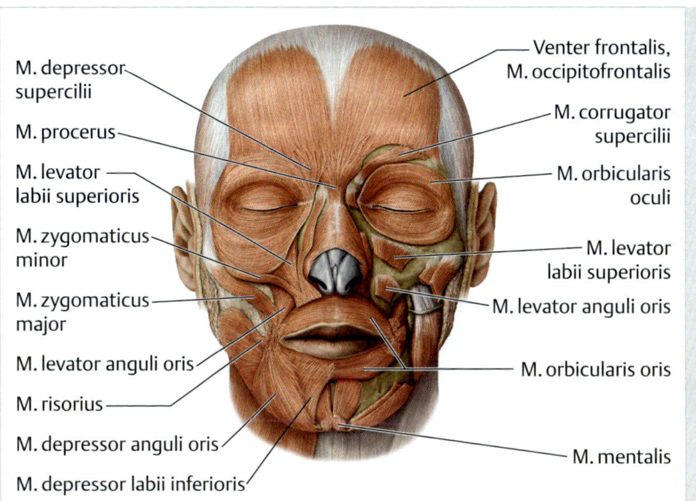

Abb. 2.8 Mimische Muskulatur mit Funktion.

Tab. 2.6 Funktion und Innervation der mimischen Muskulatur (Platzer 1991, Laekeman u. Kreutzer 2009)

Muskel	Innervation	Funktionen
M. occipitofrontalis	N. facialis (VII)	Stirnrunzeln und Augenbrauen heben
M. orbicularis oculi		Lidschluss, Lidschlag, Tränenabfluss
M. depressor supercilii		Stirnfalten ziehen → Denkfalten
M. zygomaticus minor		Mundwinkel heben
M. zygomaticus major		Zieht die Mundwinkel nach lateral-kranial → Lachmuskel
M. risorius		Lateralisation des Mundwinkel → Lachfalten
M. depressor anguli oris		Mundwinkel nach kaudal ziehen
M. depressor labii inferior		Unterlippe nach kaudal senken
M. corrugator supercilii		Senkt die Augenbrauen nach kaudal-medial → Denkerstirn
M. procerus		Nasenwurzel runzeln
M. levator labii superior		Oberlippe anheben
M. levator anguli oris		Mundwinkel nach kranial anheben
M. mentalis		Kinnhaut heben → Grübchen
M. orbicularis oris		Lippenformer → Artikulation, Mundschluss

2.3 Neurale Strukturen

Spätestens seit Butler (Mobilisation des Nervensystems 1995/1998) und Shacklock (Angewandte Neurodynamik 2008) sind die Beteiligungen der neuralen Strukturen bei vielfältigen Pathologien der oberen und unteren Extremität sowie des Rumpfes weitreichend bekannt und wissenschaftlich gesichert. Die klinische Bedeutung der neuralen Strukturen darf bei einem komplexen Geschehen wie einer CMD nicht außer Acht gelassen und auf keinen Fall unterschätzt werden.

M!

Funktionsstörungen der nervalen Strukturen können bei Patienten mit CMD eine zentrale Rolle spielen. Die Prävalenz neuraler Symptome ist bei CMD-Patienten signifikant erhöht.

In der Anamnese geben die Patienten z. B. ein kribbeliges Gefühl, ziehende einschießende Schmerzen, Ausstrahlungen und Irritationen oder Taubheitsgefühle an. Diese Symptome sind nicht ausschließlich auf strukturelle Störungen oder eine Verletzung des Nervs zurückzuführen, sondern können durchaus auch aufgrund einer mechanischen Irritation der neuralen Struktur auftreten.

Dies lässt sich zum einen über die lokale Nähe der neuralen Strukturen zu den arthroossären Strukturen der Kiefergelenke und zum anderen durch die neurofunktionelle Verbindungen (die Innervation) des beteiligten Gewebes erklären. Beispiele: Reizungen der neuralen Strukturen durch direkte mechanische Reibung an entsprechenden Kontaktflächen oder Dysfunktionen aufgrund von Innervationsstörungen der beteiligten Muskeln, der Gelenkkapsel oder der intraartikulären Strukturen, wie z. B. Störungen der bilaminären Zone etc.

Neurale Symptome treten in der Region des temporomandibulären Gelenks, in der Augen-, Ohren- und Mund-Nasen-Region sowie am knöchernen Schädel (v. a. an den knöchernen Austrittsstellen der Nerven) auf. Den anatomischen Verhältnissen, Verbindungen und Funktionskreisläufen dieser neuralen Strukturen im Bereich des temporomandibulären Gelenks gilt nun die weitere Aufmerksamkeit.

► **Klinische Relevanz.** Das kraniomandibuläre System wird im Wesentlichen von den folgenden vier Hirnnerven versorgt:

- **N. trigeminus (V):** Er versorgt mit seinen Ästen (N. ophthalmicus, N. maxillaris und N. mandibularis) den Stirn-Augen-, Ober- und Unterkieferbereich und ist zuständig für die afferente Weiterleitung von Schmerz-, Temperatur und Druckreizen in diesen Regionen. Klinische Relevanz im motorischen Sinne einer CMD hat lediglich der N. mandibularis, der die Kaumuskulatur, den Mundboden und die Gaumensegelmuskeln (M. tensor veli palatini, M. levator veli palatini) sowie die Tubenmuskulatur (M. tensor tympani) durch seine peripheren Äste innerviert.
  - Der N. ophthalmicus versorgt die Stirn- und Orbitaregion und kann klinisch relevante Druckdolenzen (N. supraorbitalis) verursachen.
  - Der N. maxillaris versorgt unter anderem die Zähne im Oberkiefer. Chronische Zahnschmerzen (sog. dentoalveoläre Schmerzen) durch Irritationen sind daher schwerer zu lokalisieren.
- **N. facialis (VII):** Neben der primären Funktion (Innervation der mimischen Muskulatur) bringen die weiteren Funktionen des N. facialis interessante Aspekte im Sinne von beitragenden Faktoren im multifaktoriellen Geschehen einer CMD zum Vorschein. Der Funktionskreis des N. facialis erstreckt sich über eine Beteiligung der Geschmacksempfindung an der Zunge, zu einer Mitversorgung der Speicheldrüsen (Parotis sublingualis, Parotis submandibularis) und einer nicht zu vernachlässigenden Innervation der Tränendrüsen zur Befeuchtung der Augen. Ebenfalls von Interesse ist die Beteiligung an der Innervation des Mittelohrs über den N. stapedius, der den gleichnamigen Muskel innerviert und eine Art Schalldämpfung verursacht.
- **N. glossopharyngeus (IX):** Die Funktionskreise der Innervation führen den N. glossopharyngeus von der Schlund- und Rachenmuskulatur (hier hat der N. glossopharyngeus eine immense Bedeutung für die Sprachbildung und den Schluckvorgang über die Kontrolle der Gaumensegel). Die Innervation der Rachenmuskulatur findet unter Mithilfe des N. vagus statt, sodass auch hier eine enge anatomische Wechselbeziehung zum Parasympathikus besteht. Der N. glossopharyngeus trägt damit zur Atem- und Kreislaufregulation bei. Weiterhin werden von ihm Struk-

turen im Mittelohr (und Tuba auditiva) und Geschmackspapillen an der Zunge versorgt.

- **N. hypoglossus (XII):** Der N. hypoglossus ist die alleinige motorische Versorgung der Zungenmuskulatur, somit kommt ihm eine große Bedeutung in den Bereichen Sprachbildung, Essen und Schlucken zu.

Das Nervensystem verbindet als Kontinuum alle Regionen des Körpers auf kommunikativer und mechanischer Ebene miteinander. Zum einen sind die Nerven ein Mittel zur Kommunikation (Feedback/Feedforward) mit der Zentrale (Gehirn) und zum anderen sind sie auch eine anatomische Struktur. Sie unterliegen den Gesetzen der Mechanik und sind somit auch potenzielle Störquellen bei Dysfunktionen. Betrachtet man die funktionellen und mechanischen Verbindungen der oben angesprochenen vier Hirnnerven in die entsprechenden Körperregionen, so findet man eine Vielzahl an Symptomen in diesen Regionen bei Patienten mit CMD (▶ Abb. 2.9).

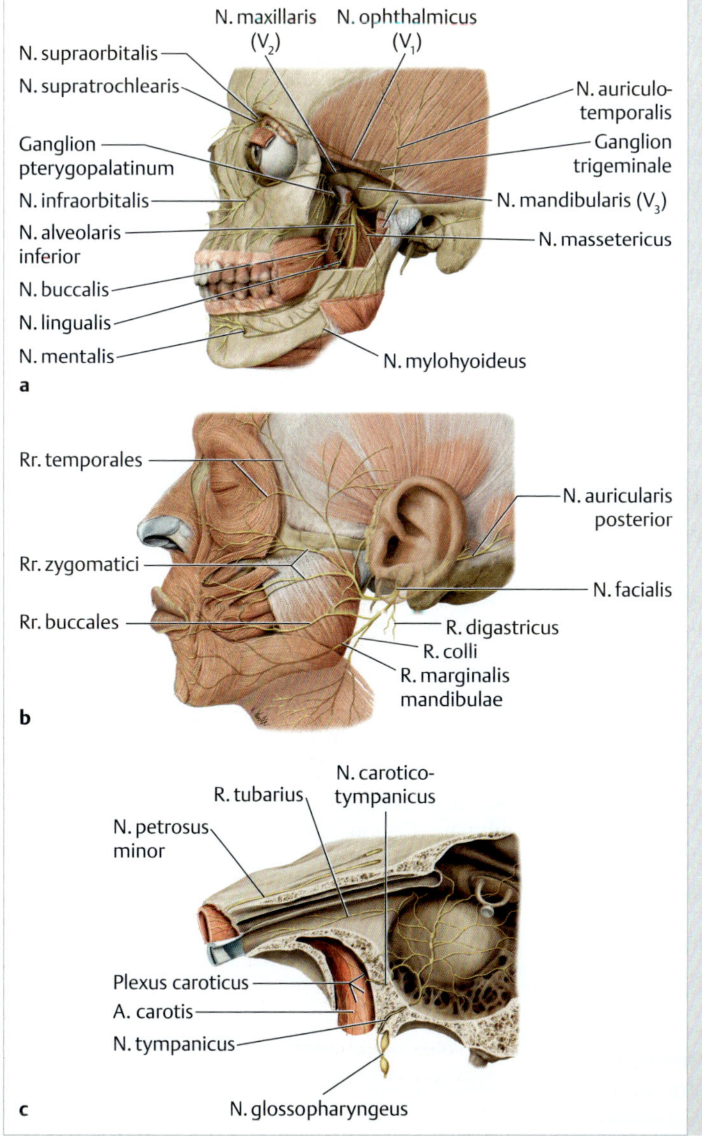

Abb. 2.9 Primäre neurale Strukturen der Region temporomandibuläres Gelenk mit klinischer Relevanz.
a N. trigeminus.
b Äste des N. facialis.
c Aufspaltung des N. glossopharyngeus (Paukenhöhle).

Tab. 2.7 Alltägliche Funktionen des N. facialis mit klinischer Relevanz (Trepel 2004)

Motorisch	Parasympathisch	Sensibel
M. stapedius M. digastricus (Venter posterior) M. stylohyoideus Mimische Muskulatur → Schalldämpfung im Mittelohr → Ausdrucksfähigkeit des Gesichtes	Tränendrüse Glandula sublingualis Glandula submandibularis → Speichelsekretion → Befeuchtung der Horn- und Bindehaut	Geschmacksempfindung auf den vorderen 2/3 der Zunge (über den N. lingualis)

▶ **Klinische Relevanz.** Der N. facialis, als Versorger der mimischen Muskulatur, verzweigt sich in nahezu alle Gesichtsregionen, in denen klinische Symptome einer CMD auftreten können. In seinem intrakraniellen Verlauf weist der N. facialis eine enge Korrelation mit dem Innenohr (Ganglion geniculi), dem Mittelohr bis zum Foramen stylomastoideum unterhalb des Meatus acusticus externus auf (Trepel 2004). Der Plexus intraparotideus versorgt die Parotis und in seinen weiteren peripheren Verzweigungen die Gesichtsregion (Rr. temporales, Rr. zygomatici, Rr. buccales, R. marginalis mandibulae und R. colli; jeweils mit Anteilen zur Versorgung der mimischen Muskulatur).

Der N. facialis verbindet also Gesichtsbereiche (mimische Muskulatur) mit der Ohrregion (via N. stapedius, der den M. stapedius im Mittelohr innerviert und an dieser Stelle eine „Schalldämpfer"-Funktion ausübt). Via Chorda tympani (die in ihrem Verlauf Hammer und Amboss des Mittelohrs passiert) weist er sensorische Faserverbindungen zum N. lingualis (aus dem N. mandibularis – V_3) auf (▶ Tab. 2.7).

Die klinische Relevanz des N. facialis für Patienten mit einer kraniomandibulären Problematik lässt sich somit nicht nur aus seinem anatomischen Verlauf und den Verbindungen des N. facialis mit dem N. maxillaris (über den N. zygomaticus) und mit dem N. mandibularis (über den N. lingualis) belegen (Trepel 2004), sondern auch anhand der innervierten Strukturen und der daraus folgenden Funktionen (▶ Abb. 2.10).

So lässt sich ein klinischer Zusammenhang zwischen der Innervation der Kieferregion bzw. der mimischen Muskulatur und einem Tinnitus via neuromuskulären Funktionskreis herstellen, der die CMD mit einbindet.

Der M. stapedius – innerviert aus dem N. stapedius (N. facialis) – wäre durch eine myoklonische Funktionsstörung, aufgrund einer mechanischen vaskulären Reizung der Neuralstruktur, in der Lage, einen Bewegungsausschlag des Gehörknöchelchens auszulösen. Die Folge wäre eine Schwingungsübertragung auf das Trommelfell mit einem resultierenden Tinnitus (Yamamoto et al. 1985). Weitere pathophysiologische Erklärungsmodelle für einen Tinnitus mit Relevanz für die CMD zeigt ▶ Tab. 2.8. Betrachtet man die Innervation der Tubenmuskulatur und der Gaumensegelmuskeln, findet man weitere Verbindungen in die kraniomandibuläre Region, die für Patienten mit CMD bedeutsam sein können.

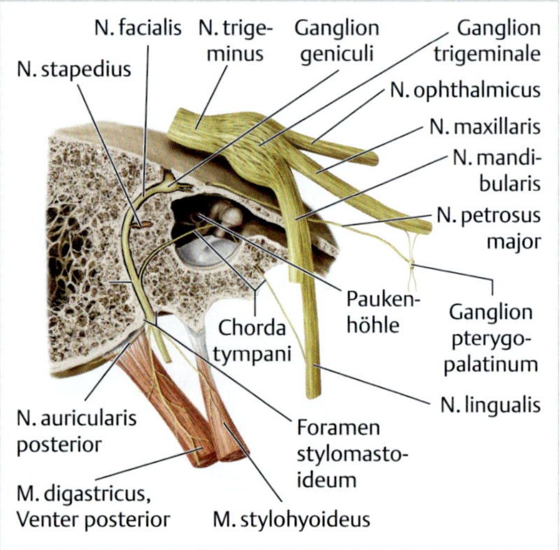

Abb. 2.10 Lokale Korrelation zwischen neuraler Versorgung und arthromuskulärer Funktion. Funktionen im inneren Gehörgang.

Tab. 2.8 Erklärungsmodelle bei Tinnitus mit Orientierung an der CMD

Klinische Aspekte	Modell 1	Modell 2
Problematik	Myoklonus der Tubenmuskulatur	Myoklonus der Gaumensegel
Beteiligte Muskulatur	M. tensor tympani	M. tensor veli palatini M. levator veli palatini
Innervation	N. mandibularis	N. mandibularis
Neuromotorische Dysfunktion	Einzelzuckung führt zur direkten Irritation des Trommelfells (East u. Hazel 1987) (Diehl u. Wilmes 1990)	Tubenöffnung wird durch verklebte Schleimhäute erschwert und wird geräuschvoll beim Zerreißen des Schleimfilms (Feldmann 1998)

2.4 Intraartikuläre Strukturen: Discus articularis, bilaminäre Zone

Mit der Gelenkkapsel verwachsen, teilt der Discus articularis das Kiefergelenk in eine obere und untere Gelenkhöhle ein (▶ Abb. 2.11). Der Diskus ist im dorsalen Bereich, bilaminäre Zone, mit der Gelenkkapsel verwachsen. So entstehen zwei funktionelle Gelenkräume: ein diskotemporaler Gelenkraum (nach kranial gelegen) zwischen dem Discus articularis und der Fossa mandibularis des Os temporale, in der hauptsächlich die Translation der Mundöffnung stattfindet, und ein diskomandibulärer Gelenkraum (nach kaudal gelegen) zwischen dem Discus articularis und dem Caput mandibulae, in dem eher die Rotation während der initialen Mundöffnung (20–25 mm) stattfindet (Steenks u. de Wijer 1991, Platzer 1996). Ventral ist der Discus articularis mit der Gelenkkapsel und dem M. pterygoideus lateralis (Caput superior) verwachsen. Dorsal wird der Discus articularis durch die elastischen Fasern des Stratum superius der bilaminären Zone stabilisiert. Der Discus articularis stellt eine transportable Gelenkpfanne dar.

2.5 Periartikuläre Strukturen: Kapsel-Band-Apparat

Die schlaffe Gelenkkapsel umhüllt das Caput mandibulae vollständig und wird durch das Lig. laterale verstärkt. Die Gelenkkapsel produziert die synoviale Flüssigkeit zur Gelenkschmierung und dient dem Kiefergelenk als stabilisierende Führungshilfe. Die in der Gelenkkapsel enthaltenen Sensoren (freie Nervenendigungen, Mechanorezeptoren) fungieren als afferente „Stellungsmelder" der Mandibula. Sie leiten Informationen über Position und Funktionalität der Kiefergelenke. Innerviert wird

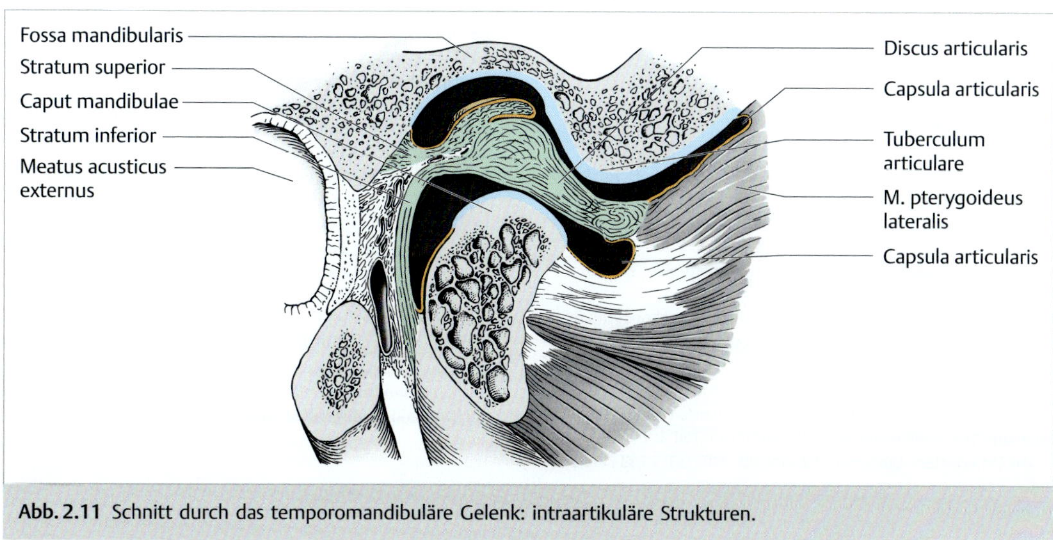

Abb. 2.11 Schnitt durch das temporomandibuläre Gelenk: intraartikuläre Strukturen.

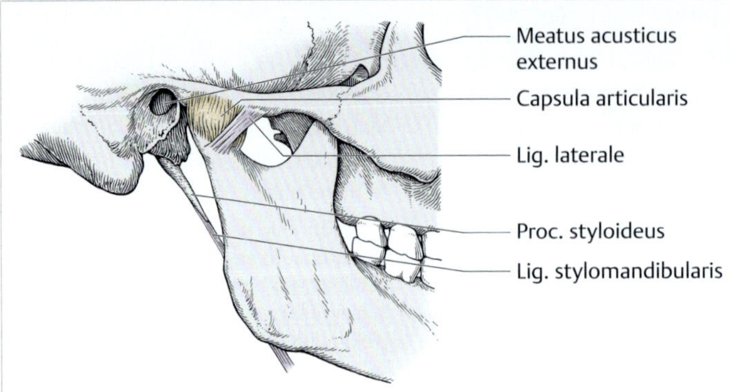

Abb. 2.12 Kapsuläre Strukturen des temporomandibulären Gelenks.

die Gelenkkapsel aus Nervenästen des N. trigeminus (▶ Abb. 2.12).

Die dorsale Kapselwand erhält ihre Stabilität und ihre Form auch aus Faserzügen des Stratum superius et inferius der bilaminären Zone, was in der klinischen Untersuchung von Patienten mit CMD im Hinterkopf behalten werden sollte. Da die dorsale Kapselwand somit einen mechanischen Einfluss auf das Bewegungs- und Funktionsverhalten des Discus articularis hat, der mit der bilaminären Zone direkt faserig verbunden ist.

Die ventrale Kapselwand erhält Faserverstärkung und koordinative Führungshilfe auf neuromuskulärer Ebene durch den M. pterygoideus lateralis – caput superior und das Lig. laterale. Eine ebenfalls klinisch relevante enge Korrelation besteht zwischen der vorderen Gelenkkapsel und dem M. masseter (Pars profunda). Hier ist die Möglichkeit der mechanischen Reizung der Gelenkkapsel durch Kontraktion der lokal verlaufenden Fasern des M. masseter (Pars profunda) direkt an der Kapsel gegeben.

2.6 Literatur

Butler DS. Mobilisation des Nervensystems. 2. Aufl. Heidelberg: Springer Verlag; 1998

Diehl GE, Wilmes E. Zur Ätiologie und Klinik des palatinalen Myoklonus. Laryngo-Rhino-Otol. 1990;69: 369–372

Duus P. Neurologisch-topische Diagnostik: Anatomie – Funktion – Klinik. 9. Aufl. Stuttgart: Thieme Verlag; 2009

East CA, Hazel JWP. The supression of palatal (or intra-tympanic) myoclonus by tinnitus masking devices. J Laryngol Otol. 1987;101: 1230–1234

Feldmann H. Tinnitus – Grundlagen einer rationalen Diagnostik und Therapie. 2. akt. Auflage. Stuttgart: Thieme Verlag; 1998

Hellmann D. Grundlagen der Funktionslehre – Teil 3: Bewegungen des Unterkiefers. Quintessenz Zahntech. 2007;33: 1143–1152

Kahle W, Leonhardt H, Platzer W. Taschenatlas der Anatomie. Band 1: Bewegungsapparat. 6. überarb. Aufl. Stuttgart: Thieme Verlag; 1991

Laekeman M, Kreutzer R. Großer Bildatlas der Palpation. Heidelberg: Springer Verlag; 2009

Netter F. Atlas der Anatomie. 4. Aufl. München: Urban & Fischer bei Elsevier; 2008

Paoletti S. Faszien. München: Urban&Fischer; 2001

Peroz I. Die Bewegungen des Unterkiefers. Charité – Abteilung für Zahnärztliche Prothetik und Alterszahnmedizin; 2006

Reichert B. Anatomie in vivo – Palpieren und Verstehen im Bereich Rumpf und Kopf. Stuttgart: Thieme Verlag; 2007

Schieferstein H, Zäh M, Reinhart G, Hrsg. Experimentelle Analyse des menschlichen Kausystems. iwb Forschungsberichte: Band 180. München: Herbert Utz Verlag; 2003

Schünke M, Schulte E, Schumacher U, Voll M, Wesker K. Prometheus Kopf, Hals und Neuroanatomie. Stuttgart: Thieme Verlag; 2009

Shacklock M, Butler DS, Gifford L. Ein Konzept zur Behandlung abnormaler neuraler Dynamik. 2. überarb. Auflage. ZVK; 1997

Shacklock M. Angewandte Neurodynamik. München: Urban & Fischer; 2008

Sobotta J, Putz R, Pabst R, Hrsg. Sobotta, Atlas der Anatomie des Menschen. 21. Auflage. München: Urban & Fischer; 2002

Steenks MH, deWijer A. Kiefergelenkfehlfunktionen aus physiotherapeutischer und zahnärztlicher Sicht. Berlin: Quintessenz; 1991

Stelzenmüller W, Wiesner J. Therapie von Kiefergelenkschmerzen. Stuttgart: Thieme Verlag; 2004

Trepel M. Neuroanatomie – Struktur und Funktion. 3. Auflage. München: Urban & Fischer; 2004

Walter M. Die Funktionen des craniomandibulären Systems aus klinischer Sicht, Folgen des Zahnverlustes. Vorlesungsskript Universitätsklinikum Dresden; 2002

Wühr E. Form und Funktion des Kraniomandibulären Systems (2004). www.cmd-dachverband.de, abgerufen 30.05.2009

Wühr E. Neuroanatomische Vernetzung des Kraniomandibulären Systems mit anderen Körpersystemen (2004). www.cmd-dachverband.de, abgerufen 30.05.2009

Wühr E. Vernetzung des Kraniomandibulären Systems mit anderen Körpersystemen über das Fasziensystem (2004). www.cmd-dachverband.de, abgerufen 30.05.2009

Kapitel 3

Temporomandibulargelenk: Biomechanik

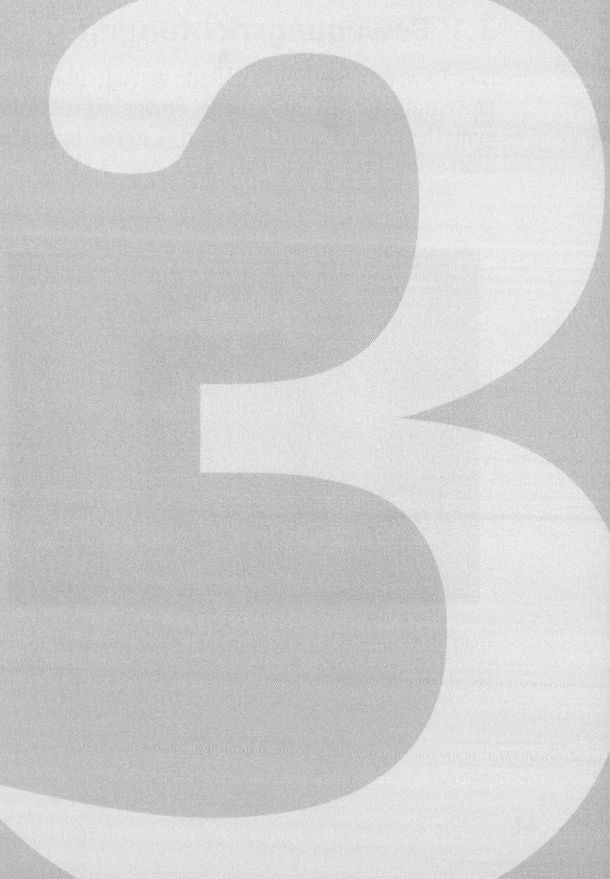

3 Temporomandibulargelenk: Biomechanik

Die funktionellen Zusammenhänge der mechanischen Beziehung der beteiligten Strukturen in der Kieferregion zu erklären ist eines der erklärten Ziele der Biomechanik. Es geht um funktionelle Interaktionen der einzelnen Strukturen und deren gegenseitige Beeinflussung, auch in klinischer Hinsicht. Die Biomechanik führt somit die Wissensbereiche der Anatomie, Physiologie und der Mechanik zusammen. Laut Definition beschreibt sie das Verhalten (Bewegungsverhalten) und die Anpassungen (von Form und Funktion) eines Gewebes auf äußere (mechanische) Reize. Biomechanisches Wissen kann man u. a. auch benutzen, um Erklärungsmodelle für Symptome oder funktionelle Defizite zu entwickeln.

Die Gesamtheit der Biomechanik des Kiefergelenks setzt sich zusammen aus dem mechanischen Bewegungsverhalten der Mandibula und der individuellen funktionellen Zusammenhänge sowie den Anpassungsmechanismen der umgebenden Strukturen auf äußere Reize (Steenks u. de Wijer 1991, Ahlers u. Jakstat 2007, Bumann u. Lotzmann 2000).

3.1 Bewegungsrichtungen

Das Temporomandibulargelenk verfügt über drei Bewegungsachsen mit sechs Bewegungsrichtungen: Depression und Elevation, Latero- und Mediotrusion, Pro- und Retrusion (▸ Abb. 3.1).

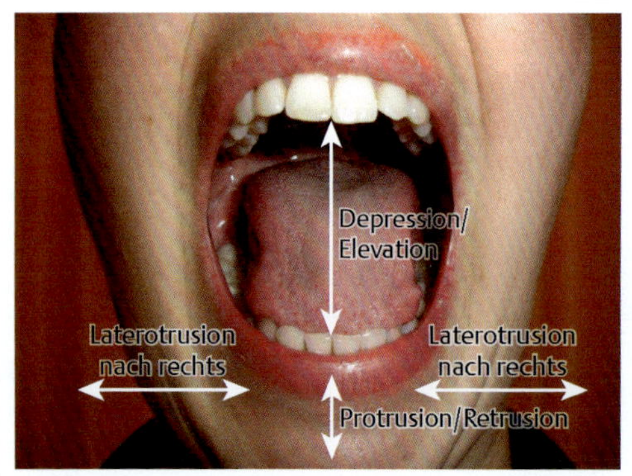

Abb. 3.1 Unterkieferbewegungen: Bewegungsrichtungen der Mandibula.

3.1.1 Depression

Die Mundöffnung ist eine exkursive bzw. ausfahrende Mandibulabewegung. Sie lässt sich funktionell in drei Abschnitte einteilen, wobei festzuhalten ist, dass diese drei Phasen der Mundöffnung individuell abweichende quantitative Mobilitätswerte haben und fließend ineinander übergehen. Die Mandibula beschreibt bei der Mundöffnung einen Bewegungsweg nach ventral-kaudal.

- **Initiale Mundöffnung** (20–25 mm): In diesem ersten Abschnitt der Mundöffnung handelt es sich um eine dominant rotatorische Bewegung des Kondylus, um eine stabile Scharnierachse. Die Bewegung findet im „diskomandibulären" Gelenk statt, dem unteren Gelenkraum des Kiefergelenkes.
- **Intermediäre Mundöffnung** (20–35 mm): Hier beginnt die Mundöffnungsbewegung auch im oberen Gelenkraum („diskotemporales Gelenk") mit einer Translation des Kondylus bzw. des an ihm befestigten Discus articularis unter das Tuberculum articulare.
- **Terminale Mundöffnung** (30–55 mm): Die endgradige Mundöffnungsbewegung strafft die Gelenkkapsel und das beteiligte Führungsband (Lig. laterale). Die Straffung der ligamentären Fixationen des Discus articulare ventral am Kondylus (Mandibula) sowie im dorsalen Bereich über die bilaminäre Zone begrenzt die endgradige Mundöffnung. Faserzüge des M. masseter sowie des M. temporalis begrenzen die Mundöffnung ebenfalls (Beuche u. Peroz 2006, Bumann u. Lotzmann 2000).

3.1.2 Elevation

Der Mundschluss ist eine inkursive Mandibulabewegung. Das Anheben der Mandibula zum Mundschluss weist dieselben drei Phasen auf wie zuvor die Mundöffnung. Biomechanisch laufen die Veränderungen der umgebenden anatomischen Strukturen im Wesentlichen in umgekehrter Reihenfolge ab. Die Mandibula beschreibt beim Mundschluss einen Bewegungsweg nach dorsal-kranial.

- **Initialer Mundschluss** (55–30 mm): beginnende Entspannung der Gelenkkapselanteile mit Ligamentum laterale. Die Translationsbewegung der Mandibula geht vom Tuberculum articulare weg in Richtung Fossa mandibularis.

- **Intermediärer Mundschluss** (35–20 mm): translatorische Bewegung der Mandibula in eine zentrische Relationsbeziehung in die Fossa mandibularis.
- **Terminaler Mundschluss** (25 mm – max. Interkuspidation): rotatorisches Erreichen der Endposition in zentrischer Relation (DGZMK 2005, Ahlers u. Jakstat 2007, Bumann u. Lotzmann 2000).

3.1.3 Laterotrusion und Mediotrusion

Da das temporomandibuläre Gelenk ein bilaterales Gelenk ist, kommt es bei einer Laterotrusion zu einem asymmetrischen Bewegungsverhalten der Kondylen. Eine Laterotrusion nach links führt im linken Kiefergelenk zu einer Lateralverschiebung des Kondylus (mit leichter Verschiebung des linken Kondylus nach dorsal-kranial) und im rechten zu einer Mediotrusion des Kondylus (Verschiebung des rechten Kondylus nach medial, verbunden mit einer leichten Translation nach ventral-kaudal).

Diese translatorische Seitwärtsbewegung wird durch eine entsprechende Kapselspannung (mediale oder laterale Kapselwand, je nach Bewegungsrichtung) begrenzt.

M!

Latero- und Mediotrusion bedingen sich gegenseitig. Die beiden Bewegungsrichtungen bilden ein gekoppeltes System.

3.1.4 Protrusion

Diese nach ventral gerichtete translatorische Bewegung führt den Kondylus, wie schon bei der Mundöffnung, unter das Tuberculum articulare. Stabilisierende Führung erhält der Kondylus dabei vom Discus articularis, der passiv nach ventral gezogen wird. Die Straffung der Befestigungsbänder des Discus articularis im dorsalen Bereich (bilaminäre Zone) begrenzen letztlich die Protrusion.

3.1.5 Retrusion

Die nach dorsal bzw. retral gerichtete Gleitbewegung des Kondylus stellt hohe koordinative Ansprüche an eine optimale neuromuskuläre Bewegungsführung (v. a. die Mm. pterygoideii sind hier gefragt). Die Gleitbewegung nach retral orientiert sich weniger an knöchernen Führungspunkten, sondern ist vielmehr abhängig von der Ausrichtung des intraartikulär gelegenen Fasergewebes (Discus articularis, Knorpelüberzug der Gelenkflächen und bilaminäre Zone). Begrenzt wird die Retrusion von einer zunehmenden Deformation und Kompression der bilaminären Zone und gering auch von der Straffung der ventralen Kapselwand.

3.2 Bewegungsausmaße: Normwerte

In der Zahnmedizin werden die quantitativ maximal möglichen Bewegungen der Mandibula auch „Unterkiefer-Grenzbewegungen“ genannt. Für die Normwerte der Kiefergelenkbewegungen existieren in der Literatur unterschiedliche Angaben (siehe ▸ Tab. 3.1 bis ▸ Tab. 3.2). Je nach Autor und Klassifikationsmodell variieren die angegebenen Bewegungsmaße für die sechs Bewegungsrichtungen, die im Kiefergelenk aktiv durchführbar sind.

Das erschwert sicherlich eine einheitliche Diagnostik und Beurteilung der Patienten und deren klinischen Symptome. Jedoch lassen sich aus dieser Vielzahl an Angaben auch klinisch brauchbare Mittelwerte bilden, die mit viel Therapiesicherheit praxisnah angewandt werden können. Messwerte mit der größten Übereinstimmung findet man für die Mundöffnung.

3.3 Kondylusbewegungen: Bewegungen des Caput mandibulae im Gelenkraum

Das Kiefergelenk wird funktionell und anatomisch in zwei Gelenkräume gegliedert. Durch den Discus articularis getrennt entstehen so anatomisch zwei „Gelenke“ mit funktioneller Differenz, in denen schwerpunktmäßig verschiedene Bewegungen stattfinden.

Tab. 3.1 Depression/Mundöffnungswerte in der Literatur

Autoren	Mundöffnungsmaß
Beale K. Temporo-mandibular Joint Disorder – Clinical Review. cinahl; 2008	38–45 mm oder 3 Fingerbreit
Helkimo-Dysfunktionsindex	> 40 mm
Reichert B. Palpieren und verstehen – Rumpf und Kopf. Thieme Verlag; 2007	> 40 mm Oder: Seitengleiche Laterotrusion multipliziert mit 3 und 4 gibt den „Norm-Bereich" der zu erwartenden Mundöffnung an Bei asymmetrischer Laterotrusion wird der kleinere Wert multipliziert
Ahlers OM, Jakstat HA. Klinische Funktionsanalyse. 3. Aufl. dentaconcept; 2007	> 38 mm Oder: Seitengleiche Laterotrusion multipliziert mit 4 ergibt die quantitativ zu erwartende Mundöffnung

Tab. 3.2 Normwerte der Unterkieferbewegungen

Autor/Herausgeber	Depression (mm)	Laterotrusion nach rechts/links (mm)	Protrusion (mm)	Retrusion (mm)
Helkimo-Dysfunktionsindex (1974)	40	7	7	–
Ahlers u. Jakstat (2007)	Aktiv: > 38 Passiv: + 2–3 zum aktiven Wert	11–15	5–7	–
Hesse (2004)	> 40	♂: 7,9–12,5 ♀: 6,9–13,7	♂: 6,2–11,8 ♀: 7,3–10,9	0–2
DGZMK (2005)	Aktiv: > 40 Passiv: + 1–2 zum aktiven Wert	8	8	0–1
Bartrow (2009/2010)*	Aktiv: > 40 Passiv: + 2–4 zum aktiven Wert	11–15	7–10	0–3

* Adaptierte Bewegungsmaße des Unterkiefers nach Bartrow auf der Basis der Literaturrecherche und eigener praxisinterner Evidenz

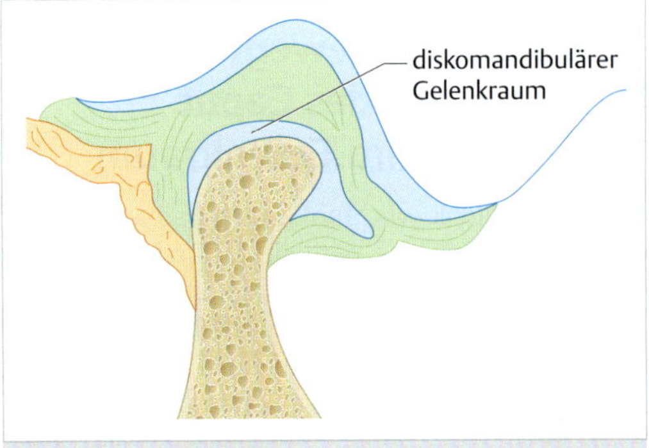

Abb. 3.2 Diskomandibulärer Gelenkraum: a.-p. Schnitt durch das Kiefergelenk (Steenks u. de Wijer 1991).

3.3.1 Unterer Gelenkraum

Gelegen zwischen dem Caput mandibulae (Condylus mandibularis) und dem Discus articularis findet in diesem Gelenkraum (diskomandibuläres Gelenk, ▸ Abb. 3.2) die Rotation bei initialer Mundöffnung (während der ersten 20–25 mm) statt (Ahlers u. Jakstat 2007, Steenks u. de Wijer 1991). Abhängig von individuellen anatomischen Bedingungen bleibt bei der initialen Mundöffnung (initial exkursive Mandibulabewegung) die Bewegungsachse stabil und ermöglicht so eine Rotationsbewegung des Kondylus unter dem Discus articularis (▸ Abb. 3.3).

3.3.2 Oberer Gelenkraum

Der Discus articularis teilt auch einen oberen Gelenkraum gegen die Fossa mandibularis ab (▸ Abb. 3.4). In diesem diskotemporalen Gelenk findet überwiegend eine Translation während der intermediären bis terminalen Mundöffnung (25 bis ca. 45 mm je nach individueller Mundöffnungskapazität) statt. Hierbei gleitet das Caput mandibulae vom Discus articularis überdeckt unter der Fossa mandibularis des Os temporale nach ventral unter das Tuberculum articulare des Os temporale.

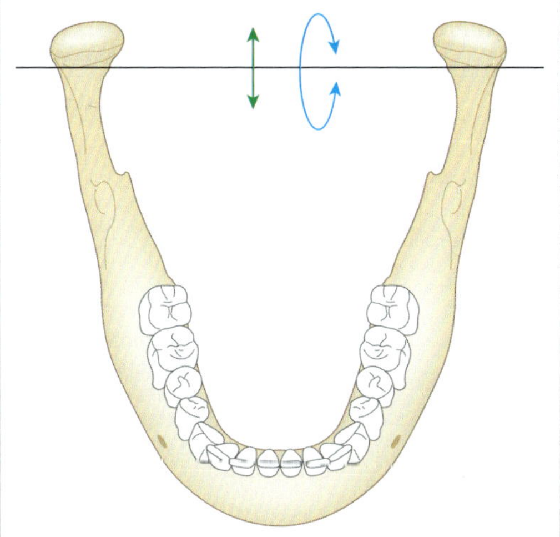

Abb. 3.3 Scharnierachse für die Rotation im diskomandibulären Gelenk (nach Hesse).

3.4 Diskusverlagerungen

Der Discus articularis fungiert bei Unterkieferbewegungen als transportable Gelenkpfanne mit Pufferfunktion zum Schutz der Knorpelflächen. Bei normaler Funktionsfähigkeit gleitet er während der Mundöffnung mit dem Kondylus nach ventral unter das Tuberculum articulare (▸ Abb. 3.5). Etwaige Inkongruenzen können so ausgeglichen werden und die artikulären Knorpelflächen von Mandibula und Os temporale sind gegen zu hohe mechanische Kräfte geschützt (DGZMK 2005, Ahlers u. Jakstat 2007, Bumann u. Lotzmann 2000).

Bedingt durch funktionelle Insuffizienzen, aufgrund direkter Traumatisierung des Discus articularis oder auch aufgrund degenerativer Prozesse im diskalen Gewebe kann der Discus articularis seine angestammten Funktionen nicht mehr oder nur noch eingeschränkt ausführen. Es kommt zur lokalen Funktionsstörung mit weitreichenden, oft auch peripheren Folgen (▸ Abb. 3.6 a–d). Mögliche klinische Folgen wären:

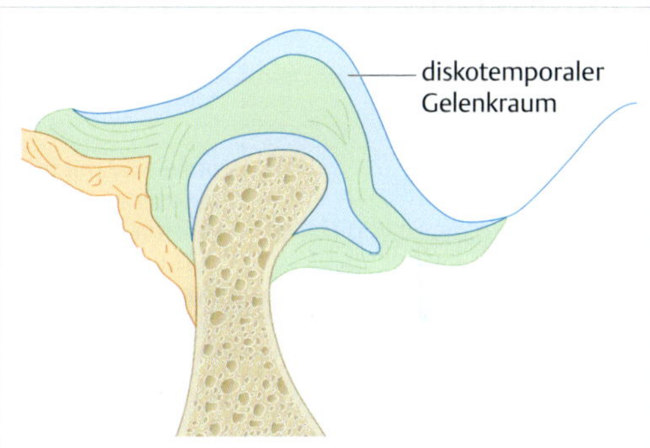

Abb. 3.4 Diskotemporaler Gelenkraum: a.-p. Schnitt durch das Kiefergelenk (Steenks u. de Wijer 1991).

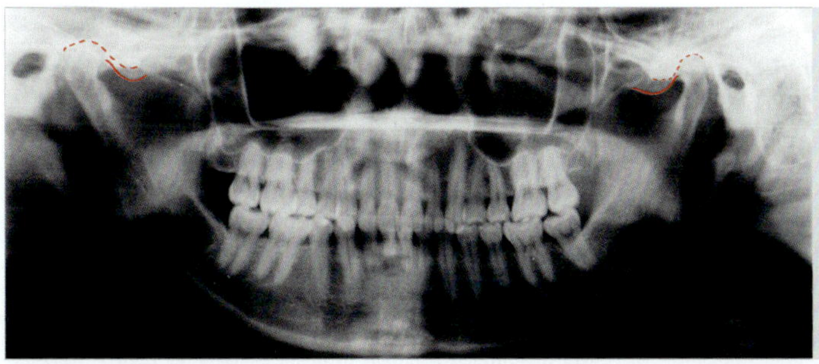

Abb. 3.5 Normale Diskusmechanik: Diskusrelation bei geschlossenem Kiefer.

diskale Problematiken im TMG	Gewebeveränderungen (Diskusdegeneration)
a	normale Diskus-Kondylus-Relation
b	ADV (anteriore Diskusverlagerung) noch ohne weitreichende strukturelle Veränderungen (Deformation) des diskalen Gewebes → sporadische Knackphänomene
c	totale ADV mit Reduktion der Mundöffnung durch Elastizitätsverlust und damit auch Formverlust des Discus articularis resultierend: Funktionsverlust des diskalen Gewebes: → drohende Formveränderung des Kondylus (Entrundung) – degenerativer Verlauf → Mundöffnungsstörungen
d	totale ADV mit fortgeschrittener Degeneration → arthrotische Veränderungen des TMG → Knackphänomen bei Mundöffnung → Krepitus bei Mandibulabewegungen → Gefahr von Ruptur des diskalen Gewebes → schmerzhafte Limitationen

Abb. 3.6 a–d Möglicher Verlauf pathologischer diskaler Veränderungen mit klinischen Folgen (aus Steenks u. de Wijer 1991).

- Diskusverlagerung (meist nach anterior als anteriore Diskusverlagerung bzw. ADV),
- Diskusrupturen (partiell oder total),
- Diskusdeformation durch Verlagerung,
- resultierende Inkongruenz der Gelenkflächen mit entsprechender mechanischer Überbelastung und evtl. weiterführender Degeneration (Arthrosegefahr),
- Gelenkgeräusche (Krepitus oder Knackphänomen),
- Mundöffnungsstörungen (schmerzhafte Limitationen).

3.5 Literatur

Ahlers OM, Jakstat HA. Klinische Funktionsanalyse. 3. Auflage. dentaconcept 2007

Beale K. Clinical review – Temporomandibular Joint Disorder. Cinahl Information System; 2008

Becker CM, Kaiser DA, Schwalm C. Mandibular centricity: Centric relation. J Prosthet Dent. 2000;83: 158–160

Bennett NG. A contributation to the study of the movements of the mandible. Prc Roy Soc Med Sect Odontol. 1908;7: 79–84

Beuche D, Peroz I. Die Bewegungen des Unterkiefers. Zentrum für Zahnmedizin Charité. 10.06.2006

Bumann A, Lotzmann U. Funktionsdiagnostik und Therapieprinzipien. Stuttgart: Thieme Verlag; 2000

Campion GC. Method for recording graphically the movements of mandibular condyles in living subjects. Br Dent J. 1902;23: 713–716

Campion GC. Some graphic records of movements of the mandible in the living subjects. Dent Cosmos. 1905;47: 39–42

Chiba M, Echigo S. Longitudinal MRI follow-up of temporomandibular joint internal derangement with closed lock after successful disk reduction with mandibular manipulation. Dentomaxillofac Radiol. 2005: 34; 106–111

Davies SJ, Gray RJM. What is occlusion? Brit Dent J. 2001;191: 235–239

Deutsche Gesellschaft für Zahn-, Mund- und Kieferheilkunde (DGZMK), Hsrg. Der klinische Funktionsstatus der Arbeitsgemeinschaft für Funktionsdiagnostik und Therapie in der DGZMK. 2005

Emshoff R, Innerhofer K, Rudisch A, Bertram S. Clinical versus magnetic resonance imaging findings with internal derangement of the temporomandibular joint: An evaluation of anterior disk displacement without reduction. J Oral Maxillofac Surg. 2002;60: 36–41

Fallon SD, Fritz GW, Laskin DM. Panoramic imaging of the temporomandibular joint: An experimental study using cadaveric skulls. J Oral Maxillofac Surg. 2006; 64: 223–229

Gallo LM. Modeling of temporomandibular joint function using MRI and jaw-tracking techologies mechanics. Cell Tissues Organs. 2005;180: 54–68

Goto TK, Nishida S, Nakayama E, Nakamaru Y et al. Correlation of the mandibular deviation with temporomandibular joint MR dimensions, MR disk position and clinical symptoms. Oral Surg Oral Med Oral Pathol Oral Radiol Endod. 2005;100: 743–749

Griethe M. Morphometrische Vermessung von MRT-Aufnahmen des Kiefegelenks. Zahnmed Diss; 2005

Helkimo M. Studies on function and dysfunction of the masticatory system II. Index for anamnestic and clinical dysfunction and occlusal state; Swed. Dent J. 1974;67: 101–121

Hellmann D. Grundlagen der Funktionslehre – Teil 3: Bewegungen des Unterkiefers. Quintessenz Zahntech. 2007;33: 1143–1152

Hesse JR. Unterkiefergrenzbewegungen (2004), aus www.zahnwissen.de/frameset_lexi.htm, abgerufen 19.12.2009

Hülse M, Losert-Bruggner B, Schöttl R, Zawadzki W. Neuromuskulär ausgerichtete Bisslagenbestimmung mit Hilfe niedrigfrequenter transkutaner elektrischer Nervenstimulation. Manuelle Medizin. 2003;41: 120–128

Incesu L, Taskaya-Yilmaz N, Ögütcen-Toller M, Uzun E. Relationship of condylar position to disk position and morphology. Euro J Radiol. 2003;51: 269–273

Kahle W, Leonhardt H, Platzer W. Taschenatlas der Anatomie Band 1: Bewegungsapparat. 6. überarb. Aufl. Stuttgart: Thieme Verlag; 1991

Katzberg RW, Westesson PL, Tallents RH, Drake CM. Anatomic disorders of the temporomandibular joint disk in asymptomatic subjects. J Oral Maxillofac Surg. 1996;54: 147–153

Koolstra JH, van Eijden T. The jaw open-close movements predicted by biomechanical modelling. J Biomech. 1997;30: 943–950

Koolstra JH. Dynamica of the human masticatory system – Critical Review. Oral Biol Med. 2002;13: 366–376

Kurita H, Koike T, Tarikawa J, Nakatsuka A, Kobayashi H, Kurashina K. Relationship between alteration of horizontal size and bony morphological change in the mandibular condyle. Dentomaxillofac Radiol. 2003;32: 355–358

Laekeman M, Kreutzer R. Großer Bildatlas der Palpation. Heidelberg: Springer Verlag; 2009

Lemke AJ, Griethe M, Peroz I, Lange KP, Felix R. Morphometrische Analyse des Kiefergelenkes anhand von 320 Gelenken mit der MRT. RöFo. 2005;177: 217–228

Lindauer SJ, Sabol G, Isaacson RJ, Davidovitch M. Condylar movement and mandibular rotation during jaw opening. Am j Orthod Dentofac Orthop. 1995;107: 573–577

McMillan AS, McMillan DR, Darvell BW. Centers of rotation during jaw movements. Acta Odontol Scand. 1989;47: 323–328

Netter F. Atlas der Anatomie. 4. Aufl. München: Urban&Fischer bei Elsevier; 2008

Paoletti S. Faszien. München: Urban&Fischer; 2001

Parché E. Funktionslehre I – Biomechanik. Seminarmanuskript Abteilung für Zahnersatzkunde I, Univ. Klinik für Zahn-, Mund- und Kieferheilkunde Graz; 2006

Pullinger AG, Seligman DA, John MT, Harkins S. Multifactoral comparison of disk displacement with and without reduction to normals according to temporomandibular joint hard tissue anatomic relationships. J Prosthet Dent. 2002;87: 298–310

Pullinger AG, Seligman DA. Multifactorial analysis of differences in temporomandibular joint hard tissue anatomic relationships between disk displacement with and without reduction in women. J Prosthet Dent. 2001;86: 407–419

Rammelsberg P, Jäger L, Pho-Duc JM. Magnetic resonance imaging-based joint space measurements in temporomandibular joints with disk displacements and in controls. Oral Surg Oral Med Oral Pathol Oral Radiol Endod. 2000;90: 240–248

Rees LA. The structure and the function of the mandibular joint. Br Dent J. 1954;96: 125–133

Reichert B. Anatomie in vivo – Palpieren und verstehen im Bereich Rumpf und Kopf. Stuttgart: Thieme Verlag; 2007

Ren YF, Isberg A, Westesson PL. Condyle position in the temporomandibular joint: comparison between asymptomatic volunteers with normal disk position and patients with disk displacement. Oral Surg Oral Med Oral Pathol Oral Radiol Endod. 1995;80: 101–107

Righellis S. Gelenkachsenposition und Funktionsstörungen des Kiefergelenkes. Inform Orthod Kieferorthop. 1999;31: 315–317

Salaorni C, Palla S. Condylar rotation and anterior translation in healthy human temporomandibular joints. Schweiz Monatsschr Zahnmed. 1994;104: 415–422

Schieferstein H, Zäh M, Reinhart G, Hrsg. Experimentelle Analyse des menschlichen Kausystems. iwb Forschungsberichte: Band 180. München: Herbert Utz Verlag; 2003

Schierz O, Reißmann DR. Die elektronische Vermessung der Gelenkbahn. Digital Dental NEWS. 2008;2: 21–27

Schmitter M. Bildgebung des Kiefergelenks in der Funktionsdiagnostik. Digital Dental News. 2008;2: 14–18

Schröder HU. Orale Strukturbiologie: Entwicklungsgeschichte, Struktur und Funktion normaler Hart- und Weichgewebe der Mundhöhle und des Kiefergelenks. 5. Aufl. Stuttgart: Thieme Verlag; 2000

Schünke M, Schulte E, Schumacher U, Voll M, Wesker K. Prometheus Kopf, Hals und Neuroanatomie. Stuttgart: Thieme Verlag; 2009

Seeher WD. Funktionsdiagnostik; BZB. 2008; Juli–August: 49–57

Sobotta J, Putz R, Pabst R, Hrsg. Sobotta, Atlas der Anatomie des Menschen. 21. Auflage. München: Urban& Fischer; 2002

Sommer OJ, Aigner F, Rudisch A, Gruber H, Fritsch H, Millesi W, Stiskal M. Cross sectional and functional imaging of the temporomandibular joint: Radiology, Pathology and Basic Biomechanics of the jaw. Radiographics. 2003; 23: o. S.

Steenks MH, de Wijer A. Kiefergelenksfehlfunktionen aus physiotherapeutischer und zahnmedizinischer Sicht – Diagnose und Therapie. Berlin: Quintessenz; 1991

Steinhardt G. Untersuchung über die Beanspruchung der Kiefergelenke und ihre gewebliche Folgen. Stuttgart: Thieme Verlag; 1934

Tanaka E, van Eijden T. Biomechanical behaviour of the temporomandibular joint disk – Critical Review. Oral Biol Med. 2003;14: 138–150

Türp JC, Schindler HJ, Rodiger O, Smeekens S, Marinello CP. Vertikale und horizontale Kieferrelation in der rekonstruktiven Zahnmedizin. Schweiz Monatsz Zahnmed. 2006;Vol 116: 403–411

Vogel A. Konzept für die Bestimmung der Unterkieferposition. ZWP. 2007;9: 110–111

Vogel A. Verhalten der Kaumuskeln – Ein Überblick. Zahn Prax. 2008;(11)6: 412–417

Walter M. Die Funktionen des craniomandibulären Systems aus klinischer Sicht, Folgen des Zahnverlustes. Vorlesungsskript Universitätsklinikum Dresden; 2002

Wühr E. Form und Funktion des Kraniomandibulären Systems (2004). http://www.cmd-dachverband.de/, abgerufen 30.5.2010

Wühr E. Neuroanatomische Vernetzung des Kraniomandibulären Systems mit anderen Körpersystemen (2004). http://www.cmd-dachverband.de/, abgerufen 30.5.2010

Wühr E. Vernetzung des Kraniomandibulären Systems mit anderen Körpersystemen über das Fasziensystem (2004). http://www.cmd-dachverband.de/, abgerufen 30.5.2010

Kapitel 4

Symptome und Symptombereiche

4 Symptome und Symptombereiche

Patienten mit einer CMD haben die unterschiedlichsten klinischen Erscheinungsbilder und Symptome. Die Funktionsstörungen können sich in allen anatomisch und funktionell benachbarten und verbundenen Gebieten manifestieren und dort zu Beschwerden in Form von Bewegungsstörung oder Schmerzen führen. Viele Patienten, die in der physiotherapeutischen Praxis zur Therapie vorstellig werden, haben bereits eine „Odyssee" hinter sich. Patienten mit eher unspezifischen Symptomen in der Augen-, Kiefer-, Zahn-, Ohr-, Gesichts- oder Kopfregion durchlaufen oft viele medizinische Stationen: vom Allgemeinarzt über HNO-Arzt, Augenarzt bis zum Zahnarzt. Dabei wird das Symptombild oft nicht ganzheitlich gesehen, sondern im Kontext zu den Symptomen des Patienten untersucht jeder Facharzt im Rahmen seiner Fachdisziplin, ohne einen strukturspezifischen Befund zu erhalten. So bleibt die CMD unerkannt und leider auch unbehandelt.

Wie bereits erläutert, können sich Symptome in verschiedenen, anatomisch verbundenen Gebieten zeigen. Diese Gebiete können im Zusammenhang mit einer CMD auch differenzierend untersucht und behandelt werden. Die Symptombereiche werden in 10 *Hot Spots* eingeteilt, die ▶ Abb. 4.1 zeigt.

4.1 Symptombereich: Kiefergelenkregion

Im Bereich der Kiefergelenke können unterschiedlichste Symptome zu finden sein (▶ Abb. 4.2). Je nach Art der Störung und der beteiligten Strukturen sind die Gelenkflächen (Knorpelflächen), das periartikuläre Gewebe (Gelenkkapsel mit Verstärkungsbändern – Lig. laterale) oder das intraartikuläre Gewebe (Diskus articularis, bilaminäre Zone) im eng umschriebenen Kiefergelenkbereich symptomatisch und verursachen lokale Beschwerden.

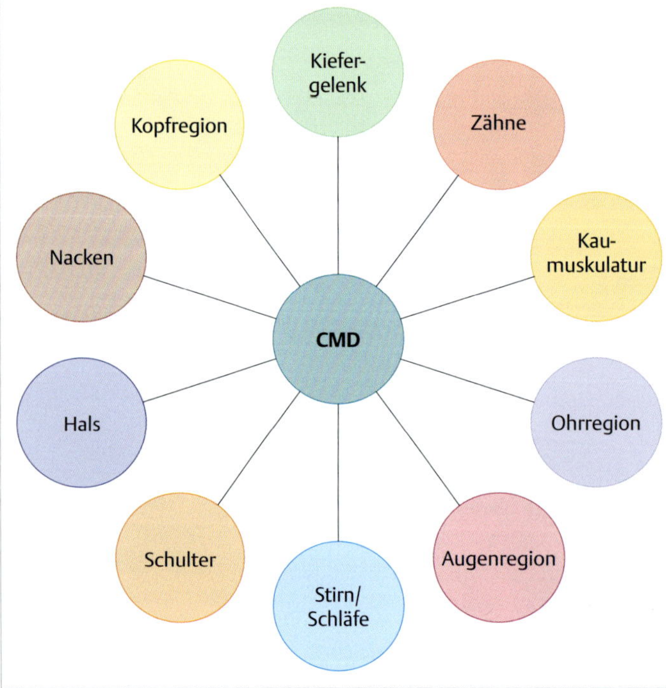

Abb. 4.1 Symptombereiche bei einer kraniomandibulären Dysfunktion (CMD).

Mögliche Symptome 

- Kieferschmerzen (Gelenk)
- Knirschen
- Knacken
- Malokklusion: einseitiger Abrieb (Zahn, Prothese)
- Entzündungsschmerz der Gelenkkapsel
- Bewegungsschmerz – Adhäsionen im Gelenkspalt (Diskus)
- Druckschmerz – Entzündung der bilaminären Zone
- Reibegeräusche bei Mundbewegung
- Kiefersperre

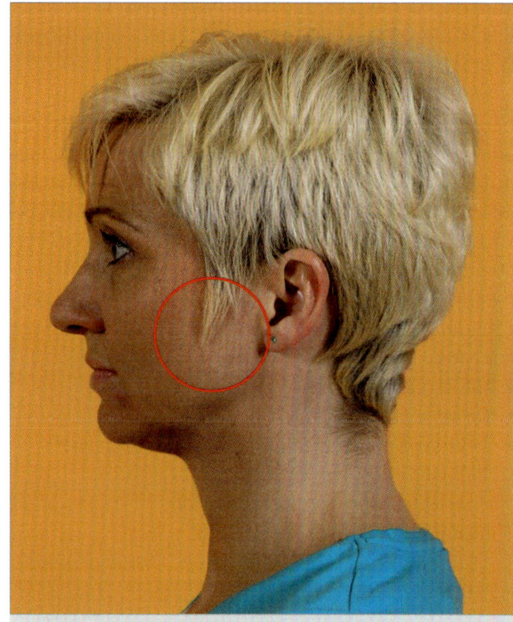

Abb. 4.2 Symptombereich Kiefergelenk.

Aus der Anamnese lassen sich Hinweise in Form von Funktionseinschränkung/-verlust oder Schmerzprovokation finden, sodass der Therapeut Rückschlüsse auf die entsprechenden beteiligten anatomischen Strukturen ziehen kann. Häufig klagen Patienten über lokale Schmerzsensationen oder ein Geräuschphänomen bei Unterkieferbewe-

Tab. 4.1 Arthropathien des Kiefergelenks

Pathogenese	Symptome
Kiefergelenkarthrose **Degenerative Prozesse an der Gelenkfläche mit Aufrauung und evtl. resultierender Diskusperforation** Idiopathisch, traumatisch oder bedingt durch jahrelange Überlastung mit resultierender chronischer Degeneration der Knorpelfläche	Krepitus (v. a. bei Unterkieferbewegungen) Limitierte Unterkiefermobilität Schmerz muss nicht im Vordergrund stehen
Kiefergelenkarthritis **Degenerative Prozesse an der Gelenkfläche mit Aufrauung der Knorpelfläche** • Traumatisch: auch mit Gelenkerguss • Infektiös: nach viralem Infekt (→ Übergriff auf das Gelenk) • Rheumatoid: chronische Polyarthritis • Metabolisch: z. B. Gicht, Diabetes	Ruhe- und Belastungsschmerz mit Krepitus Entzündungszeichen
Diskusverlagerungen **Mechanische Überbeanspruchung mit Perforation oder übermäßiger Verlängerung des diskalen Gewebes** Akut/traumatisch: spontane, plötzliche Verlängerung des intrakapsulären Gewebes, evtl. mit Entzündung Inkongruenz durch gestörte Relationsbeziehung zwischen Condylus mandibulae und Fossa mandibularis	Knackphänomene bei Bewegung (initial, intermediär, terminal) Eventuell Limitation der Unterkiefermobilität Aufbissschmerzen Neuromuskulär/mechanisch gestörte Mobilität der Mandibula (Deviation oder Deflexion) Schmerzprovokation durch Kompression der bilaminären Zone oder der Gelenkflächen
Formabweichungen **Angeborene oder traumatisch erworbene Formänderung (Unregelmäßigkeiten in der Gestalt) oder auch Positionsveränderungen der Gelenkanteile/-partner** Aus der Inkongruenz der Gelenkpartner resultiert das Funktionsdefizit	Mobilitätshindernis durch Knackphänomene Deviationen Krepitus

gungen. Bei entzündlichen Prozessen im Gebiet der Gelenkkapsel kann auch eine signifikante Druckdolenz gefunden werden.

Eine symptomatische Kiefergelenkregion ist häufig Folge einer veränderten Gelenkmechanik oder einer degenerativen bzw. traumatisch bedingten Veränderung eines oder mehrerer Gelenkanteile, wie z. B. eines Gelenkpartners, der Gelenkkapsel und -bänder oder der intraartikulären Strukturen (Bumann u. Lotzmann 2000, Freesmeyer 2008). Symptome in der Region des Kiefergelenks lassen sich verschiedenen *Arthropathien* zuordnen (▶ Tab. 4.1):

- Kiefergelenkarthrose,
- Kiefergelenkarthritis,
- Diskusverlagerungen (DV) bzw. dynamische Diskusfehlpositionierung,
  - partiell anterior mit Reposition,
  - total anterior mit Reposition,
  - total anterior ohne Reposition (Diskusprolaps).
- Formabweichungen.

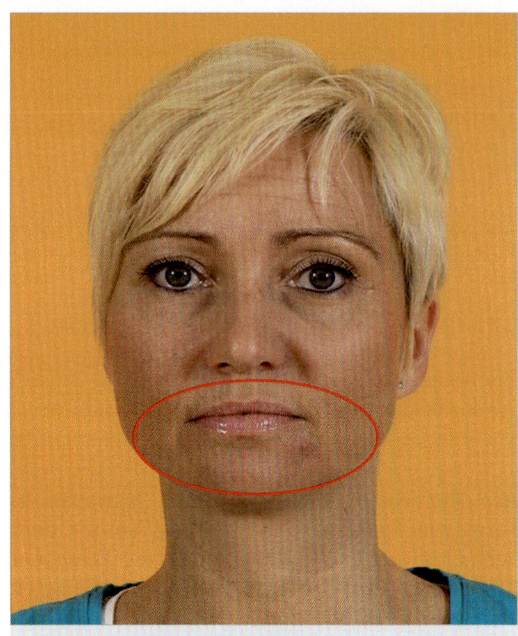

Abb. 4.3 Symptombereich Zähne.

4.2 Symptombereich: Zähne

Symptome unklarer Genese im Zahnbereich sind primär ein Fall für den Zahnarzt. Eine Differenzialdiagnostik durch den Zahnarzt ist in jedem Fall anzuraten, um Schäden bzw. Störungen an der Zahnsubstanz rechtzeitig erkennen und adäquat behandeln zu können (▶ Abb. 4.3).

Mögliche Symptome 

- Zahnschmerzen
- Zahnpressen
- Bruxismus
- Kalt-warm-Empfindlichkeit
- Abrasionen
- Empfindliche Zahnhälse
- Rezessionen des Zahnfleisches
- Zahnlockerung
- Zahnwanderung
- Veränderte Bisslage (Kreuzbiss)

Eine häufig anzutreffende Symptomatik bei Patienten mit CMD sind Zahnschmerzen ohne entsprechendes anatomisches Korrelat. Das bedeutet, durch die zahnärztliche Untersuchung lässt sich kein gesicherter Befund an einer Zahnstruktur erheben. Diese Schmerzsensationen werden „dentoalveoläre“ Schmerzen genannt und bieten wiederum die Möglichkeit für eine physiotherapeutische Untersuchung und Therapie der umliegenden Gewebe mit dem Ziel, Irritationsstrukturen (neurale Strukturen im Schmerzgebiet – neurale Zuflüsse), bei positivem Befund, für die Symptomatik verantwortlich zu machen und behandeln zu können (Bumann u. Lotzmann 2000, Freesmeyer 2008).

Der Symptomkomplex „Zähne“ umfasst auch okklusale Faktoren und Kieferfehlentwicklungen (Dysgnathien):

- statische Kiefer-/Funktionsstörungen
  - Zahnverlust,
  - Frühkontakte,
  - okklusale Störkontakte (Hindernisse)
- dynamische Kiefer-/Funktionsstörungen
  - veränderte Front- oder Eckzahnführung,
  - Bewegungsfrühkontakte (Latero-, Medio- oder Protrusionsfrühkontakte),
  - geringe Retrusionskapazität,
- Kieferfehlentwicklungen (Dysgnathien)
  - offene Bisslage (frontal oder lateral offen)
  - Deckbiss,
  - Prognathie,
  - Kreuzbisslage.

4.2.1 Exkurs: Zähne

Die folgenden Abbildungen geben einen kurzen Überblick über ein paar wenige zahnmedizinische Grundbegriffe, wie die Quadranteneinteilung der Zähne im Ober- und Unterkiefer (sog. Zahn- bzw. Gebissschema), die Richtungsbezeichnungen und weitere anatomische Bezeichnungen, die Einteilung in die verschiedenen Zahnarten und den Aufbau eines Zahnes (▶ Abb. 4.4, ▶ Abb. 4.5, ▶ Abb. 4.6, ▶ Abb. 4.7).

Die Zahnwurzel ist in einem Hohlraum im Ober- bzw. Unterkiefer verankert, dem sog. Zahnfach (Alveole, ▶ Abb. 4.8). Dentoalveoläre Schmerzen entstehen über die Zahnsubstanz (freiliegende Zahnhälse, kleine kariöse Herde) oder durch Irritationen innerhalb der Alveolarfächer (mechanische Reizung der versorgenden Nervenstruktur).

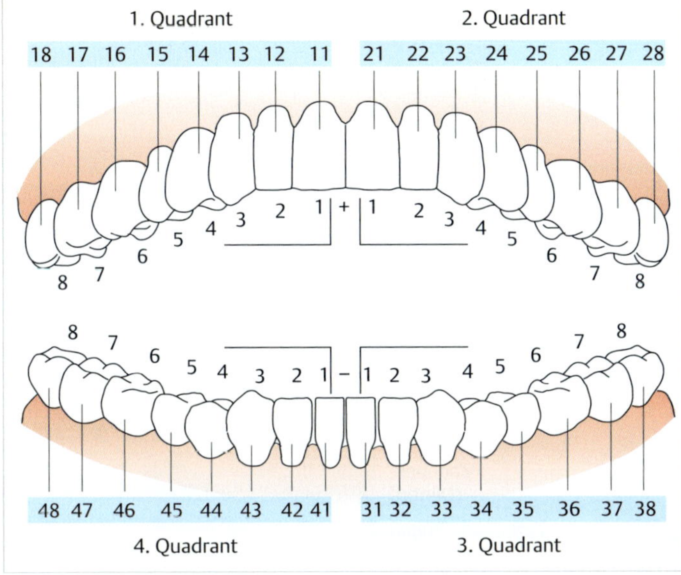

Abb. 4.4 Zahnschema (Stelzenmüller u. Wiesner 2004).

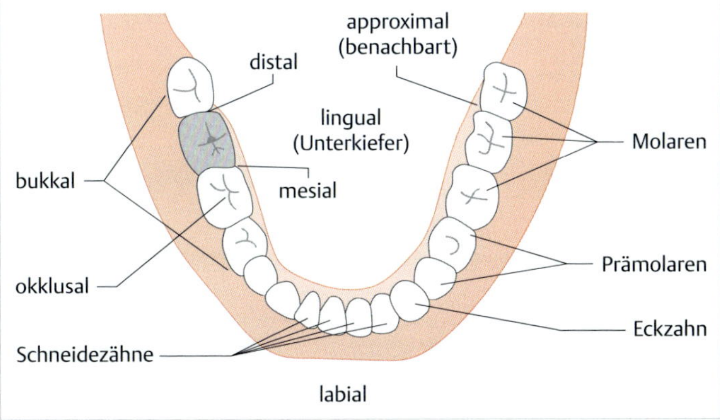

Abb. 4.5 Richtungsbezeichnungen im Mund- bzw. Zahnbereich.

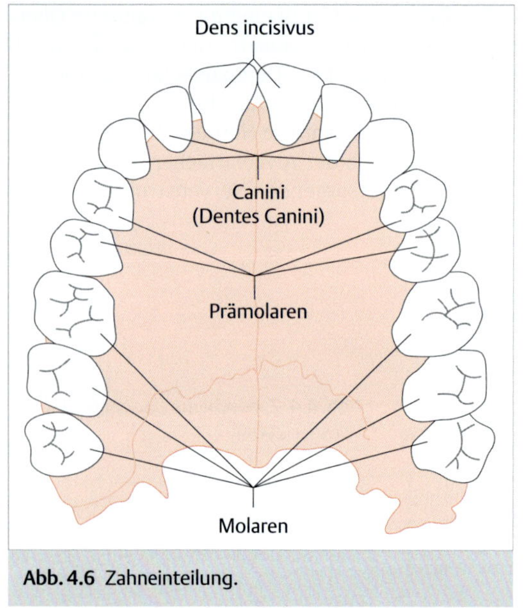

Abb. 4.6 Zahneinteilung.

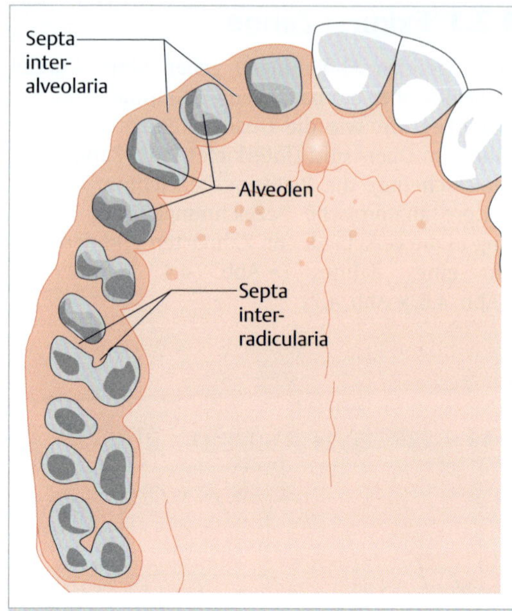

Abb. 4.8 Alveolarfächer im Kiefer.

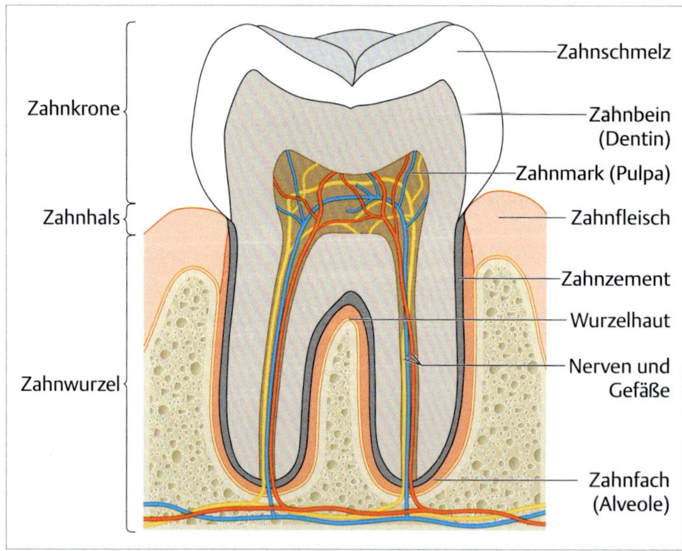

Abb. 4.7 Zahnaufbau.

4.3 Symptombereich: Muskulatur der Kiefer-/Gesichtsregion

Muskuläre Symptome manifestieren sich in der Kieferregion analog zu anderen Körperregionen häufig in Form von Spannungsgefühlen oder Schmerzen bei entsprechenden Belastungen und Bewegungen (Seeher 2008). Für die Kieferregion bedeutet dies konkrete Beschwerden bei aktiven Bewegungen der Mandibula, wie Kauen oder Schlucken. Bei stark ausgeprägten Dysfunktionen können diese Beschwerden/Symptome sogar beim Sprechen auftreten (▶ Abb. 4.9).

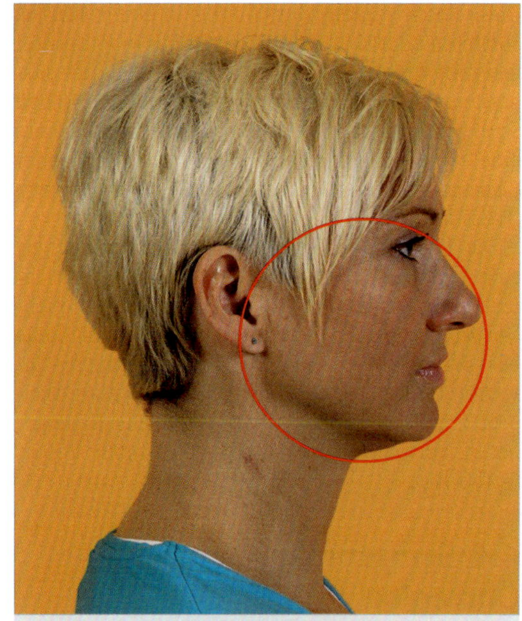

Abb. 4.9 Symptombereich Muskulatur.

Mögliche Symptome

- Spannungsgefühl (morgens mehr)
- Verhärtungen
- Mundöffnungsstörungen
- Kiefersperre
- Ziehende oder drückende Schmerzen
- Ausstrahlende Schmerzen (Trigger)
- Kopf- bzw. Gesichtsschmerzen
- Erhöhter Augendruck (Sehstörungen)
- Kaubeschwerden (Schmerz)
- Druckempfindliche Muskulatur

Tab. 4.2 Muskuläre Störungen

Pathogenese (Erklärung auf pathomechanischer Ebene)	Symptome
Myofaszialer Schmerz Mechanische Überlastungsproblematik führt zu lokaler Ischämie mit resultierender Stoffwechselproblematik	Aktivierte Triggerpunkte Ausstrahlung der Schmerzen in Referenzzonen/Triggerareale Palpationsschmerz Limitierte Mundöffnung Eventuell Spannungskopfschmerzen
Myositis Trauma: direkte Gewalteinwirkung (z. B. durch einen Schlag, Stoß) Infektion	Entzündungszeichen Limitierte Mundöffnung Palpationsschmerz des gesamten Muskels
Myospasmus Plötzliche tonische Kontraktion nach starker funktioneller Kontraktion oder nach übermäßiger Längenbeanspruchung Inadäquates Funktionsverhalten (auch aufgrund einer Fehlinnervation)	Akuter spontaner Schmerz Passive Verlängerung reproduziert den Schmerz Palpation und isometrische Spannung reproduzieren den Schmerz
Lokale Myalgie Übermäßige, ungewohnte Belastung/Überlastung mit resultierender tiefer Ermüdung (Erschöpfung) Aufgrund einer ungewohnten Belastung resultierender Hypertonus	Ziehende Schmerzen Ermüdungsgefühl Limitierte Mundöffnung
Muskelkontraktur Häufig infolge längerer Immobilisation (Muskelfibrose)	Limitierte Mundöffnung Passive Verlängerungsbeanspruchung nicht möglich (hoher Widerstand) Schmerz nicht primär im Vordergrund

Diese Beschwerden können lokal in einem Muskel auftreten oder sich via Triggerpunkte in entfernter gelegene Areale am Kopf oder an der Schulter ausbreiten. Da die Lagebeziehungen der anatomischen Strukturen in der Kieferregion sehr eng sind, kann eine Irritationsausbreitung in Form von Kopf- oder Gesichtsschmerzen nicht ausgeschlossen werden (Freesmeyer 2008).

Die betroffene Muskulatur weist durchgängig eine (entsprechend dem Störungsausmaß gerichtete) partielle oder totale Palpationsempfindlichkeit auf. Es müssen nicht immer alle Muskelanteile oder Muskelfasern (Ursprung – Muskelbauch – Insertion) eines Muskels betroffen sein. Kaumuskelproblematiken können unterschiedliche Pathogenesen aufweisen (Bumann u. Lotzmann 2000); (▶ Tab. 4.2).

4.4 Symptombereich: Ohrregion

Die Prävalenz von Symptomen in der Ohrregion ist bei Patienten mit CMD signifikant höher als bei entsprechenden Kontrollgruppen (Costen 1934). Diese Symptome betreffen zum einen die Hörfähigkeit in Form einer Hörminderung (auch erhöhte Druckempfindungen sind häufig anzutreffen) und zum anderen das Auftreten von Ohrgeräuschen (Tinnitus) unklarer Genese und oft ohne anatomische Korrelation (Peroz 2000, 2001, 2003; Leher et al. 2003). Dieser Umstand lässt sich unter anderem durch die lokale Nähe des Kiefergelenks zum Ohr im Allgemeinen erklären sowie durch entsprechende anatomische Verbindungen der lokalen Strukturen (Muskeln, Ligamente, Nerven) und die damit einhergehenden funktionellen Beziehungen (▶ Abb. 4.10).

Mögliche Symptome 

- Druckgefühl
- Hörminderung
- Ohrjucken
- Mittelohrentzündung
- Ohrgeräusche (Tinnitus)
- Schwindel

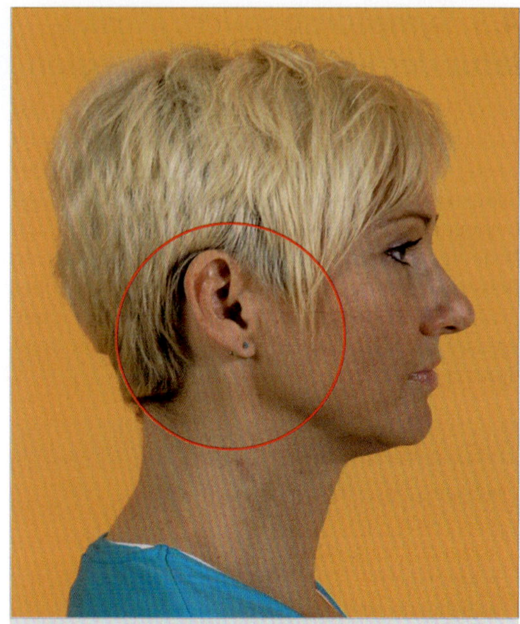

Abb. 4.10 Symptombereich Ohr.

Die genaue Pathogenese dieser Symptome im Bereich der Ohren ist nicht geklärt. Zurzeit versucht man, mittels drei Hypothesen die beeinträchtigte Hörfunktion zu erklären (▶ Tab. 4.3):

- **Ligamentäre Irritation**: Vereinzelt findet man bei Erwachsenen eine ligamentäre Struktur aus der embryonalen Entwicklung, das diskomalleoläre Ligament. Es verbindet den Discus articularis mit dem Gehörknöchelchen. Beim Erwachsenen kann es geräuschverursachende Schwingungen an das Mittel- bzw. Innenohr übertragen (Feldmann 1998, ▶ Abb. 4.11).
- **Gelenkkapselentzündung:** Entzündet sich die Gelenkkapsel des Kiefergelenks, können Mittelohrschmerzen entstehen. Dabei kann eine Schwellung des hinteren Gelenkgewebes (Kaumuskulatur – M. masseter, M. pterygoideus medialis et lateralis – oder Gelenkkapsel) eine verminderte Belüftung des Gehörganges bewirken. Dies kann zu vermehrter Talgablagerung führen und u. U. zu einem entzündeten oder verstopften Gehörgang. Mögliche resultierende Symptome wären dann unter anderem: Hörminderung, Ohrjucken und Entzündungszeichen (Dauer- bzw. Druckschmerz am Ohr).

Tab. 4.3 Störungen der Hörfähigkeit

Pathogenese (Hypothesen)	Symptome
Mechanische Irritation durch ein Ligament im Innenohr	Ohrgeräusche (Tinnitus)
Gelenkkapselentzündung	Hörminderung Ohrjucken Entzündungszeichen (Dauerschmerz bzw. Druckschmerz am Ohr)
Verspannte oder fehlinnervierte Muskeln	Hörminderung Mittelohrentzündung Erhöhtes Druckgefühl

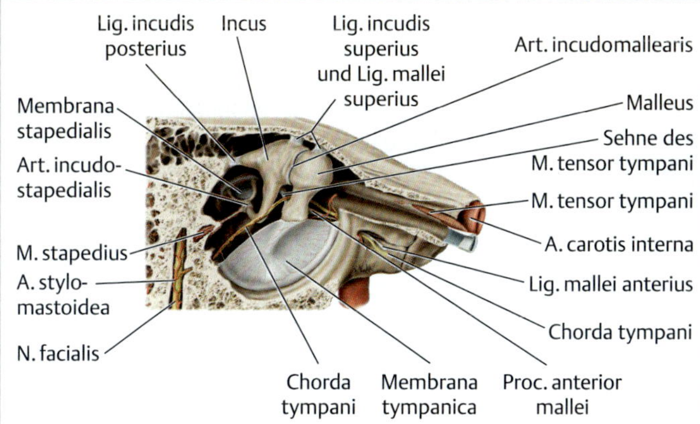

Abb. 4.11 Ligamentäre Situation im Innenohr als mögliche mechanische Irritationsquelle.

- **Verspannte oder fehlinnervierte Muskeln:** Die Muskeln des Gaumensegels (M. tensor veli palatini, M. levator veli palatini: innerviert aus dem N. trigeminus, genauer aus dem N. mandibularis, der die neurophysiologische Verbindung zum Kiefersystem herstellt) können verspannt oder fehlinnerviert sein (▸ Abb. 4.12). Aus diesen muskulären Störungen ergibt sich ein pathologischer Kreislauf. Es entsteht eine Belüftungsstörung des Mittelohres, da beim Schlucken die kleinen Muskeln des Gaumensegels (M. tensor veli palatini, M. levator veli palatini) die Ohrtrompeten öffnen und schließen. Bei länger anhaltenden Belüftungsstörungen können folgende Symptome auftreten: Hörminderung, Mittelohrentzündung, erhöhtes Druckgefühl (Feldmann 1998). Die Symptome verstärken wiederum die Verspannungen, sodass ein sich selbst unterhaltener Kreislauf entsteht. Weitere muskuläre Verbindungen, die auch über dieselbe Innervation verfügen, sind der M. stapedius (N. facialis innerviert) und der M. tensor tympani (N. trigeminus – N. mandibularis innerviert).

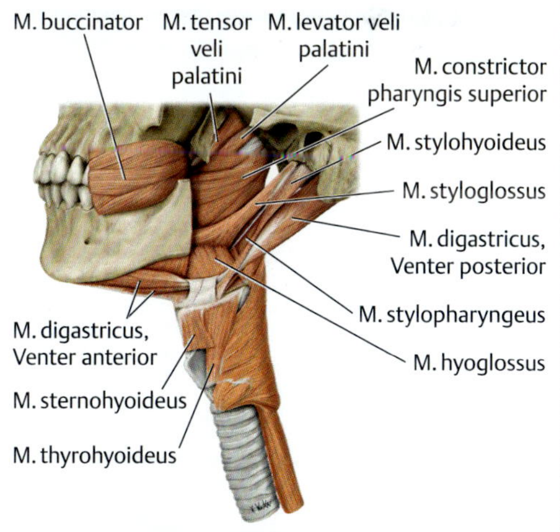

Abb. 4.12 Muskuläre Verbindungen der Gaumensegelmuskeln – klinische Innervationsverknüpfungen zur Kieferregion.

4.5 Symptombereich: Stirn- und Schläfenregion

Patienten mit CMD klagen häufig über einen frontal oder seitlich frontal (in der Schläfenregion) gelegenen Kopfschmerz, zum Teil mit Ausstrahlungen in die Orbitaregion (▶ Abb. 4.13). Druckempfindliche Hautareale treten ebenfalls auf (Bumann u. Lotzmann 2000, von Piekartz 2005). Beschwerden in dieser Region lassen sich mit Fehlfunktionen (Tonusregulationsstörungen) der lokalen mimischen Muskulatur oder mit entsprechenden Innervationsstörungen (N. ophthalmicus liegt nah am Problemgebiet) in Verbindung bringen (▶ Abb. 4.14). Eine weitere Störquelle in der Stirnregion sind die lokalen mimischen Muskeln: M. corrugator supercilii und M. occipitofrontalis, die die Falten auf der Stirn bewirken (Sorgenfalten, Zornesfalten etc.) und letztlich der M. orbicularis oculi, der um das Auge verlaufende Ringmuskel (▶ Abb. 4.15). Diese Muskeln können durch verstärkte neurale Innervationsaktivitäten oder auch durch lokale muskuläre Phänomene (Hypertonus) gereizt und damit symptomatisch werden (Freesmeyer 2008).

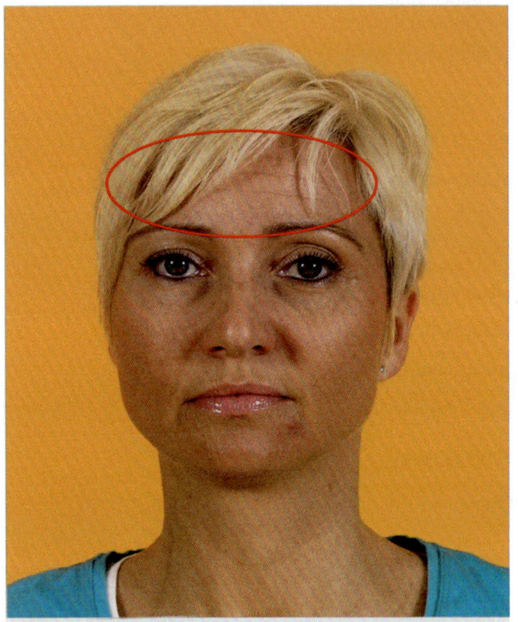

Abb. 4.13 Symptombereich Stirn- und Schläfenregion.

Mögliche Symptome 

- Kopfschmerzen
- Empfindliche Schläfenmuskeln
- Empfindliche Hautareale
- Druckempfindliche neurale Austrittspunkte

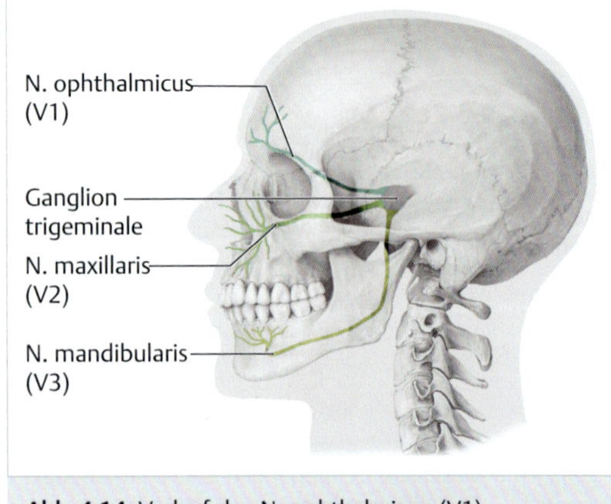

Abb. 4.14 Verlauf des N. ophthalmicus (V1).

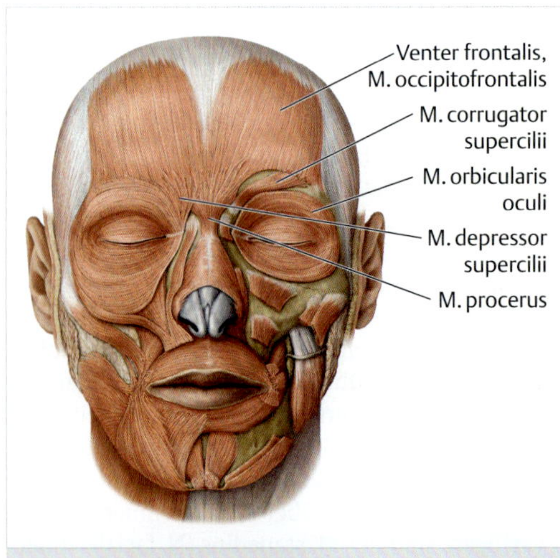

Abb. 4.15 Mimische Muskulatur.

4.6 Symptombereich: Augenregion

In der Augenregion können Irritationen und Symptome ebenfalls aufgrund der lokalen Nähe zum Kiefergelenk entstehen (Losert-Bruggner 2000); (▶ Abb. 4.16). Der N. opticus kann durch den parallelen Verlauf mit der A. carotis interna durch eine verstärkte Pulsation mechanisch gereizt werden, was Symptome wie z. B. erhöhtes Druckgefühl oder verschwommenes Sehen erklären könnte (Freesmeyer 2008). Ein ebenso plausibles Erklärungsmodell liefert der anatomische Umstand, dass der N. ophthalmicus mit seinen Verästelungen des N. supraorbitalis R. medialis et R. lateralis sowie dem N. lacrimalis die Augenregion versorgt und bei entsprechender Reizung mit einer neurodynamischen Funktionsstörung reagieren kann.

Mögliche Symptome 

- Schmerzen
- Augenflimmern
- Doppeltsehen
- Lichtempfindlichkeit
- Druckgefühl hinter dem Auge
- Tränenfluss

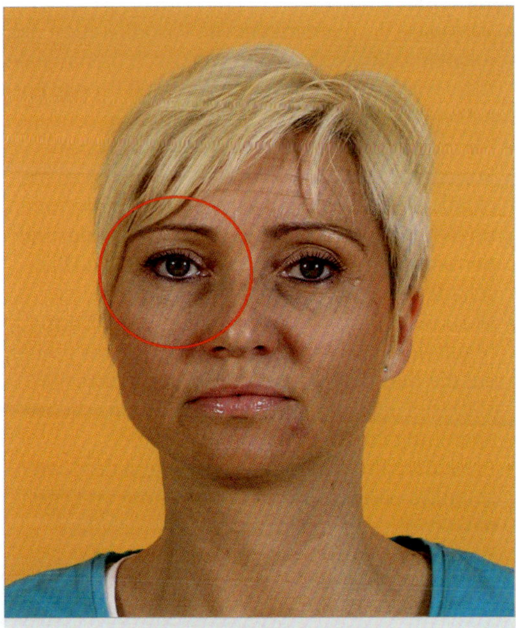

Abb. 4.16 Symptombereich Augenregion.

4.7 Symptombereich: ventrale Halsregion

Die Symptome der ventralen Halsregion lassen sich ebenfalls durch direkte anatomisch funktionelle Verknüpfungen mit dem Kiefergelenkbereich in Verbindung bringen (▶ Abb. 4.17). Über das Os hyoideum, an dem die supra- und infrahyoidalen

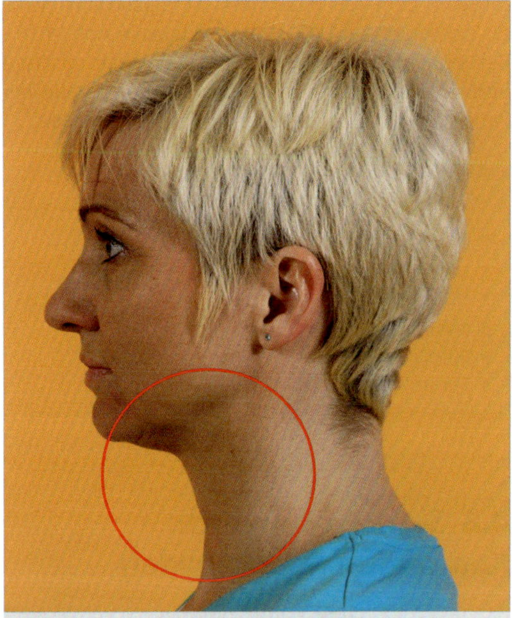

Abb. 4.17 Symptombereich ventrale Halsregion.

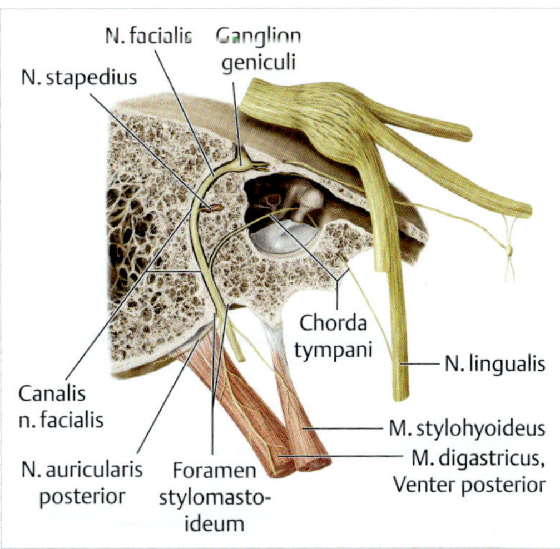

Abb. 4.18 N. facialis. Innervation der Muskulatur im frontalen Schnitt von dorsal (Platzer 1996).

Muskeln befestigt sind (Ursprung) und die so eine funktionelle Verbindung zwischen Kiefer- und Halsregion herstellen, lassen sich viele Symptome wie Heiserkeit, Schwankungen der Stimme, Kloßgefühl oder Schluckbeschwerden erklären. Der N. vagus (R. colli) verbindet die Halsregion neurofunktionell, da er durch die gesamte Region verläuft. Funktionelle Verbindungen zum N. facialis finden sich ebenfalls, da dieser die suprahyoidalen Muskeln zum Teil innerviert: M. digastricus (Venter posterior) und M. stylohyoideus (▶ Abb. 4.18). Berücksichtigt man seinen lokal anatomischen Verlauf, kann er ebenfalls als Irritationsquelle bei Patienten mit CMD in Betracht gezogen werden.

Mögliche Symptome 

- Halsschmerzen
- Heiserkeit
- Häufiges Räuspern
- Kloßgefühl im Hals
- Sprechstörungen
- Stimmveränderungen

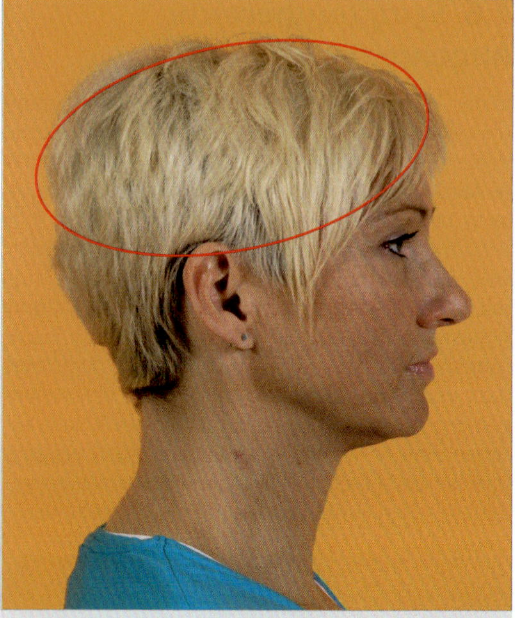

Abb. 4.19 Symptombereich Kopfregion (Hirnschädel)

4.8 Symptombereich: Kopfregion (Hirnschädel)

Beschwerden in der Kopfregion (Hirnschädel) sind epidemiologisch weit verbreitet. Die Prävalenz für Kopfschmerzen ist bei Patienten mit CMD ebenfalls signifikant höher als bei Kontrollgruppen (▶ Abb. 4.19). Wobei sich der Rückschluss, dass viele Kopfschmerzpatienten auch Kieferstörungen haben, nicht wissenschaftlich halten lässt. Auffallend ist jedenfalls, dass Patienten mit CMD häufig Kopfschmerzen und/oder Druckempfindlichkeiten im Bereich der kraniellen neuralen Versorgungsgebiete der Nn. occipitalis major et minor und der Nn. auricularis magnus et posterior als Begleitproblematik angeben.

Mögliche Symptome 

- Druckgefühl am Kopf
- Berührungsempfindlichkeit von Haaren und Kopfhaut
- Druckempfindlichkeit der Nervenaustrittsstellen
- Kopfschmerz
- Migräne und andere Kopfschmerzformen

Auch in dieser Region ist die Pathogenese der Störungen vielschichtig und nicht eindeutig geklärt. Mögliche Ursachen für die aufgeführten „Kopfsymptome“ sind:

- Vaskuläre Problematiken: Die Vasodilatation der lokalen vaskulären Strukturen (auch meningeale Arterien) dient als Erklärungsmodell für das Entstehen von vielen Kopfschmerzformen.
- Neurale Problematiken: Neurodynamischer Stress oder vaskuläre Irritationen führen zu mechanischen Reizungen. Auch neurale Irritationen im Bereich des Kiefergelenkes können aufgrund der anatomischen Nähe Beschwerden im Hirnschädel auslösen (dieselbe Innervation).
- Muskuläre Problematiken: Chronische Tonusregulationsstörungen der Kaumuskulatur greifen auf die mimische Muskulatur über. Daraus resultieren ein erhöhter Druck bzw. eine erhöhte Spannung im Kopfbereich.
- Artikuläre Problematiken: Störungen des Kiefergelenkes wirken sich peripher auf die umliegenden Strukturen aus (neurale und muskuläre Funktionsstörungen als direkte Folge einer artikulären Problematik).

Aufgrund der lokalen Nähe aller beteiligten Strukturen lassen sich gegenseitige Beeinflussung oder funktionelle pathologische Zusammenhänge nicht sofort ausschließen und bedürfen einer gründlichen Untersuchung (Freesmeyer 2008).

4.9 Symptombereich: Nackenregion (obere Kopfgelenke)

In der Nackenregion gibt es viele Symptome, die auf den ersten Blick nicht sofort mit einer Kieferstörung in Verbindung gebracht werden (▶ Abb. 4.20). Bei genauerem Hinsehen und unter Berücksichtigung der anatomischen Situation lassen sich jedoch genau diese Verbindungen herstellen (Lotzmann 2002).

Mögliche Symptome 

- Nackenschmerzen
- Verspannungen
- Druckempfindlichkeit
- Zervikogener Kopfschmerz
- Nackensteifigkeit mit Bewegungseinschränkung der HWS oder der Schultergelenke

Der gemeinsame Nenner ist sicherlich das tief liegende sensomotorische Kerngebiet des N. trigeminus, das bis in die obere HWS-Region hinabreicht (nach Duus 1983). Der Nucleus tractus spinalis n. trigemini erstreckt sich bis auf die Höhe des zweiten Halswirbels (▶ Abb. 4.21). Dies ist die Basis für

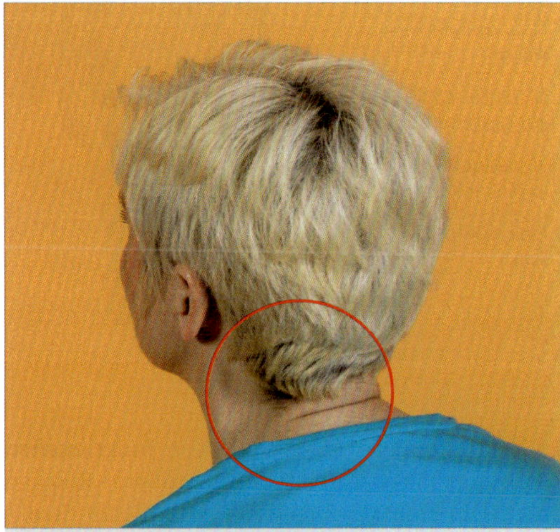

Abb. 4.20 Symptombereich Nackenregion (obere Kopfgelenke).

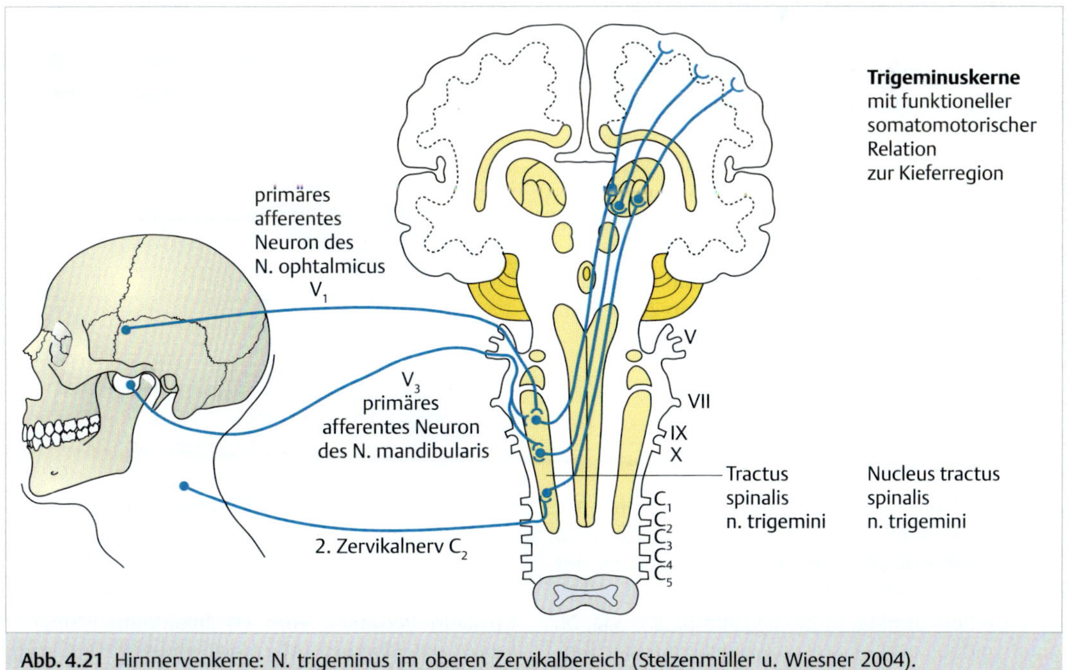

Abb. 4.21 Hirnnervenkerne: N. trigeminus im oberen Zervikalbereich (Stelzenmüller u. Wiesner 2004).

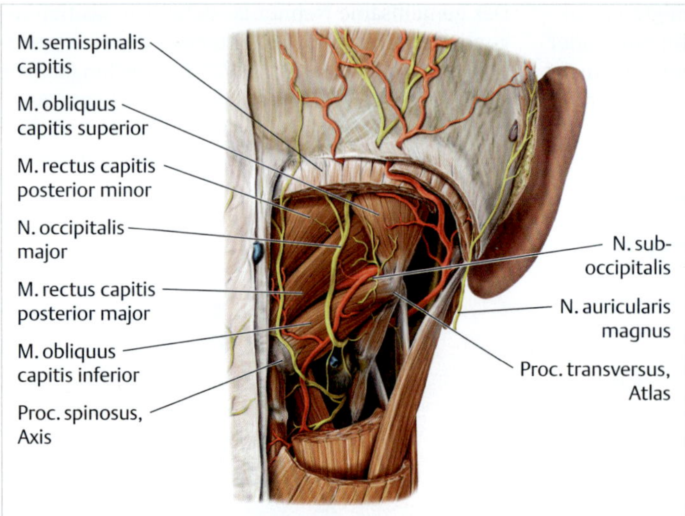

Abb. 4.22 Kurze Nackenmuskulatur mit Relevanz für eine CMD.

Erklärungsmodelle über ebendiese funktionellen Zusammenhänge in Form von peripherer Reizung durch Funktionsstörungen der artikulären Strukturen der hochzervikalen Facettengelenke oder via muskuläre Fehlfunktion aus diesem Gebiet. Des Weiteren kommt die Innervation der kurzen Nackenmuskulatur (M. rectus capitis posterior major et minor sowie der M. obliquus capitis superior et inferior) aus der Region zweiter und dritter Halswirbel, was den Funktionskreis „periphere Innervation → zentrale Verbindung" mit dem eben genannten trigeminalen Kerngebiet schließt (► Abb. 4.22).

Eine entsprechende Insuffizienz der ventralen Haltemuskulatur (M. rectus capitis anterior et lateralis) an der oberen HWS ist bei vielen Patienten ebenfalls festzustellen und häufiger Grund für mechanische Veränderung und chronische Reizungen durch eine verminderte Stabilität (Kopp 2003, Hülse u. Losert-Bruggner 2002).

4.10 Symptombereich: Schulterregion

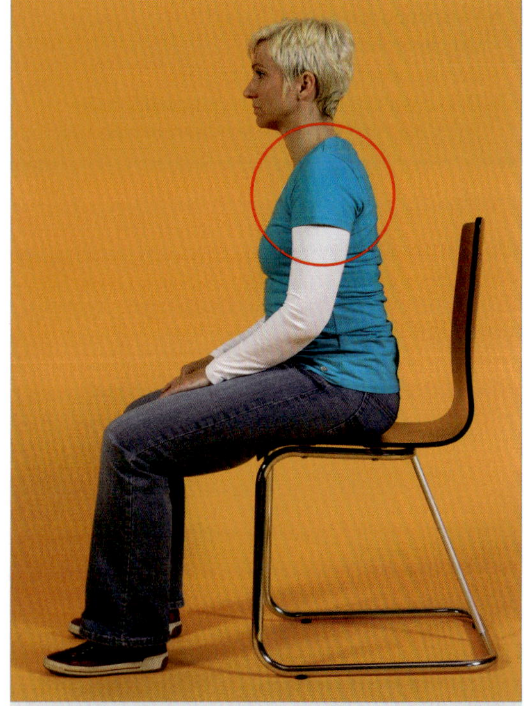

Abb. 4.23 Symptombereich Schulterregion.

Beschwerden in der Schulterregion lassen sich mit einer funktionellen Fehlsteuerung der Skapula durch direkte muskuläre Veränderungen aus der Kieferregion in Verbindung bringen (► Abb. 4.23). Es bestehen direkte Muskelverbindungen via M. omohyoideus und M. sternohyoideus aus der Kieferregion in die Schulterregion. Die genannten Muskeln verlaufen vom Os hyoideum (Zungenbein) zur Skapula (M. omohyoideus) und zum Sternum (M. sternohyoideus) und fallen v. a. häufig

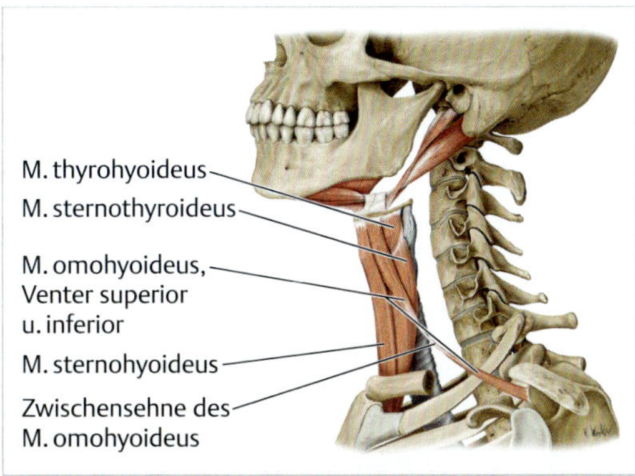

Abb. 4.24 Muskuläre Verbindungen der Region temporomandibuläres Gelenk zum Schultergürtel.

bei Patienten mit „Zustand nach einem Beschleunigungstrauma" auf (▸ Abb. 4.24).

Mögliche Symptome 

- Schulterschmerzen
- Taubheitsgefühle im Arm oder Finger

Durch die enge anatomische Verbindung der Hals-, Nackenmuskulatur und die neuralen Strukturen aus dem Plexus brachialis lassen sich vielfältige gegenseitige Beeinflussungen erklären (Danner et al. 2009, Dapprich 2005). Letzten Endes ist es eine Frage des Befundes und der darin erhobenen Untersuchungsergebnisse, ob sich solche Hypothesen halten lassen. Die endgültige Beweisführung wird mit einer erfolgreichen Behandlung erbracht. Also durch eine Symptomveränderung – im optimalen Fall durch eine Symptomverbesserung.

Die in diesem Kapitel dargestellten zehn Symptombereiche zeigen, wie vielfältig die Symptome und pathogenetischen Ursachen sind, die bei Patienten mit CMD auftreten können. In der physiotherapeutischen Untersuchung fallen insbesondere vier Symptome häufig auf – die sog. Haupt- bzw. Kardinalsymptome:

- limitierte Beweglichkeit der Mundöffnung,
- verminderte Bewegungsqualität der Mundöffnung (seitliche Verschiebungen der Deviation – Deflektion),
- Knackphänomene oder Krepitus,
- Schmerzen.

Kap. 9 beschreibt ausführlich die vier Kardinalsymptome und deren Bedeutung für die physiotherapeutische Behandlung von Patienten mit CMD.

4.11 Literatur

Ahlers O. Craniomandibuläre Dysfunktion bereitet Kopfschmerzen – Initiative pro dente (2006). www.prodente.de, abgerufen 16.07.2009

Behr M. Thema Tinnitus – Deutscher Ärzte Verlag (DZZ). 2009;64 (3):136–138

Gadomski BS, Reitz J. Falscher Biss und schwacher Stand mit fatalen Folgen für den Bewegungsapparat. OrthoPress. 2004;1: 8–9

Bösel C, Mazurek B, Peroz I. Chronischer Tinnitus und kraniomandibuläre Dysfunktionen – Einfluss funktionstherapeutischer Maßnahmen auf die Tinnitusbelastung. HNO. 2008;56: 707–713

Boyd JP, Shankland W, Brown C, Schames J. Bezähmung der Muskelkräfte, welche die tägliche Zahnmedizin bedrohen. Sonderdruck der Postgraduate Dentistry. 2000; November

Bumann A, Lotzmann U. Farbatlanten der Zahnmedizin Bd. 12: Funktionsdiagnostik und Therapieprinzipien. Stuttgart: Thieme Verlag; 2000

Cassan K, Hrsg. 2004. www.zahnwissen.de/frameset_lexi.htm; abgerufen 16.07.2009

Chan S, Reade P. Tinnitus and temporomandibular pain-dysfunction disorder. Clin Otolaryngol. 1994;19: 370–380

Costen JB. A syndrome of ear and sinus symptoms dependent upon disturbed function of the temporomandibular joint. Ann Otol Rhinol Laryngol. 1934;43: 1–4

Danner HW, Jakstat HA, Ahlers MO. Correlations between posture and jaw relations. Zeitschrift für kraniomandibuläre Funktion. 2009;1 (2):1–15

Dapprich J, Pauly T. Kiefergelenk und Wirbelsäule. ZMK. 2005;7/8 (21):

Dapprich J. Funktionstherapie. Berlin: Quintessenz; 2004

Deutsche Migräne- und Kopfschmerz Gesellschaft (DMKG). Kopfschmerz in Deutschland: Fakten statt Schätzungen. 2005;11: www.dmkg.de; abgerufen 02.05.2009

Entrup W. Sind Habits, Tics, Bruxismus, Sprechfehler und orofaziale Dyskinesien eine Expression notwendiger kraniosakraler und posturaler Autoregulation des Menschen? KiM (Komplementäre integrative Med.). 2008;10: 49–55

Ettlin D, Galli U. Orofaziale Schmerzen. Schweiz Gesellschaft zum Studium des Schmerzes. 2008

Evers S, Frese A, Marziniak M. Differenzialdiagnose von Kopfschmerzen. Deutsches Ärzteblatt. 2006;45(103): 2006

Farmand M. Differentialdiagnostik des Kiefergelenkschmerzes – Untersuchungsmethoden und Krankheitsbilder. BZB. 2007;11: 46–49

Fischer MJ, Riedlinger K, Hoy L, Gutenbrunner C, Bernateck M. Abhängigkeit von extrakranieller Schmerzlokalisation und Dysfunktionen im kraniomandibulären System. Hessisches Ärzteblatt. 2009

Freesmeyer E. Funktionsstörungen im Kopf-Hals-Bereich. Stuttgart: Thieme Verlag; 2008

Gaul C. Differenzialdiagnose des Gesichtsschmerzes – Zeitschrift „NeuroTransmitter". 2008;10: 32–36

Gelb H, Gelb ML, Wagner ML. The relationship of tinnitus to craniocervical mandibular disorders. J Craniomandib Pract. 1996;15: 136–143

Gräfe K A. Mit Dreierkombi auf der sicheren Seite. Pharmazeutische Zeitung. 2006;28: o. S.

Honikel M. Das Craniomandibuläre System und seine Effekte auf die Körperhaltung – Teil III. Osteopath Med. 2007;8 (4): 4–9

Hülse M, Losert-Bruggner B. Der Einfluss der Kopfgelenke und/oder der Kiefergelenke auf die Hüftabduktion. Manuelle Medizin. 2002;40: 97–100

Kohlmann T. Die Epidemiologie des Gesichtsschmerzes. zm-online. 2000;10: o. S.

Köneke Ch. Die interdisziplinäre Therapie der Craniomandibulären Dysfunktion. Berlin: Quintessenz; 2004

Kopp S, Friedrichs A, Langbein U. Beeinflussung des funktionellen Bewegungsraumes von Hals-, Brust- und Lendenwirbelsäule durch Aufbissbehelfe – Pilotstudie. Manuelle Medizin. 2003;41: 39–51

Lagrèze WA, Wilhelm H, Göbel H. Kopfschmerz und Auge. Deutsches Ärzteblatt. 2004;49(101):A 3 337–A 3 342

Leher A, Dietrich S, Peroz I. Tinnitus und Craniomandibuläre Dysfunktionen. HNO. 2003;51: 790–792

Linsen S, Schmidt-Beer U, Koeck B. Tinnitus-Verbesserung durch Kiefergelenk-Distraktions-Therapie. DZZ. 2006;61: 27–31

Losert-Bruggner B, Hülse M, Dudek B. Wenn Schmerzen nicht schlafen lassen, Teil 1. AZN. 2007;1: 20–25

Losert-Bruggner B, Hülse M, Dudek B. Wenn Schmerzen nicht schlafen lassen, Teil 2. AZN. 2007;2: 16–19

Losert-Bruggner B, von Piekartz H. Bei einem Schleudertrauma auch an das Kiefergelenk denken. In: ICCMO, Hrsg: ICCMO Kompendium. Erlangen: ICCMO; 2004

Losert-Bruggner B, Schöttl R, Zawadski W. Craniomandibuläre Dysfunktion und Schwindel. GZM. 2003;8(3): 38–41

Losert-Bruggner B. Gleichgewichtsstörungen und Schwindelgefühl. Man Med Osteopath Med. 1999; 37: 101–103

Losert-Bruggner B. Therapieresistente Kopfschmerzen, Probleme im Bereich der HWS, Schwindel, Augenbrennen und Tinnitus können ihre Ursache im Zahnsystem haben. Z. f. Physiotherapeuten. 2000; 11(52); 1923–1927

Losert-Bruggner B. Trigeminusneuralgie oder neuromuskuläre Dysfunktion der Kau-, Kopf- und Halsmuskulatur? Man Med Osteopath Med. 2000;38: 192–197

Lotzmann U, Kobes LWR. Funktionsstörungen des Kauorgans und Hals-Nasen-Ohren-Symptome. Dtsch Stomatol. 1991;41: 414–417

Lotzmann U. Okklusion, Kiefergelenk und Wirbelsäule. zm-online. 2002;1: o. S.

Madsen H. Evidenzbasierte Medizin in der Kieferorthopädie. Quintessenz. 2008;59(9): 977–984

Madsen H. Schmerztherapeutische Prinzipien bei Diagnose und Therapie von CMD. Zahn Prax. 2004;7: 478–483

Meyer G, Bernhardt O. Aktuelle Forschungsergebnisse belegen die „allgemeinmedizinische Verantwortung des Zahnarztes“. Deutsche ZahnMedizin aktuell. 2005;3: o. S.

Meyer R. Kopfschmerz aus Sicht des Zahnmediziners. Deutsches Ärzteblatt. 1997; 40(94): A-2550

Patò U, Sturzenegger M. Gesichtsschmerzen. Schweiz MedForum. 2008;8: 336–340

Peroz I, Kirchner K, Lange KP. Kraniomandibuläre Dysfunktionen bei Tinnituspatienten. Dtsch Zahnärztl Z. 2000;55: 694–699

Peroz I. Funktionsstörungen des Kauorgans bei Tinnituspatienten im Vergleich zu einer Kontrollgruppe. HNO. 2003;51: 544–548

Peroz I. Otalgie und Tinnitus bei Patienten mit kraniomandibulären Dyfunktionen. HNO. 2001;9: 713–718

von Piekartz H. Kiefer-, Gesichts- und Zervikalregion: Neuromuskuloskelettale Untersuchung, Therapie und Management. Stuttgart: Thieme Verlag; 2005

von Piekartz H. Kraniofaziale Region – Einflüsse mechanischer Stimulation und ihre Bedeutung für die Manuelle Therapie. Manuelle Therapie. 2002;6: 77–86

Pilgramm M, Rychlik R, Lebisch H, Siekdentop H, Goebel G, Kirchhoff D. Tinnitus in der Bundesrepublik Deutschland. HNO aktuell. 1999;7: 261–265

Plato G, Kopp S. Kiefergelenk und Schmerzsyndrome. Manuelle Medizin. 1999;37: 143–151

Plato G. Der Weg zur Chronifizierung der kraniomandibulären Dysfunktion (CMD). Hess Ärzteblatt. 2009;5: 323–324

Plato G. Gesichtsschmerz aus manualmedizinischer und kieferorthopädischer Sicht. Manuelle Medizin. 2001;39: 254–258

Reitz J. Falscher Biss mit fatalen Folgen. Medizin Aktuell. Orthopress: 2004

Rubinstein B. Tinnitus in patients with temporomandibular disorders – is there a link? Swed Dent J. 1993;95: 1–46

Saha FJ. CMD als Ursache von Kopf- und Rückenschmerzen. Zahn Prax. 2008;11(6): 418–421

Schmied B, Otten J. Zusammenhänge und therapeutischer Ansatz – Bruxismus und Gesichtsschmerz. Zahnärzteblatt. 2009;04

Schmitter M, Kress B, Leckel M, Hassel A, Ohlmann B, Rammelsberg P. Eingeschränkte Mundöffnung bei Patienten mit CMD-Beschwerden und Probanden. Deutsche Zahnärztliche Z. 2006;10: 535–539

Schupp W, Säckler I. Überprüfung der Okklusion bei einer kraniomandibulären Dysfunktion mit manualmedizinischer Diagnostik und der Formetric-Vermessung. Manuelle Medizin. 2005;43: 331–341

Seeher WD. Funktionsdiagnostik. Wissenschaft und Forschung. BZB. 2008; Juli/August: 49–57

Speth A. Kopfschmerz etwa bei Streß kann vom Kiefer ausgehen – dann hilft der Zahnarzt besser als ein Neurologe. Ärztezeitung. 2005; www.aerztezeitung.de; abgerufen 22.02.2009

Sprotte G. Neuropathische Gesichtsschmerzen. zm-online. 2000;10: o. S.

Stelzenmüller W, Wiesner J. Therapie von Kiefergelenkschmerzen. Stuttgart: Thieme; 2004

Sturzenegger M. Seltene Kopfschmerzursachen. Schweizerische Ärztezeitung. 2000;22:1170–1175

Türp JC, Schindler HJ. Gibt es eine Beziehung zwischen kraniomandibulärer Dysfunktion und Kopfschmerzen? Deutsche Zahnärztliche Zeitschrift. 2006;61: 124–130

Türp JC. Zum Zusammenhang zwischen Myoarthropathien des Kausystems und Ohrenbeschwerden (Otalgie, Tinnitus). HNO. 1998;4: 303–310

Vernon J, Griest S, Press L. Attributes of tinnitus associated with the temporomandibular joint syndrome. Eur Arch Otorhinolarngol. 1992;249: 93–94

Vogel A. Verhalten der Kaumuskulatur – ein Überblick. Zahn Prax. 2008;11(6): 412–417

Westerhuis P. The international Classification of Headache Disorders (2nd ed.). Manuelle Therapie. 2004; 8: 107–108

Williamson EH. The interrelationship of internal derangements of the temporomandibular joint, headache, vertigo and tinnitus: a survey of 25 patients. J craniomandib prac. 1990;8: 301–306

Wolowski A. Bruxismus und psychovegetative Spannungszustände. zm-online. 2002;1: o. S.

Kapitel 5

Untersuchungsplanung und Clinical Reasoning

5 Untersuchungsplanung und Clinical Reasoning

Eine physiotherapeutische Untersuchung soll im besten Fall zielgerichtet, geplant und effektiv (auch ökonomisch) ablaufen. Dies bedeutet, der Therapeut führt alle relevanten und erforderlichen Untersuchungen und Tests durch, die er für die physiotherapeutische Diagnose benötigt. Die von ihm gestellte Diagnose ist wiederum die Voraussetzung, um eine effektive Therapie ableiten zu können. Alle Maßnahmen, die hierzu erforderlich sind und ergriffen werden, können als „ganzheitliches Patientenmanagement" bezeichnet werden. Durch die Entwicklung und Einführung der Evidence Based Practice (EBP) veränderte sich auch die Physiotherapie mehr in Richtung wissenschaftliches Arbeiten und Therapieren. Seit einigen Jahren ist der Begriff „Clinical Reasoning" auch in der Physiotherapie in aller Munde und bestimmt in einem größer werdenden Teil unseren Arbeitsalltag mit den Patienten. Auch in der Kiefertherapie kann und soll man sich nicht gegenüber diesen Entwicklungen verschließen, sondern sie als Chance nutzen für mehr Professionalität und eine effektivere Therapie bzw. effektiveres Arbeiten am und mit dem Patienten. Zudem bietet jeder Clinical-Reasoning-Prozess für die Therapeuten die Möglichkeit, aus jeder Therapiesitzung etwas zu lernen und somit das eigene Wissensspektrum und die persönliche klinische Erfahrung zu erweitern und damit die therapeutischen Fähigkeiten signifikant zu verbessern (Bucher-Dollenz u. Wiesner 2008). Unter dem Begriff Clinical Reasoning werden verschiedene Formen zusammengefasst (▸ Tab. 5.1 – ohne Anspruch auf Vollständigkeit).

Der im Rahmen dieses Buches dargestellte Clinical-Reasoning-Prozess beschränkt sich auf die Form des *Diagnostischen Clinical Reasoning* unter Berücksichtigung des *Prozeduralen Clinical Reasoning* für eine strukturierte Befundaufnahme und zielgerichtete Therapie mit Hypothesenevaluation, ohne jedoch die Wertigkeit der anderen Formen des Clinical Reasonings schmälern zu wollen.

5.1 Clinical Reasoning – Diagnostisches Clinical Reasoning

Unter dem Begriff „Clinical Reasoning" versteht man die (lern-)intensive und (selbst-)kritische Auseinandersetzung des Physiotherapeuten mit seiner Arbeit am und um den Patienten. Im Wesentlichen besteht das Clinical Reasoning aus drei ineinandergreifenden Kategorien (▸ Abb. 5.1, ▸ Tab. 5.2).

Der therapierelevante Zusammenhang zwischen individueller Patientenpräsentation (beinhaltet

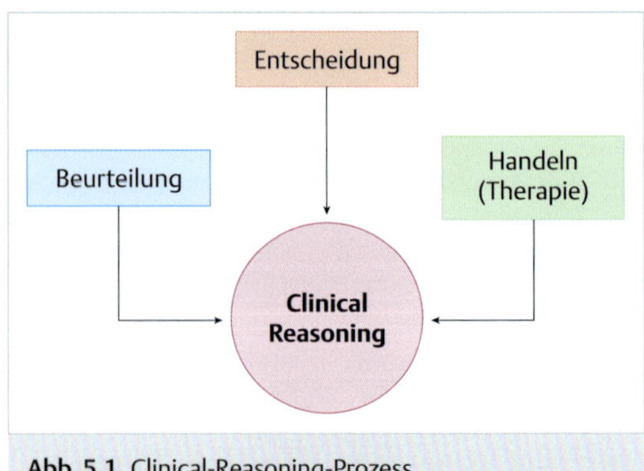

Abb. 5.1 Clinical-Reasoning-Prozess.

Tab. 5.1 Ausgewählte Clinical-Reasoning-Formen (Klemme u. Siegmann 2006)

Formen	Inhalte
Diagnostisches Clinical Reasoning	Struktur- und funktionsorientierter Untersuchungs- und Reflexionsprozess (auch unter Berücksichtigung der ICF, d. h. des Denkens auf struktureller Ebene, auf Aktivitäts- und Partizipationsebene)
Prozedurales Clinical Reasoning	Schematisiertes, standardisiertes Untersuchungsschema wird benutzt
Theoretisches Clinical Reasoning	Handlungsprozesse werden auf der Basis eines theoretischen Wissenshintergrundes (Anatomie, Biomechanik, Physiologie etc.) entwickelt
Praktisches Clinical Reasoning	Handlungsprozesse werden auf der Basis eines klinischen Wissenshintergrundes (Patientensituation, Symptome, klinische Erfahrung des Therapeuten) entwickelt

Tab. 5.2 Komponenten des Clinical-Reasoning-Prozesses

Beurteilung	Entscheidung	Handeln
Der Therapeut beurteilt: • Patientensituation • Vorgeschichte • Akute Episode • Patientenverhalten • Krankheitsverlauf • Präsentation des Problems • Psychosoziale Komponenten • Therapieziele • Prognose	Der Therapeut entscheidet: • Differenzialdiagnostik • Schmerztherapeuten oder andere Fachdisziplinen hinzuziehen • Therapieinterventionen • Intensität der Therapie • Häufigkeit der Behandlungen • Information des Patienten • Realisierung der Fernziele • Realisierung der Nahziele	Der Therapeut koordiniert folgende Interventionen: • Aktive Therapie • Passive Therapie • Begleitende Maßnahmen • Training • Eigenübungen • Verhaltensänderungen • Arbeitsergonomie • Haltungsschulung • Wiederbefund • Kontrolle der Therapie

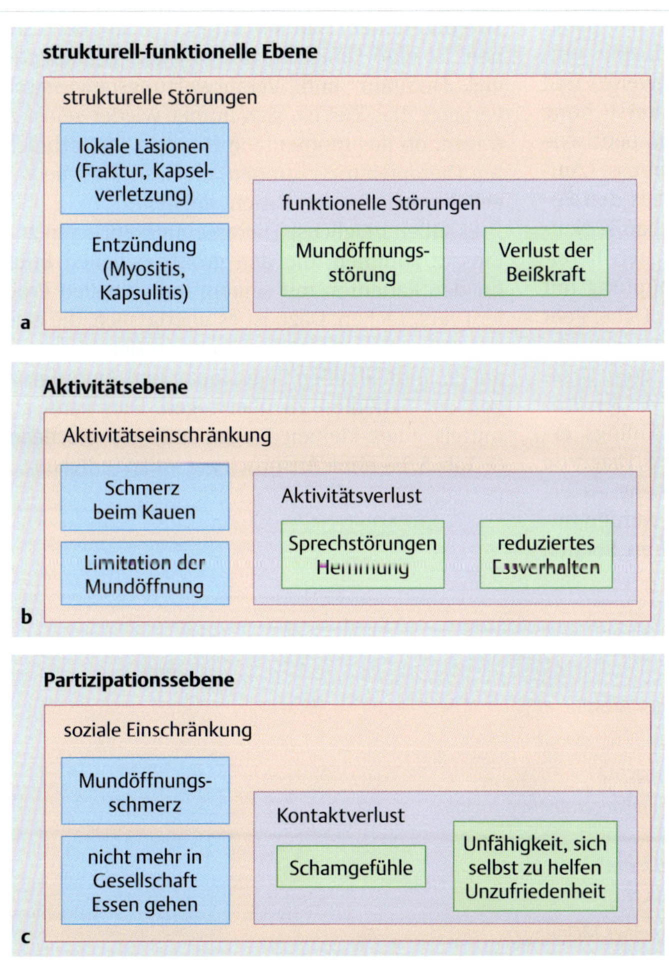

Abb. 5.2 Patienten mit CMD: Ebenen der ICF 2005 (DIMDI 2005).

Symptome, Defizite, Schwächen, Ressourcen, Stärken und die persönliche Lebenssituation) und den Überlegungen des Therapeuten (auf struktureller und psychosozialer Ebene – siehe ICF 2005) bezüglich aller Interventionen (bestehend aus aktiven oder passiven Behandlungsverfahren und auch begleitenden Maßnahmen) machen den Clinical-Reasoning-Prozess zu einem wichtigen Werkzeug in der Physiotherapie. Dies beinhaltet auch, dass Therapeuten mittels kontinuierlicher Wiederbefunde diese Zusammenhänge immer wieder an die veränderte Situation (Besserung der Beschwerden, veränderte Lebenssituation des Patienten, Verschlechterung der Symptomatik) berücksichtigen und die Therapie anpassen (Bucher-Dollenz u. Wiesner 2008).

Das Diagnostische Clinical Reasoning beinhaltet deduktive Schritte, mit deren Hilfe, nach einer umfassenden Anamnese (subjektive Sichtweise) und einer zielgerichteten körperlichen Untersuchung (objektive Sichtweise), eine physiotherapeutische Diagnose gestellt werden kann. Die Voraussetzungen dafür sind ein profundes Wissen aus den Bereichen Anatomie, Physiologie, Biomechanik, Neurologie etc. – also aus den medizinischen Bereichen – sowie die Fähigkeit der Verknüpfung mit den Funktionsstörungen der Patienten. Dabei geht es sowohl um das Erkennen von komplexen klinischen Mustern als auch von einfacheren Ursache-Folge-Ketten (Jones u. Rivett 2006). Der Prozess des Diagnostischen Clinical Reasonings ermöglicht es, eine physiotherapeutische Diagnose auf struktureller und funktioneller Ebene zu erstellen (Maitland 1994, 1996). Benutzt werden unter anderem die in der ICF dargestellten Ebenen mit den vorhandenen Defiziten und Störungen bzw. den Symptomen (▶ Abb. 5.2) sowie den Ressourcen und Stärken des Patienten. Naturgemäß fokussieren (Manual-)Therapeuten in der Behandlung von Patienten mit CMD eher die strukturellen Körperstörungen. Ressourcen, wie z. B. eine gute Körperwahrnehmung oder eine zielgerichtete Motivation des Patienten, sind aber selbstverständlich wesentliche Aspekte der Therapie, die die Effektivität erhöhen.

5.2 Das eigene Handeln kritisch hinterfragen – die Therapie kontrollieren

Sich und seinem Handeln kritisch gegenüberzustehen, ist eine Fähigkeit, die von den Therapeuten viel Disziplin und Verantwortungsbewusstsein verlangt. Das Ziel ist, sich immer wieder selbst zu fragen, ob das momentane Handeln (die erbrachten Therapieinterventionen) die bestmögliche Vorgehensweise für den Patient darstellt.

Es sollen möglichst Therapieinterventionen zum Einsatz kommen, die den größtmöglichen Erfolg für den Patienten mit seinem individuellen Problem versprechen. Dazu ist es unerlässlich, die eigenen klinischen Erfahrungen zu reflektieren und auf die individuellen Bedürfnisse und Anforderungen der Patienten zu übertragen. Dies kann z. B. mittels eines kleinen Fragenkataloges geschehen (▶ Tab. 5.3 – ohne Anspruch auf Vollständigkeit).

Tab. 5.3 Fragenkatalog zum Clinical Reasoning

Fragen	Ja	Nein
Habe ich alle wichtigen Informationen aus der *Anamnese*?		
Sind meine *Hypothesen* nachprüfbar und halten sie stand?		
Habe ich alle relevanten *Untersuchungen* gemacht?		
Erreiche ich mit den von mir gewählten *Behandlungstechniken* meine *Therapieziele*?		
Sind die *Eigenübungen* auf diese Ziele ausgerichtet?		
Habe ich meinen Patienten umfassend *beraten*?		
Versteht der Patient mein Vorgehen? Ist er meiner Meinung?		
Habe ich die *bestmögliche Therapie* zusammengestellt?		
Gibt es *Kontextfaktoren* des Patienten, die die Beschwerden aufrechterhalten (Umfeld, Arbeit, Hobby)?		

5.3 Schema des Clinical-Reasoning-Prozesses

Der Clinical-Reasoning-Prozess umfasst folgende Schritte:

- Informationen sammeln (subjektive Untersuchung),
- Hypothese/n aufstellen,
- körperliche Untersuchung (objektive Untersuchung),
- Beweise für die Hypothese/n finden,
- Kontrollschritte durch kontinuierliche Wiederbefundung während der gesamten Therapie,
- Zielkontrolle: Ziele erreicht?

Ein Clinical-Reasoning-Prozess wird von unterschiedlichen Faktoren auf zwei Ebenen beeinflusst und geprägt. Auf der einen Ebene trägt der Therapeut durch seine individuelle Persönlichkeit zu diesen Vorgängen bei. Auf der zweiten Ebene steht der individuelle Patient, der ebenfalls bestimmte Voraussetzungen für ein mehr oder weniger erfolgreiches oder umfangreiches Clinical Reasoning mitbringt (▸ Tab. 5.4). Beide, Therapeut und Patient, bestimmen den Rahmen für diesen klinischen Entscheidungs-, Beurteilungs- und Handlungsprozess.

Tab. 5.4 Einflussfaktoren des Clinical-Reasoning-Prozesses (Klemme u. Siegmann 2006)

Einflussfaktoren auf Therapeutenseite	Einflussfaktoren auf Patientenseite
Fachwissen	Persönliches Wissen
Klinische Erfahrung	Individueller Umgang mit Krankheit
Kognition – deduktive Entscheidungsfindung	Persönlichkeitsstruktur – sozialer Status – kulturelle Aspekte
Metakognition – Reflexion der getroffenen Entscheidungen	Krankheitserleben
Lebenserfahrung	Motivation – Compliance

Diagnostisches Clinical Reasoning – Kurzfassung (Klemme u. Siegmann 2006, Jones u. Rivett 2006)

↓ Hauptproblem erfassen und mögliche Quellen darstellen (Quelle – Ursache)
↓ Beitragende Faktoren ermitteln
↓ Kontraindikationen – Vorsichtsmaßnahmen erkennen
↓ Beeinträchtigungen des Patienten feststellen
↓ Ziele für die Therapie festlegen (Teil- und Endziele)
↓ Hypothesen – Prognose erstellen
↓ Geeignete Untersuchungen und Tests auswählen (strukturspezifische Tests)
↓ Beweisführung der Hypothesen
↓ Therapieplanung – Physiotherapeutische Interventionen
↓ Wiederbefund

5.4 Literatur

Bucher-Dollenz G, Wiesner R. Therapiekonzepte in der Physiotherapie: Maitland. Stuttgart: Thieme Verlag; 2008

Deutsches Institut für Medizinische Dokumentation und Information (DIMDI), Hrsg. Internationale Klassifikation der Funktionsfähigkeit, Behinderung und Gesundheit. Genf: World Health Organization; 2005

Frisch H. Programmierte Therapie des Bewegungsapparates. 4. akt. und erg. Auflage. Heidelberg: Springer Verlag; 2002

Frisch H. Programmierte Untersuchung des Bewegungsapparates. 9. Auflage. Heidelberg: Springer Verlag; 2009

Hengeveld E. Untersuchen als Prozess, Clinical Reasoning. In: Hüter-Becker A, Dölken M, Hrsg. Untersuchen in der Physiotherapie. Stuttgart: Thieme Verlag; 2005

Horst R. Therapiekonzepte in der Physiotherapie: PNF. Stuttgart: Thieme Verlag; 2008

Jones M, Rivett DA. Clinical Reasoning in der Manuellen Therapie. München: Elsevier; 2006

Klemme B, Siegmann G. Clinical Reasoning – Therapeutische Denkprozesse lernen. Stuttgart: Thieme Verlag; 2006

Maitland G. Manipulation der peripheren Gelenke. 2. Auflage. Heidelberg: Springer Verlag; 1996

Maitland G. Manipulation der Wirbelsäule. 2. Auflage. Heidelberg: Springer Verlag; 1994

5.1 Schema des Clinical-Reasoning-Prozesses

Kapitel 6

Bestandteile der physiotherapeutischen Untersuchung

6 Bestandteile der physiotherapeutischen Untersuchung

Die physiotherapeutische Untersuchung lässt sich grundsätzlich in zwei Ebenen darstellen: als ein Verfahren mit einer subjektiven und einer objektiven Ebene.

Subjektive Ebene: Sie ist mit der Anamnese gleichzusetzen. Der Physiotherapeut sammelt patientenzentrierte Informationen zum Krankheitsgeschehen, zur funktionellen Einschränkung oder zum Schmerzverhalten. Der Patient schildert seine individuellen Probleme aus seiner Sicht (subjektiv) und beschreibt individuelle Mobilitätseinschränkungen, Funktionsdefizite aus dem Alltag oder Schmerzen. Basierend auf diesen Informationen, bildet der Physiotherapeut die ersten Arbeitshypothesen und plant das weitere Vorgehen in Form der körperlichen Untersuchung. Das heißt, er entscheidet, welche Untersuchungen oder Tests benötigt werden oder sinnvoll sind und wie viel an Reproduktion der Symptome für den Patienten im momentanen Stadium akzeptabel ist. Die subjektive Sichtweise des Patienten ist individuell sehr unterschiedlich und abhängig von vielen personenbezogenen Faktoren wie z. B. Schmerzempfinden, Persönlichkeit oder sozialem, kulturellem Umfeld. Deshalb eignet sich die subjektive Ebene nicht als alleiniges „Assessmentinstrument“, sondern muss als richtungweisendes Werkzeug oder Hilfsmittel angesehen werden.

Objektive Ebene: Sie beinhaltet im Wesentlichen alle Messinstrumente der körperlichen Untersuchung. Um eine bestenfalls effektive und kontrollierbare (Kontrolle und Messung der Therapieerfolge) Therapie gestalten zu können, sind außer der subjektiven Informationen auch objektivierbare Befunde – messbare Parameter – notwendig. Die Befunde erfordern wiederum spezielle Messinstrumente für die Therapie von Patienten mit CMD (Maitland 1994, 1996).

6.1 Physiotherapeutisches Untersuchungsschema

Das hier dargestellte Untersuchungsschema (▶ Abb. 6.1) zeigt eine mögliche Vorgehensweise bei der neuro-muskulo-skelettalen Diagnostik eines Patienten mit CMD und ist geprägt von den Gedanken der Manuellen Therapie und den auf der ICF (DIMDI 2005) basierenden Entwicklungen (bio-psycho-soziales Modell von Krankheit und Gesundheit); (Bucher-Dollenz u. Wiesner 2008).

Eine physiotherapeutische Untersuchung hat immer das Ziel, die Beschwerden (und Ressourcen) des Patienten in ihrer Gesamtheit zu analysieren, um eine (oder auch mehrere) mögliche Behandlungsstrategien daraus ableiten zu können. Konkret bedeutet dies, die angewandten Tests und Untersuchungen müssen gezielt eingesetzt werden, um alle therapierelevanten Informationen zu erhalten.

Ein gutes Untersuchungsschema gibt eine Richtung und einen möglichen Untersuchungsplan respektive einen möglichen Therapieplan vor, ist aber gleichzeitig so flexibel handhabbar, dass der Therapeut es an die Bedürfnisse und Erfordernisse von verschiedenen Patienten und deren klinischem Erscheinungsbild anpassen kann. Das heißt für den Therapeuten, es besteht eine Möglichkeit, dieses Untersuchungsschema zu gestalten und zu verändern. Verändern im Sinne von: an die eigenen Vorstellungen, Fähigkeiten und an die Patientenprobleme anpassen.

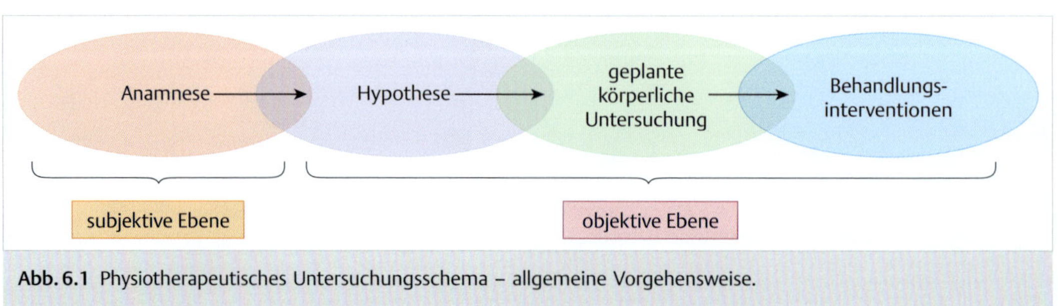

Abb. 6.1 Physiotherapeutisches Untersuchungsschema – allgemeine Vorgehensweise.

6.2 Detailliertes Untersuchungsschema

Wie bereits beschrieben, stellt der Therapeut anhand der anamnestischen Angaben des Patienten eine erste Arbeitshypothese auf, die er mittels der körperlichen Untersuchung überprüft. ▶Tab. 6.1 zeigt ein detailliertes Untersuchungsschema, das Therapeuten eine Orientierung für die körperliche Untersuchung von Patienten mit CMD bietet. Dargestellt sind die in der Regel notwendigen Bestandteile der körperlichen Untersuchung, deren mögliche Schwerpunkte vom Therapeuten auf der Basis der erhobenen anamnestischen Daten individuell festgelegt und beliebig ausgestaltet werden können und sollen. Die beiden folgenden Kapitel beschreiben ausführlich die Anamnese und die körperliche Untersuchung bei Patienten mit CMD (siehe Kap. **7**, **8**).

6.3 Literatur

Bucher-Dollenz G, Wiesner R. Therapiekonzepte in der Physiotherapie: Maitland. Stuttgart: Thieme Verlag; 2008

Dibbets JM, van der Weele LT. Signs and symptoms of temporomandibular disorders (TMD) and craniofacial form. Am J Orthod Dentofacial Orthop. 1996;110: 73–78

Deutsches Institut für Medizinische Dokumentation und Information (DIMDI), Hrsg. Internationale Klassifikation der Funktionsfähigkeit, Behinderung und Gesundheit. Genf: World Health Organization; 2005

Dworkin SF. Perspectives on the interaction of biological, psychological and social factors in TMD. J Am Dent Assoc. 1994;125: 856–863

Egermark I, Carlsson GE, Magnusson T. A 20 year longitudinal study of subjective symptoms of temporomandibular disorders from childhood to adulthood. Acta Odontol Scand. 2001;59: 40–48

Frisch H. Programmierte Therapie des Bewegungsapparates. 4. akt. und erg. Auflage. Heidelberg: Springer Verlag; 2002

Frisch H. Programmierte Untersuchung des Bewegungsapparates. 9. Auflage. Heidelberg: Springer Verlag; 2009

Greene CS. The etiology of temporomandibular disorders: implications for treatment. J Orofac Pain. 2001;15: 93–105

Tab. 6.1 Detailiertes physiotherapeutisches Untersuchungsschema für Patienten mit CMD

Anamnese		
Erste Arbeitshypothese		
Körperliche Untersuchung		
Inspektion	Aktive Mobilität	Passive Mobilität
• Kopf • Gesicht • Schulter-, Nackenregion • Thorax • Ventrale Halsregion • Körperhaltung	• Mundöffnung • Mundschluss • Laterotrusion links • Laterotrusion rechts • Protrusion • Retrusion • Kaubewegungen • HWS-Bewegungen • BWS-Bewegungen • Schulterbewegungen (Schultergelenk, -gürtel)	• Mundöffnung • Mundschluss • Laterotrusion links • Laterotrusion rechts • Protrusion • Retrusion • Translation ventral, kaudal, medial, lateral
Palpation	Muskelfunktionstests	Spezielle Tests
• Kiefergelenk • Schädelknochen • HWS, Nacken • BWS • Schultergürtel • Schultergelenk • Kaumuskulatur • Mimische Muskulatur • Muskeln: HWS, BWS, Schultergelenk, -gürtel • Neurale Austrittspunkte • Neurale Strukturen	• Kaumuskulatur • Mimische Muskulatur • Suprahyoidale Muskeln • Infrahyoidale Muskeln • Muskeln im Bereich HWS, BWS, Schultergelenk	• Gelenktests (Translation kaudal, ventral und Kombination) • Diskustests (dynamische Kompression und Aufbiss auf Watteröllchen) • Neurodynamiktest • N. mandibularis • Palpation der mechanischen Kontaktflächen der neuralen Strukturen

Hengeveld E. Untersuchen als Prozess, Clinical Reasoning. In: Hüter-Becker A, Dölken M, Hrsg. Untersuchen in der Physiotherapie. Stuttgart: Thieme Verlag; 2005

Horst R. Therapiekonzepte in der Physiotherapie: PNF. Stuttgart: Thieme Verlag; 2008

Huang GJ, LeResche L, Critchlow CW, Martin MD, Drangsholt MT. Risk factors for diagnostic subgroups of painful temporomandibular disorders. J Dent Res. 2002;81: 284–288

Jones M, Rivett DA. Clinical Reasoning in der Manuellen Therapie. München: Elsevier; 2006

Kitai N, Takada K, Yasuda Y, Verdonck A, Carels C. Pain and other cardinal TMJ dysfunction symptoms: a longitudinal survey of Japanese female adolescents. J Oral Rehabil. 1997;24: 741–748

Klemme B, Siegmann G. Clinical Reasoning – Therapeutische Denkprozesse lernen. Stuttgart: Thieme Verlag; 2006

Köneke C. CMD aktuell – Interdisziplinäre Diagnostik und Therapie der Craniomandibulären Dysfunktion. Manuelle Medizin. 2008;4: 265–268

Laskin DM. Temporomandibular disorders: the past, present and future. Odontology. 2007;95(1): 10–15

Liem T. Kraniosakrale Osteopathie – Ein praktisches Lehrbuch. Stuttgart: Hippokrates Verlag; 2010

Maitland G. Manipulation der peripheren Gelenke. 2. Auflage. Heidelberg: Springer Verlag; 1996

Maitland G. Manipulation der Wirbelsäule. 2. Auflage. Heidelberg: Springer Verlag; 1994

Marbach JJ, Lennen MC, Dohrenwend BP. Candidate risk factors for temporomandibular pain and dysfunction syndrome: psychosocial, health behavior, physical illness and injury. Pain. 1988;34: 139–151

Marbach JJ. Is there a myofascial, temporomandibular disorder personality? J Mass Dent Soc. 1995;44: 12–15

Marbach JJ. The temporomandibular pain dysfunction syndrome personality: fact or fiction? J Oral Rehab. 1992;19: 545–560

Morris S, Benjamin S, Gray R, Bennett D. Physical, psychiatric and social characteristics of the temporomandibular disorder pain dysfunction syndrome: the relationship of mental disorders to presentation. Br Dent J. 1997;182: 255–260

Okeson JP. Orofacial pain, guidelines for assessment, diagnosis and management. Hanover Park: Quintessence; 1996

Sebald WG. Cranio-Mandibuläre Dysfunktion. ZBay. 2000;9: 35–40

Zakrzewska JM. Diagnosis and management of non-dental orofacial pain. Dent Updat. 2007;34(3): 134–139

Kapitel 7

Anamnese

7

7 Anamnese

Die Anamnese entspricht der subjektiven Untersuchung. Das heißt, es werden Informationen – aus der Sicht des Patienten – gesammelt und beurteilt. Die erhobenen Informationen sollten möglichst einen direkten und hilfreichen Bezug zur nachfolgenden Therapie herstellen, d. h., es sollten essenzielle (therapierelevante) Daten abgefragt werden. Mittels dieser gewonnenen Informationen entstehen die ersten Gedanken (Hypothesen) über die im weiteren Verlauf notwendigen Untersuchungen und die erforderlichen therapeutischen Maßnahmen (siehe Kap. **5**, **7**).

In der Anamnese von Patienten mit CMD erhebt der Therapeut natürlich vorrangig Informationen zu den entsprechenden anatomischen Strukturen (Kiefergelenk und Zähne). Fragen nach bisherigen Zahnbehandlungen und auch nach bisherigen Kiefergelenkproblemen (Knacken, Krepitus) sind obligat.

Besonders relevant sind Zahnbehandlungen innerhalb der letzten 2–4 Jahre. Vor allem, wenn dabei Füllungen auf den Okklusionsflächen eingebracht oder Kronen und Implantate gesetzt wurden. Generell gilt die therapeutische Aufmerksamkeit jedweder Veränderung der Kauflächen (Füllung, Inlay, Krone, Brücken etc.). Diese Aufmerksamkeit beinhaltet auch Zahnfrakturen oder Teilfrakturen sowie ausgefallene Füllungen oder abgebrochene Zähne. Auch ist (v. a. bei Kindern und Jugendlichen) nach einer Schienen- oder Spangenversorgung zu fragen. Ein häufig vorkommender Entstehungsmechanismus einer CMD beginnt während der Abgewöhnungsphase von Spangen oder Schienen.

Weiterhin sollte nach besonderen Auffälligkeiten bzw. Veränderungen im Mundraum wie z. B. häufigen Aufbissverletzungen in Wange oder Zunge, empfindlichen Zähnen (kalt/warm) oder Frühkontakten beim Aufbiss gefragt und gesucht werden.

Mögliche anamnestische Fragen an Patienten mit CMD 

- Beschwerden: Was? Wann? Wo? Wie? Seit wann? Warum?
- Gibt es Bewegungen/Aktivitäten, die genau ihre Beschwerden auslösen?
- Gibt es Bewegungen/Aktivitäten, die genau diese Beschwerden reduzieren?
- Wann hatten Sie die letzte Zahnbehandlung? Was wurde gemacht?
- Sind Sie mit einer Zahnschiene versorgt? Seit wann? Gibt oder gab es Probleme mit der Schiene?
- Haben Sie Beschwerden beim Essen? Sprechen? Schlucken?
- Haben Sie Ohrprobleme, Augenprobleme bzw. Sehstörungen?
- Leiden Sie unter Schulter-Nacken-Beschwerden?
- Haben Sie Kopfschmerzen? Wie oft? Zusammenhang zu Kieferproblemen?
- Haben Sie Beschwerden im Bereich der HWS? BWS? Schulterblätter?

7.1 Hypothesenbildung

Warum Hypothesen? Eine Hypothese ist ein erster Erklärungsversuch für die Störungen des Patienten und zeigt die möglicherweise beteiligten Strukturen (Kiefergelenke, Zähne, Kaumuskeln, Gesichtsnerven etc.) im Kontext zu den Symptomen (Knacken, Mundöffnungsstörung, schmerzhafte Mundöffnung etc.) auf. Die aufgestellten Hypothesen und deren Exaktheit sind abhängig vom klinischen Erfahrungsstand und vom aktuellen Wissen des Therapeuten (Hengeveld 2005). Durch den Vorgang, zuerst eine Hypothese zu erarbeiten, kann eine erste gezielte Untersuchung geplant werden nach dem Motto „Das Wichtigste zuerst".

Tab. 7.1 Hypothesenkategorien für die Anamnese (nach Bucher-Dollenz u. Wiesner 2008)

Kategorie	Beinhaltet
Primäre Problematik	Das Erfassen der Hauptproblematik des Patienten – sein subjektives Hauptproblem erfragen
Momentane Beschwerden	Beschwerden, die der Patient jetzt im Moment wahrnimmt – Beschwerden, die ihn zurzeit beeinträchtigen
Begleitende und weitere Beschwerden	Zusätzliche Probleme (auch in anderen Köperbereichen) des Patienten – im Zusammenhang mit einer CMD v. a. Beschwerden der oberen HWS, BWS und Schulterregion
Vorgeschichte des Patienten	Alle gesundheitlich relevanten Daten des Patienten – alte Beschleunigungsverletzungen, chronische HWS-Probleme, alte Bandscheibenprobleme (Bandscheibenvorfall, -prolaps)
Geschichte der akuten Episode	Die Entwicklung/das Entstehen der momentanen Beschwerden – akut durch Trauma vs. chronisch mit schleichendem Beginn
Reproduktion der Beschwerden	Bewegungen oder Aktivitäten, die genau die Symptome des Patienten auslösen (reproduzieren) – v. a. Unterkieferbewegungen oder Irritation durch Bewegungen der angrenzenden Körperregionen
Inhibition der Beschwerden	Bewegungen oder Aktivitäten, die genau die Symptome des Patienten verringern/reduzieren – vermeiden von bestimmten Unterkieferbewegungen, Kälte etc.
Verhalten der Beschwerden im Tagesverlauf	Das tageszeitliche Auftreten der Symptome des Patienten
Bisherige Therapie	Alle Informationen und Angaben über therapeutische Interventionen
Bisherige Untersuchungen (Fachbereiche)	Zahnarzt, Kieferorthopäde, HNO, Augenarzt, Hausarzt, Orthopäde, Zahntechniker, andere Physiotherapeuten
Bildgebende Diagnostik	Röntgen, Computertomografie, Magnetresonanztomografie, Sonografie etc.

M!

Hypothesen sind hilfreiche Werkzeuge, um von Anfang an eine zielgerichtete Therapie planen und dann auch durchführen zu können. Hypothesen helfen, Wesentliches von Zweitrangigem zu unterscheiden.

Für die Evaluation einer vorläufigen Arbeitshypothese ist es hilfreich, die zu sammelnden Informationen in möglichst erklärende und für sich selbst sprechende Kategorien einzuteilen (▶Tab. 7.1). Dieser Prozess gibt der Befragung eine bessere Struktur und damit ein Stück mehr Professionalität und er hilft, ein möglichst klein gerastertes Bild des Patienten und seiner Beschwerden zu erarbeiten (Bucher-Dollenz u. Wiesner 2008). Das Erstellen von Hypothesen (Erklärungsmodellen für die Beschwerden des Patienten) erfordert einiges an Übung und ein grundlegendes, profundes klinisches Wissen ist unabdingbar. An diesen Fähigkeiten muss jeder Therapeut täglich arbeiten (Hengeveld 2005).

Innerhalb der aufgeführten Kategorien ist die weitere Entwicklung möglichst vieler Fragen zum Zwecke der Informationssammlung erwünscht. Je mehr Informationen aus der Anamnese generiert werden können, desto exakter werden die daraus abgeleiteten Hypothesen sein. Im weiteren Verlauf führt dieses Vorgehen zu einer gezielten körperlichen Untersuchung und resultiert letztlich in einer effektiven Therapie.

7.2 Hypothese und Planung der körperlichen Untersuchung

Die körperliche Untersuchung ist das probate Mittel, die eingangs aufgestellten Hypothesen zu bestätigen. Also eine Art der Beweisführung (Maitland 1996).

Vergleiche: „Clinical Reasoning“ kann in der direkten wörtlichen Übersetzung wiedergegeben werden als „Klinische Beweisführung“. Wobei das

Clinical Reasoning ein sehr komplexer und umfangreicher Prozess ist, der in dieser wörtlichen Übersetzung leider einiges an Prägnanz verliert. Wenn also die körperliche Untersuchung beweisen soll, dass die aufgestellten Hypothesen und die daraus gezogenen Schlussfolgerungen richtig sind, tut man gut daran, sorgfältig und planvoll zu Werke zu gehen. Je nach aufgestellter Hypothese (z. B. kann eine Hypothese eine mechanisch-artikuläre Funktionsstörung beinhalten oder eine muskuläre Dysbalance vermuten lassen) bestimmt ein anderer Schwerpunkt das Vorgehen in der körperlichen Untersuchung.

▸ Tab. 7.2 zeigt, dass der weitere Ablauf der Untersuchungen wesentlich von den aufgestellten Hypothesen und damit von dem, was der Therapeut beweisen bzw. überprüfen möchte, geprägt wird. Daraus entstehen Schwerpunkte im Untersuchungsgang, die allerdings immer nur einen Teil des Grundgerüstes darstellen.

Dieses Grundgerüst eines Untersuchungsschemas könnte folgendermaßen aussehen:

Mögliches Schema der körperlichen Untersuchung eines Patienten mit CMD

↓ Inspektion (extra- und intraoral)
↓ Aktive Bewegungsprüfung
↓ Neurologische Untersuchung (wenn nötig)
↓ Palpation
↓ Passive Bewegungsprüfung
↓ Isometrischer Muskelfunktionstest der Kaumuskulatur
↓ Gelenktests (Endgefühl – Translation – Rotation)

Tab. 7.2 Einfluss der aufgestellten Hypothese auf die Untersuchung

Dominante/primäre Hypothese	Untersuchungsschwerpunkte
Mechanisch-artikulär	Bewegungsprüfung (aktiv/passiv) Endgefühl (anatomisches Ende) Qualität der Bewegung Ausweichbewegungen Bewegungsunwilligkeiten Schmerz
Muskuläre Dysbalance	Bewegungsprüfung (aktiv/passiv) Isometrischer Muskelfunktionstest Ausweichbewegungen Schmerzverhalten Palpationsempfindlichkeit der Kaumuskulatur

7.3 Dokumentation

Anamnestisch erhobene Untersuchungsergebnisse können auch in den in der ▸ Tab. 7.1 angegebenen Kategorien dokumentiert werden. Dies erleichtert die Zuordnung der Ergebnisse zu den Hypothesen und die Übersicht. Folgendes Beispiel verdeutlicht die Dokumentationsmöglichkeiten. Dabei handelt es sich um einen männlichen Patienten im Alter von 45 Jahren (▸ Tab. 7.3).

Tab. 7.3 Patientenbeispiel zur Dokumentation der Anamnese bei CMD

Kategorie	Patientenbeispiel
Primäre Problematik	Schmerzhaft limitierte Mundöffnung seit 4 Wochen (postoperativ nach Wurzelspitzenteilresektion) Essen fällt dem Patient schwer Sprechen verursacht Schmerzen
Momentane Beschwerden	Konstant persistenter Schmerz im Bereich rechtes TMG (NAS 1/10) Schmerz nimmt bei minimaler Mundöffnung deutlich zu (NAS 5/10) Ziehen in der rechten Wange (entlang der Mandibula bis zum Kinn) Schwellung am rechten TMG persistent
Begleitende bzw. weitere Beschwerden	Sporadischer Spannungskopfschmerz (vom Nacken über das Okziput bis Scheitel – rechtsseitig verstärkt) Sporadischer Krepitus am rechten TMG bei Mundöffnungsbewegungen
Vorgeschichte des Patienten	Hatte vor besagtem Eingriff noch keine Beschwerden im Bereich TMG Kopfschmerzen waren sporadisch (1 × /Vierteljahr) rezidivierend vorhanden
Geschichte der akuten Episode	Operativer Eingriff vor vier Wochen Anfangs „normaler" Wundschmerz Im Verlauf der nächsten zwei Wochen zunehmend Reduzierte Mundöffnungskapazität mit steigendem Schmerzniveau (NAS bis zu 5/10) Seit einer Woche ziehende Schmerzen in der rechten Unterkieferregion
Reproduktion der Beschwerden	Mundöffnung (NAS 5/10) Laterotrusion links (NAS 3–4/10) Laterotrusion rechts (NAS 2/10) Protrusion (NAS 4/10) Kauen (Essen nur mit Schmerz) (bis 5/10) Schlucken (1–2/10)
Inhibition der Beschwerden	Mund geschlossen halten; nicht kauen Kühlung reduziert die Schmerzen und wird als angenehm empfunden
Verhalten der Beschwerden im Tagesverlauf	Tageszeit spielt keine Rolle Beschwerden sind bewegungsabhängig
Bisherige Therapie	Schmerzmittel (Ibuprofen 600) 1/1/1 Arzt hat Kühlen empfohlen
Bisherige Untersuchungen/ med. Fachbereiche	Keine
Bildgebende Diagnostik	Postoperatives Röntgen zur Kontrolle des Operationsergebnisses

TMG = temporomandibuläres Gelenk
NAS = Numerische Analogskala

7.4 Literatur

Bucher-Dollenz G, Wiesner R. Therapiekonzepte in der Physiotherapie: Maitland. Stuttgart: Thieme Verlag; 2008

Deutsches Institut für Medizinische Dokumentation und Information (DIMDI), Hrsg. Internationale Klassifikation der Funktionsfähigkeit, Behinderung und Gesundheit. Genf: World Health Organization; 2005

Frisch H. Programmierte Therapie des Bewegungsapparates. 4. akt. und erg. Auflage. Heidelberg: Springer Verlag; 2002

Frisch H. Programmierte Untersuchung des Bewegungsapparates. 9. Auflage. Heidelberg: Springer Verlag; 2009

Hengeveld E. Untersuchen als Prozess, Clinical Reasoning. In: Hüter-Becker A, Dölken M, Hrsg. Untersuchen in der Physiotherapie. Stuttgart: Thieme Verlag; 2005

Horst R. Therapiekonzepte in der Physiotherapie: PNF. Stuttgart: Thieme Verlag; 2008

Jones M, Rivett DA. Clinical Reasoning in der Manuellen Therapie. München: Elsevier; 2006

Klemme B, Siegmann G. Clinical Reasoning – Therapeutische Denkprozesse lernen. Stuttgart: Thieme Verlag; 2006

Maitland G. Manipulation der peripheren Gelenke. 2. Auflage. Heidelberg: Springer Verlag; 1996

Maitland G. Manipulation der Wirbelsäule. 2. Auflage. Heidelberg: Springer Verlag; 1994

Kapitel 8

Körperliche Untersuchung

8

8 Körperliche Untersuchung

Das Hauptziel einer körperlichen Untersuchung ist es, Symptome zu reproduzieren, vergleichbare Zeichen zu finden und beitragende Faktoren zu entdecken – und mit diesen Ergebnissen eine vorher aufgestellte Hypothese entweder zu bestätigen oder zu verwerfen. Im weiteren Sinne sind alle Methoden zur Untersuchung auch Bausteine einer Beweiskette für eine effektive und durchdachte Therapie (Maitland 1994, 1996).

Bei Patienten mit der Diagnose CMD geht es zwar um eine spezialisierte (diagnosespezifische) Untersuchung, jedoch gelten dieselben Grundregeln wie allgemein in der Physiotherapie üblich. Das soll heißen, die üblichen physiotherapeutischen Untersuchungstechniken werden angewandt, um die „üblichen Verdächtigen" (artikuläre, muskuläre und neurale Strukturen) zu testen. Diese Untersuchungstechniken werden an die spezifischen Gegebenheiten und Erfordernisse des CMD-Komplexes angepasst.

Die körperliche Untersuchung umfasst bei Patienten mit CMD zuerst die lokalen Strukturen und bezieht dann die entfernter gelegenen Regionen mit ein – also zunächst das Kiefergelenk, die umgebende Muskulatur, den Gesichtsbereich (mit Augenregion bezüglich neuraler Austrittspunkte), den Schädel (bezüglich knöcherner Verbindungsstellen und neuraler Austrittspunkte) und die Ohrregion (im Hinblick auf die lokale Nähe des temporomandibulären Gelenks zum Meatus acusticus externus und ebenfalls die neuralen Punkte betreffend); (▶ Abb. 8.1).

Wurde der Patient vom Allgemeinmediziner, Neurologen oder Augenarzt (und nicht von einem Zahnarzt) überwiesen, ist ein Blick in den Mund – auf den Zahnbereich (die okklusalen Verhältnisse betreffend) – dringend anzuraten (siehe Kap. 8.1.3 Intraorale Inspektion). Auffälligkeiten im Zahnbereich müssen zahnmedizinisch abgeklärt werden.

Im weiteren Verlauf müssen dann noch die entfernter gelegenen Gebiete mit einbezogen werden: die Okzipitalregion mit Übergang zur HWS, der ventrale Halsbereich (infra- und suprahyoidale Muskulatur) und der Schulterkomplex (direkte Verbindung über den M. omohyoideus zur Skapula sowie über den M. sternohyoideus zum Sternum); (▶ Abb. 8.2).

Des Weiteren wird die Körperhaltung des Patienten untersucht und analysiert, um eventuell vorhandene beitragende Faktoren zu ermitteln (▶ Abb. 8.3). Festgestellt werden objektivierbare Veränderungen oder Abweichungen von der Norm, die die Beschwerden des Patienten erklären

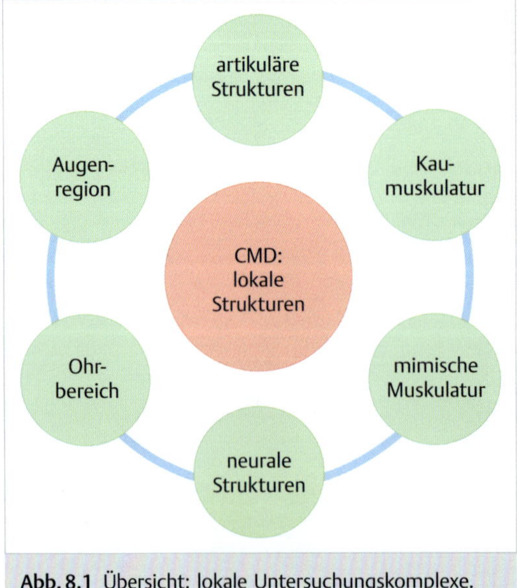

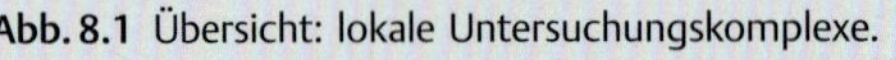
Abb. 8.1 Übersicht: lokale Untersuchungskomplexe.

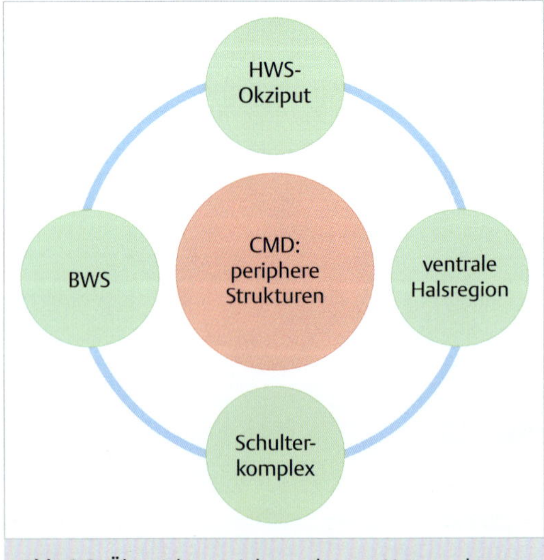

Abb. 8.2 Übersicht: peripher gelegene Untersuchungskomplexe.

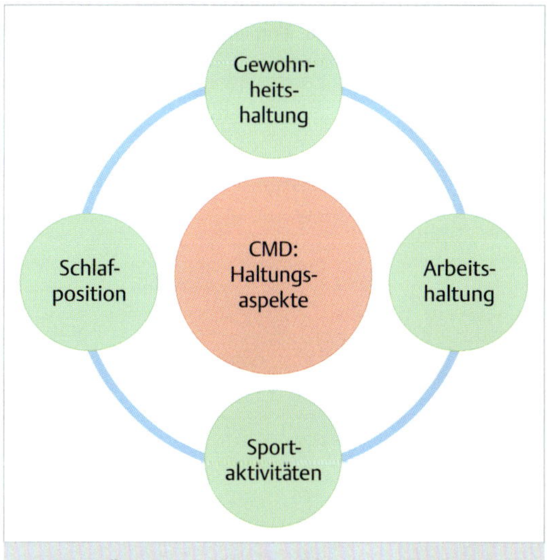

Abb. 8.3 Übersicht: CMD und Aspekte verschiedener Körperhaltungen.

könnten oder die Beschwerden zumindest beeinflussen können. Gesucht werden Erklärungsmodelle mit dem Ziel, die eingangs aufgestellten Hypothesen zu bestätigen.

8.1 Inspektion

Die optische Beurteilung des Patienten gehört bereits zur objektiven Untersuchung. Beurteilt werden Symmetrie und Proportionen der Kiefer-, Gesichts- und Schädelregion des Patienten. Die Symmetrie wird im Rechts-links-Vergleich am Patienten und interpersonell mit den klinischen Erfahrungswerten des Therapeuten beurteilt. Für die Beurteilung der Proportionen sind spezielle Kenntnisse über anatomische Längen- und Breitenverhältnisse in der Kiefer- und Gesichtsregion erforderlich.

Die Inspektion ist die Grundlage für eine erste Beweisführung bezüglich der bereits aufgestellten Arbeitshypothesen (siehe Kap. **7**) und dient einer zielgerichteten und effektiven Planung der anschließend folgenden weiteren körperlichen Untersuchung. Das Beobachten des Patienten gibt weitere Hinweise auf mögliche Ursachen der Problematik oder auf beitragende, unterhaltende Faktoren. ► Tab. 8.1 zeigt, welche Aspekte der Symmetrie und der Proportionen der Therapeut unter Berücksichtigung der CMD fokussiert und in die optische Beurteilung des Patienten mit einbezieht. Anatomische Strukturen mit besonderer klinischer Relevanz bei Patienten mit CMD sind in ► Tab. 8.2 aufgeführt.

Tab. 8.1 Inspektion: Symmetrie und Proportionen

Symmetrie	Proportionen
Rechts vs. links • Gesichtsschädel • Hirnschädel • Schulterregion • Thorax (Rippen, Sternum)	Längenverhältnisse Breitenverhältnisse • Kopf (Hirn- und Gesichtsschädel) • Schulterregion • Obere Extremität • Thorax (Rippen, Sternum)

Tab. 8.2 Inspektion: klinisch relevante Strukturen

Knöcherne Strukturen	Muskuläre Strukturen	Haltung
Gesichtsschädel: • Mandibula • Maxilla • Os zygomaticum • Os nasale • Os hyoideum Hirnschädel: • Os frontale • Os parietale • Os temporale • Os occipitale	Kaumuskulatur: • M. temporalis • M. masseter Mimische Muskulatur: • M. occipitofrontalis • M. corrugator supercilii • M. orbicularis oculi • M. orbicularis oris • M. zygomaticus major Schultergürtel- und Halsmuskulatur: • M. sternocleidomastoideus • M. trapezius • M. deltoideus • Mm. scaleni • Mm. rhomboidei	• Kopfhaltung/-stellung • Schulterpositionierung • Thoraxhaltung (z. B. sternosymphysale Belastungshaltung) • Wirbelsäulenhaltung (Lordose, Kyphose, Lordose) • Beckenposition • Beinachsen • Fußstellung/-haltung • Körperbau/Konstitution • Allgemeinzustand/-eindruck • Trainingszustand

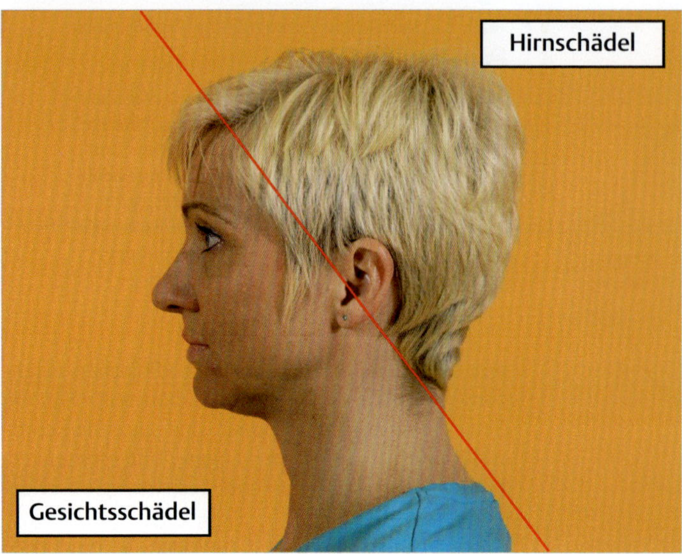

Abb. 8.4 Einteilung in Gesichts- und Hirnschädel.

8.1.1 Extraorale Inspektion

Mit der extraoralen Inspektion stehen die Symmetrie und Proportionen der Kiefer- und Gesichtsregion im Mittelpunkt. Der Therapeut stellt alle sichtbaren Abweichungen von der Norm oder andere etwaige individuelle Veränderungen fest und dokumentiert diese. Die extraorale Inspektion hilft, die via Anamnese erste aufgestellte Arbeitshypothese zu bestätigen oder auch zu widerlegen. Das heißt, hier greift der erste Kontrollmechanismus im Clinical-Reasoning-Prozess.

Die Inspektion eines Patienten mit CMD fokussiert natürlich primär die kieferrelevanten Strukturen und anschließend alle möglicherweise beteiligten Funktions- bzw. Symptomkomplexe. Neben den normalen Befunden einer Inspektion wie Schwellung, Deformation von knöchernen oder muskulär-bindegewebigen Strukturen, Rötung oder Verfärbung der Haut (z. B. aufgrund eines Hämatoms) gilt der erste Blick der Symmetrie des Gesichtsschädels und evtl. auch des Hirnschädels (► Abb. 8.4).

Äußerlich erkennbare Asymmetrien lassen Rückschlüsse auf die Stellung der beteiligten arthroossären Strukturen des Kiefergelenkes zu. Damit ist auch eine erste Grundlage zur Beurteilung der Situation der periartikulären Strukturen erarbeitet, da diese Strukturen sich entsprechend der knöchernen Situation adaptieren müssen (was Form und Funktion anbelangt).

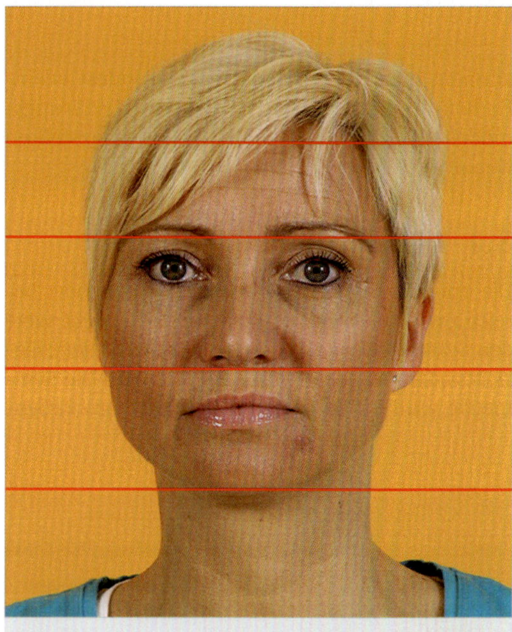

Abb. 8.5 Gesicht mit Drittel-Einteilung: transversale Ebenen.

In der Frontalansicht findet ein Rechts-links-Vergleich statt und vor allem eine Symmetrieprüfung bezüglich der Drittel-Einteilung (1/3 – 1/3 – 1/3) in transversaler Ebene und in longitudinaler Ebene (Bumann u. Lotzmann 2000); (► Abb. 8.5, ► Abb. 8.6, ► Abb. 8.7).

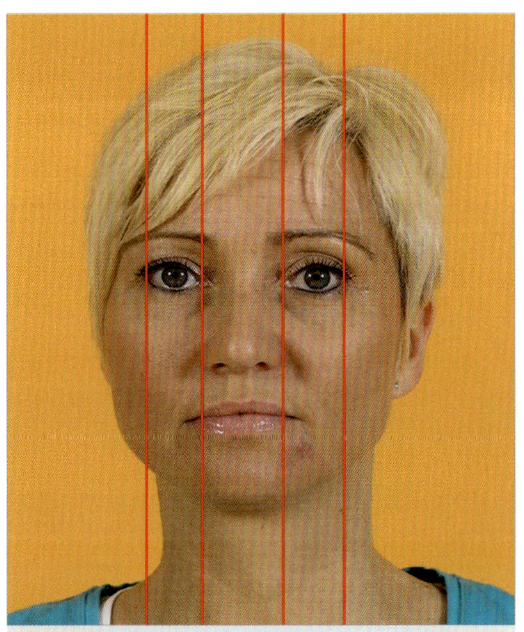

Abb. 8.6 Gesicht mit Drittel-Einteilung: longitudinale Ebenen.

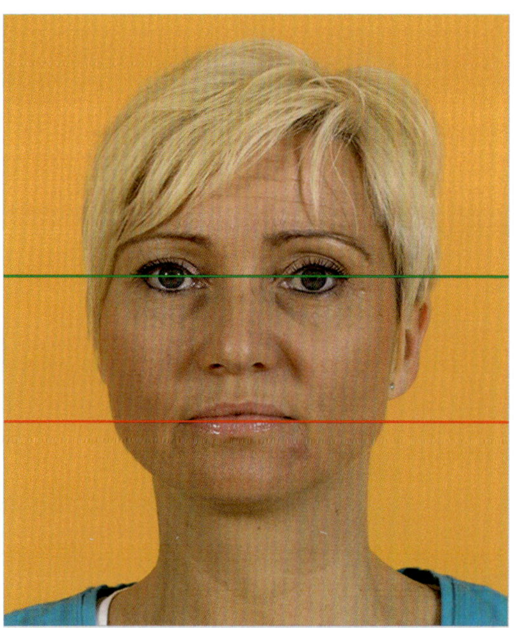

Abb. 8.8 Bi-Pupillar-Linie (grün) und Mundwinkel-Linie (rot).

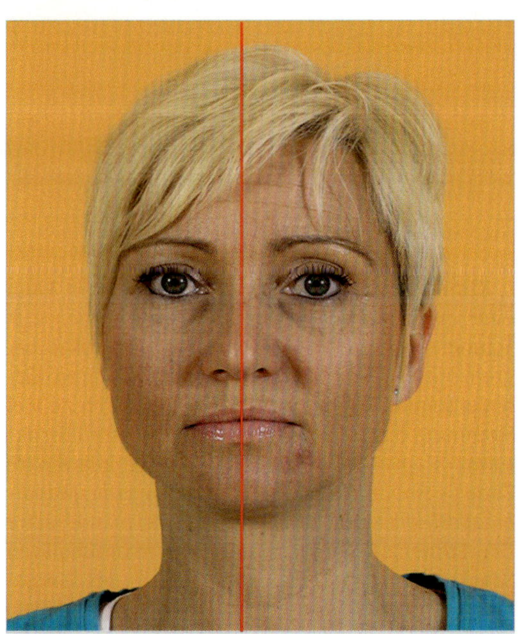

Abb. 8.7 Rechts-links-Symmetrie.

Im Normalfall verlaufen die vier horizontalen Symmetrielinien (Haaransatzlinie, Glabellalinie, Subnasallinie und die Submentallinie (Kinnlinie) parallel zueinander. Veränderungen wirken sich in einer unilateralen Konvergenz und entsprechend in einer kontralateralen Divergenz aus.

Die vier vertikalen Symmetrielinien teilen das Gesicht in drei Drittel (in Breiten: Auge – Nase – Auge) mit longitudinaler Richtung. Wobei diese vertikalen „Drittel" annähernd dieselbe Breite aufweisen sollten.

Asymmetrien in den Drittel-Zuordnungen und im Rechts-links-Vergleich können auf eine einseitige Belastungssituation der Kiefergelenke hindeuten. Bei knöchernen Asymmetrien (im Extremfall auch Gesichtsskoliose genannt) liegt die Vermutung einer artikulär/ossär bedingten Funktionsstörung nahe. Ebenfalls eine gute Orientierung zur Beurteilung der Symmetrie bieten die Bi-Pupillar-Linie und die Mundwinkel-Linie (▶ Abb. 8.8). Sie liefern vergleichbare, objektive Werte, auch für einen Wiederbefund.

In der Profilansicht wird die Lagebeziehung Oberkiefer versus Unterkiefer (OK:UK) beurteilt. Eine, z. B. mit einem Lineal, gezogene oder gehaltene Verbindungslinie von der Nasenspitze zur Kinn-

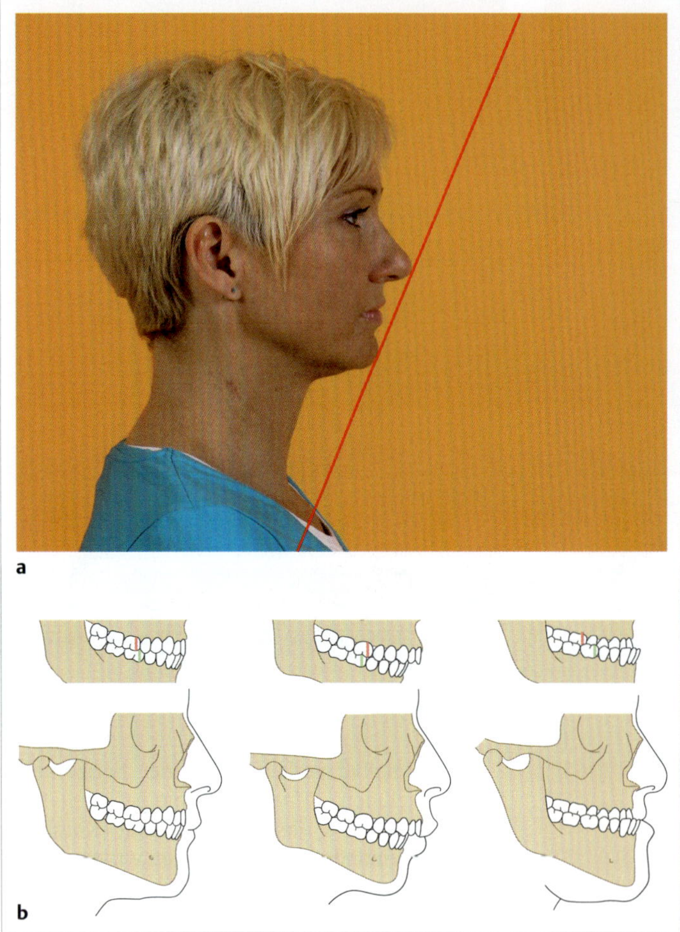

Abb. 8.9 Lagebeziehung Ober- versus Unterkiefer.
a Profilansicht mit Verbindungslinie.
b Lippentreppe und Verzahnungsformen.

spitze sollte die unteren Lippen leicht berühren. Mithilfe dieser Linie kann eine sogenannte Lippentreppe beurteilt werden (positive oder negative Lippentreppe), die wiederum Rückschlüsse auf die Lagebeziehung zwischen Ober- und Unterkiefer zulässt (▶ Abb. 8.9 a u. b).

Stellungsauffälligkeiten der Kiefergelenke (respektive der Mandibula) sind immer ein beitragender Faktor im multikausalen Entstehungsprozess einer CMD (Freesmeyer 2008). Mandibuläre Pro- bzw. eine vorhandene Retrognathie sind mögliche Erklärungen für eine symptomatische CMD (Ahlers u. Jakstat 2007, Bumann u. Lotzmann 2000).

Klinik: Eine *prognathe Mandibulaposition* kann eine mögliche Erklärung für Symptome, z. B. Schmerzen, hypertone Muskulatur, im lokal begrenzten Bereich des temporomandibulären Gelenks sein. Die Symptome entstehen durch zu viel Spannung bzw. Zug auf die periartikulären Strukturen (Kapsel-Band-Apparat) und die bilaminäre Zone (▶ Abb. 8.10 a u. b). Eine *retrognathe Mandibulaposition* kann dagegen eine postmandibuläre Druckdolenz oder einen postmandibulären Schmerz aufgrund einer Kompression der Blutgefäße (Genu vasculosum) im Bereich bilaminären Zone erklären (▶ Abb. 8.11 a u. b).

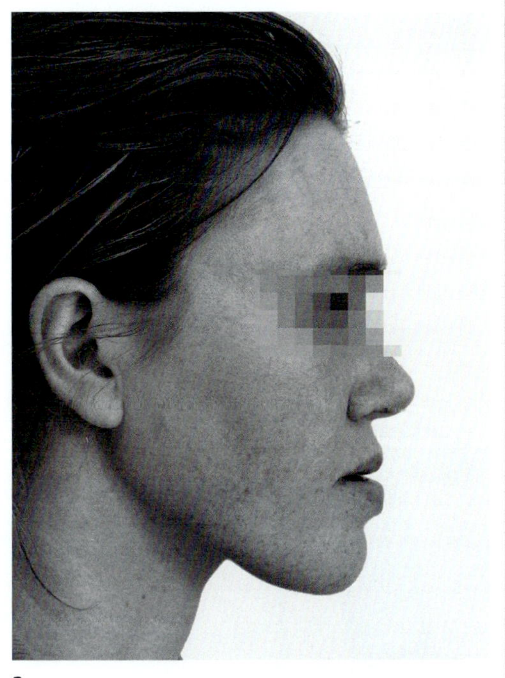

a

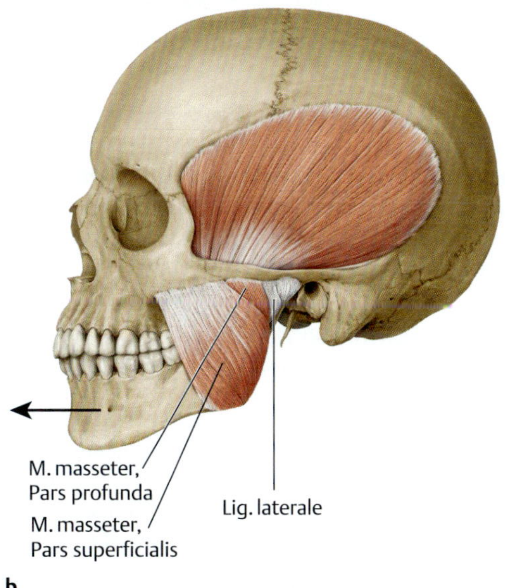

b

Abb. 8.10 Mandibuläre Prognathie.
a Patientin mit gespannten Kapselanteilen aufgrund der Prognathie.
b Zugrichtung bei Prognathie.

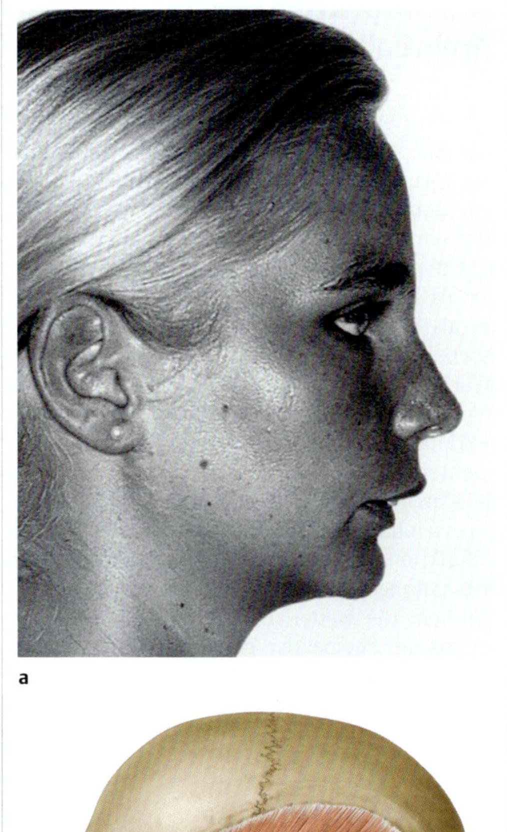

a

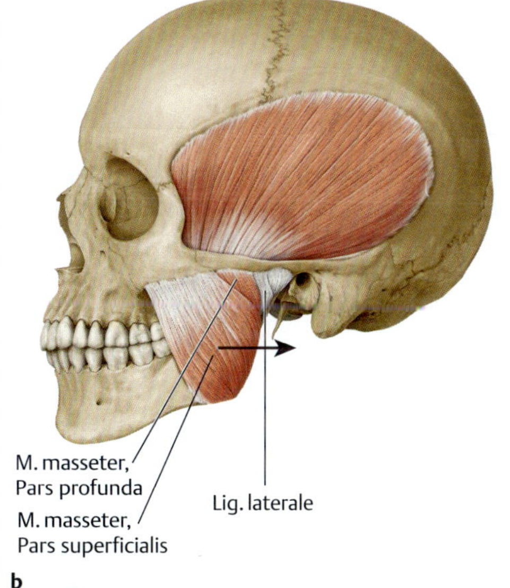

b

Abb. 8.11 Mandibuläre Retrognathie.
a Patientin mit komprimierter bilaminärer Zone aufgrund der Retrognathie.
b Zugrichtung bei Retrognathie.

8.1.2 Inspektion der Körperhaltung

Bei Patienten mit einer haltungsinduzierten CMD trägt die Körperhaltung zu den Symptomen der CMD bei. Wenn von haltunginduzierten Funktionsstörungen die Rede ist, gilt der erste Gedanke eher Problemstellungen bzw. Funktionsstörungen oder Symptomen, die die Wirbelsäule betreffen. Die entsprechenden Haltungsbefunde sind daher eher als *sternosymphysale Belastungshaltung* (SSB) und als *oberes gekreuztes Syndrom* bekannt und finden hauptsächlich in der funktionellen Untersuchung von Wirbelsäulenproblematiken Anwendung und Beachtung (Brügger 2000). Bei der funktionellen Untersuchung symptomatischer Patienten mit CMD ist jedoch eine deutliche klinische Relevanz der Körperhaltung bzw. der Körperfehlhaltung und entsprechender Funktions-Dysfunktions-Ketten (sternosymphysale Belastungshaltung oder oberes gekreuztes Syndrom) zu erkennen. Die weiterlaufenden Störungen lassen sich aus der Perspektive der jeweiligen Haltungsdysfunktion betrachten und strukturell bzw. funktionell zuordnen (Danner et al. 2009, Schupp et al. 2009).

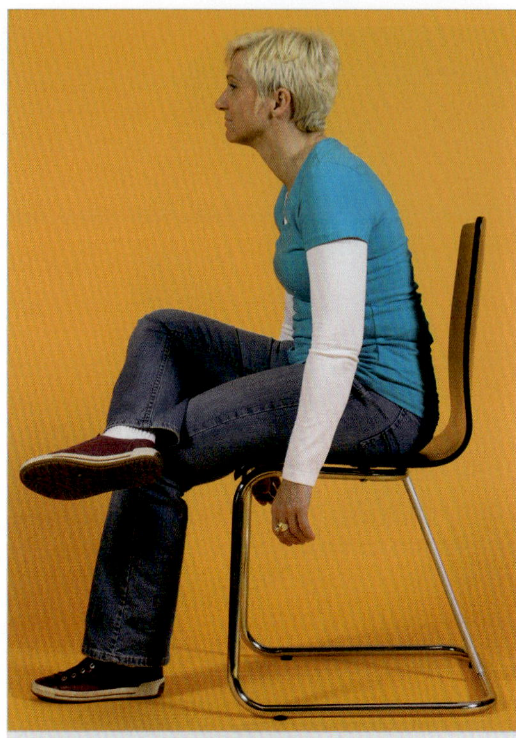

Abb. 8.12 Sternosymphysale Belastungshaltung.

Sternosymphysale Belastungshaltung

Die mechanischen Komponenten der sternosymphysalen Belastungshaltung (▶ Abb. 8.12), mit direkter klinischer Relevanz für den CMD-Komplex, finden sich in zwei Teilbereichen.

- Extension der oberen HWS (Reklinationsposition) und
- Thoraxsenkung.

Diese mechanischen Komponenten zeichnen sich durch die direkte Beeinflussung der anatomischen Strukturen aus, die mit dem Kiefergelenk in Verbindung stehen. Somit ergeben sich aus der veränderten Körperhaltung auch signifikante biomechanische Auswirkungen auf die anatomisch verknüpften Gebiete – sprich auf die Kiefergelenke. Die *Extensionsstellung der oberen HWS* bewirkt mechanische Varianz von kranial nach kaudal in der Ursache-Wirkungs-Kette, die *Thoraxsenkung* entsprechende mechanische Veränderungen der Kieferstrukturen von kaudal nach kranial.

Die direkten und reaktiven mechanischen Konsequenzen für den Bereich des temporomandibulären Gelenks und die benachbarten Regionen fasst ▶ Tab. 8.3 zusammen. Im weiteren Verlauf dieses Kapitels werden die mechanischen Details der einzelnen Teilaspekte der Haltungsproblematik explizit erarbeitet und dargestellt.

Biomechanische Komponenten der Extension in der oberen HWS

Die Extensionsstellung der oberen HWS verursacht mehrere mechanische Komponenten, die jeweils eine CMD initial begünstigen und sekundär unterhalten können (▶ Abb. 8.13). Die Reklinationshaltung besteht aus einer Extension der oberen HWS in Kombination mit einer resultierenden funktionellen Verkürzung und einer progressiven Insuffizienz der kurzen Nackenmuskeln. Diese artikulären und muskulären Veränderungen können das Gleichgewicht zwischen Mobilität und Stabilität der oberen HWS negativ beeinflussen und einen potenziellen Stabilitätsverlust in dieser HWS-Region bewirken. Ein Verlust an funktioneller Stabilität im HWS-Bereich bedeutet in erster Linie nega-

Tab. 8.3 Sternosymphysale Belastungshaltung: Zusammenfassung der biomechanischen Veränderungen

Extension der oberen HWS (Reklination) und biomechanische Veränderungen	Thoraxsenkung und biomechanische Veränderungen
• HWS in Extension und ventrale Translation • Verlängerung der suprahyoidalen Muskulatur • Retraktion von Mandibula und Zunge verursachen einen Unterkiefer-Rückbiss • Retraktion verhindert Kaputbewegung nach ventral/kaudal • Dysfunktion Diskus-Kondylus-Bewegung • Diskus wird vorverlagert • Kaput wird nach dorsal gepresst und verursacht für die dorsalen Strukturen eine Kompressionsbelastung • Reflektorische Tonuserhöhung der Elevatoren zum Schutz der ligamentären Strukturen	• Zug auf Os hyoideum nach kaudal (über die infrahyoidale Muskulatur) • Reklination der HWS bringt das Kinn nach ventral/kranial • Abstand zwischen Os hyoideum und Mandibula vergrößert sich • Starke Verlängerungsbeanspruchung der suprahyoidalen Muskulatur • Kompensatorische Kieferöffnung zur Entlastung der Strukturen • Translation und Rotation des Condylus mandibulae • Diskusvorverlagerung • Kaput wandert zum Tuberculum articulare und verbleibt dort

tive mechanische Konsequenzen für die Gesamtheit der umliegenden Strukturen (Muskeln, Nerven und Ligamente) und enthält ein wesentliches Irritationspotenzial für das Kiefersystem. Je länger solche mechanischen Störungen und die resultierenden funktionellen Defizite vorhanden sind, desto stärker manifestieren sich periphere Dysfunktionen in Form von Fernwirkungen an den angrenzenden Funktionskomplexen.

Klinische Symptome: Bei Patienten mit CMD, die diese Haltungsauffälligkeit zeigen, sind häufig subokzipitale Kopfschmerzen, Irritationen in der Schulter- und Armregion sowie Ausstrahlungen in die Schläfen- und Ohrregion vorhanden.

Als weitere mechanische Komponente ist in diesem Zusammenhang, als Folge der weiterlaufenden Bewegung in der Kette, die ventrale Translation des Kopfes festzustellen. Diese kann durch eine primäre mechanische Vorpositionierung der oberen HWS und die dadurch provozierten und eingeleiteten neuromuskulären Anpassungen erklärt werden. Adaptionen aufgrund dieser Veränderung betreffen das gesamte kraniomandibuläre System in Form von Spannungsveränderungen der umgebenden Muskulatur, der ligamentären und kapsulären Strukturen sowie reaktiv resultierende neurale Spannungsänderungen (veränderte Mobilität des peripheren Nervs gegen seine umgebenden Gewebe). Dadurch kann es zu einer Vorpositionierung kommen. Genauer: zu einer reaktiven Retrusionshaltung der Mandibula. Durch diese veränderten Bedingungen in der Unterkieferstellung, betrachtet in Relation zur Maxilla, kann auch ein Verlust der zentrischen Aufbissposition mit tendenziell vermehrter Kompressionsneigung in den dorsalen Regionen der Kiefergelenke (in der bilaminären Zone) erklärt werden.

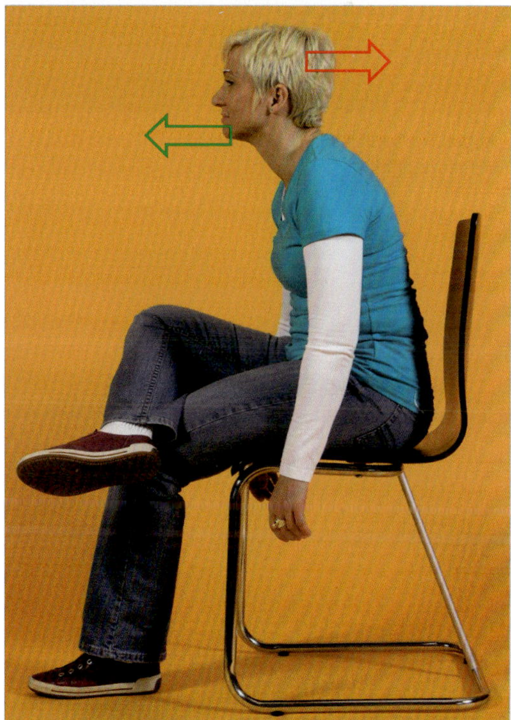

Abb. 8.13 Sternosymphysale Haltung: Veränderungen durch die Extension (←) in der oberen HWS und die Translation (→) des Kopfes.

Klinische Symptome: lokale Schmerzen am Kiefergelenk, Reizzustände der Gelenkkapsel mit

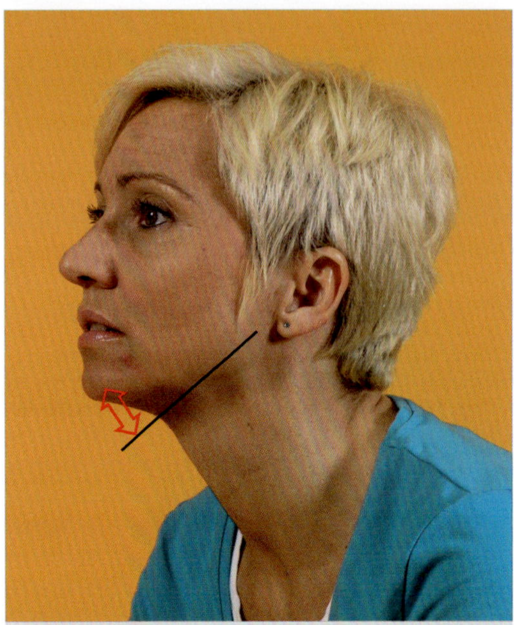

Abb. 8.14 Suprahyoidale Verlängerung (↗) mit reaktiver Mundöffnung.

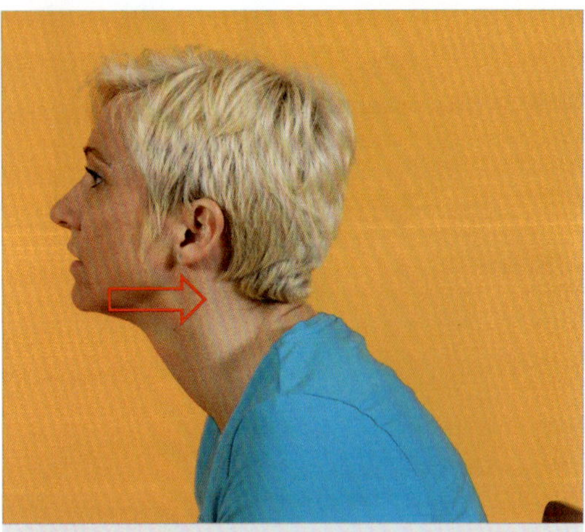

Abb. 8.15 Retralverlagerung (←) der Mandibula.

entsprechender Druckempfindlichkeit bei Palpationen oder eine kapsulär limitierte Mundöffnung. Häufig findet sich auch ein schmerzhafter Aufbiss beim Kauen oder Schlucken. Weiterhin können Symptome im Ohrbereich, z. B. eine Hörminderung oder Ohrgeräusche (Tinnitus), vorhanden sein.

Aus den mechanischen Veränderungen im Funktionskomplex HWS (bzw. aus der mit der Körperhaltung verbundenen Extensionsneigung der oberen HWS) und der veränderten Kopfposition in Form der resultierenden Verlagerung der habituellen Translation des Kopfes nach ventral kann eine ungünstige Adaption der involvierten Muskulatur erfolgen. Hier ergibt sich häufig durch eine lange Persistenz der Veränderungen eine reaktive Verlängerung für die suprahyoidale Muskulatur mit entsprechender mechanischer Zugwirkung auf das Os hyoideum. Dies kann wie folgt erklärt werden: Durch die ventrale Kopfpositionierung entfernt sich die Mandibula vom Os hyoideum. Diese größere Entfernung kann nur aufgrund einer direkten mechanischen Verlängerungsbeanspruchung der suprahyoidalen Muskulatur möglich sein (▶ Abb. 8.14).

Klinische Symptome: Bei Patienten mit CMD und dieser Haltungsauffälligkeit sind häufig Verhärtungen in der suprahyoidalen Muskulatur (Mundboden) bzw. eine palpationsempfindliche und druckschmerzhafte suprahyoidale Muskulatur zu finden. Manche Patienten haben zusätzlich Schluckbeschwerden oder im Hals ein sporadisches „Kloßgefühl".

Aus den beschriebenen mechanischen Veränderungen erfolgt eine weitere Adaption der Mandibula. Die durch die veränderte Körperhaltung unter Spannung geratenen, dorsal gelegenen Strukturen des Kiefergelenkes (dorsale Gelenkkapsel, bilaminäre Zone) bewirken eine reaktive mechanische Verlagerung von Mandibula und Zunge nach retral (▶ Abb. 8.15). Diese unphysiologische Positionierung kann bei langer Persistenz Rückbiss-Lage des Unterkiefers verursachen und somit die Entstehung einer CMD begünstigen oder auch beschleunigen und unterhalten.

In jedem Fall ist das Resultat ein Verlust der zentrischen Bisslage, was häufig eine weiterführende Behandlung durch den Zahnarzt oder den Kieferorthopäden, in Form einer Schienentherapie oder in progressiv verlaufenden Fällen auch den Einsatz irreversibler Maßnahmen (selektives Einschleifen, fest sitzende Zahnspangen etc.) notwendig erscheinen lässt.

Klinische Symptome: druckempfindliche Kiefergelenke, eine schmerzhafte Mundöffnung (evtl. auch mit einer Limitation derselben einhergehend) oder auch Gelenkgeräusche (Krepitus oder Gelenkknacken) bei bestimmten Bewegungen. Die erhöhte mechanische Belastung, durch die nach retral (dorsal) verlagerte Mandibula, kann eine Ursache für das Entstehen von Gelenkgeräuschen darstellen.

Die retrale Mandibulaposition verhindert eine mechanisch einwandfreie Translation des Caput mandibulae während der Mundöffnung nach ventral-kaudal. Dies kann erklärt werden durch eine veränderte Relation zwischen der Fossa mandibularis und der Mandibula mit daraus folgender erhöhter Reibung während Mundöffnungs- oder Mundschlussbewegungen. Durch die Lageverschiebung der beiden Gelenkpartner verändert sich außerdem die Bewegungsbahn der Mandibula (des Kondylus) und dies führt zu einer entsprechenden Belastungsverschiebung (▶ Abb. 8.16). Durch die Vorpositionierung entstehen unphysiologische Spannungszustände in der Gelenkkapsel und weiterer ligamentärer Strukturen (z. B. Lig. laterale). Eine auf diese Weise ungünstig veränderte Gelenkposition, aus der optimalen „Zentrik" heraus, begünstigt das Entstehen einer primären Gelenkfunktionsstörung. Im schlimmeren Fall kann auch das Entstehen von sekundären arthrotischen Veränderungen über diese mechanischen Funktionsveränderungen plausibel erklärt werden.

Klinische Symptome: Therapeuten müssen bei solchen Adaptionen immer mit vermehrtem Krepitus, mit Gelenkknacken und somit auch mit einer unphysiologischen Gelenkbelastung (bzw. mit einer unphysiologischen Belastungsverteilung) bei scheinbar normalen Alltagsbewegungen (Kauen, Schlucken, Abbeißen etc.) rechnen.

Die weitreichenden biomechanischen Konsequenzen für das Kiefergelenk, die durch die sternosymphysale Belastungshaltung entstehen und die damit verbundene Veränderung der Kiefergelenkstellung, wirken sich auch intraartikulär aus. Sie betreffen also den kaspulären und den diskalen Gelenkbereich. Veränderungen in der Kapselspannung haben das Potenzial, die gesamte Mechanik der Kiefergelenke negativ zu beeinflussen. Hieraus können erhöhte Belastung und verstärkte Deformation des Discus articularis erklärt werden – mit entsprechend schneller ablaufender und voranschreitender Degeneration von Diskus und Gelenkknorpel.

Durch die bereits erläuterten Haltungsprobleme der oberen HWS und die resultierenden Konsequenzen aus den Adaptionen in den weiterlaufenden Bewegungsketten entstehen intraartikuläre Veränderungen bzw. Dysfunktionen. Eine nach retral verlagerte Mandibula stört während Mandibulabewegungen die Relation zwischen Discus articularis und Caput mandibulae, sie beeinträchtigt das kraniomandibuläre System. Diese Störung kann zu einer sich progredient entwickelnden Dysfunktion führen. Durch die weit nach retral (dorsal) verlagerte Mandibula entstehen Zugkräfte auf den ventral gelegenen M. pterygoideus lateralis, der diese Zugwirkung wiederum an den Discus articularis weiterleitet. So kann der *Discus articularis nach anterior verlagert* werden (▶ Abb. 8.17). Eine vollständige „Überdachung" des Kondylus ist somit nicht mehr gewährleistet und bei Mandibulabewegungen können Knackphänomene entste-

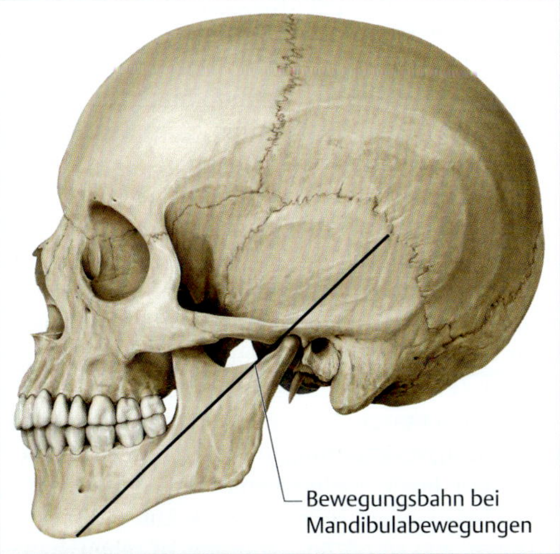

Bewegungsbahn bei Mandibulabewegungen

Abb. 8.16 Physiologische Bewegungsbahn des Kondylus während der Mundöffnung.

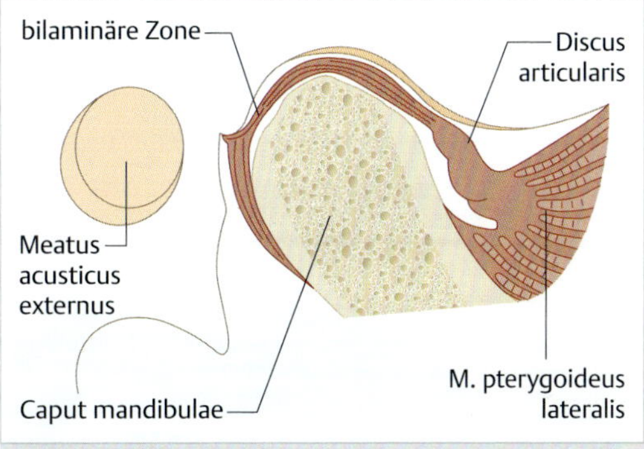

Abb. 8.17 Kiefergelenk im Sagittalschnitt mit pathologischer anteriorer Diskusverlagerung (ADV).

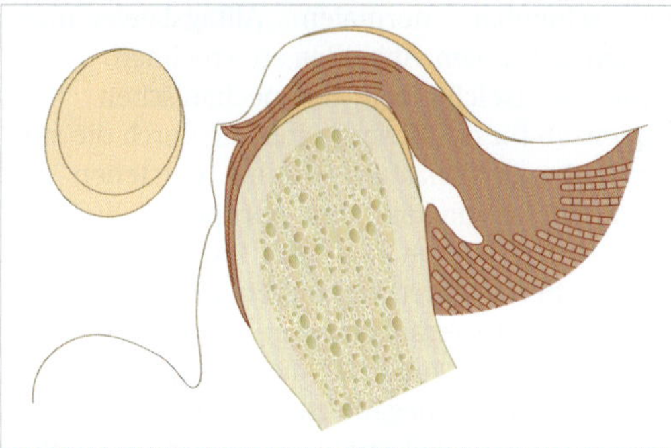

Abb. 8.18 Kiefergelenk im Sagittalschnitt mit dezenter anteriorer Diskusverlagerung (ADV).

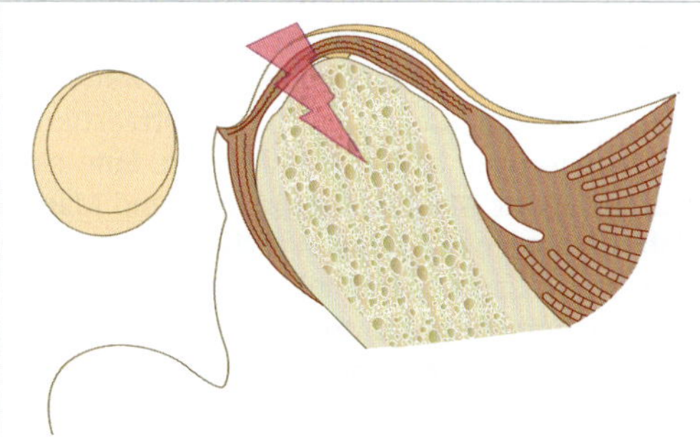

Abb. 8.19 Kiefergelenk im Sagittalschnitt mit kompletter anteriorer Diskusverlagerung (ADV).

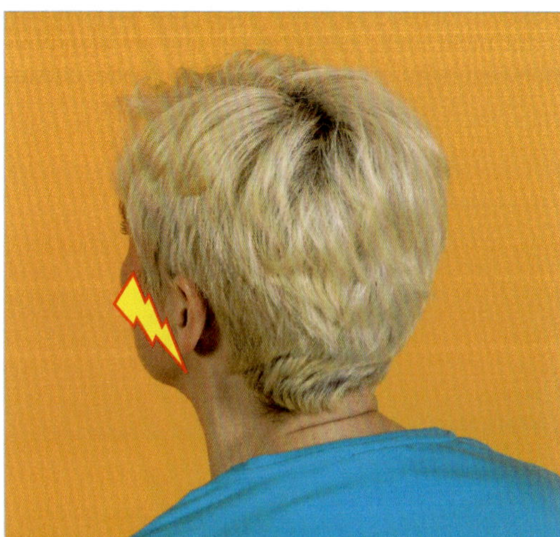

Abb. 8.20 Hypertonus der Kaumuskulatur mit resultierendem Schmerz.

hen. Aufgrund des reduzierten mechanischen Schutzes laufen im weiteren Verlauf dieser pathofunktionalen Entwicklung verstärkt degenerative Prozesse an den artikulären Knorpelflächen ab. Man unterscheidet in diesem Prozess die

- partielle (bzw. dezente oder potenzielle) anteriore Diskusverlagerung und die
- komplette anteriore Diskusverlagerung.

Partielle anteriore Diskusverlagerungen entstehen durch mechanische Dysfunktionen der Gelenkrelation (▸ Abb. 8.18). Je weiter der Kondylus nach retral (dorsal) oder auch nach kranial im Gelenk verlagert wird und je länger dieser Zustand anhält, desto umfassender entwickeln sich die daraus entstehenden Dysfunktionen. Je weiter der Kondylus dorsal steht, desto weiter steht der Diskus in der Relation dazu anterior und begünstigt evtl. ein entstehendes Knackgeräusch oder degenerative Prozesse am Gelenkknorpel durch mangelhafte Überdachung der kondylären Gelenkflächen.

Bei einer *kompletten anterioren Diskusverlagerung* besteht häufig eine vermehrte intraartikuläre Kompressionsposition für die Knorpelflächen, mit gleichsam resultierender verstärkter Kompression der dorsalen Strukturen (bilaminäre Zone). Durch diese unphysiologischen Belastungsveränderungen können sich im Laufe der Zeit degenerative Prozesse an der knöcherenen Struktur des Condylus mandibulae manifestieren. Die Folgen sind: entrundete Kondylusflächen, Zackenbildungen (vergleichbar mit osteophytären Anbauten) und zunehmender Knorpeluntergang (▸ Abb. 8.19).

Klinische Symptome: Schmerzen beim Kauen und Abbeißen von harten Lebensmitteln, eine schmerzhaft limitierte Mundöffnung sowie die Entwicklung und Etablierung von Knackgeräuschen bei Mandibulabewegungen.

Bei all diesen (überwiegend mechanischen) Veränderungen aufgrund einer initialen Haltungsproblematik entwickelt der Körper einen primär mechanischen Schutzmechanismus, um den größten Schädigungen entgegenwirken zu können. Es entsteht ein reflektorischer Hypertonus der Kaumuskulatur (Elevatoren) zum Schutz der kapsulären und ligamentären Strukturen der Kiefergelenke. Diese Tonusveränderungen finden immer bilateral statt, um beide Kiefergelenke vor unphysiologischen Belastungen zu schützen (▸ Abb. 8.20).

Leider, wie so oft bei Patienten zu sehen, haben solche Schutzmaßnahmen auch nachteilige Konsequenzen für die Betroffenen. Vor allem dann, wenn diese Situation über einen längeren Zeitraum bestehen bleibt. So kann durch diese Tonusdysregulation eine vermehrte intraartikuläre Kompressionsbelastung der Kiefergelenke entstehen – mit der Gefahr einer vorzeitigen Degeneration (drohende Arthrosekarriere).

Biomechanisch bedingte Veränderungen aufgrund der Extension der oberen HWS (sternosymphysale Belastungshaltung)

- Extension in der oberen HWS
- Verkürzung der kurzen Nackenmuskeln
- Potenzieller Stabilitätsverlust der oberen HWS
- Ventrale Translation des Kopfes
- Vorpositionierung (reaktive Retrusionshaltung) der Mandibula
- Verlust der zentrischen Aufbissposition mit potenziell vermehrter Kompressionsneigung in der bilaminären Zone des Kiefergelenkes
- Suprahyoidale Muskulatur in reaktiver Verlängerungsposition
- Resultierende Zugwirkung auf das Os hyoideum
- Reaktive Mundöffnung
- Verlagerung von Mandibula und Zunge nach retral
- Unterkiefer-Rückbiss-Lage
- Verlust der zentrischen Bisslage
- Verminderte Translation des Caput mandibulae während der Mundöffnung nach ventral-kaudal
- Störung der Gelenkmechanik zwischen Caput mandibulae und Discus articularis
- Anteriore Diskusverlagerung
- Reflektorischer Hypertonus der Kaumuskulatur
- Erhöhte intraartikuläre Kompression im Kiefergelenk
- Arthrose

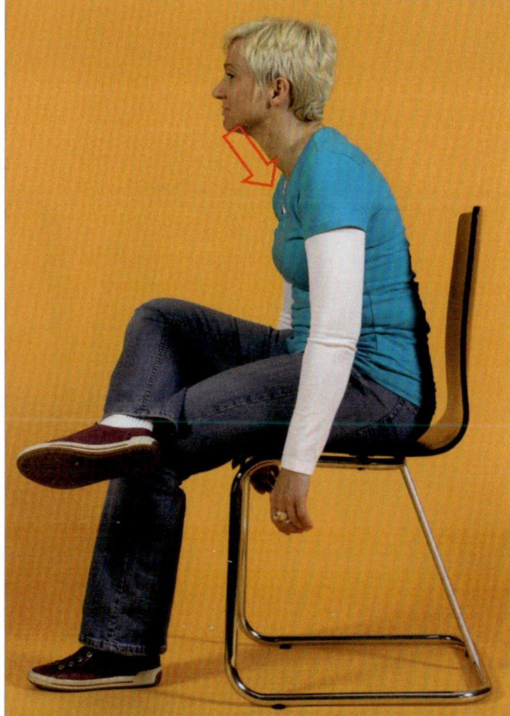

Abb. 8.21 Verlängerung der infrahyoidalen Muskulatur (↙).

Biomechanische Komponenten der Thoraxsenkung

Die Thoraxsenkung (Flexion der BWS mit Tendenz zur Hyperkyphosierung) bewirkt eine ganze Reihe mechanischer Veränderungen in der funktionellen Bewegungskette rund um das Kiefergelenk. Die funktionelle Bewegungskette besteht aus den lokalen Gelenken, den angrenzenden Gelenken, den lokalen und angrenzenden Muskeln sowie den neuralen Strukturen. Eine initiale Adaption ist die direkt aus der flektierten BWS resultierende Verlängerung der infrahyoidalen Muskulatur mit entsprechender, nach kaudal gerichteter Zugwirkung auf das Os hyoideum. Da die Muskulatur das Os hyoideum nach kaudal zieht, vergrößert sich der Abstand zwischen Kinn und Sternum (▶ Abb. 8.21).

Da bei vielen eingenommenen Körperhaltungen die horizontale Blickachse weitgehend erhalten bleibt (man ist immer bestrebt, nach vorne zu schauen), muss der Kopf bei der thorakalen Flexionsposition angehoben werden. Dies führt zu einer reaktiven Reklination (Extension) der HWS mit entsprechenden potenziell „weiterlaufenden" mechanischen Dysfunktionen (▶ Abb. 8.22).

Analog zu den mechanischen Veränderungen aufgrund der Extension in der oberen HWS wirkt sich auch die Thoraxsenkung weiterlaufend in der Bewegungskette aus. Das Kinn verlagert sich nach ventral-kranial (Vorschubposition) und unter-

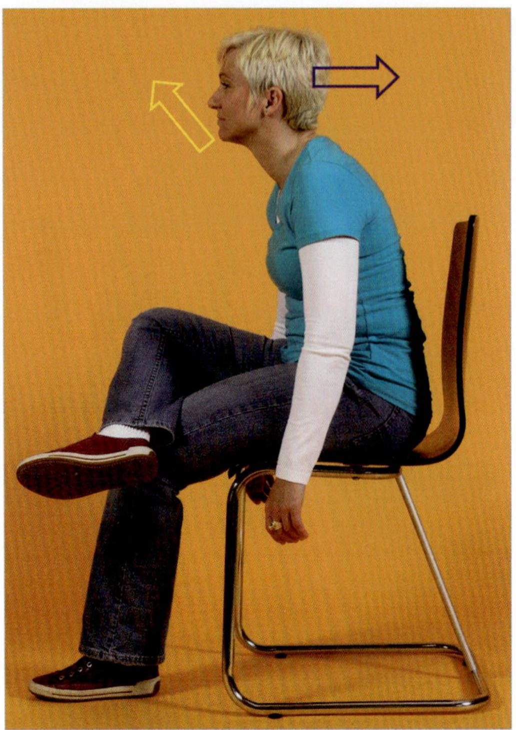

Abb. 8.22 Reklinationsstellung (←) der HWS und Protrusion im Kiefergelenk, die an der ventral-kranialen Position des Kinns erkennbar ist (↗).

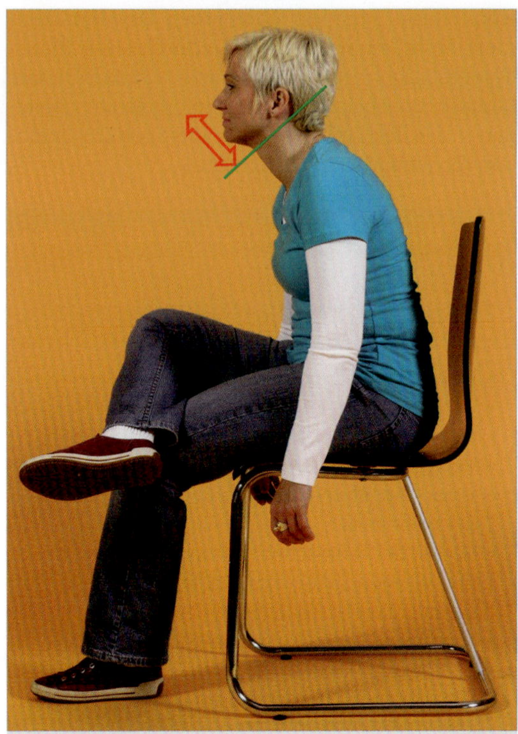

Abb. 8.23 Verlängerung der infra- und suprahyoidalen Muskulatur (↗↙).

stützt somit die funktionelle Dysfunktionskette. Bei längerer Persistenz sind Dysfunktionen in der Region des Kiefergelenks und der beteiligten suprahyoidalen Muskulatur möglich (▶ Abb. 8.22). Die negativen mechanischen Folgen der Thoraxsenkung knüpfen hier an die beschriebenen Dysfunktionen der Extension in der oberen HWS an und verstärken diese. Wie schon erläutert, kann sich der Abstand zwischen dem Os hyoideum und der Mandibula vergrößern. Daraus resultiert wiederum eine Verlängerungsbeanspruchung der suprahyoidalen Muskulatur (▶ Abb. 8.23).

Wirken nun beide ungünstigen Haltungsdefizite zusammen (Extension in der oberen HWS und thorakale Flexion), kann es im weiteren Verlauf auch zu einer kompensatorisch verstärkten Mundöffnung zur Entlastung der muskulären, kapsulären und neuralen Strukturen kommen (▶ Abb. 8.24). Daraus resultieren folgende negativen Konsequenzen für die Kiefergelenke:

- Es entsteht ein vergrößerter Abstand zwischen Ober- und Unterkiefer in der Ruheschwebelage mit veränderter Relation der Gelenkpartner und veränderter Fläche des Bisskontaktes, d. h., es kommt zu Verkleinerungen oder zu Verschiebungen der Okklusalflächen und damit zu einer Adaption (Maladaption) der belasteten Zahnzonen. Die Belastung der Zähne nimmt beim Kauen und Schlucken signifikant zu (evtl. zusätzlicher Bruxismus) und kann letztlich zu Verletzungen der Zahnsubstanz führen (Danner 2009, Ahlers u. Jakstat 2007).
- Die Mechanik der Mandibulabewegungen während des Kauens, Schluckens und Sprechens ist verändert. Möglich wären in diesem Zusammenhang z. B. veränderte Translations- und Rotationsbewegungen durch eine Verlagerung der durch den Condylus mandibulae laufenden Bewegungsachse des Kiefergelenks nach anterior oder posterior (▶ Abb. 8.25).

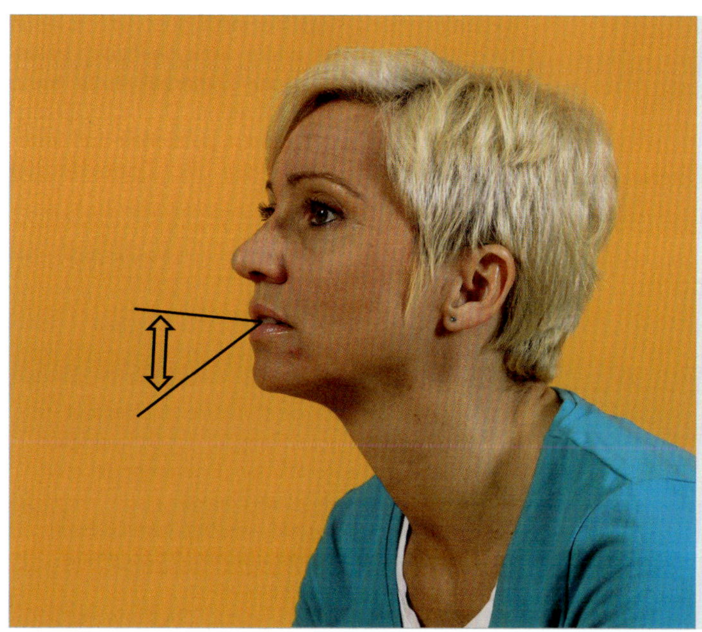

Abb. 8.24 Kompensatorische Mundöffnung.

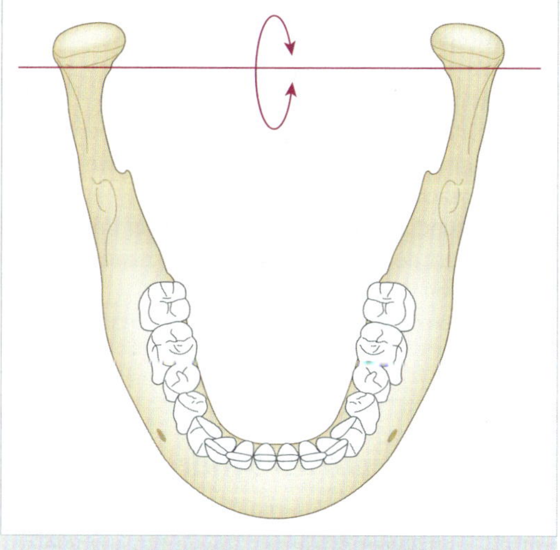

Abb. 8.25 Verschiebung der Rotationsachse der Kiefergelenke.

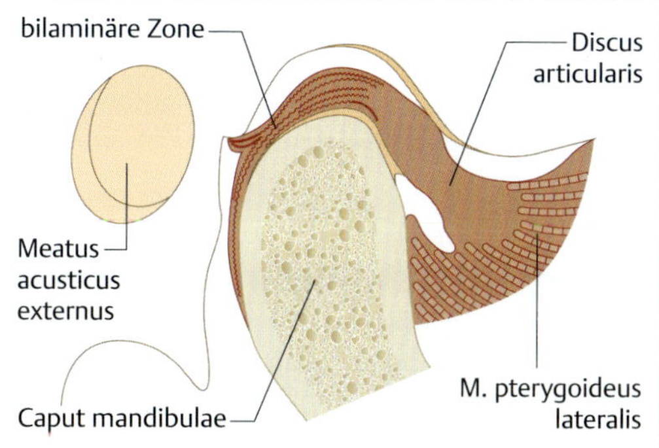

Abb. 8.26 Beginnende anteriore Diskusverlagerung (Steenks u. de Wijer 1991).

- Durch die mechanischen Veränderungen begünstigt kann sich eine Prävalenz für eine anteriore Diskusverlagerung entwickeln (▶ Abb. 8.26). Weitere intraartikuläre Veränderungen können den M. pterygoideus lateralis betreffen, der ventral am Diskus faserig verwachsen ist, sowie die dorsal gelegene bilaminäre Zone: Der M. pterygoideus lateralis verkürzt sich und wird aktiv insuffizient; die bilaminäre Zone wird aufgrund der verstärkten Druckbelastung zunehmend deformiert.

Der Kondylus mandibulae wandert also aufgrund permanenter mechanischer Irritation dauerhaft näher an das Tuberculum articulare. Diese Position begünstigt das Entstehen einer anterioren Diskusverlagerung. Durch die entstandene mechanische Engstelle wird der Discus articularis in seiner Be-

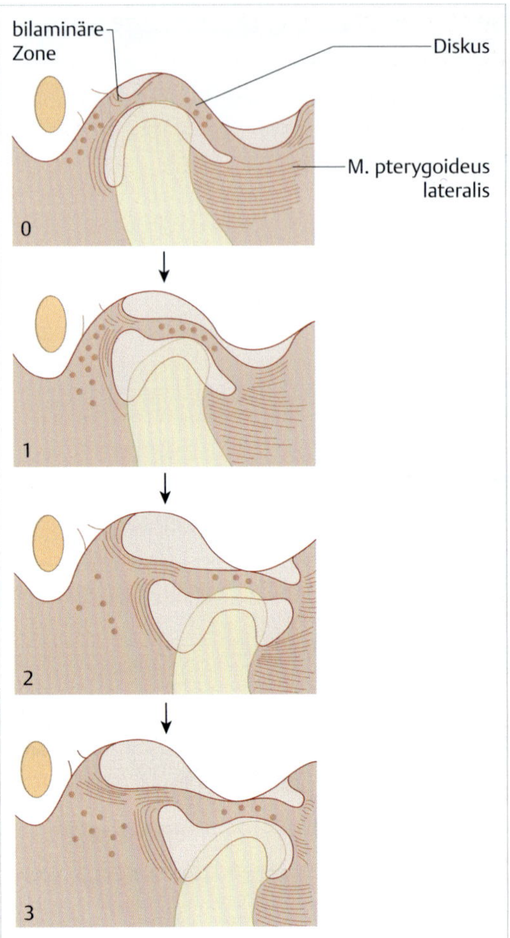

Abb. 8.27 Pathomechanik bei anteriorer Diskusverlagerung (Steenks u. de Wijer 1991).

wegungsfreiheit stark beeinträchtigt und folglich auch stärker und vor allem unphysiologisch belastet. Die unphysiologische Dauerbelastung kann schließlich zu entsprechenden Diskusverletzungenführen, wie z. B. Fissuren, partiellen und kompletten Rissen, Elongationen oder Quetschungen (▶ Abb. 8.27).

Biomechanische bedingte Veränderungen aufgrund der Thoraxsenkung (sternosymphysale Belastungshaltung)

- Verlängerung der infrahyoidalen Muskulatur mit kaudaler Zugwirkung auf das Os hyoideum
- Reflektorische Reklination (Extension) der HWS (ventrokraniale Kinnbewegung)
- Vergrößerter Abstand zwischen dem Os hyoideum und der Mandibula mit Verlängerung der suprahyoidalen Muskulatur
- Verstärkte Mundöffnung zur Entlastung der muskulären, kapsulären und neuralen Strukturen
    - Vergrößerter Abstand zwischen Ober- und Unterkiefer in der Ruheschwebelage
    - Veränderte Mechanik bei Mandibulabewegungen
- Veränderte Translations- und Rotationsbewegungen durch eine Verlagerung der Bewegungsachse des Kiefergelenks
- Aufgrund permanenter mechanischer Irritation wandert der Condylus mandibulae dauerhaft näher an das Tuberculum articulare
- Prävalenz für eine anteriore Diskusverlagerung

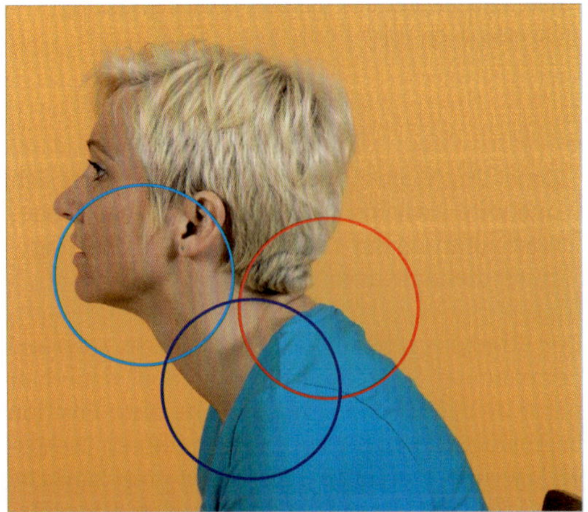

Abb. 8.28 Klinisch relevante Symptombereiche beim oberen gekreuzten Syndrom für eine CMD.

Oberes gekreuztes Syndrom

Beim oberen gekreuzten Syndrom handelt es sich um ein haltungsinduziertes muskuläres Ungleichgewicht, das in drei Aspekte oder „Spots" eingeteilt werden kann (▶ Abb. 8.28). Der Therapeut beurteilt das muskuläre Gleich- bzw. Ungleichgewicht zwischen den antagonistisch wirkenden Muskelgruppen in den Bereichen HWS und Schultergürtel:

- HWS (Spot 1): Extensoren vs. Flexoren.
- Schultergürtel (Spot 2): Vorheber vs. Rückzieher.
- Schultergürtel (Spot 3): Heber vs. Senker.

Das funktionelle Problem des oberen gekreuzten Syndroms lässt sich zur besseren Strukturierung mechanisch betrachten. In der Dysfunktionskette existieren klare mechanische Dysfunktionen und somit auch eine klare mechanisch Untersuchungs- und Behandlungsstruktur im Kontext einer persistenten CMD. Mit diesem mechanischen Ansatz lassen sich die entsprechenden klinischen Symptome der Patienten besser zuordnen und für die Behandlung anhand der Therapieziele und der erforderlichen Maßnahmen funktionell strukturieren.

Bei Patienten mit einem oberen gekreuzten Syndrom ist die Körperhaltung von signifikanten mechanischen Veränderungen geprägt:

- Die obere HWS ist in extendierter Vorpositionierung, es besteht eine zervikale Tendenz zur Hyperlordose.
- Die obere BWS zeigt eine Tendenz zur Hyperkyphose.
- Der Schultergürtel ist in einer protrahierten Stellung.

Klinische Symptome: Das klinische Erscheinungsbild dieser Patienten ist aufgrund des oberen gekreuzten Syndroms häufig durch folgende Symptome gekennzeichnet: Kopf- bzw. Gesichtsschmerz, Schulterschmerzen und sporadische, nervale Irritationen in den Armen und/oder auch bis zu den Händen bzw. in die Finger.

Spot 1: Haltungsveränderungen im Bereich der oberen HWS

Der erste Teilaspekt des oberen gekreuzten Syndroms zeigt eine muskuläre Dysbalance zwischen den dorsal gelegenen Extensoren, die tendenziell zu funktionellen Verkürzungen neigen, und den ventral gelegenen Flexoren mit einer Neigung zur dysfunktionellen Abschwächung. Die Tonussituation ist gekennzeichnet durch hypertone Extensoren und aus der resultierenden Körper- bzw. Kopfhaltung unfunktionell verlängerten und entsprechend insuffizienten Flexoren.

Die daraus entstehenden lokalen mechanischen und funktionellen Veränderungen können sich durchaus auch auf die Kiefergelenkregion ausweiten und so an einer CMD, in Form eines auslösenden oder eines unterhaltenden Faktors, beteiligt sein. Muskuläre Strukturen mit Tendenz zum Hypertonus und zu funktioneller „aktiver Insuffizienz" zeigt ▶ Abb. 8.29. Muskuläre Strukturen mit Tendenz zur Abschwächung und zu funktioneller „passiver Insuffizienz" zeigt ▶ Abb. 8.30.

Da die Kopf- und Körperhaltung gleichermaßen von der Tonussituation der umgebenden Muskulatur (Schulter-, Hals- und Nackenmuskulatur) und entsprechenden Veränderungen abhängig sind, bewirkt die hier entstehende funktionelle Tonusdysregulation im oberen HWS-Bereich, gemäß der

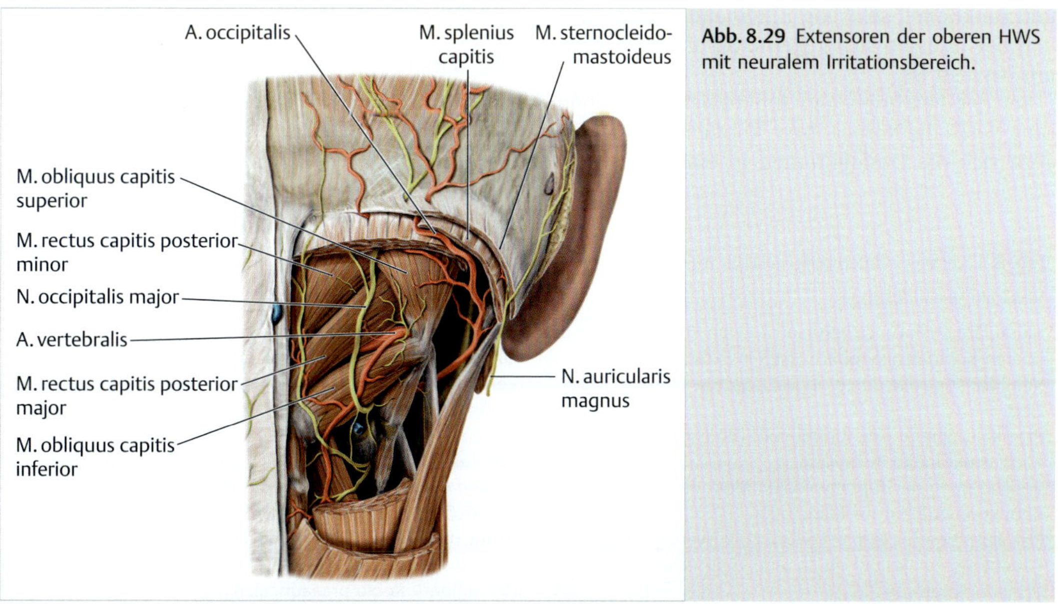

Abb. 8.29 Extensoren der oberen HWS mit neuralem Irritationsbereich.

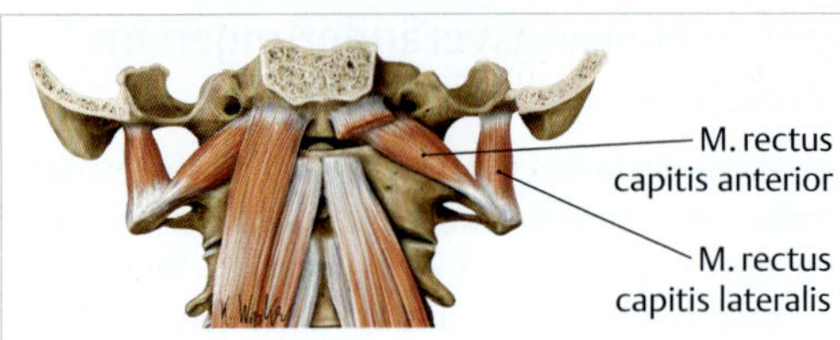

Abb. 8.30 Flexoren der oberen HWS (Ansicht von ventral), die zur funktionellen Abschwächung neigen.

Tonusverschiebung, eine veränderte Kopf- und Körperhaltung. Diese Veränderungen der Kopf- und Körperhaltung wirken sich auf die habituelle Okklusion und damit direkt auf das Belastungsgefüge in den Kiefergelenken aus. Zu erkennen ist der funktionelle Zusammenhang auch an einem veränderten Kontakt beim Mundschluss. In unterschiedlichen Kopfhaltungen (Lateralflexion, Rotation, Extension oder Flexion) entsteht ein immer neuer „Zahnerstkontakt“ (evtl. auch ein Frühkontakt) und verändert damit die habituelle Bissstellung. Bleibt eine „neue“ Körper- bzw. Kopfhaltung über einen längeren Zeitraum bestehen, wie es bei einer Tonusdysregulation angenommen werden kann, besteht durchaus die Möglichkeit einer dauerhaft veränderten Bisslage mit entsprechender Negativwirkung am Kiefergelenk. Wie es am menschlichen Körper sehr häufig zu beobachten ist, sind die einzelnen Körperregionen anatomisch und funktionell sehr eng miteinander verbunden und beeinflussen sich gegenseitig oft mehr, als es uns bewusst ist.

Bei der beschriebenen funktionellen Veränderung durch die Körper- bzw. Kopffehlhaltung gliedern sich die Dysfunktionen in einen lokal umschriebenen und in einen peripheren Wirkungsbereich am Kiefergelenk.

Lokale Veränderungen durch muskuläre Dysbalancen:

- lokal reduzierte Perfusion und somit reduzierte Stoffwechsellage mit negativen Konsequenzen für eine etwaige Wundheilung,
- Funktionsstörungen an den beteiligten Gelenken,
- mechanische Belastungsverschiebung an den Gelenken und den Muskel-Sehnen-Übergängen – Grundlage für eine beschleunigte Degeneration (Arthrosegefahr),
- veränderte Innervation der lokalen Gewebe.

Periphere Veränderungen durch muskuläre Dysbalancen:

- funktionelle (mechanische und physiologische) Beeinflussung der verbundenen anatomischen Strukturen (Gelenke, Nerven usw.),
- Veränderung der Körper- bzw. Kopfhaltung durch Tonusveränderungen,
- resultierende mechanische Veränderungen im Kiefergelenk durch Adaptionen der vom Kiefergelenk entfernten Strukturen (am Kiefergelenk verändert sich z. B. die habituelle Okklusion, es entstehen Frühkontakte etc.).
- Durch mechanische Veränderungen der arthroossären Strukturen des Kiefergelenkes sind auch Beeinflussungen der Kiefermuskulatur sowie des passiven Halteapparates (Kapsel und Bänder des Kiefergelenks) möglich.

Die daraus resultierenden Konsequenzen für die Kiefergelenke fasst ▶ Tab. 8.4 zusammen. Sie zeigt die Wirkungen der ventralen und dorsalen Tonusdysregulationen im klinischen Kontext zur CMD.

Tab. 8.4 Veränderungen aufgrund der muskulären Dysbalance der HWS

Ventrale Veränderungen	Dorsale Veränderungen
Muskuläre Dysbalance verursacht einen Kontrollverlust der oberen Kopfgelenke (obere HWS in Extension) Ventrale Kontrolle durch abgeschwächte Flexoren reduziert Prädisposition für eine funktionelle (im chronischen Verlauf auch strukturelle) Instabilität Verlängerung der suprahyoidalen Muskulatur Retraktionszug auf die Mandibula Prädisposition für eine anteriore Diskusverlagerung Reflektorischer Schutz durch eine Tonuserhöhung der Schulterelevatoren	Muskulärer Hypertonus Obere HWS in Extensionsstellung Veränderte, neue Gelenkstellung der oberen Kopfgelenke Veränderte, neue Mechanik mit Belastungsverschiebung Angepasst veränderte Afferenz Eventuell Irritation des Kerngebietes des N. trigeminus (im oberen HWS-Bereich gelegen – Duus 1983) Irritation der lokalen neuralen Strukturen (N. occipitalis major und minor, N. auricularis magnus) Prädisposition für Kopf- und Gesichtsschmerz (v. a. in der Ohrregion – Regio praeauricularis)

Spot 2: Haltungsdysbalance der Schultergürtelmuskulatur – Protraktion vs. Retraktion

Der zweite Aspekt des oberen gekreuzten Syndroms beinhaltet eine muskuläre Dysbalance zwischen hypertonen protrahierenden und damit funktionell „aktiv insuffizienten" Muskeln und den abgeschwächten retrahierenden – funktionell „übermäßig verlängerten" – Muskeln, die damit eine Art „passive Insuffizienz" ausbilden (► Abb. 8.31, ► Abb. 8.32).

Auch aus diesem Aspekt der mechanischen Körperfehlhaltung lassen sich wiederum direkte Beeinflussungsmechanismen für das Kiefergelenk herleiten. Diese finden ihren Ausgangspunkt in einer lokalen Veränderung im Entstehungsgebiet mit deutlichen klinischen Konsequenzen für das peripher gelegene Kiefergelenk. *Direkte lokale Auswirkungen* der funktionellen Störung sind:

- Die Tonusverschiebung bewirkt funktionelle Defizite in der Aufrichtung (unzureichende Muskelaktivität, schlechte Rekrutierungsfähigkeit) der thorakalen Wirbelsäulenabschnitte.
- Es bestehen Positionierungsprobleme der Skapula (keine gelenkzentrische Position, schlechte Kontrolle mit veränderter Afferenz).
- Die Kopf- und HWS-Haltung sind dyskoordiniert.
- Aus den genannten Punkten resultieren afferente Innervationsänderungen.
- Im Ergebnis entsteht eine aufsteigende Ursache-Wirkungs-Kette für das Kiefergelenk.

Die funktionellen Konsequenzen hieraus sind zunächst auf lokaler Ebene, also in unmittelbarer Umgebung zu finden. Bei persistenten Dysfunktionen sind auch periphere Wirkungen auf benachbarte Gebiete plausibel. Diese Körperregionen können eine pathologische Peripherwirkung auf das Kiefergelenk entwickeln und entsprechende Symptome in der Region des temporomandibulären Gelenks auslösen. Die *Peripherwirkungen* der dargestellten Störungen auf das Kiefergelenk sind:

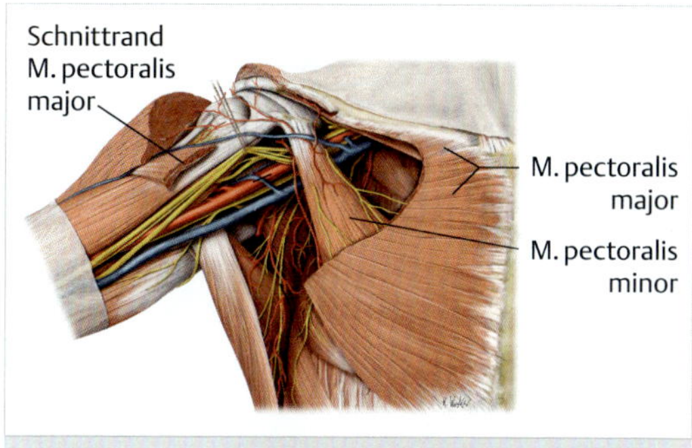

Abb. 8.31 Zu funktioneller Verkürzung neigende Muskulatur.

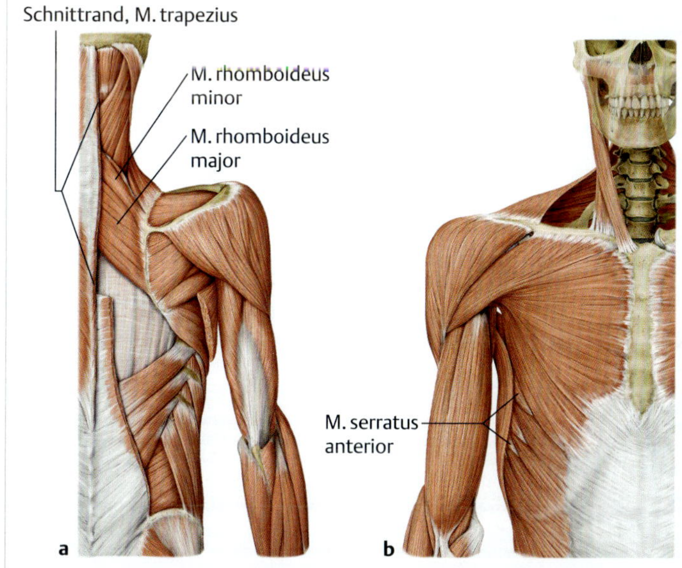

Abb. 8.32 Zu funktioneller Abschwächung neigende Muskulatur.

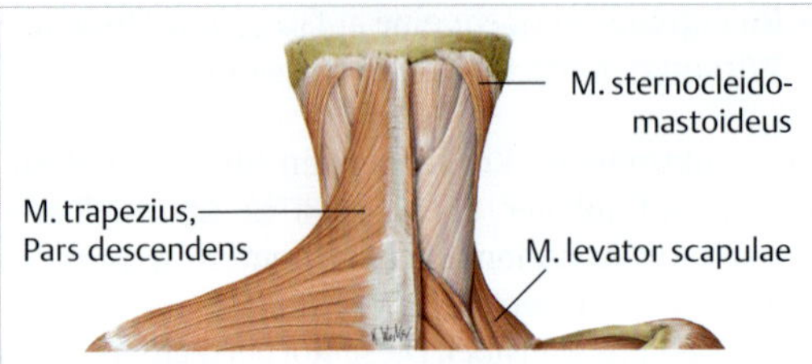

Abb. 8.33 Zum Hypertonus neigende Schultergürtelmuskulatur.

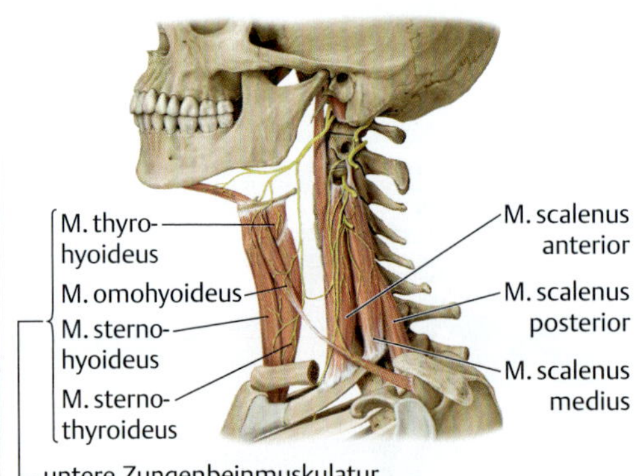

Abb. 8.34 Zu funktioneller Abschwächung und Insuffizienz neigende Schultergürtelmuskulatur.

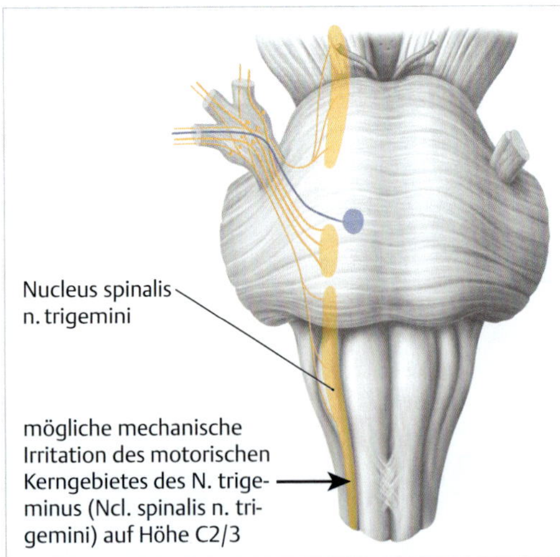

Abb. 8.35 Mechanische Irritationsmöglichkeiten des motorischen Kerngebietes des N. trigeminus im Zervikalbereich (C 2–3).

- Der Tonus der infrahyoidalen Muskeln nimmt zu (resultierend aus der Verlängerungsbeanspruchung der infrahyoidalen Muskulatur durch Kopf- und Schulterpositionierung)
- resultierender funktionell mechanischer Kaudalzug auf das Os hyoideum,
- dieser überträgt Zugspannung (Verlängerungsspannung) auf die suprahyoidale Muskulatur
- Retralzug auf die Mandibula ist die Folge
- mechanische Bewegungsdysbalance der Kiefergelenke
- Prädisposition für eine anteriore Diskusverlagerung (ADV)

Spot 3: Schultergürteldysbalance – im weitesten Sinne: Heber vs. Senker

Der dritte Spot des oberen gekreuzten Syndroms beinhaltet die Dysfunktion aus einer Tonusfehlregulation der hypertonen und damit „aktiv insuffizienten“ Elevatoren und den zu Abschwächung neigenden und damit „passiv insuffizienten“ Mm. scaleni inklusive der infrahyoidalen Muskulatur sowie die mechanischen Konsequenzen – für die lokalen umliegenden Strukturen und das Kiefergelenk – daraus (▶ Abb. 8.33, ▶ Abb. 8.34).

Funktionelle Konsequenzen für das Kiefergelenk sind:

- mechanische Veränderungen in der oberen HWS (bedingt durch muskuläre Dysbalancen),
- Haltungsproblematiken in den Bereichen Kopf bzw. oberer Rumpf durch Muskeldysbalancen und resultierende Innervationsveränderungen (Rekrutierung, Frequenzierung und Synchronisation der Haltemuskulatur),
- Irritationsmöglichkeiten an den intervertebralen Foramina mit Auswirkungen auf die Ansa cervicalis und den Plexus cervicalis,
  - Folge: Innervationsstörungen der beteiligten Muskulatur (M. sternocleidomastoideus, Subokzipitalmuskulatur),
- mögliche mechanische Irritation des motorischen Kerngebietes des N. trigeminus (Ncl. spinalis n. trigemini) auf Höhe C 2/3 (▶ Abb. 8.35).

8.1.3 Intraorale Inspektion

Bei der intraoralen Inspektion werden alle optisch erkennbaren Veränderungen im Mundraum festgestellt und in den Kontext zu den Beschwerden des Patienten gestellt. Der Therapeut entwickelt Hypothesen für die Genese der Symptome. Die intraorale Inspektion liefert weitere wichtige Hinweise auf bestehende Dysfunktionen und auf sogenannte Parafunktionen, die an der Symptomatik einer CMD ursächlich oder unterhaltend beteiligt sein können (Ahlers u. Jakstat 2008). ▶Abb. 8.36 gibt einen kleinen Überblick über die anatomischen Strukturen der Mundhöhle, der die Orientierung erleichtert.

Zur strukturierten Vorgehensweise ist es sinnvoll, zuerst eine Einteilung der zu erwartenden Befunde vorzunehmen. Zu erwarten sind Befunde unter drei Kategorien:

- *Zahnstellung und okklusale Verhältnisse:* Aus der Beurteilung des Kontaktes der Zahnreihen im Ober- und Unterkiefer lassen sich direkte Rückschlüsse auf die Mechanik der Kiefergelenke ziehen.
- *Hinweise auf Parafunktionen*: Beitragende Faktoren können erkannt werden, die direkte Erklärungsmöglichkeiten für die Symptome liefern.
- *Sicherheitsaspekte*: Des Weiteren lassen sich Kontraindikationen und Vorsichtsmaßnahmen für die weitere Untersuchung und die bevorstehende Behandlung ableiten und eventuell nötige differenzialdiagnostische Untersuchungen einleiten.

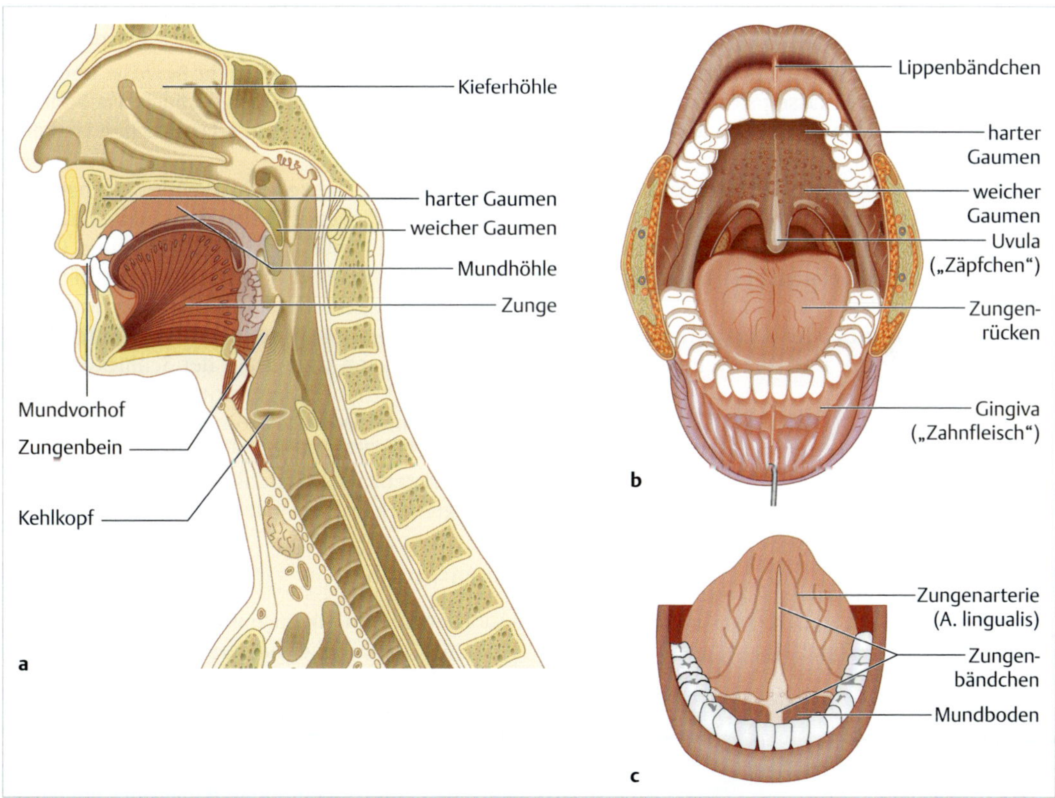

Abb. 8.36 Anatomie der Mundhöhle.
a Kiefer- und Mundhöhle im Sagittalschnitt.
b Mundraum von ventral.
c Unterfläche der Zunge.

Tab. 8.5 Kategorien der intraoralen Inspektion

Beitragende Faktoren entdecken (Parafunktionen, Störungen der Zahnstellung und Okklusion)	Kontraindikationen und Vorsichtsmaßnahmen für die Behandlung erkennen

• Abrasionen (Schlifffacetten)
• Zungen- und Wangenimpressionen
• Rezessionen des Zahnfleisches (freiliegende Zahnhälse)
• Spangenversorgung
• Zungenveränderungen
  ○ Landkartenzunge (Lingua geographica)
  ○ Faltenzunge (Lingua scrotalis)
  ○ Beläge unklarer Genese
• Zahnstellung
  ○ Zahnengstand (Hyperdontie)
  ○ Zahnweitstand (Hypodontie)
• Zahnlücken (Antagonismus der Zähne)
• Zahnfüllungen (Krone, Inlay, Brücke etc.)
• Entzündungen: am Gaumen, an der Mundschleimhaut
• Funktionsstörungen der Kieferbeweglichkeit erkennen
• Exostosen an Mandibula oder Maxilla
• Karies und Parodontitis
	• Entzündungen
	• Wangenverletzungen (Aufbissverletzungen)
	• Zahnfrakturen
	• Nicht vollständig verheilte Verletzungen (z. B. nach OP: Weisheitszahnextraktion, Wurzelresektion)
	• Beläge auf Zähnen, Gaumen oder Mundschleimhaut (Entzündungen, Pilzinfektionen etc.)

Die meisten physiotherapeutischen Aspekte der intraoralen Inspektion lassen sich den beiden Kategorien Parafunktionen und Sicherheitsaspekte zuordnen (► Tab. 8.5).

Die einzelnen intraoralen Befunde ziehen keine direkte physiotherapeutische Behandlungskonsequenz nach sich, da diese Probleme nicht physiotherapeutisch zu behandeln sind. Sie erfordern das Aufsuchen eines entsprechenden Facharztes (meist des Zahnarztes oder Kieferorthopäden) zur Differenzialdiagnostik und zur weiteren Behandlung.

Hinweise auf Parafunktionen

Häufig lassen sich sogenannte Parafunktionen bei der intraoralen Inspektion feststellen. Sie sind ein deutliches Indiz für funktionelle Störungen im Kiefergelenkbereich, die sowohl artikuläre als auch muskuläre (neuromuskuläre) Störungen nach sich ziehen. Typische Parafunktionen sind:

- Pressen,
- Knirschen,
- Nägelkauen,
- Lippen- bzw. Wangenbeißen,
- Stifte kauen.

Diese Parafunktionen bewirken parodontale Veränderungen, wie z. B. Schlifffacetten, Zahnhalsdefekte und -empfindlichkeiten sowie Gebissabdrücke an Wange oder Zunge. Parafunktionen sind den Patienten meist nicht bewusst und können durch alltäglichen Übergebrauch wie Bonbonlutschen, Kaugummikauen oder Rauchen verstärkt werden.

Auf das Kiefergelenk wirkende mechanische Kräfte beschränken sich im normalen Alltag auf den direkten Kontakt zwischen Ober- und Unterkiefer. Dieser Kontakt findet lediglich beim Schlucken, (ca. 600 Schluckvorgänge pro Tag (Kunsch u. Kunsch 2005) und beim Kauen statt. Durch Parafunktionen kann die Anzahl der Schluckvorgänge signifikant erhöht sein, wodurch das Entstehen stark erhöhter Druckbelastungen auf die Kiefergelenke erklärt werden kann. Somit ergibt sich aus der Persistenz von Parafunktionen ein mechanisch geprägtes Erklärungsmodell für eine CMD.

Abrasionen

Abrasionen sind sog. Schlifffacetten an den Zähnen, die durch übermäßiges, unphysiologisches Aufeinanderreiben der Zähne des Ober- und Unterkiefers entstehen (► Abb. 8.37). Die Zähne sind die härteste Substanz unseres Körpers. Es bedarf einer großen äußeren Kraft, um diese Substanz abzureiben. Abrasionen finden daher eher bei länger anhaltenden Dysfunktionen statt. Klinisch finden sich Symptome, wie z. B. schmerzempfindliche Zähne auf kalte oder heiße Reize (Getränke, Speisen oder auch Zugluft), sporadisches Verhaken der Zähne. Es entsteht eine sog. Schlüssel-Schloss-

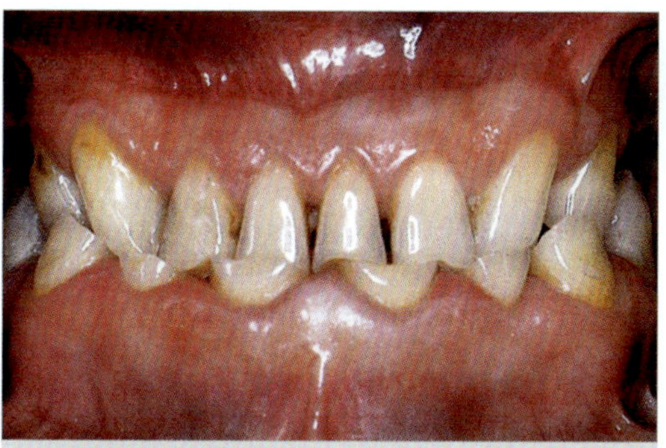

Abb. 8.37 Abrasionen.

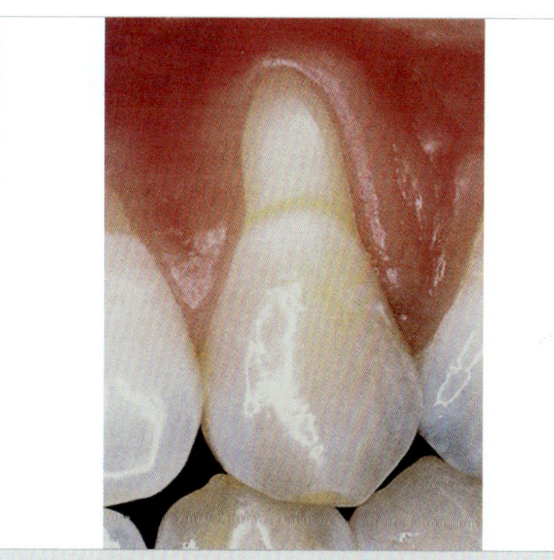

Abb. 8.38 Rezessionen.

Situation an den abgeriebenen Zähnen. Ein einfacher permanenter Dauerschmerz durch die anhaltende Zerstörung der Zahnhartsubstanz ist ebenfalls häufig bei diesen „Abrasions-Patienten" zu finden. Manche der Patienten entwickeln mit der Zeit auch eine stärkere Entzündungsneigung. Diese Entzündungen betreffen das Zahnfleisch, die Zahnwurzeln oder auch die Nerven.

Rezessionen

Rezessionen sind strukturelle Rückziehungen des Zahnfleisches am Zahnhals, die durch hohe mechanische Kräfte oder auch durch entzündliche Prozesse im Mundraum entstehen (▸ Abb. 8.38). Rezessionen sind damit eine mögliche Folge eines Abrasionsgebisses, in deren Folge es immer wieder auch zu Entzündungen des Zahnfleisches und zu Einblutungen am Zahnfleischsaum kommen kann. Die klinischen Symptome sind empfindliche Zahnhälse (auf kalte oder heiße Temperaturreize) oder Irritationen des Alveolarfaches mit Zahnschmerzen als direkte Folge.

Zungenimpressionen

Zungenimpressionen sind Zahnabdrücke in der Zunge (▸ Abb. 8.39). Sie entstehen durch einen hohen mechanischen Anpressdruck der Zunge an den Zahnreihen, die somit sehr charakteristische Spuren hinterlassen. Diese Druckspuren sind Zeichen für bestehende Parafunktionen, also auch Zeichen einer eventuell vorherrschenden neuromuskulären Fehlsteuerung mit direkten mechanischen Folgen für das betroffene Gewebe. Häufig sind bei diesen bestehenden Parafunktionen auch Aufbissverletzungen an der Zunge des Patienten zu finden.

Wangenimpressionen

Wangenimpressionen entstehen durch einen hohen Anpressdruck bzw. durch Ansaugen der Wange an die Zahnreihen (▸ Abb. 8.40). Auch bei Patienten, die auf die Wange beißen oder die Wange gewohnheitsmäßig zwischen den Zahnreihen kauen, entwickeln Wangenimpressionen. Bei diesen charakteristischen Spuren finden sich ebenfalls öfter Aufbissverletzungen in der Wange.

Verletzungen im Wangenfleisch, blutende Wunden oder auch entzündliche Situationen sind häufig bei Patienten mit diesen Parafunktionen zu finden. Entsprechend zeigen sich klinisch palpationsempfindliche Kaumuskeln im Wangenbereich oder auch empfindliche kapsuläre Bereiche in der Region des Kiefergelenks.

Aufbissverletzungen

Aufbissverletzungen entstehen durch eine hohe Muskelspannung infolge persistenter Parafunktionen und durch die daraus neuromuskulär resultierenden unkontrollierten Bissaktionen in die Wange oder Zunge (▸ Abb. 8.41). Schwellungen aufgrund entzündlicher Prozesse und natürlich lokale Schmerzsensationen (v. a. bei der Palpation im

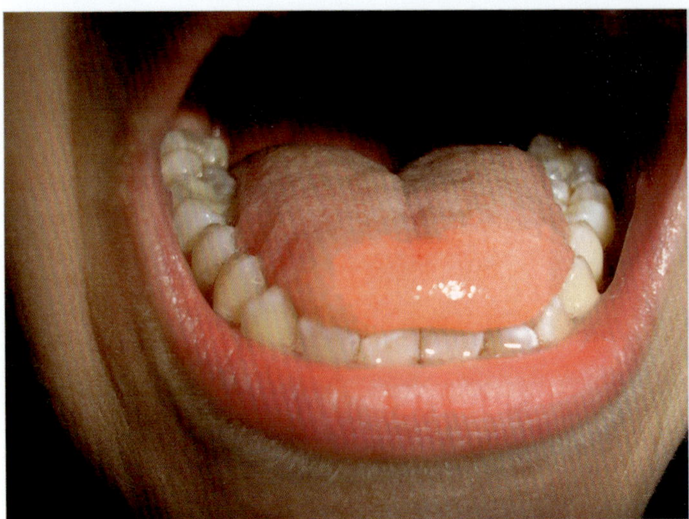

Abb. 8.39 Zungenimpressionen.

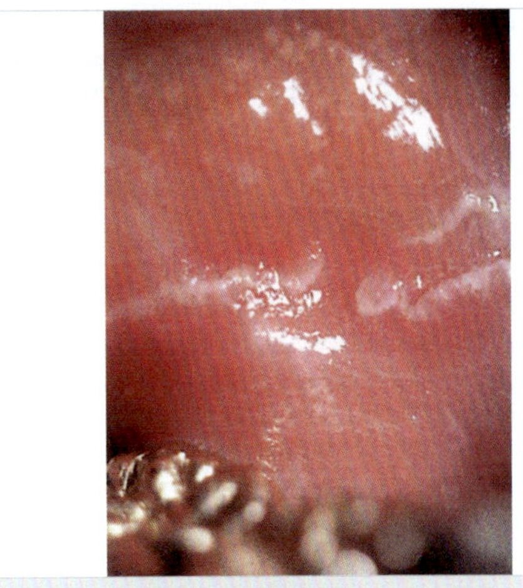

Abb. 8.40 Wangenimpressionen.

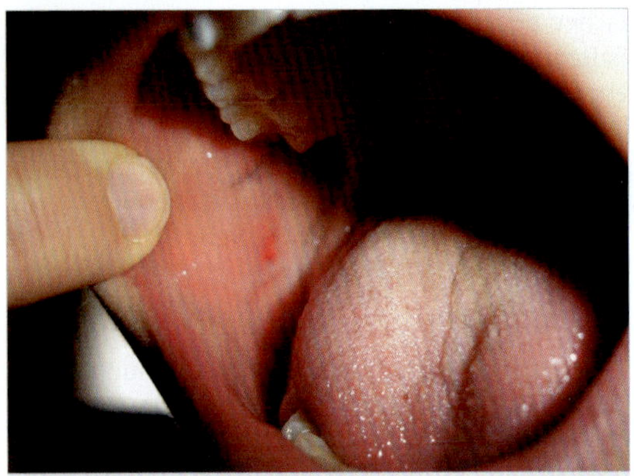

Abb. 8.41 Aufbissverletzung.

Kaumuskelbereich – M. masseter) sind klinisch häufig am Patienten zu finden.

Parafunktionen, auch „Habits" genannt, werden in der Literatur auch gerne als dentale „Unarten" bezeichnet. Dabei handelt es sich per Definition um „unnormale" oder auch „unnatürliche" Funktionen der Zähne oder des Kiefergelenkes. Häufig treten Parafunktionen als Folge von Stress (Verarbeitungsstörung) auf und können schwere dentale Schäden (bis hin zum Zahnverlust) anrichten.

Störungen der Okklusion

Für das Entstehen und Unterhalten einer CMD können noch weitere mechanische Veränderungen in Betracht gezogen werden. Veränderungen der normalen Bissstellung der Zähne, sind eine mögliche Erklärung für einseitige mechanische Belastungsspitzen auf die Kiefergelenke. Aus diesen Veränderungen lassen sich ebenfalls Symptome einer CMD erklären.

Offener Biss nach vorne

Ein vorderer offener Biss entsteht durch Zahn- oder Kieferveränderungen, häufig während der Wachstumsphase (▶ Abb. 8.42). Anomalien in der Zahnstellung oder der Zahnanlage bedingen diese Fehlpositionierung. Mechanische Folgen betreffen die Region des Kiefergelenks aufgrund der veränderten Bissstellung (Oberkiefer-Unterkiefer-Relation und habituelle Kiefergelenkposition) und der daraus resultierenden unphysiologischen Kraftvektoren für das Kiefergelenk und die Kaumuskeln.

Offener Biss zur Seite

Ein seitlich offener Biss entsteht ebenfalls durch Zahn- oder Kieferveränderungen (▶ Abb. 8.43). Zugrunde liegen dieselben Fehlanlagen oder mechanischen Veränderungen der Zahnstellung wie bei der Fehlstellung des „vorderen offenen Bisses".

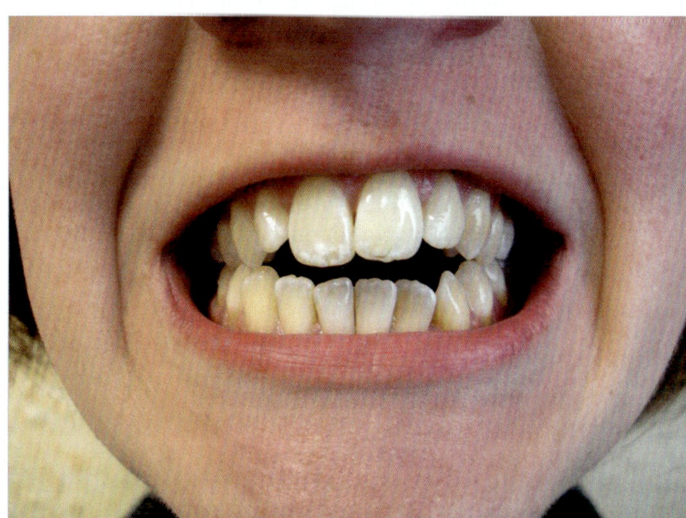

Abb. 8.42 Offener Biss nach vorne.

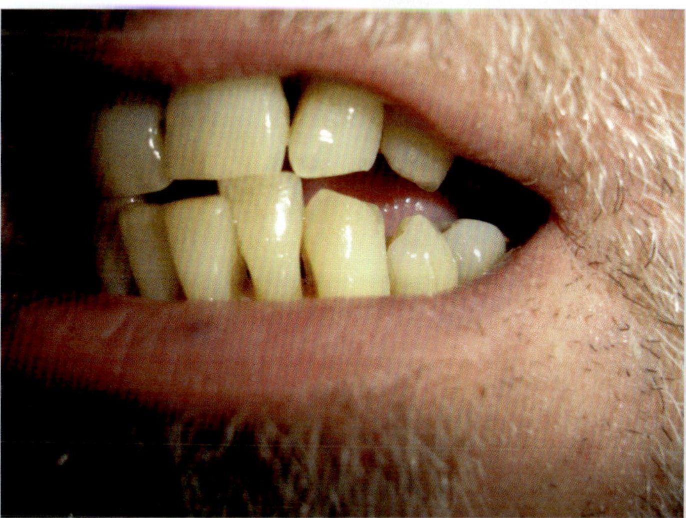

Abb. 8.43 Offener Biss zur Seite.

Tiefbiss

Der Tief- bzw. Deckbiss kann ebenfalls durch eine veränderte Zahnstellung erklärt werden (▶ Abb. 8.44). Zwangspositionen der Zähne durch asymmetrisches Zahnwachstum, Fehlanlage von Zähnen oder auch entsprechende Prädispositionen aus der Anlage und Entwicklung der Mandibula (mandibuläre Retrognathie) begünstigen das Entstehen dieser Fehlpositionierungsvariante.

Kreuzbiss

Eine weitere Zahnstellungsproblematik stellt der sog. Kreuzbiss dar (▶ Abb. 8.45). Auch diese Positionsvariante entsteht durch eine veränderte Zahn- bzw. Unterkieferstellung. Mögliche Erklärungsmodelle hierfür sind zahlreich vorhanden. Ein solcher Kreuzbiss kann durch muskuläre Dysbalancen der Kaumuskulatur, durch neurale Dysfunktionen mit negativer Beeinträchtigung der Muskelfunktionen oder durch artikuläre Veränderungen der Kiefergelenke erklärt werden.

Bei Abweichungen der Zahnstellung von der Norm entstehen neue Kraftvektoren bei entsprechender Belastung – beim Kauen oder Schlucken –, die eine ungewohnte Belastung für die Gelenkstrukturen und den Kapsel-Band-Apparat darstellen.

Möglicherweise entwickelt sich eine unnormale Verzahnung mit Belastungsverschiebung und Veränderungen in den umgebenden Weichteilen. Daraus können sich im weiteren Verlauf prädisponierende Faktoren für das Entstehen einer CMD entwickeln (Ernst u. Freesmeyer 2008).

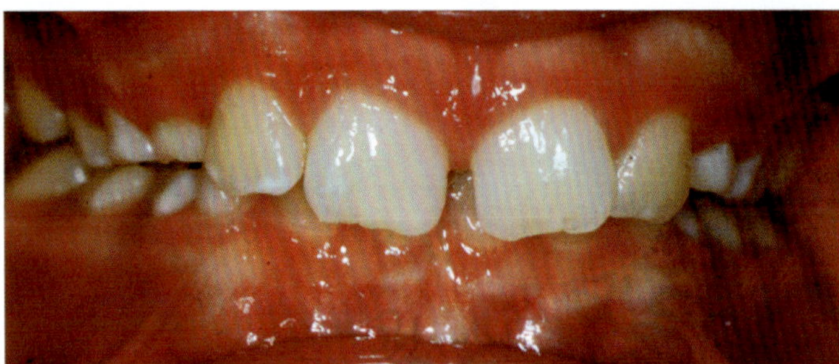

Abb. 8.44 Tiefbiss.

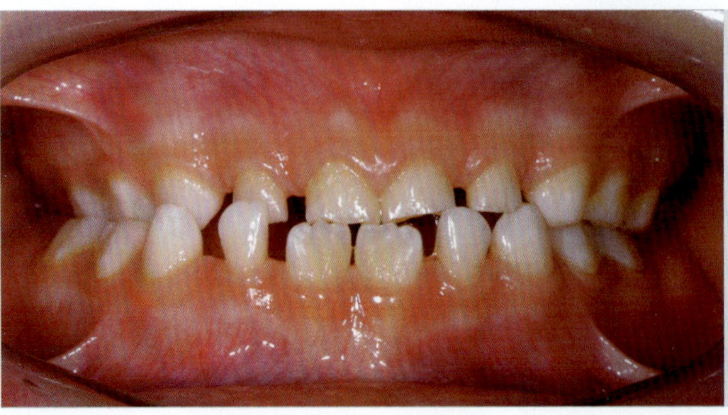

Abb. 8.45 Kreuzbiss.

Störungen der Zahnstellung

Hyperdontie

Unter einer sog. Hyperdontie versteht man eine „Zuviel-Anlage“ von Zähnen oder vielmehr einen Zahnengstand (► Abb. 8.46). Als Ursachen kommen primär eine anomale Zahnanlage oder eine erworbene veränderte Zahnstellung, vorzugsweise eine fächerförmige Ausrichtung der Zähne, infrage. Mechanische Auswirkungen betreffen hauptsächlich eine adaptierte Sensitivität der Alveolarfächer mit einer möglichen Irritation der Zahnfach-Nerven und primär auch eine veränderte mechanische Kaufläche mit der Möglichkeit, eine unphysiologische Belastung auf lokale Zahnbereiche zu entwickeln.

Hypodontie

Die Hypodontie ist das entsprechende Gegenstück zur Hyperdontie – nämlich eine „Nichtanlage“ von Zähnen. Charakteristisch dafür sind persistente Zahnlücken und „zu klein geratene“ Zähne, sog. Zapfenzähne (► Abb. 8.47). Diese vergrößerten Zahnzwischenräume sind mitunter für höhere mechanische Belastungen des Zahnfleisches (durch verstärkten Druck der Speisen auf das Zahnfleisch) verantwortlich. Hieraus resultieren häufig auch Zahnfleischverletzungen mit der Prävalenz für lokale Entzündungen.

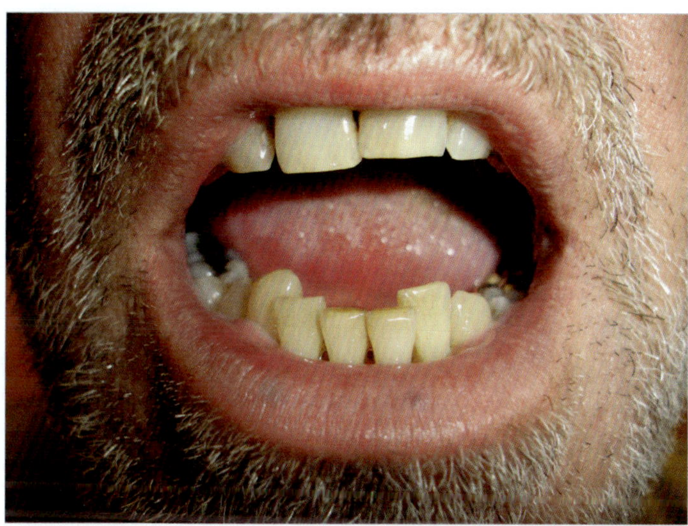

Abb. 8.46 Hyperdontie.

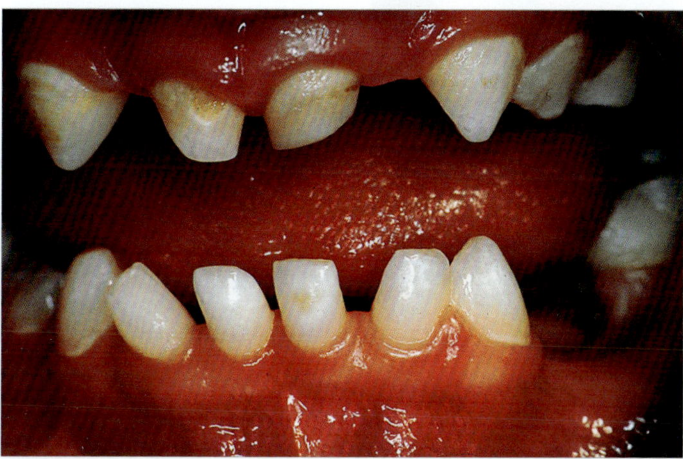

Abb. 8.47 Hypodontie.

Zahnverschmelzungen

Eher zu den seltenen Varianten zählen die sog. Zahnverschmelzungen. Dabei handelt es sich um strukturell zusammengewachsene Zähne durch Fehlwachstum und Fehlanlage in Kombination mit mechanischen Störungen (▶ Abb. 8.48).

Weitere Auffälligkeiten

Mandibula- und Maxillaexostosen

Bei Mandibulaexostosen handelt es sich um knöcherne Anbauten an der Knochensubstanz des Unterkiefers (▶ Abb. 8.49). Diese können unter anderem durch ein unnormales Knochenwachstum oder häufiger bei Prothesenträgern durch Druckstellen (ausgelöst durch eine schlecht angepasste Prothesenversorgung) entstehen. Klinisches Erscheinungsbild: Bestehende Exostosen können bei Prothesenträgern und bei Patienten mit neu angepassten Zahnschienen zu unangenehm schmerzhaften Druckstellen führen.

Maxillaexostosen beruhen auf denselben Entstehungsmechanismen wie die Mandibulaexostosen und weisen ein ähnliches klinisches Erscheinungsbild auf. Sie entstehen durch z. B. ein unnormales Knochenwachstum und führen bei Prothesen- und Schienenträgern zu Druckstellen.

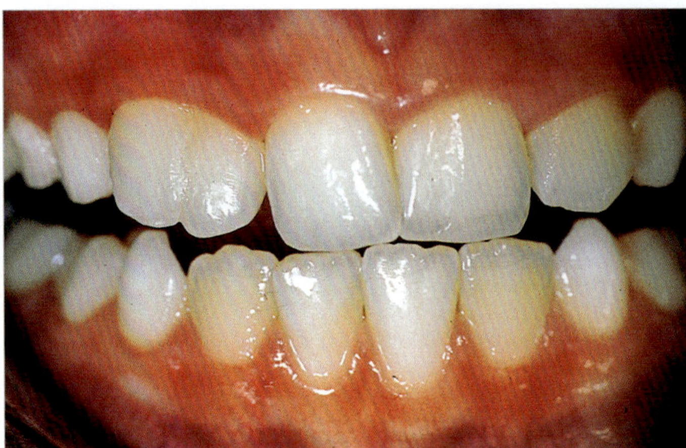

Abb. 8.48 Zahnverschmelzungen.

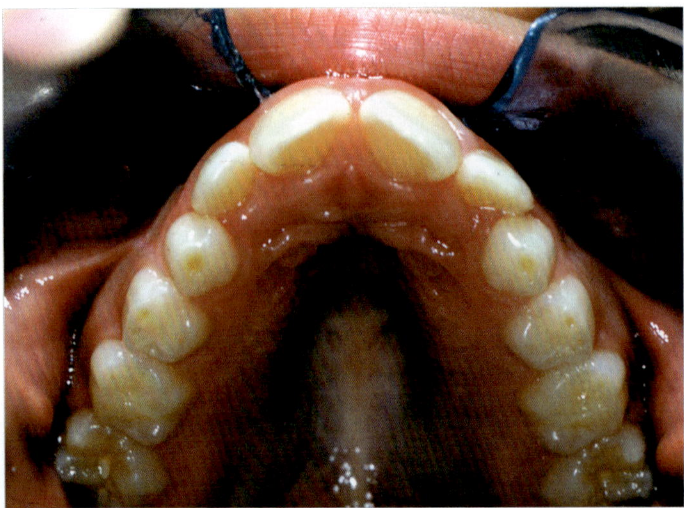

Abb. 8.49 Mandibulaexostosen.

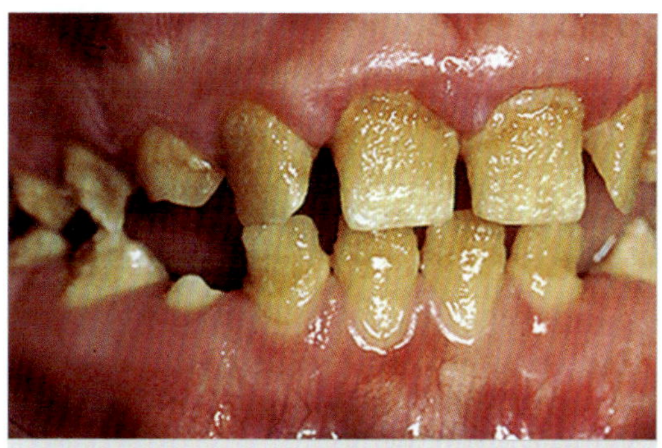

Abb. 8.50 Karies.

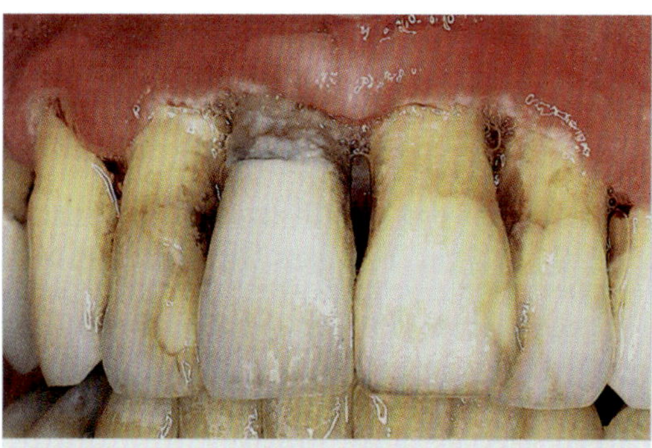

Abb. 8.51 Parodontitis.

Karies

Karies ist eher ein physiotherapeutischer Nebenbefund und auf mangelhafte Zahn- bzw. Mundhygiene zurückzuführen. Kariöser Befall der Zähne kann ein begünstigender Faktor für Entzündungsreaktionen im Mundraum sein (▶ Abb. 8.50).

Klinische Relevanz des Themas für den Patienten: Über die Beeinträchtigung des gesamten Körpers durch einen bestehenden Kariesbefall, d. h. über eine zu übersteigerten Entzündungen neigende Gesamtsituation, wird weiter spekuliert.

Parodontitis

Eine Parodontitis ist, wie ein bestehender Kariesbefall, ein physiotherapeutischer Nebenbefund. Da via Physiotherapie nicht behandelt werden kann, sind die direkten Auswirkungen auf eine bestehende CMD tendenziell zweitrangig. Falls der Patient sich nicht bereits in zahnärztlicher Behandlung befindet, sollte er aufgrund der Probleme (Karies und Parodontitis) auf die Notwendigkeit einer kausalen zahnärztlichen Therapie aufmerksam gemacht werden. Ursächlich sind ebenfalls mangelhafte Verhältnisse bei der Zahn- bzw. Mundhygiene anzunehmen (▶ Abb. 8.51).

Die hier beschriebenen Störungen der Zahnstellungen und die weiteren Auffälligkeiten veranschaulichen mögliche intraorale Befunde bei der Untersuchung eines Patienten mit CMD. Allen Befunden ist gemein, dass sich keine direkte physiotherapeutische Behandlungsmöglichkeit daran anschließt. Sollten intraorale Befunde dieser Art erhoben werden, ist eine zahnärztliche Behandlung notwendig.

Für die physiotherapeutische Behandlung geben diese Befunde allerdings Anlass zu weiteren funktionellen Überlegungen, da das mit ihnen verbundene Störpotenzial als Erklärungsmodell für das Entstehen einer CMD dienen kann. Aus diesen scheinbar „nichtphysiotherapeutischen“ Befunden ergeben sich also verwertbare Hinweise für die physiotherapeutische Behandlung und die weitere Therapieplanung. Auch die evtl. notwendige Beteiligung anderer Fachdisziplinen lässt sich durch sie begründen.

8.2 Aktive Bewegungsprüfung und Messverfahren

Bei der aktiven Bewegungsprüfung handelt es sich um den ersten objektiven Untersuchungsgang in der körperlichen Untersuchung von Kieferpatienten. Daraus resultieren objektive Messwerte, die zur Festlegung von Therapiezielen und auch zur Wiederbefundung, also zur Kontrolle der Wirksamkeit der eingesetzten Therapieinterventionen, benutzt werden können. Des Weiteren stellt die aktive Bewegungsprüfung die erste Kontrollmöglichkeit, den ersten Beweis in der Kette, für die nach der Anamnese evaluierten Hypothesen dar.

Die aktive Bewegungsprüfung steht in der geplanten körperlichen Untersuchung bei Patienten mit CMD aus folgenden Gründen an erster Stelle:

- Sie zeigt, inwieweit der Patient bereit ist, seine betroffene Region bzw. Struktur – also das Kiefergelenk – zu belasten und zu bewegen.
- Ausweichbewegungen und Schonmechanismen können schnell erkannt und weiter differenzierend untersucht werden.

- Bewegungsunwilligkeiten oder Bewegungslimitationen können ebenso wie Schmerzreaktionen erkannt, dokumentiert und nachfolgend weiter untersucht werden.
- Sie ist ein Sicherheitsaspekt für die weiteren Untersuchungen und die sich daran anschließende Behandlung. Alle Auffälligkeiten haben eine Konsequenz für die weitere Untersuchung und die danach folgende Therapie und beeinflussen sie.

Grundlegend ist bei der aktiven Bewegungsprüfung auf folgende Punkte zu achten:

- Der Therapeut lagert den Patienten so schmerzfrei wie möglich.
- Beim Erstbefund und bei den folgenden Wiederbefunden wählt der Therapeut stets die gleiche Lagerung und Ausgangsstellung.
- Er nutzt möglichst dieselben Anweisungen und Instruktionen zur Erklärung der Bewegungen.

Durch dieses einheitliche Prozedere werden die Untersuchungsergebnisse von Erstbefund und den folgenden Wiederbefunden miteinander vergleichbar, da dieselben Bedingungen bei den Untersuchungen herrschen und die Aussagekraft der erhobenen Befunde somit signifikant ansteigt. In Zeiten der EBP (Evidence Based Practice/Physiotherapie) ist es notwendig, möglichst objektive Untersuchungsinstrumente und möglichst standardisierte Untersuchungsverfahren zu verwenden. Der Physiotherapie und den damit verbundenen Therapieinterventionen kann somit zu mehr Professionalität verholfen werden. Diese Maßnahmen müssen allerdings in der täglichen Praxis auch durchführbar sein.

Die aktive Bewegungsprüfung wird nach drei Kategorien beurteilt, die in nachfolgender Tabelle dargestellt sind (▸ Tab. 8.6).

Die Beurteilung der aktiven Bewegungsfähigkeit sollte alle auftretenden Sensationen während des Bewegungswegs sowie das physiologische aktive Bewegungsende beinhalten. Eine aktive Bewegung geht von einem Punkt A, dem Beginn der Bewegungsrichtung (nach der Neutral-Null-Methode die Nullstellung), bis zu einem Punkt B, dem physiologischen Bewegungsende. Auf beliebigen Punkten dieser Strecke AB können verschiedene Sensationen auftreten, wie z. B.:

- Limitation der Bewegung,
- Ausweichbewegungen,
- unphysiologische Muskelaktionen,
- Schmerzen.

Tab. 8.6 Beurteilungskategorien der aktiven Bewegungsprüfung

Quantität	Qualität	Schmerz
Beschreibt objektiv und messbar (nachprüfbar) die tatsächlich durchgeführte Bewegungsamplitude – das Bewegungsausmaß	Qualitative Merkmale der aktiven Bewegungen	Jede Schmerzsensation wird der entsprechenden Bewegungsrichtung zugeordnet und dokumentiert
Untersuchung und Messung: • Mundöffnung • Laterotrusion rechts/links • Protrusion • Retrusion *Anmerkung*: Der Mundschluss (max. Interkuspidation) kann nur beurteilt werden	Beurteilungskriterien: • Achsen- und ebenengerechtes Bewegen • Ausweichmechanismen • Schonhaltungen • Kontrolliertes Bewegen • Kraft der Bewegung (beim Beißen) • Gleichmäßige Bewegungsdurchführung • Orientierung der Bewegung (Bewegungskoordination) • Beobachten der Start- bzw. der Endposition der Bewegungen • Knackphänomen auf dem Bewegungsweg • Krepitus an einer Stelle (oder mehreren) auf dem Bewegungsweg	Dokumentation: • Schmerzhaftes Bewegungsmaß • Lokalisation des Schmerzes • Schmerzintensität (visuelle Analogskala, VAS)

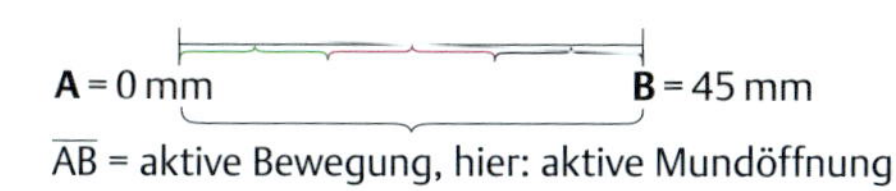

Abb. 8.52 Bewegungsdiagramm einer aktiven Bewegung (modifiziert nach Maitland) am Beispiel der Mundöffnung: A ist der Beginn einer aktiven Bewegung in eine bestimmte Richtung (A = 0 mm), B ist das physiologische Ende einer aktiven Bewegung (B = 45 mm).

Der Bewegungsumfang einer Bewegung im Kiefergelenk wird in Millimeter (mm) angegeben (► Abb. 8.52). Wenn der gesamte Bewegungsweg z. B. der aktiven Mundöffnung in drei Drittel mit unterschiedlichen Farben eingeteilt wird, kann das die Dokumentation erheblich erleichtern, z. B.:

- Grüner Bereich: initiale Mundöffnung 0–15 mm.
- Roter Bereich: intermediäre Mundöffnung 16–30 mm.
- Blauer Bereich: terminale Mundöffnung 31–45 mm.

So kann zu jeder Phase der Mundöffnung auf einfache Art und Weise die aufgetretene „Sensation" bzw. Auffälligkeit notiert werden.

8.2.1 Messung der aktiven Bewegungsrichtungen

Bei der praktischen Durchführung werden die aktiven Bewegungsrichtungen der Kiefergelenke (des Unterkiefers) einzeln getestet und nach dem QQS-Schema (Quantität, Qualität, Schmerz) dokumentiert. Die Messung des quantitativen Bewegungsausschlages erfolgt mittels eines Goniometers, alternativ mit einem Lineal oder mit einem CMD-Meter. Ein CMD-Meter ist ein spezielles Messinstrument zur Messung der quantitativen Bewegungsausschläge der Kiefergelenke.

Für die Beurteilung einer eventuell vorhandenen Diskrepanz zwischen Normwerten und den ermittelten Mobilitätswerten des Patienten werden die Normwerte der Kiefermobilität nach ► Tab. 3.2 zugrunde gelegt.

Aktive Mundöffnung

Die Mundöffnung kann im Sitz oder auch im Stand ermittelt werden. Bei jeder erneuten Messung ist darauf zu achten, in derselben Ausgangsposition zu messen. Durchführung: Gemessen wird die Distanz zwischen den Kanten der Schneidezähne (Inzisalkanten) von Oberkiefer und Unterkiefer. Der gemessene Wert wird auch als *Schneidekantendistanz* (SKD) angegeben (► Abb. 8.53).

Normwert: > 40 mm.

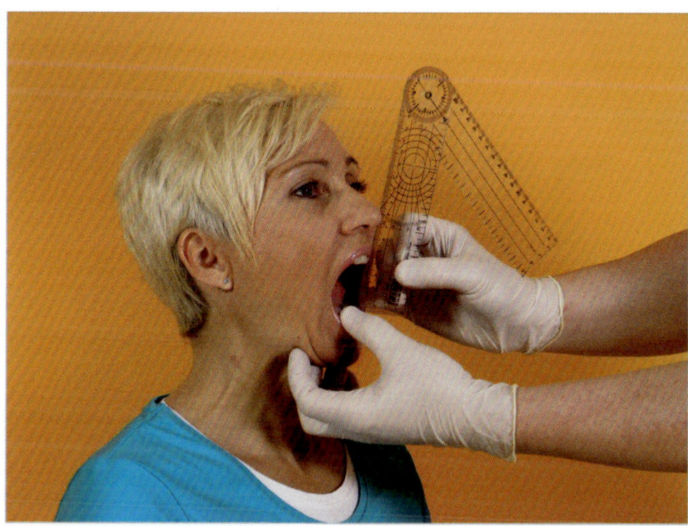

Abb. 8.53 Aktive Mundöffnung gemessen mit dem Goniometer.

Aktive Laterotrusion nach rechts/links

Die Mitte der oberen Schneidezähne definiert den Nullpunkt (mittlere Inzisallinie) und damit den Ausgangpunkt für die Messung der Laterotrusion des Unterkiefers. Gemessen wird nun die Seitwärtsbewegung (der tatsächlich zurückgelegte Weg der Inzisallinie der unteren Schneidezähne) des Unterkiefers nach rechts (▶ Abb. 8.54) bzw. nach links (▶ Abb. 8.55).

Normwert: 11–15 mm.

> **M!**
>
> Bei der Messung der Laterotrusion wird immer auch die Mediotrusion im kontralateralen Temporomandibulargelenk getestet.

Aktive Protrusion

Für die aktive Protrusion macht der Patient ein „energisches" Kinn – er schiebt den Unterkiefer so weit wie möglich nach vorne. Gemessen wird die Distanz zwischen der Lippenseite der oberen Schneidezähne und der Lippenseite der unteren Schneidezähne nach dieser Unterkiefer-Vorschub-Bewegung.

In normaler Mundschlussposition stehen die unteren Schneidezähne etwas hinter den oberen Schneidezähnen nach dorsal versetzt. Bei diesem Abstand spricht man vom „horizontalen Überbiss". Dieser ist von Mensch zu Mensch variabel. Für die Messung der Protrusion muss der horizontale Überbiss zum gemessenen Wert *addiert* werden (▶ Abb. 8.56).

Normwert: 7–10 mm.

Aktive Retrusion

Für die aktive Retrusion wird der Patient aufgefordert, sein Kinn „einzupacken" oder seinen Unterkiefer so weit wie möglich nach hinten zu ziehen. Gemessen wird die Distanz zwischen der Lippenseite der oberen Schneidezähne und der Lippenseite der unteren Schneidezähne nach dieser Unterkiefer-Rückzug-Bewegung. Da in der Ausgangsposition (habitueller Mundschluss) die Zahnreihe des Unterkiefers wie bereits beschrieben hinter der Zahnreihe des Oberkiefers steht, wird der horizontale Überbiss vom gemessenen Wert *subtrahiert* (▶ Abb. 8.57).

Normwert: 0–3 mm.

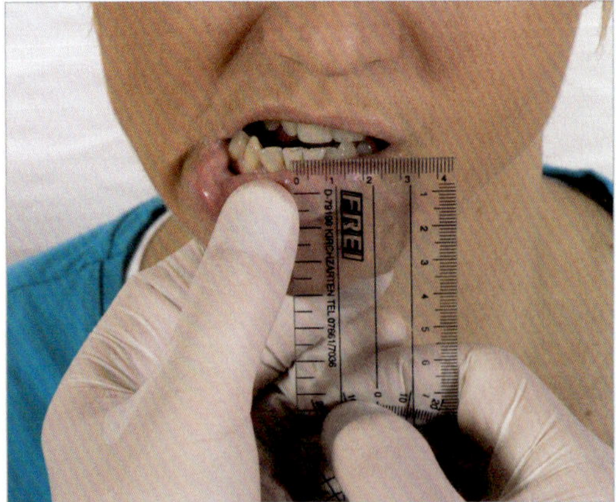

Abb. 8.54 Aktive Laterotrusion nach rechts mit dem Goniometer gemessen.

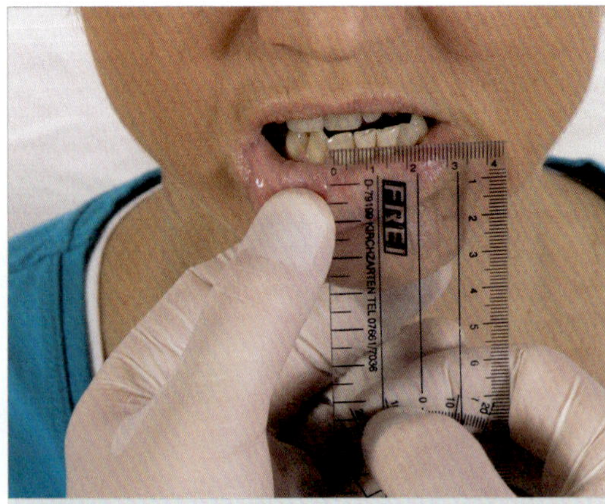

Abb. 8.55 Aktive Laterotrusion nach links.

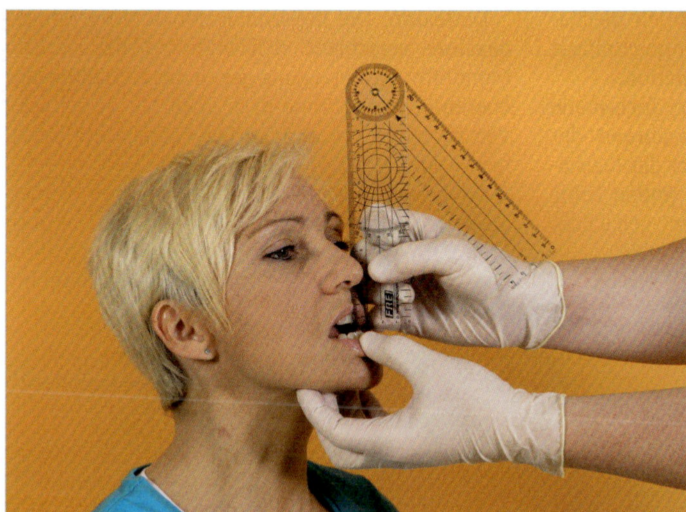

Abb. 8.56 Aktive Protrusion mit dem Goniometer gemessen.

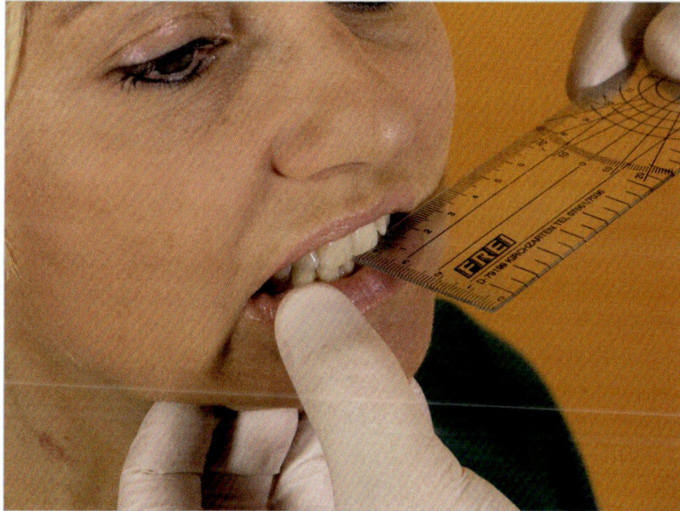

Abb. 8.57 Aktive Retrusion mit dem Goniometer gemessen.

8.2.2 Qualitative Beurteilung der aktiven Bewegungen

Für die qualitative Beurteilung der aktiven Bewegungen werden die Bewegungsrichtungen in verschiedenen Kategorien beurteilt und Auffälligkeiten entsprechend dokumentiert. Zu den häufigsten mechanischen Auffälligkeiten zählen Ausweichbewegungen auf dem Weg in eine Bewegungsrichtung und Geräusche während der Bewegung.

Beschrieben werden alle Abweichungen von der erwarteten normalen Bewegungslinie. Für die normale lineare Mundöffnungslinie lässt sich beispielsweise erwarten, dass die Inzisallinie (vertikale Linie zwischen den oberen und unteren Schneidezähnen) nicht verlassen wird. Der Zahnzwischenraum der oberen Schneidezähne bleibt mit dem Zahnzwischenraum der unteren Schneidezähne in einer geraden Linie ohne Versatz während oder am Ende der Bewegung.

Das Erkennen von häufig auftretenden mechanischen Sensationen bei der Mundöffnung umfasst die Erscheinungen Deflexion und Deviation.

Normale Mundöffnungslinie: Die Inzisallinie der oberen Schneidezähne bleibt während der Mundöffnungsbewegung lotrecht über der Inzisallinie der unteren Schneidezähne. Es finden keine seitlichen Translationen aus dieser gedachten Mundöffnungslinie heraus statt (▶ Abb. 8.58).

Deflexion: Die Inzisallinie der unteren Schneidezähne verschiebt sich während der aktiven Mundöffnungsbewegung gegen die Inzisallinie der oberen Schneidezähne nach links. Dieser seitliche Versatz bleibt am aktiven Bewegungsende bestehen (▶ Abb. 8.59)

Deviation: Die Inzisallinie der unteren Schneidezähne verschiebt sich während der aktiven Mundöffnungsbewegung gegenüber der Inzisallinie der oberen Schneidezähne zu einer Seite hin

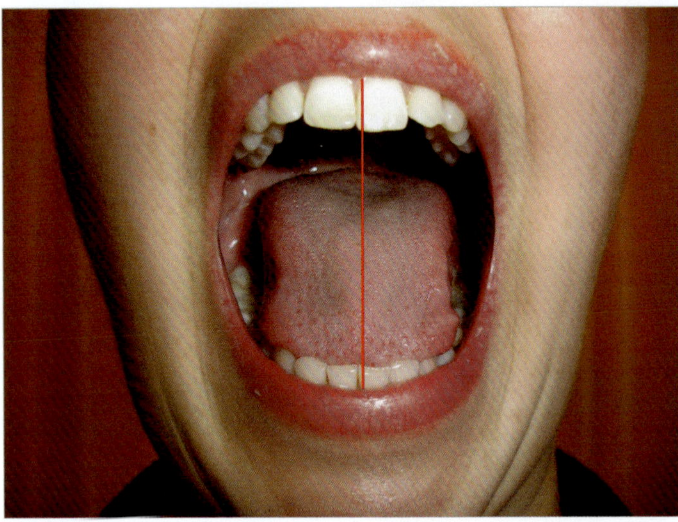

Abb. 8.58 Normale Mundöffnungslinie.

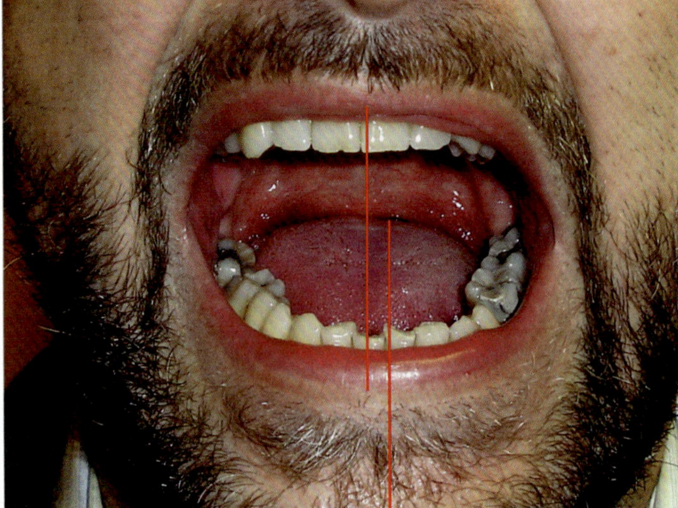

Abb. 8.59 Deflexion nach links während der aktiven Mundöffnung.

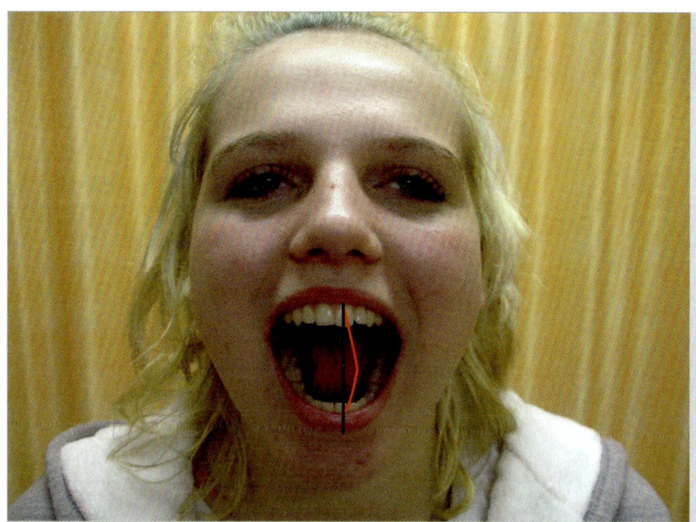

Abb. 8.60 Deviation während der aktiven Mundöffnung.

Tab. 8.7 Beispiele zur Dokumentation schmerzhafter aktiver Bewegungen

Schmerzhafte Bewegungsrichtung	Schmerzlokalisation	Schmerzcharakter	Schmerzniveau (VAS)
Ab 35 mm Mundöffnung	Lateral am linken TMG, präaurikulär	Stechend, ziehend in Richtung Unterkiefer links	Ab 35 mm Mundöffnung VAS (2/10) steigend mit zunehmender Mundöffnung, ab 38 mm Mundöffnung VAS (4/10)
Ab 8 mm Laterotrusion nach rechts	Zentraler Schmerz im TMG links	Stechend	Ab 8 mm Laterotrusion nach links NAS (2–3/10), progredient bei weiterer Laterotrusion nach links
Schmerz beim Mundschluss (Kauen)	Schmerz am rechten TMG mit Ausstrahlung zur rechten Mandibula bis zum Kinn	Bohrend, ziehend, leichtes Kribbeln am Kinn rechtsseitig	Schmerzbeginn bei Aufbiss VAS (2/10), zunehmend mit der Bissstärke

[TMG = Temporomandibulargelenk, VAS = visuelle Analogskala]

(seitliche translatorische Ausweichbewegung). Am Ende der aktiven Bewegungsrichtung wird jedoch wieder die Mittellinie (Fortsetzung der Inzisallinie der oberen Schneidezähne) erreicht (▶ Abb. 8.60).

8.2.3 Dokumentation schmerzhafter aktiver Bewegungen

Neben der Messung des Ausmaßes der Bewegungsrichtungen im Kiefergelenk werden mechanisch-akustische Sensationen, wie z. B. Krepitus oder ein Knackphänomen, unilateral oder bilateral auftretend, beurteilt und entsprechend dokumentiert. Eventuell auftretende Schmerzen sind möglichst umfassend und exakt zu dokumentieren. ▶ Tab. 8.7 zeigt Dokumentationsbeispiele für die Untersuchung von Patienten mit Kiefergelenkbeschwerden. Dabei beschränkt sich die Dokumentation inhaltlich meist auf die schmerzhaften Bewegungsrichtungen.

Eine weitere, einfache und gleichzeitig elegante Dokumentationsmöglichkeit bietet das QQS-Schema, bei dem zu jeder Bewegungsrichtung entsprechende Auffälligkeiten bezüglich Quantität, Qualität und Schmerzphänomen, in dieser Reihenfolge, notiert werden. Jedes Dokumentationssystem ist nur so gut wie dessen praxistaugliche

Tab. 8.8 Beispiel zur Dokumentation nach dem QQS-Schema

Bewegungsrichtung	Quantität (mm)	Qualität	Schmerz
Mundöffnung	45	Intermediäre Deviation nach links mit dezentem Krepitus	Ab 41 mm VAS (2/10) am rechten TMG
Mundschluss	Vollständige Interkuspidation	Frühkontakt 4/5	Bei zunehmender Bissstärke VAS (1–2/10) zunehmend am rechten TMG
Laterotrusion links	9	Verstärktes Ausweichen in die Mundöffnung während der Laterotrusion, stärkerer Krepitus	VAS (2/10) am rechten TMG
Laterotrusion rechts	12	Endgradig mit Spannungsgefühl (rechtes TMG)	NAS (0–1/10)
Protrusion	7	–	–
Retrusion	2	–	–

Anwendbarkeit. Das heißt, in der Praxis muss die Dokumentation bzw. die Notation der Befunde möglichst schnell vonstattengehen, ohne viel Zeit zu verschlingen. Das ist mit dem QQS-System durchaus machbar (▶ Tab. 8.8).

8.2.4 Variabilität der Ausgangsstellung in der aktiven Bewegungsprüfung

Die aktive Bewegungsprüfung bei Patienten mit CMD kann prinzipiell in verschiedenen Ausgangspositionen durchgeführt werden. Zu empfehlen sind vor allem Stand, Sitz oder Rückenlage. Es ist lediglich darauf zu achten, dass die gewählte Ausgangsstellung für die Wiederbefunde berücksichtigt werden muss, um die erhaltenen Ergebnisse miteinander vergleichen zu können. Die bevorzugte Ausgangsstellung darf keine Hindernisse jeglicher Art für die aktiven Bewegungen der Kiefergelenke beinhalten. Hindernisse sind z. B. eine ungünstige Kopfposition in Rückenlage, eine ungünstige Körperhaltung im Stehen oder Sitzen und die damit verbundene mechanische Störung der Kiefergelenke oder einengende Kleidung.

Die CMD bietet mit ihrer multikausalen Ätiologie viele mögliche Zusammenhänge mit benachbarten Körperregionen, die sich auf die klinischen Erscheinungen (Symptome) des Patienten auswirken können. Gerade auch im Hinblick auf diese gegenseitige Beeinflussungsmöglichkeit scheint es plausibel, diese Faktoren in der körperlichen Untersuchung unbedingt zu berücksichtigen, um Zusammenhänge zu finden oder um diese Zusammenhänge auszuschließen (▶ Tab. 8.9). Ziel dieser Überlegungen ist das Miteinbeziehen der Parameter in die körperliche Untersuchung – hier: in die aktive Bewegungsprüfung – mit dem Ziel, möglichst alle Beteiligungen (direkter oder indirekter Natur) der angrenzenden Körperregionen an der CMD zu entdecken oder ausschließen zu können. Alle im Folgenden gezeigten Varianten lassen sich auch in der passiven Bewegungsprüfung zur erweiterten Untersuchung anwenden.

Tab. 8.9 Beeinflussende Parameter

Körperregion/-haltung	Mögliche Auswirkung
Kopfposition • Vorpositionierung in Flexion/Extension • Vorpositionierung in Lateralflexion rechts/links • Vorpositionierung in Rotation rechts/links	Verändertes Bewegungsverhalten der Mandibula mittels biomechanischer Beeinflussung durch die Kopfposition und resultierenden muskulären, ligamentären Veränderungen
Körperhaltung • Sternosymphysale Belastungshaltung • Obere HWS in Extensionsposition (Reklinationsstellung) • Thorax in Flexion (Hyperkyphose) mit Schulterprotraktion und verstärkter HWS-Lordose	Beeinflussung der Mandibulamobilität durch biomechanische Veränderung der Spannung von muskulären, ligamentären und neuralen Strukturen

Aktive Bewegungsprüfung mit variabler Kopfhaltung

Die aktive Bewegungsprüfung wird somit unter Berücksichtigung einer variablen Kopfhaltung durchgeführt mit dem Wissen, dass eine veränderte Kopfposition die Mobilität der Kiefergelenke verändert und beeinflusst. Dabei können alle aktiven Mandibulabewegungen in unterschiedlichen Kopfpositionen getestet werden. Bei signifikantem Unterschied zur Untersuchung in neutraler Kopfposition ist eine Beteiligung der HWS bzw. der Kopfposition an der CMD anzunehmen und in der Therapie entsprechend zu berücksichtigen (▶ Abb. 8.61, ▶ Abb. 8.62).

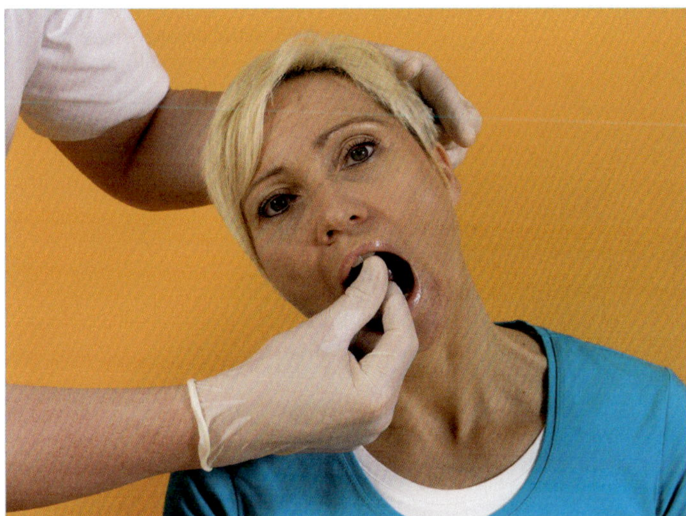

Abb. 8.61 Überprüfung der aktiven Mandibulabewegungen mit HWS-Lateralflexion.

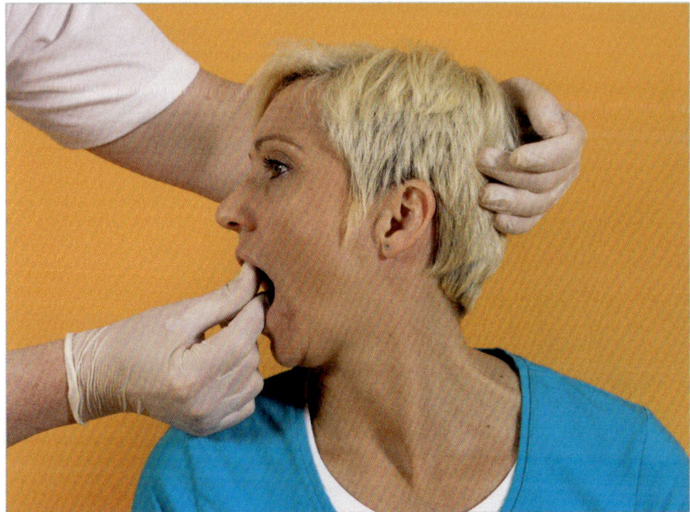

Abb. 8.62 Überprüfung der aktiven Mandibulabewegungen mit HWS-Rotation.

Aktive Bewegungsprüfung mit variabler Körperhaltung

Weiterhin ist diese Überlegung auch auf die Haltung des Oberkörpers (Thorax, Schultergürtel) übertragbar. Auch hier können die aktiven Mandibulabewegungen in unterschiedlichen Körperhaltungen (Thoraxstellungen oder Schultergürtelpositionen) getestet werden. Ergibt sich bei diesen Varianten ein Unterschied zur Testreihe in neutraler Körperhaltung, ist ebenfalls an eine Beteiligung der entsprechenden Strukturen zu denken (► Abb. 8.63, ► Abb. 8.64).

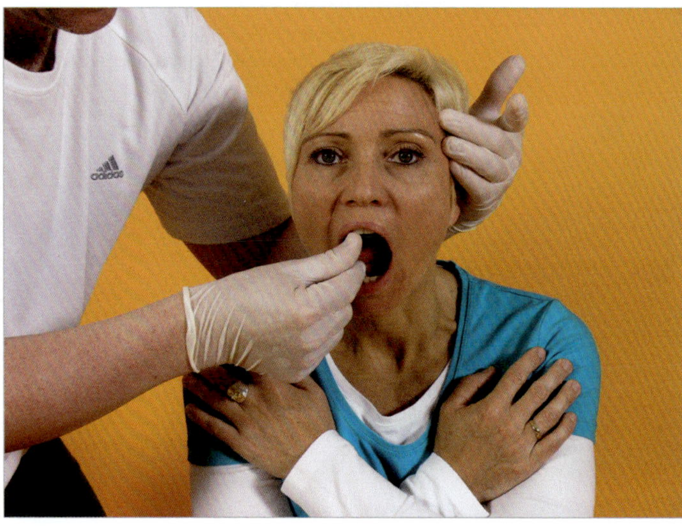

Abb. 8.63 Aktive Bewegungsprüfung der Mandibula bei variabler Körperhaltung mit BWS-Flexion.

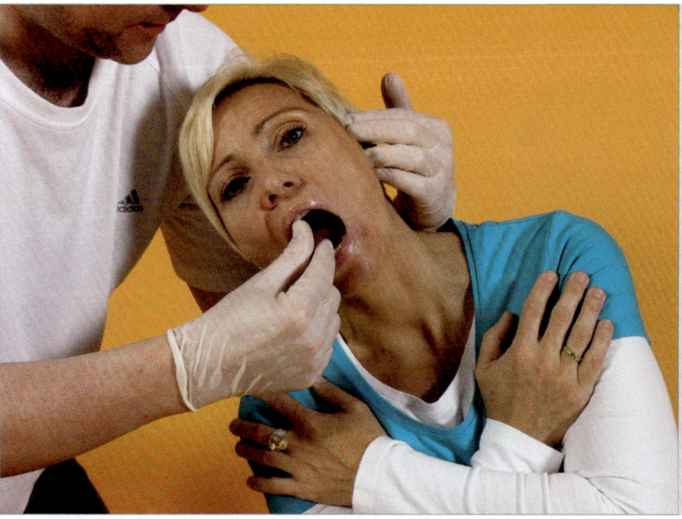

Abb. 8.64 Aktive Bewegungsprüfung Kiefergelenk mit BWS-Lateralflexion.

8.3 Neurologische Untersuchung

Eine neurologische Untersuchung ist in der körperlichen Untersuchungsreihe der Physiotherapie ein „Wenn-nötig"-Testverfahren. Dies bedeutet, die neurologische Untersuchung ist nicht per se bei jedem Patienten obligatorisch. Weist der Patient in der akuten Episode der Symptome und in der Anamnese (genauer in der früheren Patientengeschichte) keine neurologischen Symptome auf, kann zu Beginn der Therapie auf eine neurologische Untersuchung, auch aus ökonomischen Gründen (Zeit), verzichtet werden. Die zwingende Durchführung einer neurologischen Untersuchung kann letztlich an folgende Bedingungen gekoppelt werden:

- akute neurologische Beschwerden des Patienten,
- differenzialdiagnostische Überlegungen des Therapeuten (Ausschlussdiagnostik).

Der Patient weist *aktuelle neurologische Symptome* auf, d. h., die Symptomliste der aktuellen Episode gibt einen direkten Hinweis auf ein neurologisch gelagertes Problem. In diesem Fall ist eine neurologische Untersuchung zwingend erforderlich, um die Auswirkungen des neurologischen Defizits zu erkennen und daraus Kontraindikationen oder Vorsichtsmaßnahmen für die weitere physiotherapeutische Untersuchung, für die Evaluation der Therapieziele und ebenso für die folgenden Behandlungen abzuleiten. Des Weiteren sollte bei entsprechendem Befund dringend eine Differenzialdiagnostik beim behandelnden Neurologen angestrebt werden. Auffällige neurologische Symptome sind:

- Reproduktion von neurologischen Symptomen, z. B. ziehende ausstrahlende Schmerzen,
- Sensibilitätsstörungen,
- Kraftdifferenzen im Seitenvergleich,
- Reflexausfälle.

Sind in der Geschichte des Patienten Hinweise auf neurologische Symptome oder Störungen zu finden, die aktuell nicht mehr vorhanden sind, gilt ebenfalls ein klarer Untersuchungszwang. Diese „alten" Symptome sind auf eine schlummernde neurologische Pathologie hin abzuklären, damit für die kommenden Untersuchungen und Behandlungen nichts übersehen wird.

Weist der Patient keine aktuellen neurologischen Symptome auf und sind auch in der Patientengeschichte keine Hinweise auf alte neurologische Symptome enthalten, wird die neurologische Untersuchung zur Differenzial- und Ausschlussdiagnostik für die weitere Planung der physiotherapeutischen Behandlung und damit zur Absicherung des Therapeuten – nichts zu übersehen – benutzt. Dabei soll vielmehr nachgewiesen werden, dass das Nervensystem funktioniert und somit nicht, oder nicht in vollem Umfang (kausal), für die Symptome des Patienten in der Kieferregion verantwortlich gemacht werden kann. Differenzialdiagnostische Verfahren dienen prinzipiell einer optimalen, umfassenden Diagnose- und Therapiesicherheit – gleichermaßen für Therapeut und Patient.

Die neurologische Untersuchung von Patienten mit CMD beinhaltet die üblichen neurologischen Untersuchungsverfahren, um die Sensibilität, die Kennmuskeln und die Reflexe zu testen. Die Strukturen der Kiefer- und Gesichtsregion, die im Mittelpunkt der Untersuchung stehen, zeigt ▶ Tab. 8.10.

Tab. 8.10 Strukturen der Kiefer- und Gesichtsregion in der neurologischen Untersuchung

Sensibilität	Kennmuskulatur	Reflexe
Dermatome des N. trigeminus im Gesichtsbereich: • N. ophthalmicus (V_1) • N. maxillaris (V_2) • N. mandibularis (V_3) Gegebenenfalls zusätzlich Palpation der knöchernen Austrittsstellen und der Spannungstest des N. trigeminus	Kaumuskulatur: • M. masseter • M. pterygoideus medialis • M. pterygoideus lateralis • M. temporalis Mundbodenmuskulatur (Mundöffnungsmuskeln)	• Kornealreflex (N. trigeminus) • Masseterreflex (Kieferreflex)

8.3.1 Test der Sensibilität

Sensibilitätsstörungen können vielschichtige Ursachen haben. Unter anderem können durch zahnärztliche Eingriffe, z. B. durch Infiltration eines Lokalanästhetikums per Injektion, einzelne Äste des N. trigeminus lokal traumatisiert werden und daraufhin im zugehörigen Dermatom (meist V_3) Sensibilitätsauffälligkeiten produzieren.

Die Sensibilität ist bei entsprechenden neurologischen Symptomen des Patienten im Dermatom der Äste des N. trigeminus (V_1: N. ophthalmicus, V_2: N. maxillaris, V_3: N. mandibularis) im Seitenvergleich zu testen (Trepel 2002, von Piekartz 2005). Es empfiehlt sich, für die Sensibilitätsprüfung auch verschiedene Utensilien (zur Überprüfung unterschiedlicher sensibler Qualitäten) zu benutzen (► Abb. 8.65). Mögliche Utensilien mit guter Verwendbarkeit für die Sensibilitätsprüfung in den trigeminalen Dermatomen sind:

- Wattestäbchen,
- Taschentuch,
- stumpfe Seite einer Pinzette,
- evtl. Zahnstocher,
- Reflexhammerzubehör: Pinsel oder Nadel.

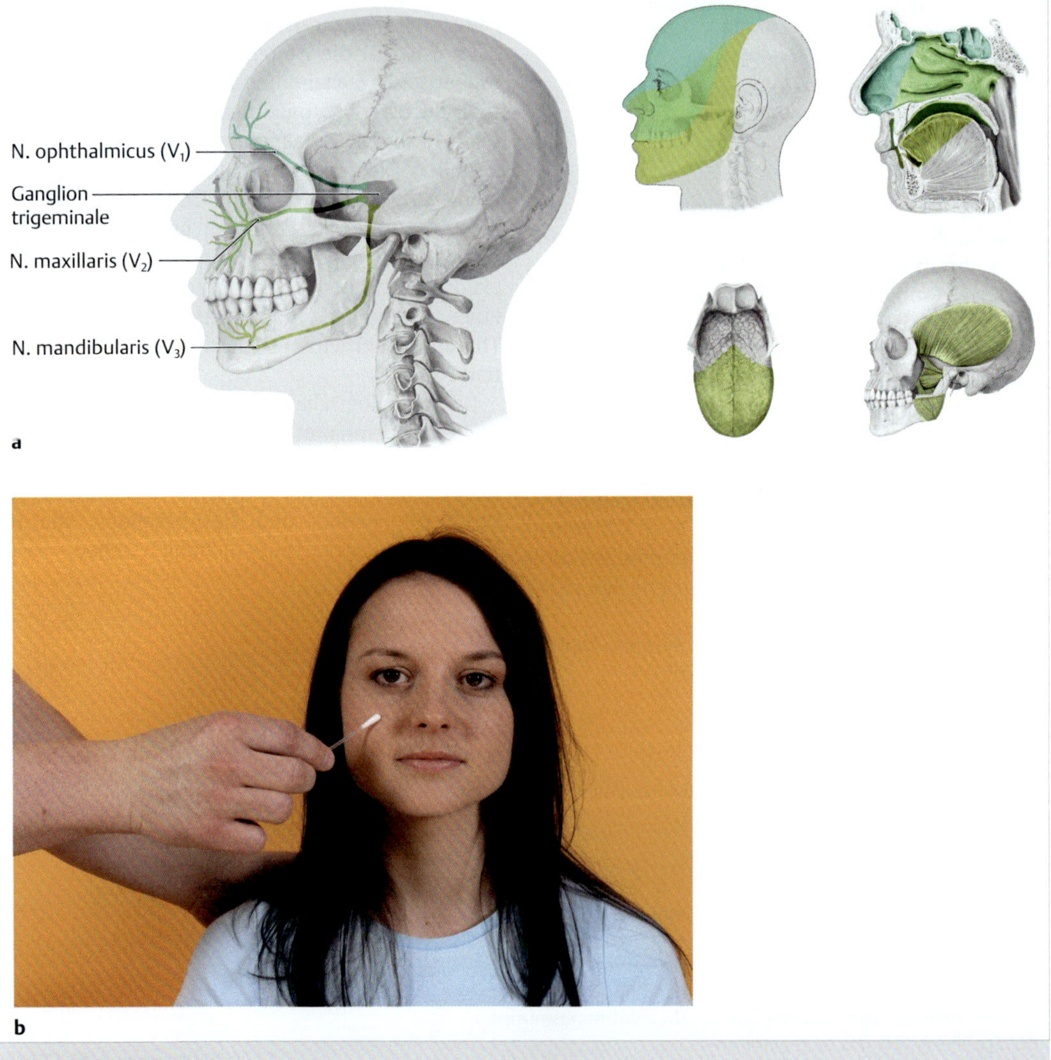

Abb. 8.65 N. trigeminus
a Dermatome.
b Test der Sensibilität (mit Wattestäbchen).

Stellt der Therapeut während der Untersuchung eine Hypersensitivität des N. trigeminus fest, sind weitere Untersuchungen erforderlich, wie z. B. die Palpation der knöchernen Austrittsstellen des Nervs und der Spannungstest des N. trigeminus (siehe Kap. 8.3.4, 8.3.5).

8.3.2 Test der Kennmuskulatur

Eine Verletzung der motorischen Äste des N. mandibularis macht sich meist durch auffallende Kraftdefizite bzw. Unterschiede im Seitenvergleich, in schweren Fällen auch durch einen Kraftverlust der klassischen Kaumuskulatur (M. masseter, M. temporalis, Mm. pterygoideus medialis et lateralis) und der Mundbodenmuskulatur (M. mylohyoideus, Venter anterior et posterior des M. digastricus, M. stylohyoideus) bemerkbar.

Bei einer Läsion eines motorischen Anteils des N. trigeminus findet man oft eine Seitabweichung des Unterkiefers zur geschädigten Seite hin, häufiger bei der Mundöffnung als beim Mundschluss. Dieses Phänomen beruht auf dem durch die Läsion entstandenen unilateralen Kraftvektor der Mundbodenmuskulatur, die die Mandibula normalerweise zur Mitte zieht und dort stabilisiert (Trepel 2002).

Der neurologische Muskeltest wird schrittweise durchgeführt:

- Der Therapeut gibt für eine aktiv ausgeführte Bewegungsrichtung (Mundöffnung, Mundschluss, Laterotrusion nach rechts oder links, Protrusion oder Retrusion) einen maximalen und für den Patienten optimal angepassten Widerstand.
- Der Patient hält diese maximale muskuläre Anspannung einige Sekunden.
- Der Therapeut erhöht nun mehrmals hintereinander den Widerstand während des Bewegungsweges und/oder in der Endstellung. Dieses Vorgehen testet Rekrutierungs-, Frequenzierungs- und Synchronisationsfähigkeit der neuromuskulären Einheiten im entsprechenden Muskelgebiet.

Zur Testung der Kraftentwicklung der Kaumuskeln setzt der Therapeut einen multidirektionalen Widerstandstest ein, d. h., er testet mit einer Grifftechnik nacheinander alle Bewegungsrichtungen: Mundöffnung, Mundschluss, Laterotrusion rechts/links, Protrusion, Retrusion (▶ Abb. 8.66).

Die Beurteilung der Muskelkraft der Kaumuskulatur findet nach demselben, allseits bekannten Schema statt, das auch für die Skelettmuskulatur des Rumpfes und der Extremitäten in der Physiotherapie angewandt wird (siehe Kap. 8.6 Muskelfunktionsprüfung).

8.3.3 Test der Reflexe

Kornealreflex

Der Kornealreflex wird durch Berührung der Kornea mit einem Wattestäbchen oder Ähnlichem durchgeführt. Als Reaktion auf diesen Reiz sollte ein aktiver Lidschluss (auf beiden Seiten) durch Kontraktion des M. orbicularis oculi erfolgen. Dies ist im Seitenvergleich zu testen. Die Qualität der Kontraktion des M. orbicularis oculi läst Rückschlüsse auf den efferenten Funktionskreis des N. facialis zu. Eine Seitendifferenz in der Reizantwort lässt auf eine einseitige sensomotorische Störung bzw. Irritation des N. trigeminus oder auch des N. facialis schließen (▶ Abb. 8.67 a u. b).

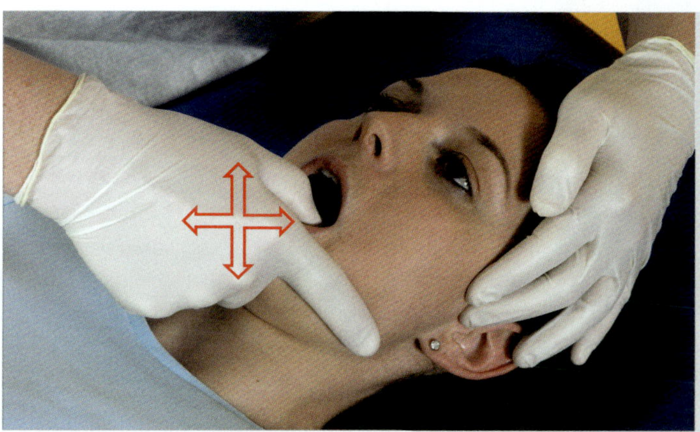

Abb. 8.66 Neurologischer Krafttest mittels multidirektionalen Widerstandstests zur Beurteilung der Kraftentwicklung (Rekrutierung, Frequenzierung und Synchronisation).

Masseterreflex

Der Masseterreflex wird in der Literatur auch Kieferreflex genannt (von Piekartz 2005) und testet die neuromuskuläre Reaktionsfähigkeit des N. trigeminus, M. masseter und M. temporalis. Auslöser des Reflexes ist ein Schlag mit dem Reflexhammer auf einen auf das Kinn des Patienten aufgelegten Finger (zur Dehnung von M. masseter und M. temporalis). Die monosynaptische Verschaltung im Hirnstamm aktiviert über den N. trigeminus die genannten Muskeln (M. masseter und M. temporalis), deren Kontraktion den Mundschluss bewirken (► Abb. 8.67 c).

Reflexkreis Masseterreflex 

Über trigeminale Fasern werden die Impulse aus dem Stammhirn in das motorische Kerngebiet des N. trigeminus vermittelt. Dort findet die synaptische Umschaltung auf den N. massetericus statt.

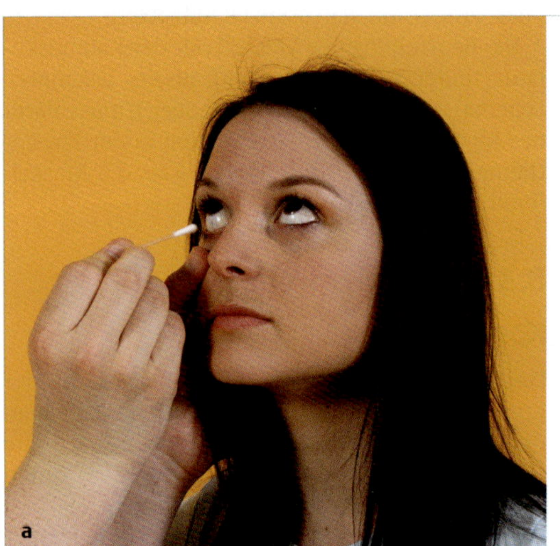

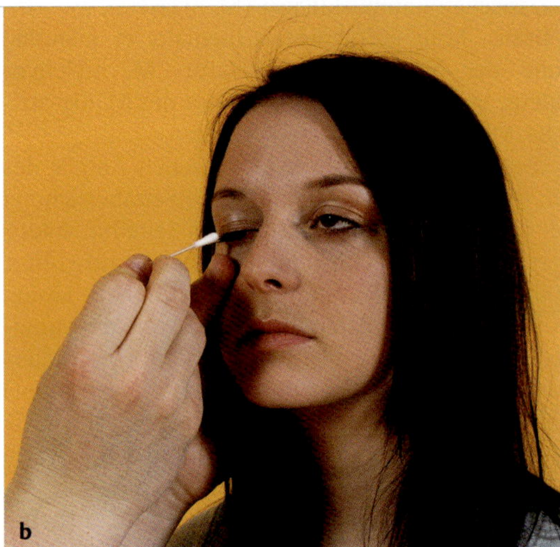

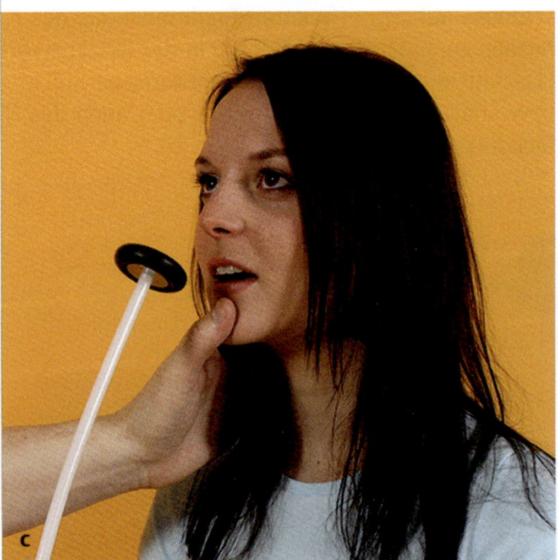

Abb. 8.67 Untersuchung der Reflexe.
a Auslösen des Kornealreflexes.
b Beidseitiger Lidschluss als normale Reaktion beim Auslösen des Kornealreflexes.
c Auslösen des Masseterreflexes: Schlag auf den auf das Kinn gelegten Finger.

8.3.4 Palpatorische Untersuchung des N. trigeminus an den knöchernen Austrittsstellen

Zusätzlich kann bei vielen Patienten mit einer kraniomandibulären Problematik eine *Hyperästhesie des N. trigeminus* (der peripher im Gesichtsbereich verlaufenden Äste) beobachtet werden. Diese Überempfindlichkeit lässt sich durch palpatorischen Druck auf die neuralen Austrittspunkte des N. trigeminus am knöchernen Schädel (an den sog. Neuroforaminae bzw. neuralen Kontaktstellen diagnostizieren (▶ Abb. 8.68). Die Überempfindlichkeit der neuralen Strukturen kann von einer mechanischen Reizung herrühren, z. B. durch Überlastung oder auch durch eine ungewohnte Belastung der Kaumuskulatur. Auch Infektionen, Immunschwächen etc. können solche Hypersensitivitäten auslösen. Differenzialdiagnostik: Diese Auffälligkeit tritt auch verstärkt bei einer Trigeminusneuralgie, bei Patienten mit Gesichtsschmerzen, Zahnschmerzen oder auch Patienten mit Kopfschmerzen auf (siehe Kap. **11.3** Neurale Kontaktstellen).

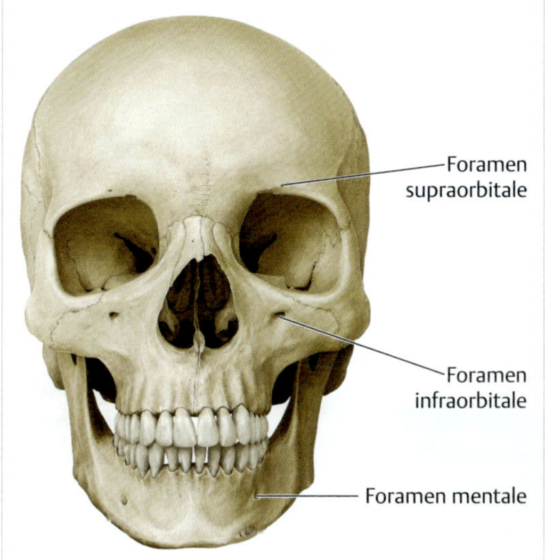

Abb. 8.68 Neurale Austrittspunkte am knöchernen Schädel.

Die Überempfindlichkeit der Trigeminusäste an ihren knöchernen Austrittspunkten lässt sich über eine eingeschränkte Dynamik des N. trigeminus und ein daraus resultierendes verändertes Bewegungsverhalten des Nervs gegenüber seinen mechanischen Kontaktflächen, also eine veränderte Neuro-Bio-Mechanik, erklären. Sind solche mechanischen Veränderungen oder vielmehr Einschränkungen persistent, reagiert der Nerv auf entsprechende Spannungsanforderungen, wie sie bei Bewegungen der Mandibula auftreten können, mit entsprechenden Symptomen (▶ Tab. 8.11).

Palpation Foramen supraorbitale

Eine palpatorische Untersuchung der mechanischen Prädilektionsstellen gibt Aufschluss über eine vorhandene Pathodynamik an den Kontaktstellen des peripheren Nervs. Die Palpation dieser und der folgenden neuralen Kontaktflächen kann punktuell durch direkten Druck auf die knöcherne Passagestelle stattfinden oder durch friktierenden Druck quer zum Nervenverlauf. Ebenso sollte das angrenzende Kontaktgewebe der neuralen Austrittsstelle großflächig auf Druckempfindlichkeit und auf die Reproduktion von Symptomen geprüft werden – ggf. im gesamten Nervenverlauf.

Tab. 8.11 Ursachen und Symptome einer neuralen mechanischen Dysfunktion

Gründe für mechanische Einschränkung des neuralen Gewebes	Neurale Symptome aufgrund mechanischer Dysfunktionen
• Direktes Trauma der neuralen Strukturen (Injektion, Prellung etc.) • Verklebung der neuralen Hüllstrukturen (Basalmembran, Endo-, Peri-, Epi- und Mesoneurium) • Adhäsionen der neuralen Strukturen mit dem neuralen Kontaktgewebe • Schwellung im neuralen Versorgungsgebiet	• Lokale Schmerzen an neuralen Austrittspunkten (neuralen Befestigungsstellen) • Irritationen in das Versorgungsgebiet des Nervs • Neurologische Symptome: Kribbeln, Pelzigkeit, Taubheit, Kraftlosigkeit etc. • Eventuell vegetative Symptome

Der Therapeut palpiert zunächst kranial am Foramen supraorbitale (▶ Abb. 8.69):

- N. supraorbitalis medialis et lateralis,
- N. lacrimalis.

Die Aufmerksamkeit gilt hier zunächst den lokalen oberflächlichen Veränderungen von Haut und Bindegewebe über den neuralen Austrittspunkten sowie deren Verschieblichkeit. Weiterhin muss auf die Reproduktion von lokalen und peripheren Symptomen geachtet werden.

Bei dieser Palpation können lokale Schmerzen, Schmerzausstrahlung in den Stirn- bzw. den Schläfenbereich oder auch Irritationen in den Augenbereich als klinische Symptome auftreten. Spontan kann auch eine verstärkte Tränensekretion oder ein Augendruck beim Patienten ausgelöst werden.

Palpation Foramen infraorbitale

Am Foramen infraorbitale palpiert der Therapeut die folgenden, lokal verlaufenden Nervenstrukturen (▶ Abb. 8.70):

- N. infraorbitalis,
- N. alveolaris superior.

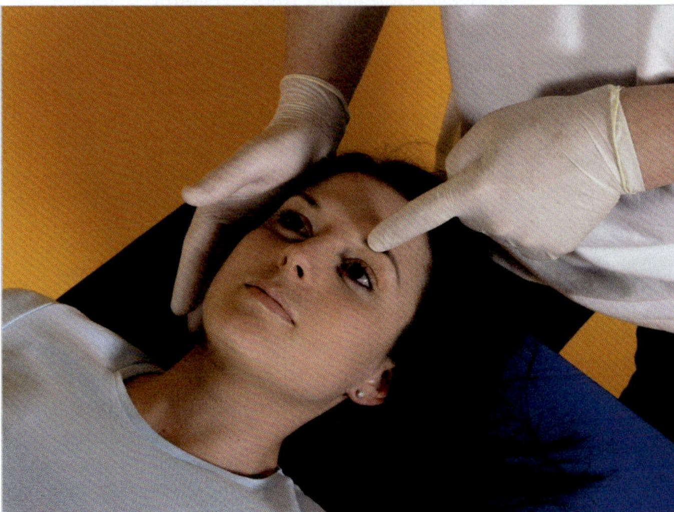

Abb. 8.69 Palpation Foramen supraorbitale.

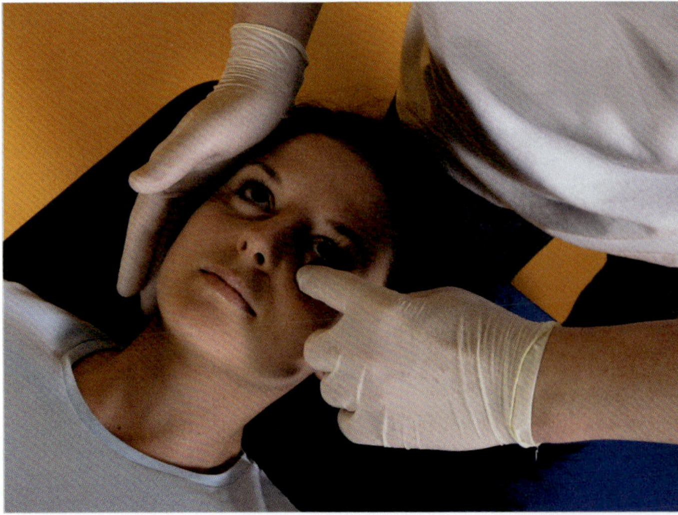

Abb. 8.70 Palpation Foramen infraorbitale.

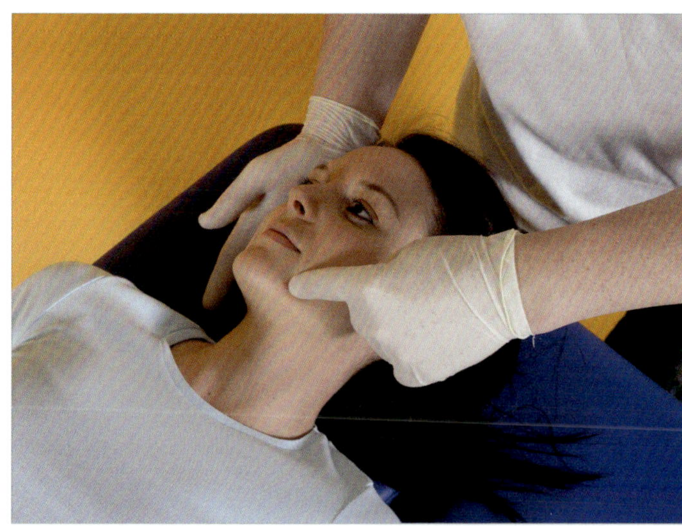

Abb. 8.71 Palpation Foramen mentale.

Klinische Symptome können ziehende Schmerzen oder auch Missempfindungen in der Nasenregion (an den Nasenflügeln oder auf dem Nasenrücken lokalisiert) sein. Die durch die Palpation ausgelösten Irritationen können bis in die Nasennebenhöhlen oder die Stirnhöhle reichen. Diese Irritationen können sich in Form eines Druckgefühls („verstopfte Nase“) oder auch einem direkten Schmerz äußern.

Palpation Foramen mentale

Bei der Palpation des Foramen mentale sollen vor allem folgende lokal verlaufenden und funktionell verbundenen Strukturen beurteilt werden (▸ Abb. 8.71):

- N. mentalis,
- N. alveolaris inferior,
- N. lingualis.

Im Bereich des Unterkiefers können während der Palpation ein lokaler oder ausstrahlender Palpationsschmerz, Zahnschmerzen, Sensibilitätsauffälligkeiten im Mandibulabereich als klinische Symptome auftreten.

8.3.5 Neurale Spannungsprüfung N. mandibularis

Sind diese neurologischen Untersuchungen erfolgt, bleibt noch der direkte Test für die neurale Spannungstoleranz zur Durchführung, um die neurologische Diagnostik zu komplettieren. Wie von Butler (1998) und Shacklock (2008) beschrieben, ist das Nervensystem ein Kontinuum, mitunter mit eindeutig mechanischen Eigenschaften. Zu diesen mechanischen Eigenschaften gehört unter anderem eine gewisse Spannungstoleranz bei Bewegungen. Gibt es bei der Bewegungsprüfung auffällige Bewegungsrichtungen mit der Provokation von neurologischen oder auch neuralen Symptomen, sollte die Spannungstoleranz des N. trigeminus getestet werden. Für diesen Test werden Bewegungen der HWS und der Mandibula miteinander kombiniert. Die Bewegungen werden „aufeinandergesetzt“, ohne eine Bewegungskomponente dabei zu entlasten oder zu verlieren. Da der N. mandibularis die größte klinische Relevanz in der täglichen Praxis hat, wird hier die Durchführung des Spannungstestes für den N. mandibularis im Folgenden ausführlich beschrieben.

Von Piekartz (2001) formulierte den neuralen Spannungstest für den N. mandibularis wie folgt: Die neurale Spannungsposition für den N. mandibularis besteht aus folgenden Komponenten:

- Flexion der HWS,

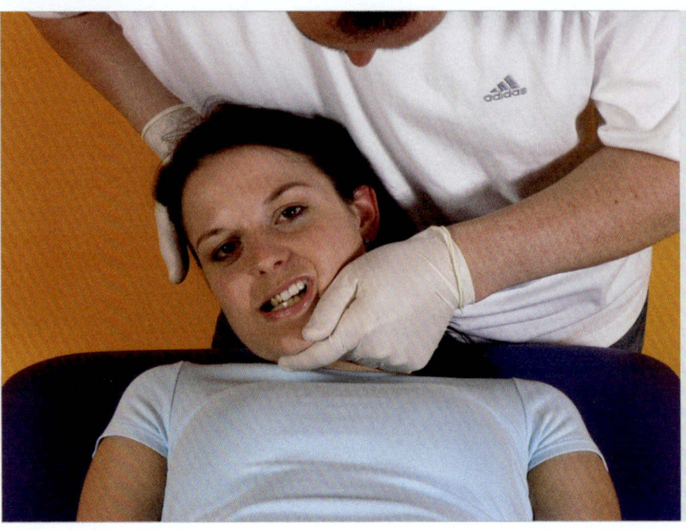

Abb. 8.72 Endposition für den neuralen Spannungstest des N. mandibularis.

- kontralaterale Lateralflexion der HWS (weg von der Testseite),
- kontralaterale Laterotrusion Mandibula (weg von der Testseite).

Die Komponenten der neuralen Spannungsposition für den N. mandibularis werden sukzessiv eingestellt. Beginnend mit der HWS-Flexion, über die HWS-Lateralflexion von der Testseite weg bis zur Laterotrusion der Mandibula (ebenfalls von der Testseite weg) werden die Bewegungskomponenten nacheinander eingestellt (▸ Abb. 8.72). Wesentlich ist, dass der Therapeut die einzelnen Komponenten während des Aufbaus der Testposition nicht verliert. Während der Durchführung werden alle auftretenden Symptome registriert und anschließend dokumentiert. Bei der Reproduktion von Symptomen des Patienten ist der Test positiv. Die neurale Spannungsposition wird dann auch therapeutisch genutzt.

8.4 Palpation

Subjektive Informationen über die lokale Situation des Gewebes, über schmerzhafte Spots im Bindegewebe, in Ligamenten, Nerven oder Muskelstrukturen, Informationen über hypertone Muskelfasern oder über weitere tastbare Veränderungen im temporomandibulären Gewebe sind der Palpation zu entnehmen. Eine gründliche Palpation aller möglicherweise an der Problematik einer CMD beteiligten Strukturen ermöglicht eine exakte Analyse des Problemgebietes und bestätigt ggf. die vorher evaluierten Hypothesen. Mittels der Palpation bzw. des Tastbefunds orten Therapeuten mit ihren Händen die Strukturen und nehmen kleinste Veränderungen an der anatomischen Struktur oder durch die Palpation ausgelöste Reaktionen wahr. Diese Erkenntnisse bauen sie in den klinischen Entscheidungsfindungsprozess ein.

> **M!**
>
> Eine sichere Palpation, die eine entsprechend hilfreiche Interpretation der Ergebnisse für den klinischen Einsatz in der Therapie zulässt, setzt viel Übung voraus. Es ist ratsam, möglichst jede Gelegenheit zur Verbesserung der palpatorischen Fertigkeiten zu nutzen.

Da die Strukturen häufig in tieferen Gewebeschichten liegen, besteht ein Großteil des Palpationserfolges auf einer möglichst exakten Vorstellung der anatomischen Situation. Wer in der Lage ist, sich die Strukturen plastisch vor seinem inneren Auge aufzubauen und vorzustellen, d. h., wer sich quasi eine „Karte" der anatomischen Strukturen anfertigen kann, der hat auch gute Karten bei der Palpation der Patienten. Nur was sich der Therapeut auch vorzustellen vermag, ist von ihm am Patienten auch zu finden. Zur besseren Strukturierung und klinischen Einteilung wird die Palpation der Kieferregion und der angrenzenden Regionen in zwei Schritten durchgeführt. Zunächst erfolgt die intraorale Palpation und anschließend die extraorale. Diese beiden Schritte beinhalten wiederum verschiedene Kategorien, die der Therapeut systematisch abarbeitet (▶ Tab. 8.12).

Tab. 8.12 Kategorien für die Palpation der Kiefergelenkregion

Intraorale Palpation	Extraorale Palpation

• Druckdolenz der Zähne
• Gelenkregion – Gelenkkapselanteile
• Mundschleimhaut (Zahnfleisch bzw. Gingiva)
• Kaumuskulatur
  ○ M. masseter (Pars profundus et superficialis)
  ○ M. pterygoideus medialis
  ○ M. temporalis
• Mundbodenmuskulatur
  ○ M. digastricus (Venter anterior et posterior)
  ○ M. mylohyoideus
  ○ M. stylohyoideus
• Mandibula
• Gaumen
• Maxilla
	• Kiefergelenk
	• Kapselanteile (ventral, dorsal, lateral)
	• Kaumuskulatur
	  ○ M. masseter
	  ○ M. temporalis
	• Mundbodenmuskulatur
	  ○ M. digastricus (Venter anterior et posterior)
	  ○ M. mylohyoideus
	  ○ M. stylohyoideus
	• Mimische Muskulatur
	  ○ M. occipitofrontalis
	  ○ M. orbicularis oculi
	  ○ M. depressor supercilii
	  ○ M. zygomaticus minor
	  ○ M. zygomaticus major
	  ○ M. risorius
	  ○ M. depressor anguli oris
	  ○ M. depressor labii inferior
	  ○ M. corrugator supercilii
	  ○ M. procerus
	  ○ M. levator labii superior
	  ○ M. levator anguli oris
	  ○ M. mentalis
	  ○ M. orbicularis oris
	• Neurale Austrittspunkte des Gesichtsschädels
	  ○ Foramen suprahyoidale
	  ○ Foramen infrahyoidale
	  ○ Foramen mentale
	• Schädelknochen
	  ○ Os temporale
	  ○ Maxilla
	  ○ Mandibula
	  ○ Os occipitale
	  ○ Os parietale
	  ○ Os zygomaticum
	• Infrahyoidale Muskulatur
	  ○ M. omohyoideus (Venter superior et inferior)
	  ○ M. sternohyoideus
	  ○ M. thyrohyoideus
	• Subokzipitalmuskulatur
	  ○ M. semispinalis capitis
	  ○ M. rectus capitis posterior major et minor
	  ○ M. obliquus capitis superior et inferior
	• Neurale Austrittspunkte der Okzipitalregion
	  ○ N. occipitalis major et minor
	  ○ N. auricularis magnus
	• HWS
	  ○ Facettengelenke C0-C3

8.4.1 Intraorale Palpation

Hier werden alle Strukturen beurteilt, die ausschließlich oder besser intraoral – also im Mund – zugänglich sind. Besonderes Augenmerk sollte hierbei der Kaumuskulatur, der Mundbodenmuskulatur, den palpablen Anteilen der Gelenkkapsel und auch den Zähnen und der Mundschleimhaut (der Gingiva – dem Zahnfleisch) gelten. Die genannten Strukturen werden in diesem Untersuchungsgang auf Reproduktion von bereits bekannten Symptomen oder auf neue Symptome hin untersucht. Ein Palpationsbefund in der Kieferregion wird nach folgenden Kriterien beurteilt:

- Gewebekonsistenz,
- Gewebekontinuität,
- Schmerzempfindlichkeit,
- Funktionalität (bei Bewegungspalpationen).

Zähne

Untersucht wird hier die Reaktion bzw. Anpassungsfähigkeit der Zähne auf direkte externe Druckeinwirkung auf die Zahnsubstanz. Klinisch bedeutsam sind die Beurteilung der dentoalveolären Strukturen und deren Schmerzempfindlichkeit. Der mechanische Druckreiz kann an jedem einzelnen Zahn mit dem Ziel, Symptome zu reproduzieren, gesetzt werden. Diese Palpation gibt dem Therapeuten einen kleinen Einblick in die mechanische Irritierbarkeit der Zähne (► Abb. 8.73).

Kapselanteile des Kiefergelenks

Beurteilt wird zunächst die Position bzw. Stellung des Condylus mandibulae in der Beziehung der Gelenkstrukturen zueinander. Die Kapselspannung im Gelenkgebiet kann ebenfalls beurteilt werden (vorzugsweise die der ventralen und lateralen Kapselanteile) sowie das Lig. laterale. Der Therapeut beurteilt die auf Druck schmerzhaft reagierenden Areale, die einen lokalen oder ausstrahlenden Schmerz reproduzieren. Weitere interessante Informationen liegen in einer evtl. vorhandenen Schwellungsneigung der Gelenkkapsel und des sie umgebenden Weichteilgebietes (► Abb. 8.74).

M. masseter

Die klinische Bedeutung des M. masseter ist unumstritten. Mittels intraoraler Palpation lassen sich gezielte Aussagen über die Tonussituation und Druckempfindlichkeit machen. Zu unterscheiden ist der oberflächlich verlaufende Anteil (Pars superficialis) vom tiefen Anteil (Pars profunda). Die Anteile sind im Faserverlauf differenziert zu palpieren. Ebenso werden Muskelbauch und Sehnenansätze palpatorisch unterschieden. Häufig werden lokale Symptome, wie z. B. Druckschmerz, Schwellung etc. – sowie ausstrahlende Symptome, z. B. Schmerzen in der Schläfe oder in der Augenregion (manchmal auch bis zum Ohr hin ausstrahlend) vorgefunden (► Abb. 8.75).

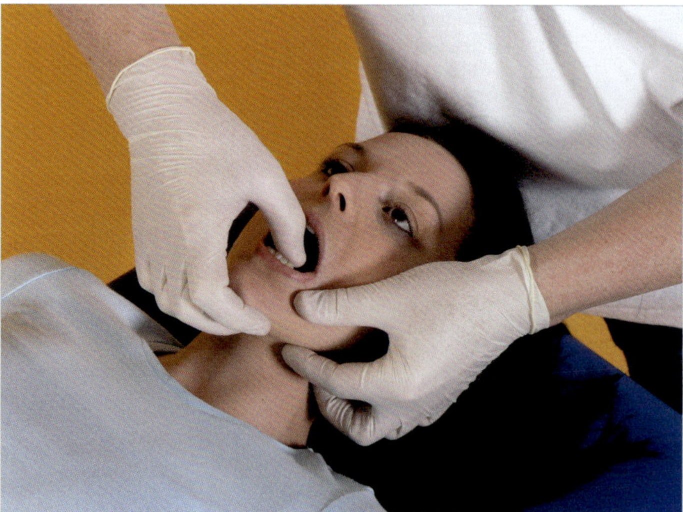

Abb. 8.73 Intraorale Palpation der Zähne.

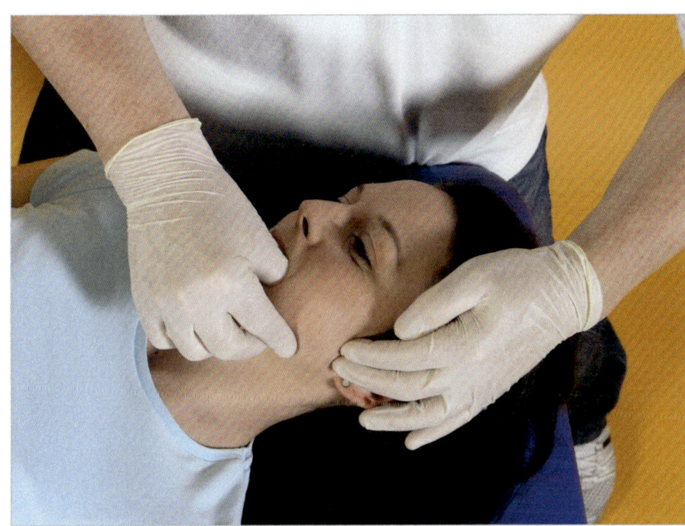

Abb. 8.74 Intraorale Palpation der Kapselanteile.

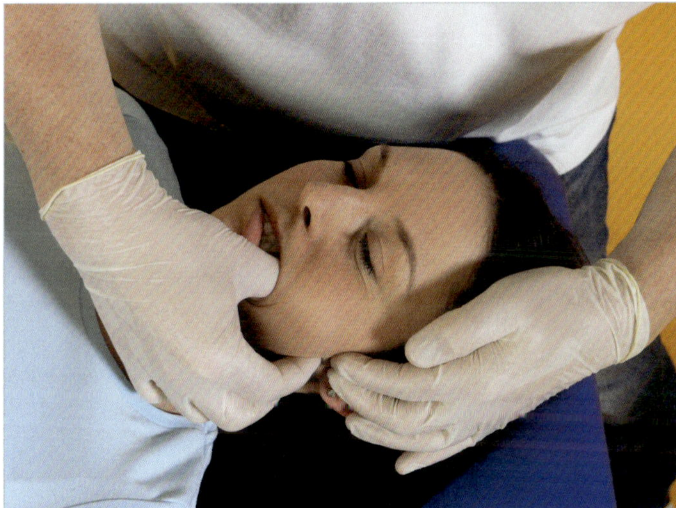

Abb. 8.75 Intraorale Palpation M. masseter.

M. pterygoideus medialis

Der M. pterygoideus medialis ist schwieriger zu erreichen. Für diese Palpation muss der Therapeut seinen, vorzugsweise kleinen, Finger intraoral medial der Mandibula in Richtung Angulus mandibulae schieben (▶ Abb. 8.76). Sollte es dabei zu Würgereizen kommen, kann der Patient seine Zunge gegen den Palpationsfinger des Therapeuten drücken. Dies unterdrückt häufig den Würgereflex. Beurteilt werden die Druckempfindlichkeit und die evtl. Reproduktion von Symptomen der CMD im Seitenvergleich.

Mundbodenmuskulatur

Die suprahyoidale Muskulatur (Mundbodenmuskulatur) wird ebenfalls im Seitenvergleich (rechts und links des Zungenbändchens) auf Druckempfindlichkeit (Schmerzreaktion) und auf tastbare Veränderungen (Tonussituation) untersucht. Besonderes Augenmerk sollte hierbei dem M. digastricus mit seinen zwei Muskelbäuchen gelten. Der Venter anterior ist im vorderen Mundboden zu fühlen. Der Venter posterior liegt dorsal-lateral (kurz vor dem Angulus mandibulae) und stellt die Verbindung des Mundbodens zum Processus mas-

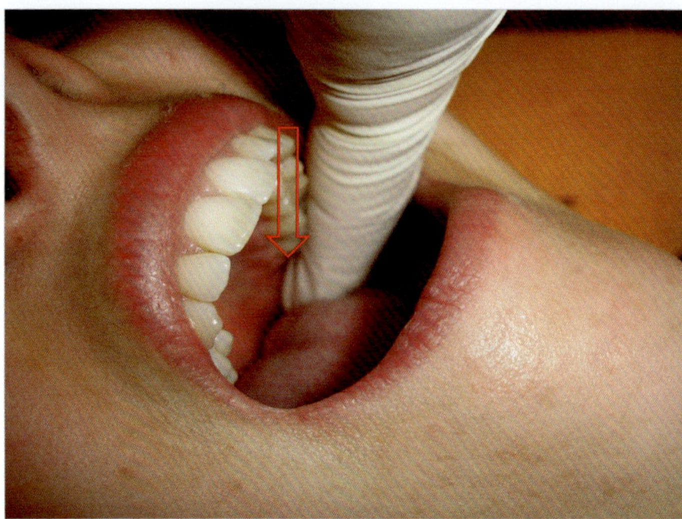

Abb. 8.76 Intraorale Palpation M. pterygoideus medialis.

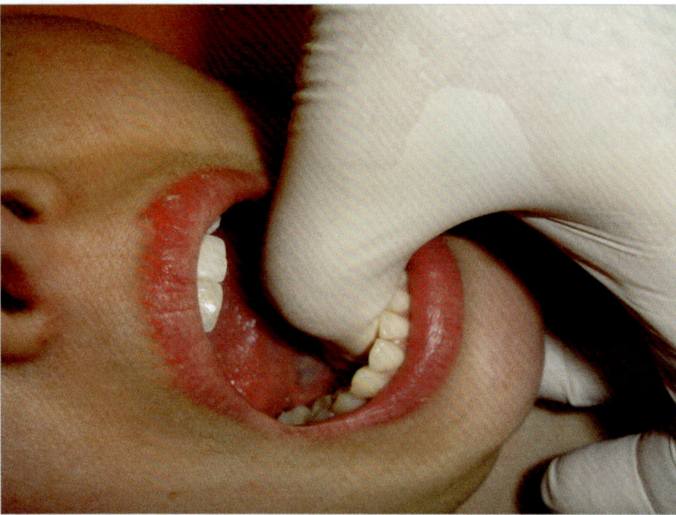

Abb. 8.77 Intraorale Palpation der Mundbodenmuskulatur.

toideus her. In seinem Verlauf weist der Venter posterior des M. digastricus eine lokale Nähe zum N. hypoglossus und zur A. lingualis auf. Hier besteht ein mögliches mechanisches Irritationspotenzial. Der N. facialis innerviert den Muskel über den R. digastricus. Diese Innervation verbindet ihn funktionell mit dem M. stapedius und der mimischen Muskulatur (▶ Abb. 8.77).

8.4.2 Extraorale Palpation

Der extraorale Palpationsbereich umfasst ein großes anatomisches Gebiet. Es reicht von den lokalen Strukturen des Temporomandibulargelenks bis hin zu den benachbarten Gebieten, die funktionell oder direkt anatomisch mit der Kiefergelenkregion verbunden sind. Die extraorale Palpation kann zum einen mit dem Untersuchungsfokus auf die direkten anatomischen Gelenkstrukturen und zum anderen auf die peripher gelegenen Regionen mit möglicher Beteiligung an der CMD gelegt werden.

Hierbei gilt es, die intraoralen Befunde zu bestätigen und die bisherigen Erkenntnisse und evaluierten Hypothesen bezüglich Ursachen oder Störungsquellen der CMD durch Untersuchungen weiterer relevanter Strukturen zu vervollständigen. Wie bei allen physiotherapeutischen Untersuchungen ist es sinnvoll, sich zuerst den wahrscheinlichsten Hypothesen und Strukturen diagnostisch zu widmen und die weiteren Gebiete zwecks Differenzialdiagnostik zu einem späteren Zeitpunkt der Therapie zu untersuchen. Für diese extraorale Palpation besonders relevante Strukturen sind: das Kiefergelenk, M. masseter und M. temporalis.

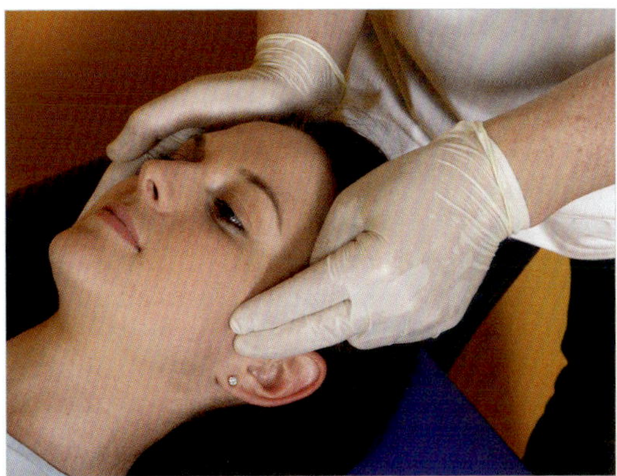

Abb. 8.78 Extraorale Palpation des Kiefergelenkes von lateral.

Kiefergelenk

Das Temporomandibulargelenk kann extraoral sowohl von lateral als auch von dorsal inklusive der entsprechenden dorsalen und lateralen Anteile der Gelenkkapsel palpiert werden (▶ Abb. 8.78). Eine extraorale Beurteilung beinhaltet die Druckempfindlichkeit, eine evtl. vorherrschende Schwellung oder auch Positionsanomalien. Das heißt: Wie steht der Kondylus im Verhältnis zur Fossa?

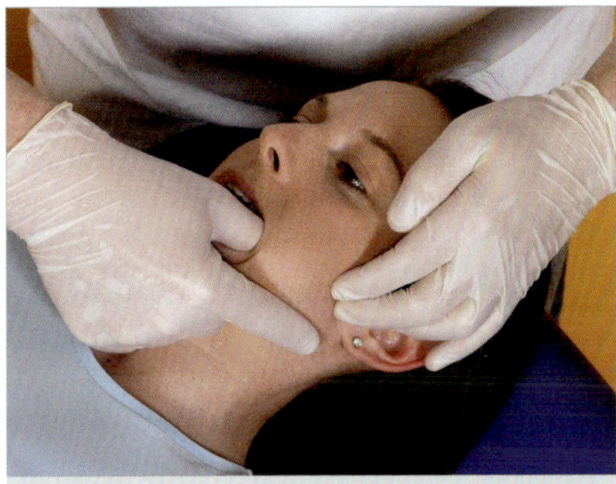

Abb. 8.79 Extraorale Palpation des M. masseter.

M. masseter

Eine Palpation der extern greifbaren bzw. tastbaren Masseterfasern kann die körperliche Untersuchung weiter ergänzen (▶ Abb. 8.79). Diese Palpation ist sehr hilfreich, wenn der Patient etwas gegen einen intraoralen Untersuchungsgang einzuwenden hat.

M. temporalis

Der Therapeut palpiert den M. temporalis in seinem Verlauf vom knöchernen Schädel bis zum Temporomandibulargelenk (▶ Abb. 8.80). Diese umfassende Palpation kann klinisch aufschlussreich sein bzgl. einer lokale Empfindlichkeit des M. temporalis aufgrund eines ausstrahlenden Problems, das im Kiefergelenk oder M. masseter lokalisiert ist.

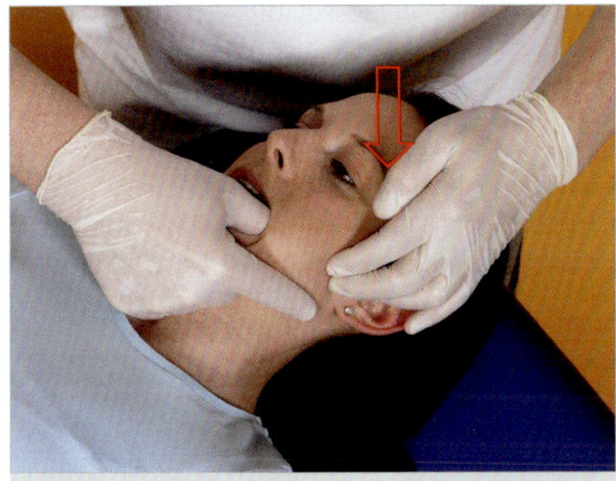

Abb. 8.80 Extraorale Palpation des M. temporalis.

Mundbodenmuskulatur und mimische Muskulatur

Der *Mundboden* mit seinen Muskeln kann bedingt von extraoral palpiert werden. Diese Untersuchung ist nicht ganz so aussagekräftig und effektiv wie die Palpation von intraoral (anatomische Topografie siehe ▶ Abb. 8.77).

Die Palpation der *mimischen Muskulatur* gibt einen Überblick über deren mechanische Irritierbarkeit und bei positiver Reproduktion von Symptomen auch Hinweise auf einen kausalen Zusammenhang zu einem aktiven CMD. Die Durchführung der Palpation der mimischen Muskulatur kann durch angeleitetes „Grimassieren" sofort mit der motorischen Überprüfung der Muskelfunktion kombiniert werden (anatomische Topografie siehe ▶ **Abb. 2.10**).

Neurale Austrittspunkte des Gesichtsschädels

Die relevanten Neuroforaminae am knöchernen Schädel (Foramen supraorbitale, infraorbitale und mentale) geben ebenfalls wichtige klinische Hinweise auf mögliche Beteiligungen des Nervensystems an einer CMD-Problematik. Klinisch besonders bedeutsam sind wiederum die direkte mechanische Irritierbarkeit sowie der Gewebezustand um die neurale Austrittsstelle herum. Hier können Verklebungen im Bindegewebe, verhärtete Muskulatur oder auch Unbeweglichkeiten zwischen den Schädelknochen auffallen (anatomische Topografie siehe ▶ Abb. 8.68).

Infrahyoidale Muskulatur

Die infrahyoidale Muskulatur verbindet das Os hyoideum (hier als enge funktionelle Verknüpfung zum Kiefergelenk betrachtet) mit dem Sternum und der Skapula – also dem Schultergürtel (anatomische Topografie siehe ▶ Abb. 2.8). Insofern sind die Palpationen hier besonders sorgfältig durchzuführen, um einen möglichen Zusammenhang von Dysfunktionen in der Schultergürtelregion mit einer CMD-Problematik zu entdecken. Mögliche Palpationbefunde mit klinischer CMD-Bedeutung sind:

- lokaler Palpationsschmerz,
- ausstrahlender Palpationsschmerz in den Mundboden, die temporomandibuläre Gelenkregion (Kaumuskeln oder in das Kiefergelenk selbst),
- ausstrahlender Schmerz in die Skapularegion oder an das Sternum,
- Auslösen von Schluckbeschwerden, „Kloßgefühl" im Hals, Heiserkeit (Hustenreiz),
- Auslösen von Symptomen im temporomandibuläre Gelenkbereich.

Schädelknochen

Den Schädelknochen kommt im Kontext mit einer CMD eine besondere, mechanisch geprägte Bedeutung zu. Die therapeutische Relevanz der Schädelknochen und deren Verbindungen (Suturen) ist nicht nur durch eine osteopathische Sichtweise begründbar, sondern lässt sich ebenso durch eine rein funktionelle und insbesondere mechanische Sicht auf die Funktionsweise dieser Strukturen begründen. Diese funktionelle bzw. mechanische Sichtweise entspricht den Denkmodellen der Manuellen Therapie.

Die Schädelknochen bilden die Kiefergelenke (Os temporale, Mandibula) und haben damit einen direkten mechanischen Einfluss auf deren Funktionsweise. Das Os temporale (als Gelenkpartner des Kiefergelenks) ist im Schädelverbund eine mobile Struktur, die mittels Suturen (gelenkähnlichen Verbindungen) mit den umgebenden Schädelknochen Os sphenoidale, Os zygomaticum, Os parietale und dem Os occipitale direkt verbunden ist. Somit wären Funktions- bzw. Mobilitätsveränderungen zwischen den Schädelknochen, über veränderte mobile Verbindungen – die Suturen –, durchaus als mechanische Ursache für Dysfunktionen im Kiefergelenk in Betracht zu ziehen (Liem 2009, von Piekartz 2005). Als solche möglichen Ursachen sollten die Schädelknochen inklusive der Suturen unbedingt in die körperliche Untersuchung bei Patienten mit CMD integriert werden und unter dem Aspekt der mechanischen Reproduktion von Symptomen in die Therapieplanung miteinbezogen werden.

Zum Zwecke der Untersuchung kann ein von außen wirkender, manuell ausgeführter, mechanischer Druck auf jeden Schädelknochen in unterschiedliche Richtungen durchgeführt werden. Ziel dieser Manöver ist eine mechanische Reproduktion von Symptomen der CMD durch Druck auf einen Schädelknochen, was eine Beteiligung der entsprechenden auslösenden knöchernen Struktur an der bestehenden Problematik beweisen würde. Voraussetzung ist eine sichere Lokalisation der Schädelknochen (▶ Abb. 8.81, ▶ Abb. 8.82).

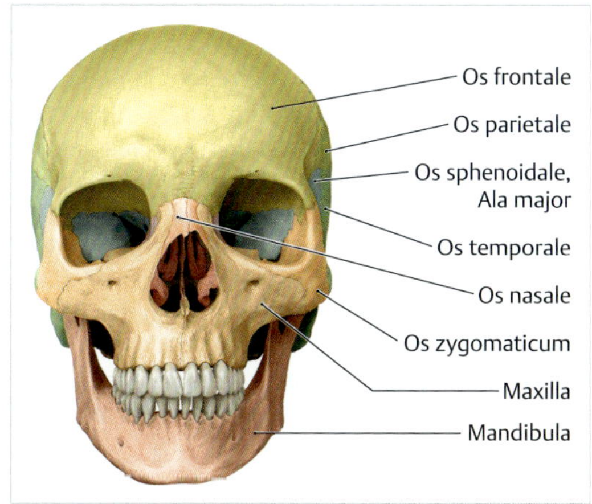

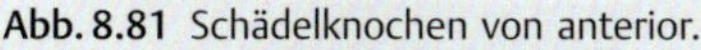

Abb. 8.81 Schädelknochen von anterior.

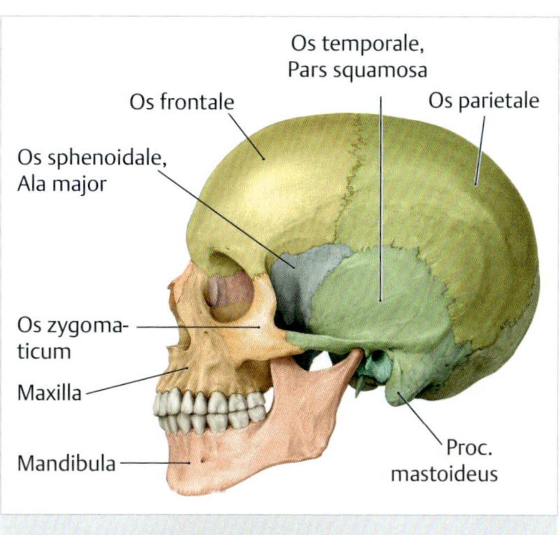

Abb. 8.82 Schädelknochen von lateral.

Subokzipitalmuskulatur

Weitere Strukturen mit klinischer Bedeutung sind die dorsal gelegenen Muskeln im Übergangsbereich zwischen Okziput und HWS (Subokzipitalmuskulatur) sowie die Facettengelenke der oberen HWS (C 0–C 3). Die Muskeln der subokzipitalen Region sind nach einer Lokalisation der knöchernen Referenzpunkte (Os occipitale und Proc. spinosi C 2–4) einfach zu palpieren. Der Therapeut überprüft mittels intermittierenden Drucks, ob evtl. auftretende Symptome mit der CMD in Zusammenhang stehen (▶ Abb. 8.83). Die Palpation kann auch in einer Funktionsstellung der HWS oder der Kopfposition durchgeführt werden (▶ Abb. 8.84). Dadurch können die einwirkenden Palpationskräfte auf unterschiedliche Aspekte der palpierten Struktur einwirken und somit helfen, evtl. weitere lokale Symptome bzw. funktionelle Zusammenhänge zum Kiefergelenk zu entdecken.

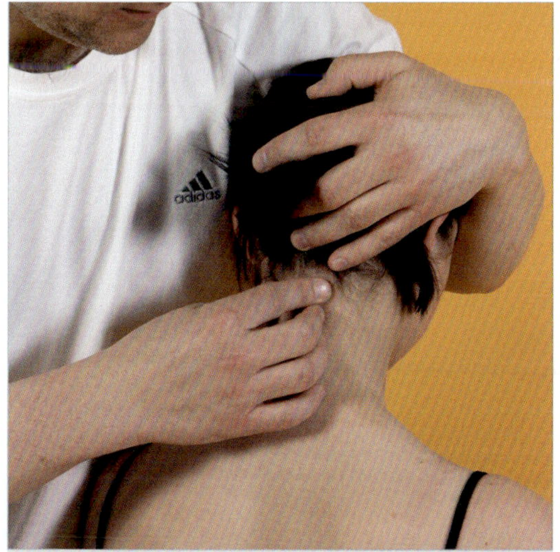

Abb. 8.83 Palpation der Subokzipitalmuskulatur in Neutralposition.

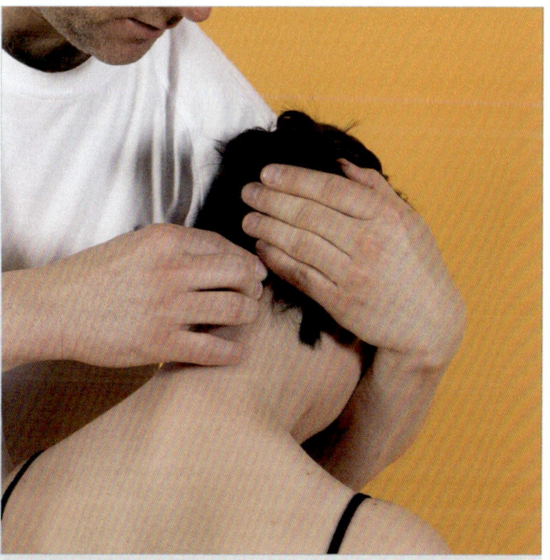

Abb. 8.84 Palpation der Subokzipitalmuskulatur in Funktionsposition, hier Flexion.

Neurale Austrittspunkte des N. occipitalis major et minor und N. auricularis magnus

Aus der HWS-Region ziehen lokale neurale Strukturen mit einem neurofunktionellen Verbindungskreis zur Kieferregion (Ansa cervicalis als Kerngebiet des N. trigeminus, N. occipitalis major et minor und N. auricularis magnus et posterius; anatomische Lage siehe Kap. **2**). HWS und Kieferregionen sind somit anatomisch direkt miteinander verbunden.

Die Palpation dieser neuralen Strukturen erfordert etwas Übung. Zu empfehlen ist anfangs eine Orientierung anhand anatomischer Abbildungen (▸ Abb. 8.85, ▸ Abb. 8.86, ▸ Abb. 8.87, ▸ Abb. 8.88). Die Nn. occipitalis major et minor durchlaufen die Subokzipitalmuskeln und ziehen über das Okziput. Bei der Durchführung können somit die Muskeln und das Os occipitale als Orientierungspunkte verwendet werden. In der Palpation sind vor allem lokale und irradiierende Symptome (in das Kiefergebiet) zu beachten.

Der N. auricularis magnus verläuft eher lateral des Os occipitale in Richtung Ohr (Ohrmuschel)

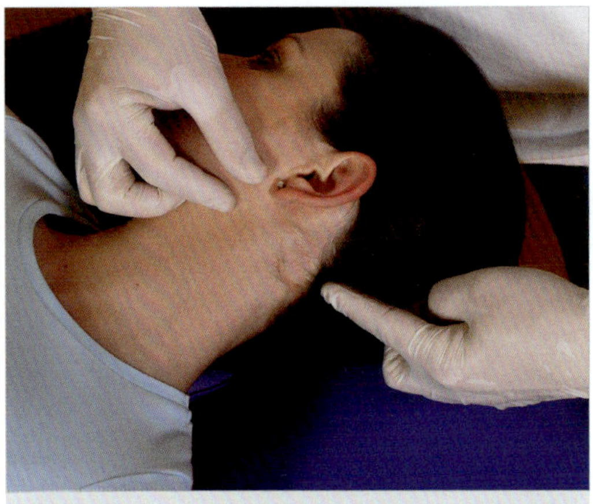

Abb. 8.85 Palpation des N. occipitalis major et minor am neuralen Austrittspunkt.

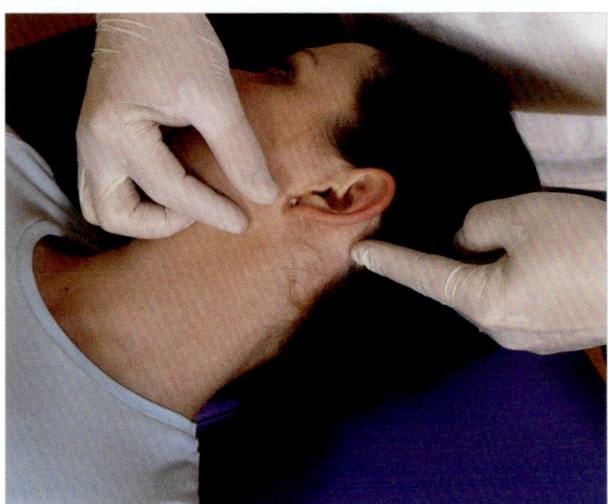

Abb. 8.86 Palpation des N. auricularis magnus am neuralen Austrittspunkt.

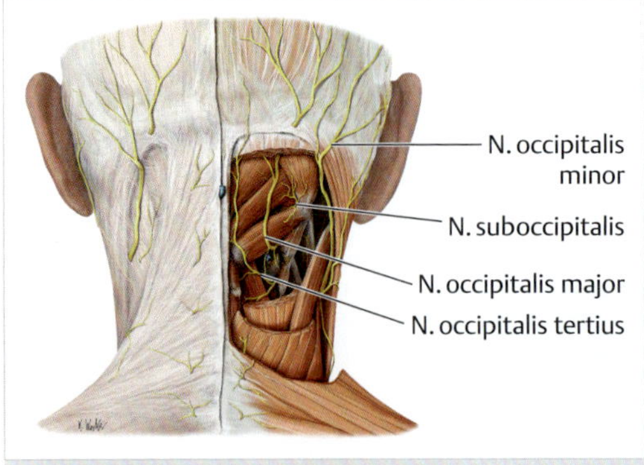

Abb. 8.87 Anatomie der subokzipitalen Strukturen von dorsal.

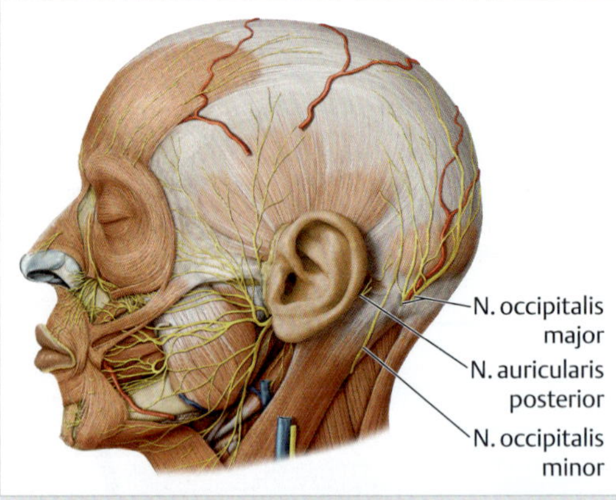

Abb. 8.88 Anatomie der subokzipitalen Strukturen von lateral.

und ist dort auch lokal zu palpieren. Auch hier sind wiederum lokale von ausstrahlenden Symptomen zu unterscheiden.

Palpation der Facettengelenke der oberen HWS

Die obere HWS ist klinisch relevant, da sie mit der temporomandibulären Gelenkregion anatomisch funktionell verbunden ist. Die Facettengelenke der oberen HWS sind an der Ausrichtung und Balance des Kopfes maßgeblich beteiligt – sie beeinflussen damit die Position der Mandibula (auch eine eventuelle Vorpositionierung durch Fehlhaltung oder Fehlsteuerung) und die Funktion der Kiefergelenke wesentlich. Bei der unilateralen Palpation der Facettengelenke der HWS beurteilt der Therapeut primär folgende Strukturen:

- Processus articularis inferior,
- Processus articularis superior,
- Processus transversus,
- Gelenkspalt,
- Gelenkkapsel,
- umgebendes Muskelgewebe.

Zunächst untersucht der Therapeut die knöcherne Situation, die knöcherne Ausrichtung: also die Stellung der einzelnen knöchernen Bestandteile zueinander. Als Nächstes untersucht er deren Funktion, d. h. die Mobilität. Die Beurteilung der Mobilität findet an den Facettengelenken zuerst im Rechts-links-Vergleich statt. Dann werden auch die Segmente oberhalb und unterhalb des eigentlich zu untersuchenden Segmentes in die Beurteilung mit einbezogen. Kapselspannung und Tonussituation der umgebenden Muskulatur sollten ebenfalls in der Beurteilung berücksichtigt werden (► Abb. 8.89).

Als klinische Symptome können in diesem Zusammenhang sowohl eine eingeschränkte und/ oder lokal schmerzhafte Mobilität der HWS-Segmente auftreten als auch z. B. ausstrahlende Beschwerden in das Gebiet des Kiefergelenks oder in den weiteren Schädelbereich. Aus diesen Erkenntnissen lassen sich eventuelle Zusammenhänge zwischen Störungen des Kiefergelenks (CMD) und den peripher gelegenen Körperregionen – wie hier in diesem Beispiel der HWS – erkennen und so letztlich behandeln (Groß 2009).

8.5 Passive Bewegungsprüfung

Die passive Bewegungsprüfung liefert Informationen über den physiologischen Bewegungsablauf hinaus. Hierbei gilt die Aufmerksamkeit des Therapeuten dem Endgefühl und der Präsentation während des Bewegungsweges. Ähnlich der aktiven Bewegungsprüfung werden hier Quantität, Qualität und ein eventuell vorhandener Schmerz beurteilt. Darüber hinaus werden vor allem das mechanische Endgefühl und evtl. auftretende Sensationen (Krepitus und Knacken) auf dem Weg an das anatomische Ende beurteilt.

Eine physiologische Bewegung kann in unterschiedliche Abschnitte eingeteilt werden (► Abb. 8.90), um die Symptome bezogen auf den zurückgelegten Bewegungsweg zu beschreiben oder um einen Versuch zur Erklärung der einwir-

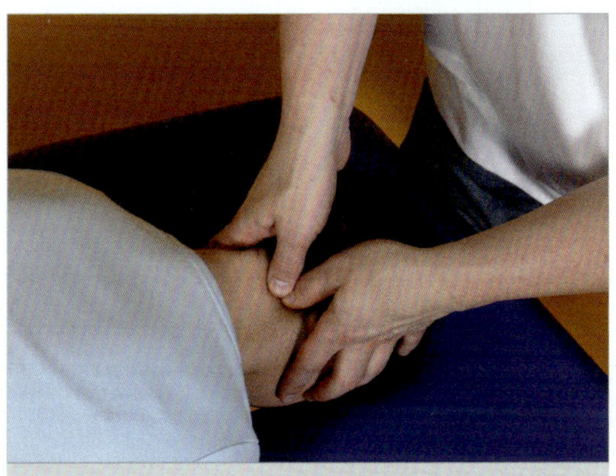

Abb. 8.89 Palpation der HWS-Facettengelenke in Bauchlage.

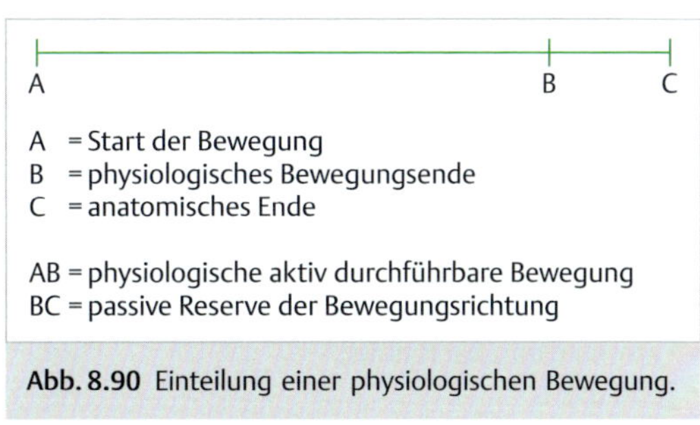

Abb. 8.90 Einteilung einer physiologischen Bewegung.

kenden mechanischen Kräfte auf die anatomischen Strukturen zu unternehmen:

- A = Start der Bewegung,
- B = physiologisches Bewegungsende,
- C = anatomisches Ende,
- AB = physiologische aktiv durchführbare Bewegung,
- BC = passive Reserve der Bewegungsrichtung.

Klinische Bedeutung: Auf der Strecke AB werden die Aspekte der aktiven Bewegungsdurchführung in Form von Quantität und Qualität der Bewegung sowie Schmerz beurteilt. Das heißt, es werden auch koordinative Effekte mit einbezogen, um die Qualität der Zusammenarbeit von neuromuskulären Systemen zu beurteilen.

Die Strecke BC findet in der endgradigen passiven Reserve statt und lässt Rückschlüsse auf Stabilität des Gelenkes oder der Stabilität der Gelenkkapsel zu. Am Ende, an der anatomischen Grenze, werden alle stabilisierenden Strukturen (Gelenkkapsel, Ligamente) sehr stark beansprucht und können mit kleinen Zusatzbewegungen in verschiedene Richtungen auf Stabilität und Kontrolle spezifisch getestet werden. Weiterhin findet in der endgradigen Bewegung auch eine verstärkte Deformation sowohl der kapsulären als auch der chondralen Strukturen statt. Das heißt, es können auch intraartikuläre Knorpelflächen durch Bewegungen im endgradigen Bereich beurteilt werden.

8.5.1 Passive Bewegungsprüfung der physiologischen Bewegungen

In der passiven Bewegungsprüfung werden zunächst alle auch aktiv möglichen Bewegungsrichtungen – die physiologischen Bewegungen – untersucht und in die klinische Beurteilung aufgenommen:

- Depression – Mundöffnung,
- Elevation – Mundschluss (immer ohne Überdruck – lediglich der Rückweg aus der Mundöffnung wird beurteilt),
- Laterotrusion nach rechts,
- Laterotrusion nach links,
- Protrusion,
- Retrusion.

Bei den Kiefergelenken wird eine quantitative Vergrößerung der Bewegungsamplitude von ca. 1–3 mm durch die passive Bewegungsprüfung erreicht. Dieses vergrößerte ROM kommt von der passiven Ausschöpfung der Reserve am Ende der Bewegungsrichtung und fällt je nach Bewegungsrichtung und vorherrschender Problematik unterschiedlich groß aus.

Passive Mundöffnung mit Überdruck

Zur Beurteilung der passiven Mundöffnung gehört das Endgefühl genauso wie die Bewegungsqualität während Öffnungsbewegung. Klinisch relevant sind die auftretende Muskelspannung, evtl. auftretender Widerstand oder Schmerz während der Bewegung und das Endgefühl. Bei Patienten mit CMD fallen häufig Bewegungsgeräusche und endgradiger Bewegungsschmerz auf (▶ Abb. 8.91).

Passive Laterotrusion

Bei der seitlichen Translation (Laterotrusion) der Kiefergelenke ist die biomechanische Bewegungswirkung auch kontralateral zu beachten: Laterotrusion nach rechts bewirkt eine kontralaterale Mediotrusion. Beurteilt werden sollten also immer beide Kiefergelenke mit der entsprechenden biomechanischen Wirkung der Bewegung im jeweiligen Gelenk (▶ Abb. 8.92, ▶ Abb. 8.93).

Außer der quantitativen Mobilität beurteilt der Therapeut auch die Qualität der Bewegung. Eventuell vorhandene Ausweichmanöver oder Bewegungsunwilligkeiten, die evtl. auch mit Geräuschen kombiniert auftreten, können häufig er-

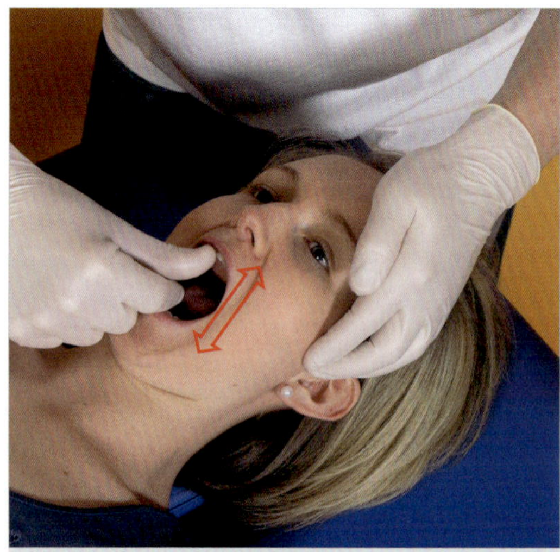

Abb. 8.91 Passive Mundöffnung mit Überdruck.

kannt werden. Klinisch bedeutsam sind die Beurteilung der kapsulären Spannung während der Lateralbewegung und evtl. auftretende neurale Symptome aufgrund neurodynamischer Spannungsintoleranz der neuralen Strukturen. An diese neuralen Probleme ist in dieser Untersuchung immer mit zu denken.

Passive Pro- und Retrusion

Bei der Pro- bzw. Retrusionsbewegung wird der Mobilisationsstress auf die kapsulären und intrakapsulären Strukturen beurteilt.

Die *Protraktion* bewirkt primär einen mechanischen Zugstress auf die kapsulären Anteile. Intraartikulär herrscht dabei eher eine entspannte Situation für den Discus articularis. Erst bei endgradiger Protraktion kann auch der Diskus durch Straffung der bilaminären Zone und der dorsalen Kapselfasern durch den entstandenen Zugstress beeinträchtigt und involviert werden.

Die mit der *Retraktion* verbundene kapsuläre Annäherung bewirkt primär eine Entlastung der kapsulären Strukturen. Durch diese mechanische Verlagerung erhöht sich zunehmend die intraartikuläre Druckbelastung für die bilaminäre Zone und den Discus articularis (► Abb. 8.94).

8.5.2 Passive Bewegungsprüfung der passiven Zusatzbewegungen

Nach diesen passiven physiologischen Bewegungen, die auch aktiv vom Patienten durchführbar sind, werden die passiven Zusatzbewegungen (Maitland 1996) in die Untersuchung integriert, um auch das mechanische Bewegungsverhalten der Gelenkpartner am Bewegungsende zu ergründen und evtl. vorhandene Dysfunktionen zu erkennen.

Die Zusatzbewegungen geben Aufschluss über die Arthrokinematik bezüglich des Roll-Gleit-Verhaltens der Gelenkpartner und somit auch Informationen über etwaige Veränderungen pathologischer Art an den beteiligten Gelenkpartnern mit einer Beeinflussung des Roll-Gleit-Verhältnisses. Somit bekommt der Therapeut einen Überblick über den intraartikulären Zustand der Gelenkflächen und evtl. vorhandene Veränderungen.

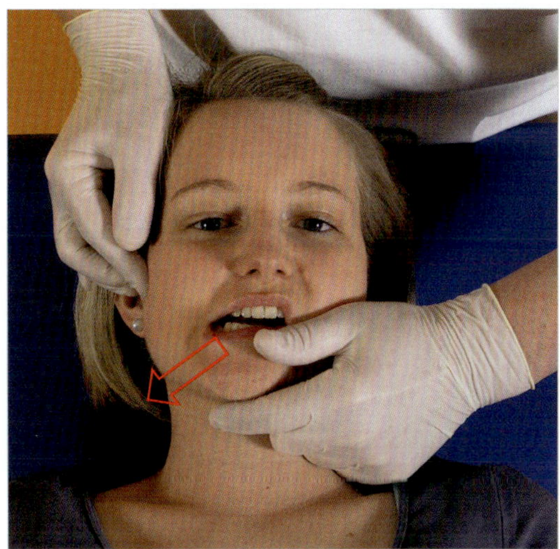

Abb. 8.92 Passive Laterotrusion rechts.

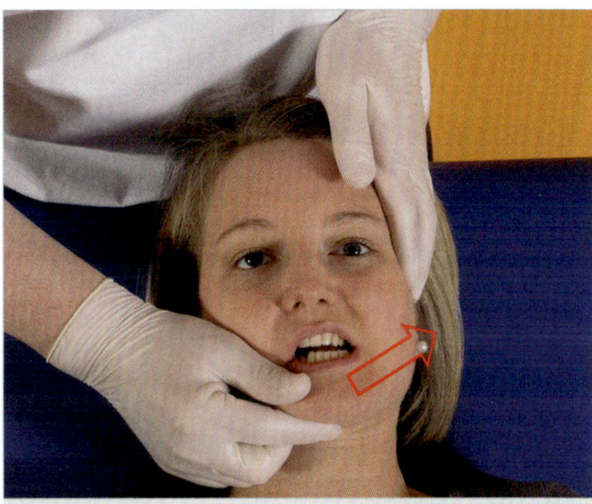

Abb. 8.93 Passive Laterotrusion links.

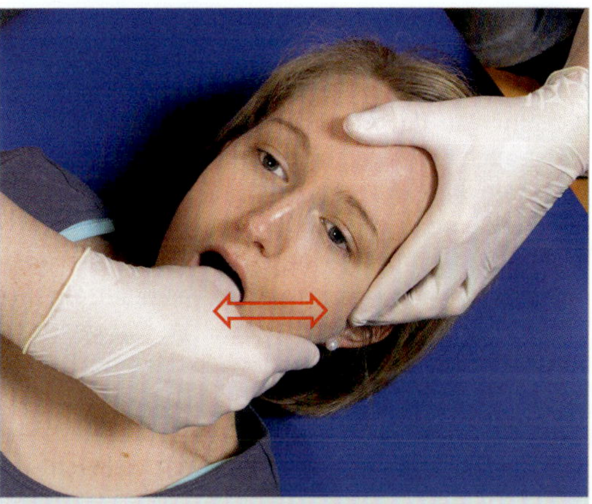

Abb. 8.94 Passive Pro- bzw. Retrusion.

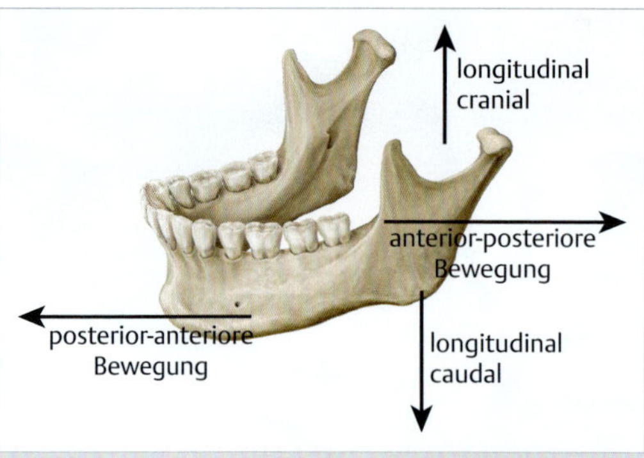

Abb. 8.95 Passive Zusatzbewegungen im Kiefergelenk in der lateralen Ansicht.

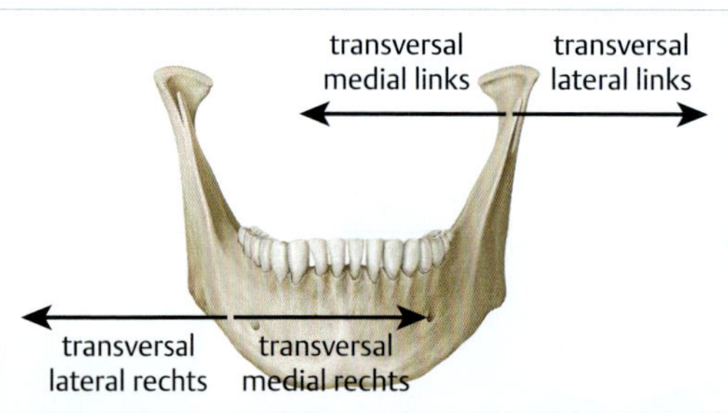

Abb. 8.96 Passive Zusatzbewegungen im Kiefergelenk in der frontalen Ansicht.

Auffälligkeiten bei diesen Bewegungsprüfungen, die häufig auch mit einer Symptomreproduktion einhergehen, weisen auf eine intraartikuläre Dysfunktion bzw. Problematik hin. Damit wäre eine Beteiligung der intraartikulären Strukturen (Knorpelfläche, Discus articularis und bilaminäre Zone) gegeben.

Die Zusatzbewegungen für die Kiefergelenke sind nach den Bewegungsrichtungen definiert und benannt. Mit der Angabe der Zusatzbewegung ist somit auch die Bewegungsrichtung am Körper des Patienten klar vorgegeben. Eine Bewegung oder die Effekte eines Gelenkpartners, während er sich in eine bestimmte Richtung bewegt, zu beschreiben ist eine sehr sichere Sache. Das heißt, die Ergebnisse sind gut nachprüfbar. Die Verwendung von Zusatzbewegungen ermöglicht eine nüchterne Beschreibung der Bewegungsrichtung und der auftretenden klinischen Symptome oder Zeichen, ungeachtet dessen, was biomechanisch vielleicht im Gelenk passiert. Dieses Vorgehen erleichtert es dem Therapeuten, eine korrekte Aussage über die Untersuchungsergebnisse zu machen, und verhindert somit Spekulationen.

Das Prinzip dieser Zusatzbewegungen ist dem Konzept der Manuellen Therapie nach Maitland entnommen und stellt somit die körperliche Untersuchung bei Patienten mit CMD in den Kontext mit diesem Therapie- und Denkmodell. Zusatzbewegungen am Kiefergelenk sind wie folgt definiert (▶ Abb. 8.95, ▶ Abb. 8.96):

- anterior-posteriore Bewegung (a/p),
- posterior-anteriore Bewegung (p/a),
- transversal lateral (→lat),
- transversal medial (→med),
- longitudinal kranial (↓ cran),
- longitudinal kaudal (↓ caud).

A/p oder p/a Zusatzbewegungen

Anterior-posterior gerichtete Translationen testen das Gleitverhalten der Gelenkflächen und den Mobilisationseffekt an den umgebenden Strukturen (Gelenkkapsel, Muskulatur). Im Wesentlichen entspricht diese passive Zusatzbewegung der Pro- bzw. Retrusionsbewegung in den Kiefergelenken. Alle Zusatzbewegungen können prinzipiell sowohl zur körperlichen Diagnostik als auch zur physiotherapeutischen Behandlung eingesetzt werden. Sollte bei der Untersuchung ein positiver Befund erhoben werden, ist dieselbe Technik ein vielversprechender Ansatz für die erste Behandlung (▶ Abb. 8.97).

Transversal lateral

Transversale Gleitbewegungen entsprechen der Laterotrusionsbewegung und geben ebenfalls Aufschluss über eventuelle Bewegungshindernisse und damit über eine gestörte Gelenkmechanik. Beurteilen lassen sich hiermit die Knorpelflächen (Krepitus, Knacken), die kapsuläre Spannungssituation sowie der Muskeltonus (▶ Abb. 8.98).

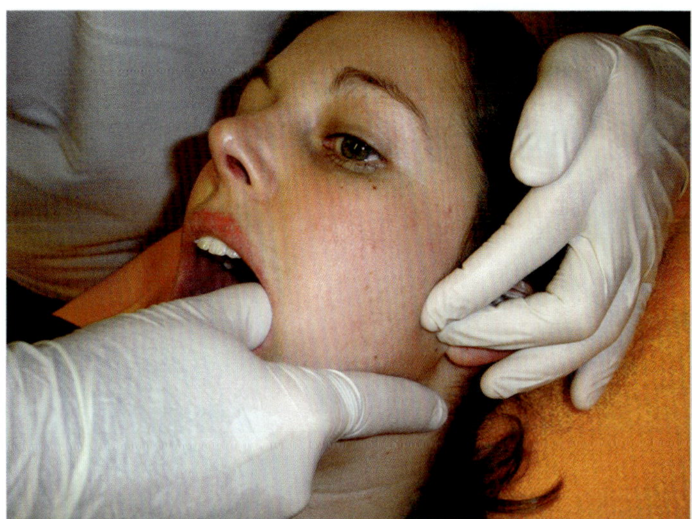

Abb. 8.97 A/p oder p/a Zusatzbewegungen.

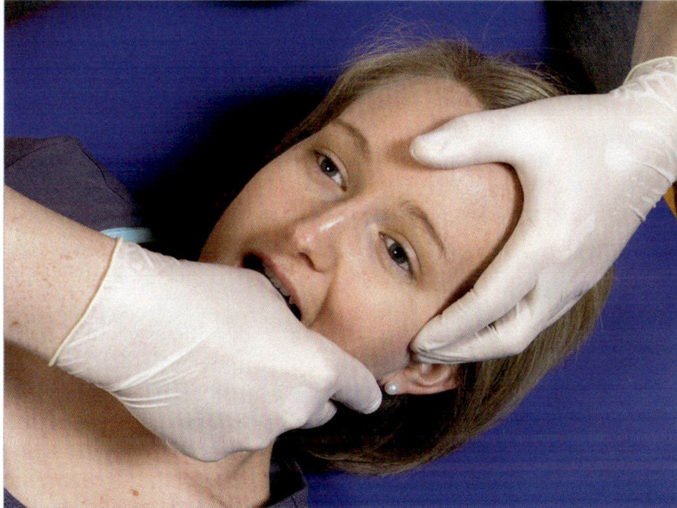

Abb. 8.98 Transversal lateral links oder medial rechts.

Longitudinal kranial/kaudal

Biomechanisch bedeutet die *Longitudinalbewegung nach kaudal* eine intraartikuläre Entlastung der diskalen Struktur und eine zunehmende extraartikuläre Zugbelastung für den Kapsel-Band-Apparat. Der Discus articularis erhält mit diesem Manöver mehr Bewegungsfreiheit im Gelenkraum. Mechanisch betrachtet entfernt sich der Condylus mandibulae im Gelenk von seinem Gelenkpartner – der Fossa mandibularis – und schafft damit mehr intraartikulären Raum. Gleichzeitig wirkt aber eine vom Grad des Zuges abhängige, steigende Spannung auf die umgebenden kapsulären Anteile des Gelenks. Dies gilt es bei der Interpretation der Untersuchungsergebnisse zu berücksichtigen.

Beim Test der *Longitudinalbewegung nach kranial* wird eher die Drucktoleranz des diskalen Gewebes und der bilaminären Zone getestet. Dabei werden die Gelenkpartner (Condylus mandibulae und Fossa mandibularis) einander angenähert, was den intraartikulären Raum verengt und die zwischengelagerten Strukturen unter Druck setzen kann. Der Kapsel-Band-Apparat erfährt hierdurch eher eine extraartikuläre Entlastung durch die stattfindende mechanische Annäherung (► Abb. 8.99).

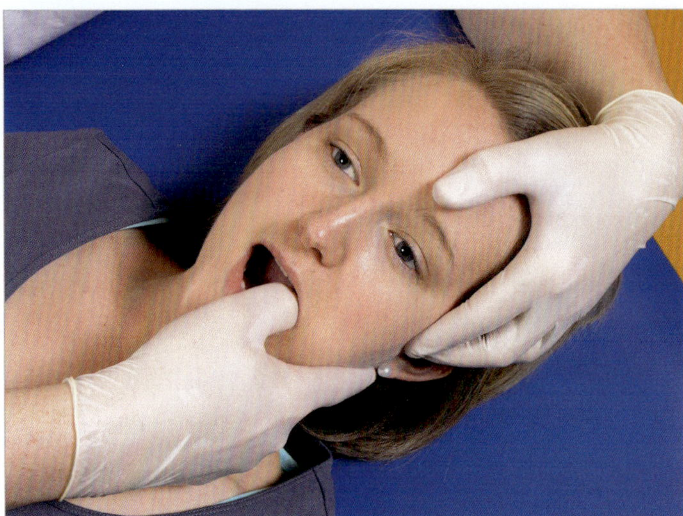

Abb. 8.99 Longitudinal kranial oder kaudal auf das linke Temporomandibulargelenk.

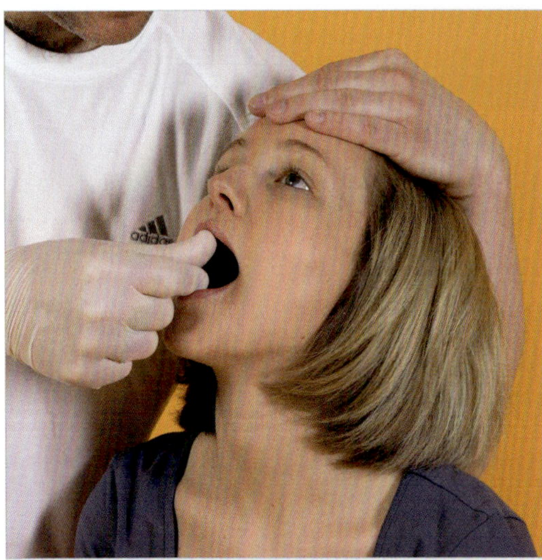

Abb. 8.100 Variable Körperhaltungen zur Untersuchung der passiven Mundöffnung: mit Extension der HWS.

8.5.3 Variabilität der passiven Bewegungsprüfung

Die vorgestellten passiven Bewegungsprüfungen und Untersuchungen können in unterschiedlichen Ausgangsstellungen (bzgl. Körper- und Kopfhaltung) durchgeführt werden. Welche Ausgangsstellung der Therapeut wählt, ist von der klinischen Präsentation des Problems abhängig. Die Belastung kann so gezielt für bestimmte Strukturen forciert werden.

Da die Funktionalität der Kiefergelenke unter anderem von der Kopf- und Körperhaltung mitbestimmt wird, sind weiterführende Untersuchungen anzustreben, die diese Tatsache berücksichtigen. Das heißt, die passive Mundöffnung sollte auch mit unterschiedlichen Kopfpositionen (mit zusätzlichen Komponenten wie Extension, Flexion, Lateralflexion oder Rotation) oder mit verschiedenen Körperhaltungen (thorakale Flexion, Extension etc.) durchgeführt werden, um weitere Informationen bzgl. einer Beteiligung der Körperhaltung bzw. der Kopfhaltung zu bekommen (► Abb. 8.100, ► Abb. 8.101, ► Abb. 8.102, ► Abb. 8.103).

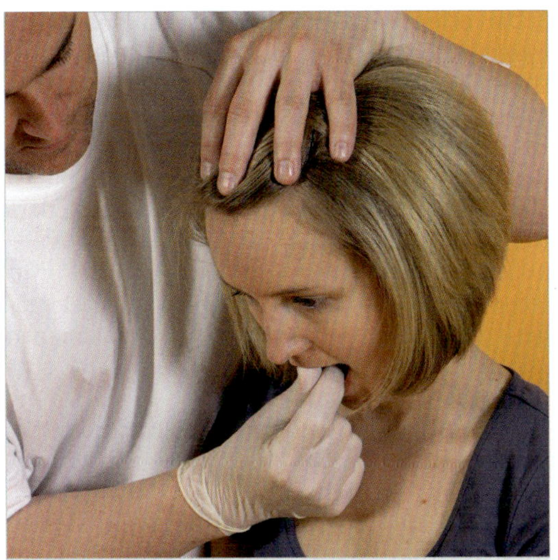

Abb. 8.101 Variable Körperhaltungen zur Untersuchung der passiven Mundöffnung: mit Flexion der HWS.

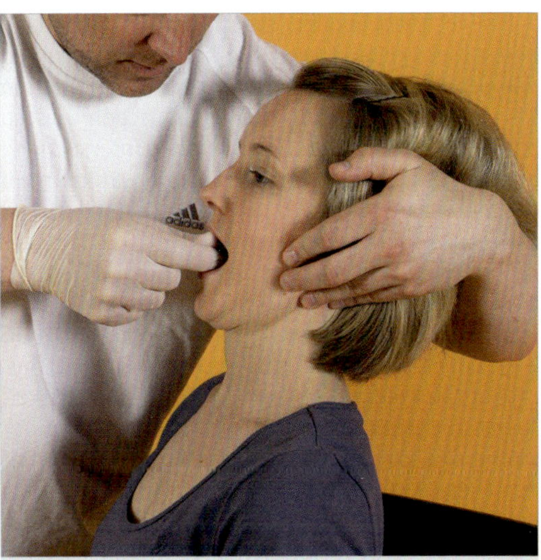

Abb. 8.102 Variable Körperhaltungen zur Untersuchung der passiven Mundöffnung: mit Extension der BWS.

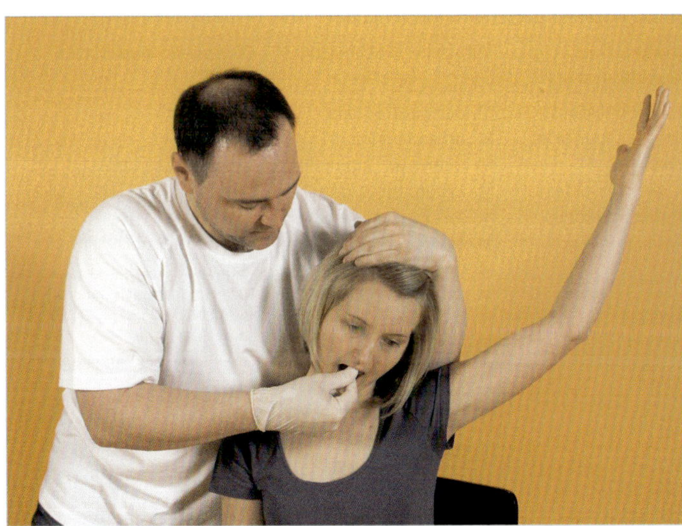

Abb. 8.103 Variable Körperhaltungen zur Untersuchung der passiven Mundöffnung: mit Flexion der HWS und Lateralflexion sowie Bewegung im Schultergelenk (verstärkter neurodynamischer Stress).

8.6 Muskelfunktionsprüfung

Ein Synonym für die Bezeichnung des Krankheitsbildes CMD lautet *Myoarthropathie* (MAP), da die Kaumuskulatur für das komplexe Geschehen einer CMD von größter klinischer Bedeutung ist. Eine Muskelfunktionsprüfung ist bei einem Patienten mit CMD generell anzuraten, da der Grad der Beteiligung der Kaumuskulatur an der Symptomatik festgestellt werden muss, um die Therapie entsprechend auf alle kausal beteiligten Strukturen auszudehnen. Eine kausale Erklärung für eine CMD kann nicht nur auf der Basis der artikulärossären Strukturen reduziert dargestellt werden, sondern beinhaltet auch neurale und vor allem auch muskuläre Strukturen.

Bei vorherrschenden mechanischen Störungen in der Kiefergelenkregion, die sich mit Symptomen wie schmerzhafter Mundöffnung, schmerzhaftem Kauen und Knack- oder Reibegeräuschen äußern können, ist eine differenzierende Untersuchung der Kau- und Kopf- bzw. Gesichtsmuskulatur ein probates Mittel, um die physiotherapeutische Diagnostik umfassend anzuwenden und alle beteiligten Strukturen zu lokalisieren. Durch die Palpation können bereits die druckempfindlichen Stellen in der Muskulatur festgestellt werden und durch den Muskelfunktionstest überprüft der Therapeut die Kontraktions- und Relaxationsfähigkeit sowie die Funktionalität der Arbeitsweisen der Kaumuskulatur. Aufgrund dieser Ergebnisse erhält der Therapeut direkte klinische Konsequenzen für die Behandlung. Die Untersuchung der muskulären Strukturen des kraniomandibulären Systems trägt dazu bei, die vorherrschende muskuläre Funktionsstörung besser lokalisieren und dadurch effektiver behandeln zu können (▸ Tab. 8.13).

Die primären Aufgaben und Funktionen des muskulären Systems können vereinfachend als Anspannen und Entspannen dargestellt werden. Das sind die Funktionen, die der muskulären Struktur und „Bauweise" auf den ersten Blick entsprechen. Bei diesen Aufgaben sind die Muskeln wesentlich von einem optimalen Zusammenspiel mit dem Nervensystem abhängig, das die Reizübertragung mit Impulsstärke und -häufigkeit vermittelt. Nur wenn die entsprechenden Impulse an die Zielorgane – die Muskeln – geleitet werden, ankommen und richtig verarbeitet werden, entsteht eine qualitativ gut koordinierte Motorik und somit Haltung und Bewegung mit bestmöglicher Funktionalität, um den Anforderungen des täglichen Lebens gerecht werden zu können.

Bei der Untersuchung der Muskelfunktionen wird also immer auch ein Teil der *neuro*muskulären Funktionsfähigkeit in Form von Rekrutierung, Frequenzierung und Synchronisation getestet (▸ Tab. 8.14).

Tab. 8.13 Klinisch relevante Muskeln des kraniomandibulären Systems mit Funktionen bzw. Testmöglichkeiten

Kaumuskulatur	Suprahyoidale Muskulatur	Infrahyoidale Muskulatur	Mimische Muskulatur	Okzipitale Muskulatur (HWS)
M. masseter M. temporalis M. pterygoideus medialis M. pterygoideus lateralis	M. digastricus (Venter anterior et posterior) M. mylohyoideus M. stylohyoideus	M. omohyoideus (Venter superior et inferior M. sternohyoideus M. thyrohyoideus	M. occipitofrontalis M. orbicularis oculi M. depressor supercilii M. zygomaticus minor M. zygomaticus major M. risorius M. depressor anguli oris M. depressor labii inferior M. corrugator supercilii M. procerus M. levator labii superior M. levator anguli oris M. mentalis M. orbicularis oris	*Dorsal:* M. rectus capitis posterior major et minor M. obliquus capitis superior et inferior *Ventral:* M. rectus capitis lateralis M. rectus capitis anterior
Funktionen und Testmöglichkeiten				
Mundschluss Führung der Mandibula bei Kaubewegungen	Mundöffnung Fixation und Stabilisation des Os hyoideum Führung der Mandibula bei Bewegung	Stabilisation des Os hyoideum Unterstützung des Schluckvorgangs Verbindung Schultergürtel – Os hyoideum mit dem Ziel der Modulation (Körperhaltung – Schlucken/Sprache, Atmung)	Gesichtsmotorik Mimik Grimassieren (Testmöglichkeit siehe Kap. 2, ▸ **Abb. 2.10**)	Stabilisation der oberen HWS Okzipitale Stabilisation (Kopfstabilität) Stabile Mobilität der oberen HWS

Tab. 8.14 Neuromuskuläre Funktionen

Funktion	Beschreibung
Rekrutierung	Aktivieren der notwendigen Anzahl motorischer Einheiten, um eine Bewegung durchzuführen
Frequenzierung	Zeitliche und räumliche Summation der generierten Impulse (der Aktionspotenziale) zur optimalen Kraftentwicklung und bestmöglichen Koordination der geplanten Bewegung
Synchronisation	Zeitgleiche Aktivierung der erforderlichen motorischen Einheiten zur synergistischen Leistungssteigerung für eine motorische Aufgabe, z. B. eine Bewegung

Aus der Muskelfunktionsprüfung kann der Therapeut zwei Aussagen ableiten. Er erhält Informationen über:

- die gemessene Kraft, die der getestete Muskel oder die Muskelgruppe (Synergiekette) generieren kann und die auf dem neuromuskulären Zusammenspiel von Rekrutierung, Frequenzierung und Synchronisation beruht.
- die Reproduktion von Symptomen im Problemgebiet des Patienten durch z. B. entstandenen mechanischen Stress auf das Gelenk, neurale Strukturen oder auf die beteiligten Muskelfasern.

8.6.1 Durchführung der Muskelfunktionsprüfung

Für die reinen Kraftwerte bietet der isometrische Muskelfunktionstest die zuverlässigsten Werte. Die Muskulatur beinhaltet jedoch weitere Funktionsweisen (Arbeitsweisen), die für eine umfassende Diagnostik relevant sind, klinisch bedeutsame Informationen liefern und das kausale Geschehen bei Patienten mit einer CMD erklären können.

Die folgenden Tests können nicht nur statisch, sondern selbstverständlich auch dynamisch (konzentrisch oder exzentrisch) durchgeführt werden. Durch den Einsatz weiterer Arbeitsformen der Muskulatur lassen sich zusätzliche Informationen über evtl. bestehende muskuläre Defizite sammeln und das therapeutische Spektrum bei entsprechendem Befund erweitern. Unterschieden wird dann in ein dynamisches oder ein statisches Leistungsdefizit der getesteten Muskulatur, was jeweils eine andere Behandlungsstrategie nach sich ziehen würde (▶ Tab. 8.15).

Tab. 8.15 Arten der dynamischen Muskelarbeit

Muskelarbeit	Definition
Konzentrisch	Muskuläre Kraftentwicklung, die mit einer Muskelverkürzung verbunden ist; Ansatz und Ursprung des Muskels nähern sich an
Exzentrisch	Muskuläre Kraftentwicklung, die mit einer Muskelverlängerung verbunden ist; Ansatz und Ursprung des Muskels entfernen sich voneinander

Test der Kaumuskulatur

Die Bewegungsfunktionen der Kaumuskulatur zur Mandibulakontrolle testet der Therapeut multidirektional. Die Kaumuskeln sind ein synergistisches Muskelsystem, das nicht auf die Aktion einzelner Muskeln in einer bestimmten Richtung reduziert werden kann. Kaumuskeln aktivieren sich meist synergistisch, sodass die Muskelfunktionsprüfung keine Aussagen über die Funktionsfähigkeit einzelner Muskeln ermöglicht. Es bleibt ein Spielraum für individuelle Interpretationen im klinischen Kontext. Die für die Mundöffnung und den Mundschluss zuständigen Kaumuskeln lassen sich bzgl. ihrer Funktion recht eindeutig einteilen und untersuchen (siehe ▶ Tab. 8.13). Für die Laterotrusion nach rechts/links sowie die Pro- und Retrusion ist die funktionelle Zuordnung der Muskeln jedoch schwieriger. Hier arbeiten die Kaumuskeln sehr synergistisch; die Bewegungsrichtungen und Funktionen können nicht mehr einem einzigen Muskel klar zugeordnet werden. Vielmehr ergibt sich ein muskuläres Zusammenspiel sehr vieler Muskeln für eine bestmögliche und variable Funktion.

Beim multidirektionalen Widerstandstest zur Beurteilung der Kraft (Rekrutierung, Frequenzierung und Synchronisation) erhält der Patient Widerstand für die Bewegungsrichtungen (▶ Abb. 8.104):

- Mundöffnung,
- Mundschluss,
- Laterotrusion rechts/links,
- Protrusion,
- Retrusion.

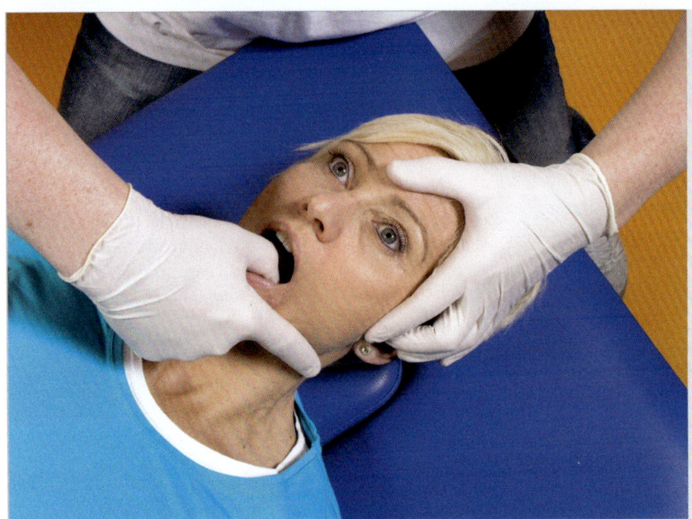

Abb. 8.104 Muskelfunktionsprüfung der Kaumuskulatur.

In die Beurteilung der Kaumuskulatur fallen die Ergebnisse der Kraftentwicklung (des Kraftaufbaus bzw. der Kraftentfaltung – auch Infos darüber, wie schnell sich das Kraftpotenzial aufbaut) sowie der erreichte Kraftwert und die zeitliche Spanne, in der der Patient die Kraft auf diesem Niveau halten kann. Ebenfalls findet eine Beurteilung des Kraftabbaus statt – schnell und ruckartig versus langsam und kontrolliert. Die klinischen Symptome können dabei von lokalem Schmerz bei der Kontraktion über Entspannungsschmerzen beim Lösen der Kontraktion bis hin zu ausstrahlenden Schmerzen reichen.

Test der suprahyoidalen Muskulatur

Zur Untersuchung der suprahyoidalen Muskulatur eignen sich meistens ein isometrischer und zur Steigerung ein dynamisch durchgeführter Widerstandstest. Zunächst setzt der Therapeut einen *multidirektionalen isometrischen* Widerstand in unterschiedlichen Mundöffnungspositionen und testet so die suprahyoidale Muskulatur in ihrer Führungseigenschaft für die Mandibula (► Abb. 8.105). Dabei werden ebenfalls die Rekrutierungsfähigkeit der Muskulatur sowie die Synchronisation der eingesetzten Muskelanteile beurteilt. Entsteht bei der Durchführung des Muskeltestes eine Art „Zahnradeffekt", kann davon ausgegangen werden, dass in den Bereichen Rekrutierung und Synchronisation deutliche Defizite herrschen.

Ein *dynamischer Widerstand* fordert mehr koordinative Muskelaktivität und lässt somit Rückschlüsse auf die Funktionsfähigkeit der suprahyoidalen Muskulatur und ihrer Innervation, sprich der Koordination (Rekrutierung, Frequenzierung und Synchronisation) zu. Klinisch treten bei dieser vermehrten Belastung häufig Gelenkgeräusche (Krepitus oder Knacken) im Kiefergelenk auf (► Abb. 8.106). Für die diagnostische Untersuchung der suprahyoidalen Muskulatur wird im Wesentlichen die Mundöffnung beurteilt. Hierbei interessiert besonders die Kraft, die generiert werden kann, also der Kraftaufbau. Die Symmetrie, mit der die Mundöffnung gesteuert wird, also die Bewegungsqualität, enthält wichtige Informationen über das neuromuskuläre Zusammenspiel und über evtl. Ausweichmechanismen, die auch durch knöcherne oder chondrale Veränderungen bedingt sein können. Unilaterale Abweichungen aus der Mittellinie lassen auf eine unterschiedliche Kraftentwicklung auf der rechten und linken Seite schließen. Ursache kann eine einseitige Dysfunktion oder eine einseitige reflektorische Hemmung sein. Von Interesse ist wiederum auch das „Loslassen" – die muskuläre Entspannung auf dem Rückweg aus der Test- in die Ausgangsposition.

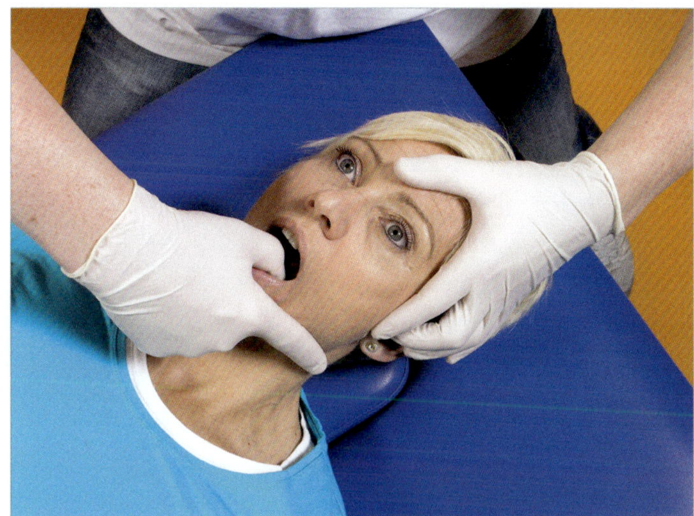

Abb. 8.105 Muskelfunktionsprüfung der suprahyoidalen Muskulatur: Führungskontrolle der Mandibula.

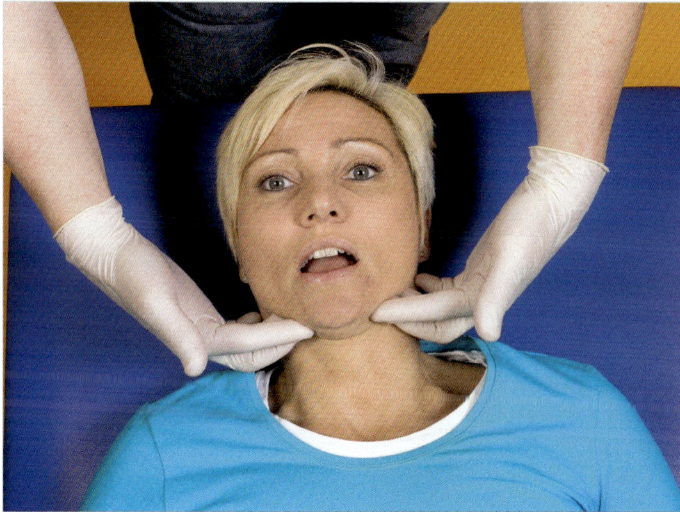

Abb. 8.106 Kontrolle der Mandibulakoordination durch dynamischen Widerstand für die Mundöffnung.

Test der infrahyoidalen Muskulatur

Getestet wird die Stabilität des Os hyoideum bei Unterkieferbewegungen. Bei Mundöffnungen oder beim Schlucken sollte das Os hyoideum von der Muskulatur zentrisch stabilisiert werden (▶ Abb. 8.107). Abweichungen oder auch Reproduktion von Symptomen lassen eine Muskeldysfunktion im Bereich der infrahyoidalen Muskulatur vermuten. Klinisch gehäuft treten Koordinations- und Innervationsprobleme im Bereich der Rekrutierung und der Synchronisation auf. Die Folgen sind meist schlecht koordinierte Bewegungen, d. h. Schlucken mit schlecht fixiertem Os hyoideum oder mit reproduzierten Symptomen der CMD.

Ein weiterer Aspekt ist die Beurteilung der Fixation des Os hyoideum bei Nackenbewegungen. Durch unilaterale Krafteinwirkung am Os hyoideum kann versucht werden das Gleichgewicht zu stören und ggf. Symptome zu reproduzieren.

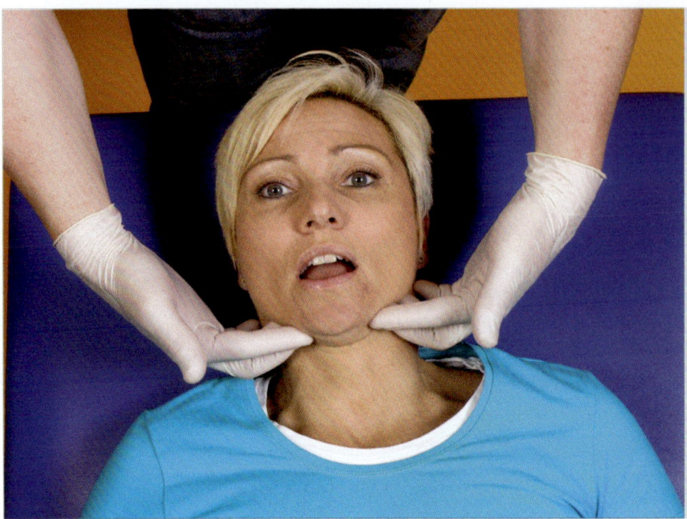

Abb. 8.107 Palpation der unphysiologischen Verlagerung des Os hyoideum während der Mundöffnung – ggf. mit Widerstand am Os hyoideum.

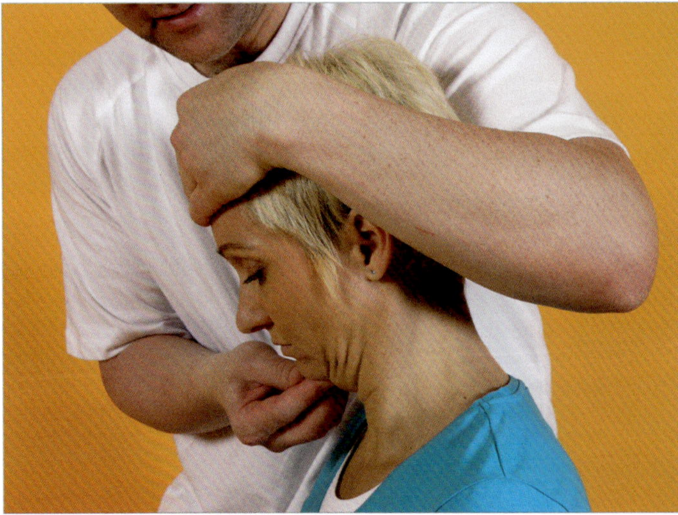

Abb. 8.108 Muskelfunktionsprüfung der Flexoren der oberen HWS.

Test der HWS-Flexoren

Die Funktion der Flexoren und Extensoren der oberen HWS ist durch die von ihnen ausgeübte Kopfkontrolle mit den Unterkieferbewegungen gekoppelt und somit auch klinisch für die Untersuchung von Patienten mit CMD relevant. Der Therapeut testet die Flexoren der oberen HWS mit kleiner Amplitude (Nickbewegung): M. rectus capitis anterior und M. rectus capitis lateralis (► Abb. 8.108).

Die tiefen Flexoren sind funktionell für die Stabilität der oberen HWS verantwortlich und spielen somit eine entscheidende Rolle bei der Irritation von neuralen und muskulären Strukturen. Sie verfügen über ein Irritationspotenzial für den temporomandibulären Bereich.

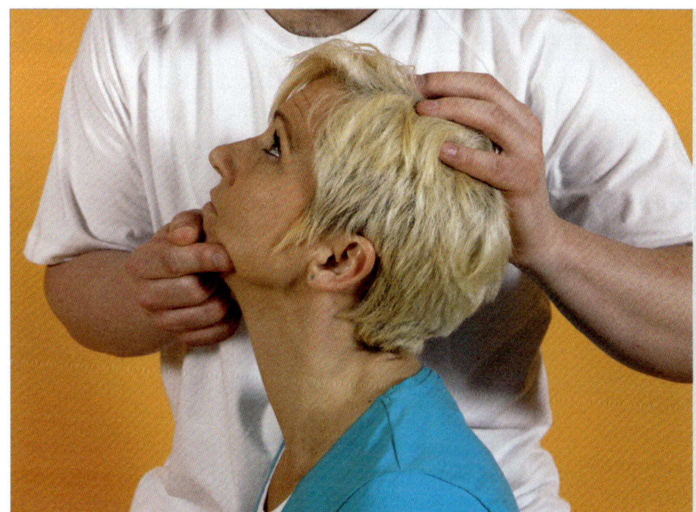

Abb. 8.109 Muskelfunktionsprüfung der Extensoren der oberen HWS.

Test der HWS-Extensoren

Die Extensoren der HWS, M. rectus capitis posterior major et minor sowie M. obliquus capitis superior et inferior, testet der Therapeut, da sie mit den lokalen neuralen Strukturen (Ansa cervicalis, Nn. occipitalis major et minor, Nn. auricularis magnus et posterior) funktionell verknüpft sind. Hier ist häufig ein nicht zu unterschätzendes Irritationspotenzial für die Kieferregion gegeben (▶ Abb. 8.109).

Diagnostisch interessant ist auch die Beeinflussung der Unterkiefermobilität mit gleichzeitiger subokzipitaler Kraftforderung (Widerstandstest für die Extensoren oder Flexoren der oberen HWS). Die simultane Aktivierung von Kopf- und Kiefermuskulatur stellt größere Anforderungen an die motorische Kontrolle und an die koordinativen Fähigkeiten des Patienten.

8.7 Knackphänomene

Bei einer CMD sind Knackphänomene eine häufig zu findende Symptomgruppe mit erheblichem Problemcharakter für den Patienten. Primär handelt es sich bei einem Knackgeräusch in den Kiefergelenken um ein mechanisches Problem (Ahlers u. Jakstat 2007, Bumann u. Lotzmann 2000). Bei genauerer Untersuchung können die bestehenden Knackgeräusche unterschieden und nach verschiedenen anatomischen Geräuschquellen kategorisiert werden. Prinzipiell können solche Einteilungen auf zwei Arten erfolgen:

- *Strukturell (apparative Diagnostik):* In der physiotherapeutischen Diagnostik schwer zu beweisen, da keine bildgebenden Verfahren zur Verfügung stehen, um zu sehen, welche Struktur das Knacken auslöst. Zur sicheren diagnostischen Abklärung ist die Konsultation eines Kieferorthopäden empfehlenswert.
- *Funktionell (klinische Diagnostik):* Durch eine Analyse des auftretenden Knackgeräusches anhand mehrerer Faktoren: Zeitpunkt, Akustik, Irritierbarkeit und Bewegungsabhängigkeit des Geräusches. Diese und weitere ähnliche Faktoren lassen sich valide mit dem Knackgeräusch in Verbindung bringen und ergeben somit das klinische Bild eines Knackphänomens mit der Möglichkeit einer physiotherapeutischen Behandlung, basierend auf den Untersuchungsergebnissen.

Gelenkgeräusche: Erklärungsmodelle

Auch kausal lassen sich verschiedene Erklärungsmodelle für Gelenkgeräusche finden. Der erste Ansatz geht von einer mechanischen Pathogenese aus. Das heißt, die anatomische Situation der beteiligten Strukturen (allen voran der Discus articularis) passt sich aufgrund mechanischer Belastungsverschiebungen an. Allerdings ist die Adaption unzureichend. Es entstehen mechanische Belastungsspitzen in bestimmten Situationen, z. B. während der Mundöffnung, und somit eine akustische Geräuschquelle, das Gelenkknacken.

Ein weiterer Ansatz bezieht sich auf die Stoffwechselsituation. Bei entsprechenden Deformationen durch unphysiologische Belastungen der Gewebe reichen die regenerativen Prozesse nicht aus, um die Elastizität der durch diese Ereignisse deformierten Strukturen zu erhalten. Dies kann bei bestimmten Bewegungen (z. B. Mundöffnung) zu einer erhöhten Rigidität mit verstärkter Reibung im Gewebe führen. Die Gewebesynthese gerät aus dem Gleichgewicht, verändert somit auch die mechanischen Bedingungen und bewirkt so das Gelenkknacken.

Die Therapie von Knackgeräuschen in den Kiefergelenken stellt die Physiotherapie wie die Zahnmedizin immer wieder vor eine Herausforderung. Zuerst gilt es, das Geräusch so exakt wie möglich zu ergründen. Zur Untersuchung notwendige Fragen sind z. B.:

- Wann tritt es auf?
- Wie ist die Qualität (Klang, Lautstärke, zusätzliche Limitationen, Schmerzbeteiligung etc.)?
- Ist es überhaupt beeinflussbar? Wenn ja, wie kann man es durch externe Interventionen beeinflussen?

M!

Verändert sich das Knackgeräusch durch äußere mechanische Reize, so ist die Prognose bezüglich einer erfolgreichen physiotherapeutischen Behandlung sehr gut.

8.7.1 Analyse des Knackgeräusches

Knackgeräusche in den Kiefergelenken sind von bestimmten Faktoren wie z. B. der Bewegungsrichtung, Muskelaktivität (Kauen, Schlucken etc.) oder auch dem Bewegungsabschnitt (initial, intermediär oder terminal) während einer Bewegungsrichtung abhängig. Das heißt, die Bewegungsrichtung, die Geschwindigkeit der Bewegung etc. sind bestimmende Faktoren für das Auftreten von Geräuschen. Diese Faktoren können in der physiotherapeutischen Diagnostik evaluiert und für die therapeutischen Interventionen zur Reduktion der Geräusche eingesetzt werden. ▶ Tab. 8.16 zeigt mögliche Einflussfaktoren (aufgeführt sind Richtung, Abschnitt und Aktivität) auf ein bestehendes Knackphänomen.

Zur Dokumentation des Knackgeräusches kann der Therapeut wiederum das modifizierte Dokumentationsschema nach Maitland nutzen. Das Auftreten des Geräusches wird z. B. durch einen Stern im jeweiligen Bewegungsabschnitt symbolisiert (▶ Abb. 8.110). Formulierungen für die schriftliche Dokumentation können z. B. lauten:

- „Gelenkknacken terminal exkursiv rechts“: Das Knackgeräusch tritt endgradig während der Mundöffnung (im 3. Drittel der Mundöffnungsbewegung) im rechten Kiefergelenk auf.
- „Gelenkknacken terminal exkursiv und terminal inkursiv linksseitig“: Das Knackgeräusch tritt manchmal während der endgradigen Mundöffnung und manchmal während des endgradigen Mundschlusses im linken Kiefergelenk auf.

Tab. 8.16 Faktoren zur Einteilung von Knackphänomenen

Bewegungsrichtung	Bewegungsabschnitt (je Bewegungsrichtung)	Aktivität
• Mundöffnung (Exkursion) • Mundschluss (Inkursion) • Protrusion • Retrusion • Laterotrusion nach rechts • Laterotrusion nach links	• Initial: zu Beginn der Bewegung (1. Drittel) • Intermediär: in der Mitte der Bewegung (2. Drittel) • Terminal: am Ende der Bewegung (3. Drittel)	• Bewegen • Kauen • Schlucken • Sprechen • Pfeifen etc.

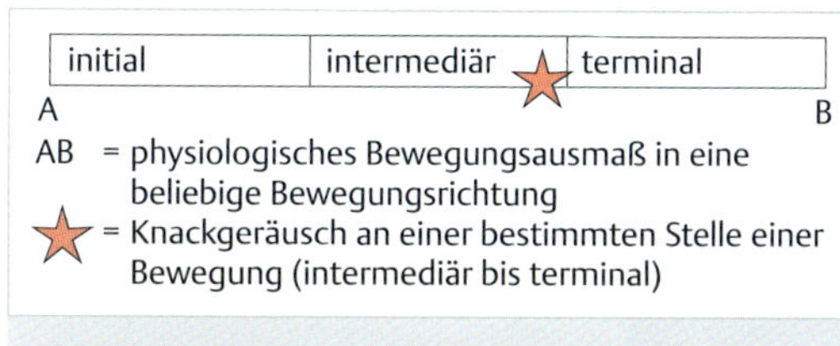

Abb. 8.110 Physiologisches Bewegungsausmaß (AB) mit Knackgeräusch am Ende des intermediären Bewegungsabschnittes.

8.7.2 Untersuchungstechniken zur Prüfung der mechanischen Veränderbarkeit von Knackgeräuschen

Sind die beeinflussenden und verändernden internen Faktoren ermittelt, untersucht der Therapeut die Irritierbarkeit des Knackgeräusches durch äußere Reize (externe Intervention mit z. B. manuellem Widerstand oder Führungskontrolle in der Bewegung, Watteröllchen, Mundspatel etc.):

- dynamische Kompression (kranial gerichteter Widerstand an der Mandibula) in Mundöffnungs- und Mundschlussbewegungen,
- dynamische Translation (lateral gerichteter Widerstand an der Mandibula) in Mundöffnungs- und Mundschlussbewegungen.

Weiterhin sind folgende Interventionen anzuwenden, um andere Einflussgrößen zu ermitteln und bei Bedarf in die Therapie zu integrieren:

- Fazilitation der Kaumuskeln,
- Fazilitation der mimischen Muskulatur,
- Veränderung der Kopfhaltung (Flexion, Extension, Lateralflexion oder Rotation),
- Veränderung der Körperhaltung (thorakale Flexion oder Extension zur Veränderung der mechanischen Kopf-Mandibula-Relation).

Watteaufbiss

Watteröllchen zwischen den Prämolaren oder den Molaren eliminieren die habituelle Okklusion und verhindern somit den gewohnheitsmäßigen Kontakt zwischen den Zahnreihen des Ober- und Unterkiefers. Sie verhindern so Störkontakte und den terminalen Mundschluss (▶ Abb. 8.111).

Bei Patienten mit anteriorer Diskusverlagerung verhindert der Watteaufbiss, dass sich der Diskus beim terminalen Mundschluss nach anterior verlagert. Der Diskus kann nicht vom Kondylus abspringen und somit während der Mundöffnung nicht wieder aufspringen. Das Knacken ist reduziert oder tritt gar nicht mehr auf.

Dynamische Translation

Die dynamische Translation verändert die mechanische Kontaktbeziehung zwischen Kondylus, Diskus und Fossa über eine Modulation zwischen Laterotrusion auf einer Gelenkseite und Mediotrusion auf der kontralateralen Seite (▶ Abb. 8.112). Kann ein Gelenkknacken so verändert (reduziert) werden, sind mechanische Ursachen in der Gelenkbeziehung zwischen Diskus und Kondylus anzunehmen.

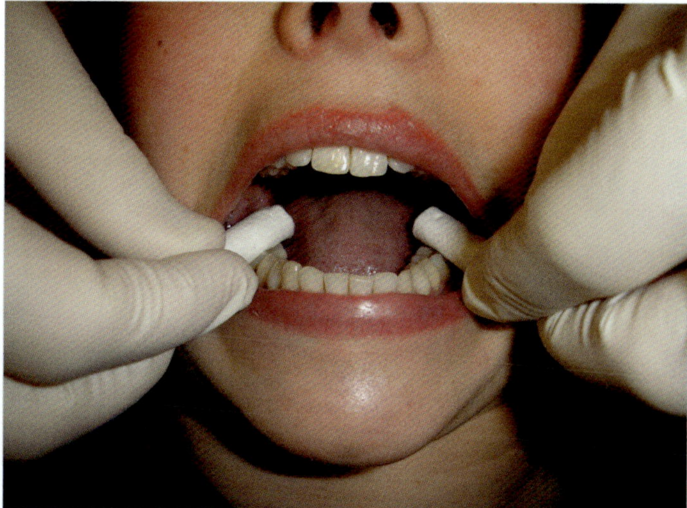

Abb. 8.111 Mechanische Veränderung von Knackgeräuschen durch Watteaufbiss.

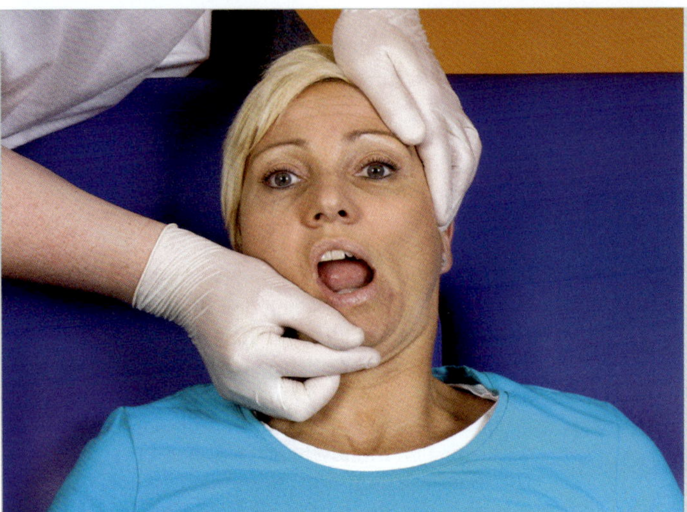

Abb. 8.112 Mechanische Veränderung von Knackgeräuschen durch dynamische Translation.

Dynamische Kompression

Die dynamische Kompression verlagert den Kondylus bei Mandibulabewegungen nach kranial (▶ Abb. 8.113). Dies reduziert den intraartikulären Raum und bringt den Diskus in eine dynamische „Zwangsposition" zwischen Kondylus und Fossa. Ein verändertes Knacken (lauter, leiser oder kein Knacken mehr) kann ein Hinweis auf ein mechanisches Diskusproblem sein.

Weitere klinische Interpretation der Untersuchungsergebnisse

Durch diese therapeutischen Interventionen soll untersucht werden, ob und in wieweit eine oder mehrere Möglichkeit(en) zur Veränderung des Gelenkknackens bestehen. Mögliche Veränderungen in der klinischen Präsentation von Knackgeräuschen könnten sein:

- Zeitliche und räumliche Veränderung des Knackgeräusches: Das Knacken tritt früher oder später in der untersuchten Bewegung auf.
- Akustische Veränderung: Das Geräusch verändert seinen Klang – lauter, leiser oder scharf abgegrenzt, mit mehr Krepitus.

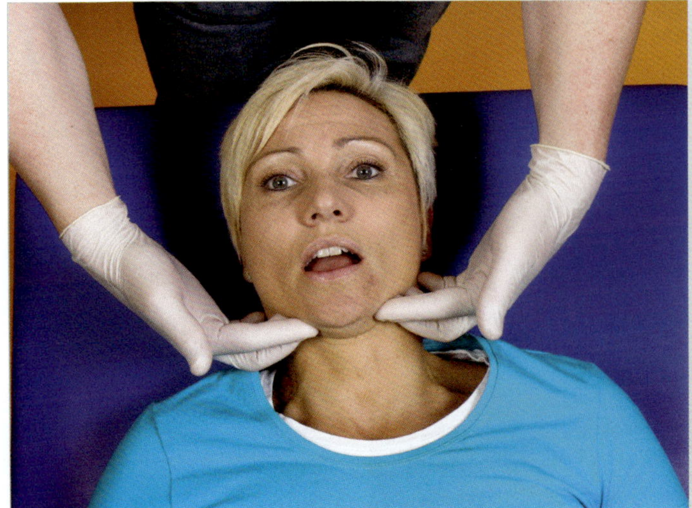

Abb. 8.113 Mechanische Veränderung von Knackgeräuschen durch dynamische Kompression über die Mandibula.

- Mit Limitation der untersuchten Bewegung: Es entsteht ein neuer Bewegungsstopp.
- Schmerzprovokation: Auf dem Bewegungsweg ergibt sich durch die Intervention ein neuer Schmerz.

Lässt sich das Knackgeräusch durch die beschriebenen Interventionen verändern, liegt die Vermutung nahe, dass es sich bei der Ursache des Knackgeräusches auch um eine bewegliche und veränderbare Struktur handelt. Hauptsächlich kommen hier der Discus articularis, die Mandibula (Subluxationstendenz) und das Lig. laterale als Ursache infrage.

Lassen sich jedoch keine Veränderungen durch diese Manöver erreichen – das Knacken tritt immer an derselben Stelle der Bewegung und in der gleichen Qualität auf –, handelt es sich sehr wahrscheinlich um eine fixierte, starre Struktur, die das Gelenkknacken auslöst. Hier kommen vor allem knöcherne Anbauten (mandibulär-kondyläre oder temporale Exostosen), Adhäsionen an Ligamenten oder der Gelenkkapsel und chondrale Veränderungen (Fissuren, Frakturen, Hyperplasie) infrage.

Häufig verursachen degenerative, auch traumatisch bedingte Veränderungen der Gelenkflächen, des Discus articularis oder der knöchernen Gelenkpartner die Knackgeräusche. Kausal kommen bei Knackgeräuschen deshalb folgende Strukturen infrage:

- Mandibula (Caput mandibulae, Condylus mandibulae: Knorpeladhäsionen, Knorpeldefekte, Exostosenbildung, Subluxation des Kondylus.
- Os temporale (Fossa mandibularis, Tuberculum articulare): Knorpeladhäsionen, Knorpeldefekte, Exostosenbildung.
- Lig. laterale: mechanische Irritation durch knöcherne Veränderungen.
- Discus articularis: anteriore Diskusverlagerung (ADV).

8.7.3 Anteriore Diskusverlagerung

Eine anteriore Diskusverlagerung (ADV) ist ein häufiges klinisches Erscheinungsbild in der Gruppe der Patienten mit Knackgeräuschen. Dabei handelt es sich um eine anatomische Veränderung und um eine funktionelle Verlagerung des diskalen Gewebes vor den Kondylus. Dies geschieht häufig infolge traumatischer oder degenerativer Veränderungen der stabilisierenden Strukturen (bilaminäre Zone und M. pterygoideus lateralis) und auch aufgrund von Veränderungen an der Knorpelfläche werden die vorherrschenden mechanischen Bedingungen verändert. Mechanisch lässt sich die anteriore Diskusverlagerung über zwei mögliche Entstehungsmechanismen erklären.

- Eine Möglichkeit ist eine vergrößerte Beweglichkeit des Discus articularis in der Kondylus-Fossa-Relation aufgrund einer Verlängerung oder Überdehnung, evtl. auch einer kompletten oder partiellen Kontinuitätsunterbrechung (einer partiellen oder totalen Ruptur) der dorsalen Haltestrukturen – der bilaminären Zone mit ihren zwei Faserbündeln (Stratum superius und inferius). Hieraus entwickelt sich für den Diskus eine vergrößerte Bewegungsfreiheit nach anterior mit der Tendenz, eine bleibende, irreversible Vorverlagerung zu entwickeln.
- Eine zweite, ebenfalls mechanisch begründete These bezüglich der anterioren Diskusverlagerung ist ein pathologisch verändertes Bewegungsspiel der Gelenkpartner. Vor allem der Kondylus zeigt klinisch eine Neigung zu Subluxationsbewegungen bei zu laxem Kapsel-Band-Apparat. Weitere Gründe können eine knöcherne Fehlanlage oder traumatische knöcherne Veränderungen sein. Durch die veränderte Kontaktbeziehung zwischen Kondylus und Fossa kann sich ein vergrößerter Bewegungsraum für den intraartikulären Discus articularis ergeben – mit der Tendenz zur anterioren Diskusverlagerung.

Abhängigkeit des Knackgeräusches vom Stadium der anterioren Diskusverlagerung

Bei einer anterioren Diskusverlagerung werden verschiedene Stadien unterteilt:

- Partielle anteriore Diskusverlagerung: Sie tritt nur bei bestimmten Bewegungen oder unter bestimmten Belastungen auf und repositioniert sich selbst. Meist ohne signifikante Probleme oder Symptome. Es entsteht ein sporadisches und bewegungsabhängiges Knacken.
- Totale anteriore Diskusverlagerung*ohne* Limitation: Hier bleibt der Diskus in der vorverlagerten Position und löst rezidivierende Gelenkgeräusche aus. Meistens erkennt man diese Gelenkgeräusche an einem reziproken Knacken. Es tritt ein Knackgeräusch während der Mundöffnung und während des Mundschlusses auf, also bei gegenläufigen Bewegungen (Schließungs- und Öffnungsknacken). Der Diskus hat noch eine minimale Tendenz, sich selbst zu reponieren.

- Totale anteriore Diskusverlagerung *mit* Limitation: Die vorverlagerte Struktur des Discus articularis verursacht eine Limitation der Mundöffnung. Meist hat der Diskus keine Möglichkeit mehr für eine automatische Reposition.

▶ Abb. 8.114 zeigt eine normale Lagebeziehung zwischen Diskus und Kondylus mit intakter diskaler Struktur und einer normalen Stabilisation des Diskus über die bilaminäre Zone von dorsal und den M. pterygoideus lateralis von ventral. Bei normaler Position des Kondylus im Kiefergelenk und intakten Stabilisationszügen von dorsal und ventral kann der Diskus den Unterkieferbewegungen optimal folgen und erfüllt seine Funktion, d. h., er schützt die Knorpelzone und optimiert den Kontakt der Gelenkflächen ohne Defizite.

Eine anteriore Diskusverlagerung mit dorsalem Elastizitätsverlust der bilaminären Zone und daraus resultierender Hypermobilität des Discus articularis ist in ▶ Abb. 8.115 dargestellt. In diesem Stadium sind spontane Knackgeräusche mit Reposition zu erwarten. Bleibt der Zustand über einen längeren Zeitraum persistent, kann mit progredienter Symptomatik (das Knacken betreffend) und evtl. auch weiteren Komplikationen durch unphysiologische Belastungen gerechnet werden.

In ▶ Abb. 8.116 ist ein mögliches Szenario einer totalen anterioren Diskusverlagerung mit Limitation der Mundöffnung dargestellt, in der für den Discus articularis keine eigenständige Reposition mehr möglich ist. Die pathologische Deformation der umgebenden Strukturen greift auf die Faseranteile der bilaminären Zone sowie die Gelenkkapsel über. Zunehmende artikuläre Fehlbelastungen wirken auf die Knorpelfläche und die knöcherne Kondyluszone der Hauptartikulationsfläche in Form von chondraler Degeneration (zunehmende

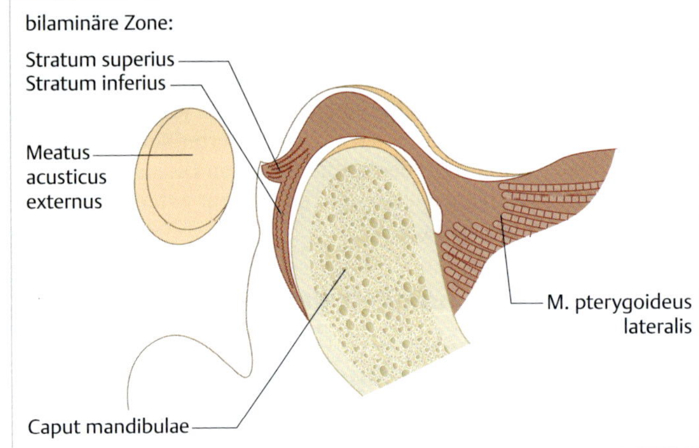

Abb. 8.114 Normale Lagebeziehung zwischen Diskus und Kondylus.

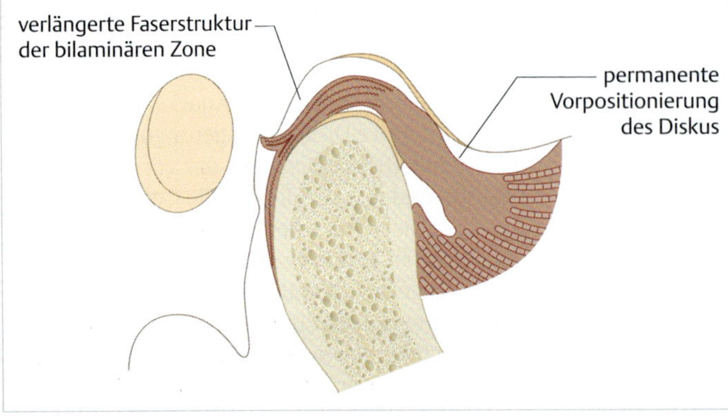

Abb. 8.115 Diskusvorverlagerung mit Elastizitätsverlust und resultierender verminderter Retraktionskraft des Diskus.

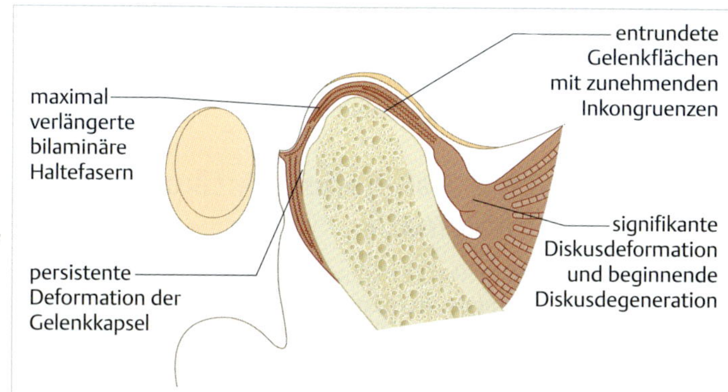

Abb. 8.116 Vollbild einer anterioren Diskusverlagerung mit Limitation der Mundöffnung.

Arthrose) sowie knöcherner Entrundung der Gelenkpartner mit steigender Inkongruenz der Gelenkflächen. Da die mechanische Deformation aufgrund der permanenten Belastung des Diskus zunehmend auch negative Konsequenzen für die Elastizität und Trophik mit sich bringt, kann der Diskus die entstehenden Inkongruenzen nicht mehr ausgleichen. Das Kiefergelenk erfährt eine meist irreparable allgemeine Degeneration.

8.8 Screening CMD

Im physiotherapeutischen Praxisalltag haben wir es häufig mit Patienten zu tun, deren klinisches Erscheinungsbild sich durchaus mit den Symptomen einer CMD überschneidet. Im Wesentlichen sind dies Patienten mit Kopf-, Gesichts- oder HWS-Beschwerden unklarer Genese und häufig auch noch mit unspezifischen Symptomen. Um bei diesen Patientengruppen möglichst sicher und mit geringem zeitlichem Aufwand eine therapeutische, klinisch begründete, Entscheidung bezüglich des weiteren Vorgehens treffen zu können, lässt sich ein sogenanntes Screening-Verfahren einsetzen – für mehr Sicherheit in der Entscheidungsfin dung bezüglich der weiteren Vorgehensweise (► Abb. 8.117). Hierbei handelt es sich um ein *Schnelltestverfahren* für alle Patienten, bei denen klinische Symptome zu finden sind, die auf eine CMD als Begleitstörung oder als beitragenden Faktor für die eigentliche Funktionsstörung bzw. die Diagnose hindeuten. Mithilfe des Screening-Verfahrens kann schnell für diagnostische Sicherheit gesorgt werden und beitragende Krankheitsfaktoren aus der Kieferregion können in die physiotherapeutische Behandlung und in die weitere Untersuchung und Diagnostik integriert werden. Ein CMD-Screening muss ökonomisch bzw. schnell im Praxisalltag einsetzbar sein. Es muss sichere Ergebnisse zur Therapie beitragen.

vorhandene Dysfunktion im relevanten Umfeld der CMD: HWS (Nackenprobleme), Kopf (Kopfschmerzen), Gesicht (Gesichtsschmerzen), Augen (Druckgefühl), Ohren (Tinnitus)		
Untersuchen von CMD-Parametern via Screening	? CMD ?	Quantität/Qualität der Mobilität Schmerz Gelenk, Muskulatur, Diskus, bilaminäre Zone

Abb. 8.117 Screening-Schema CMD.

> **M!**
>
> Bei Patienten mit potenzieller CMD müssen die wesentlichen Symptombereiche und Strukturen klärend untersucht werden, um eine Entscheidung bezüglich der weiteren Therapie- und Untersuchungsplanung treffen zu können.

Im CMD-Screening sind zunächst Strukturen diagnostisch zu beurteilen. Der Therapeut lokalisiert die schmerzempfindlichen Strukturen (Gelenkkapsel, Gelenkknorpel, bilaminäre Zone, Kaumuskulatur). Anschließend klärt er verschiedene Leitfragen aus unterschiedlichen diagnostischen Hauptbereichen einer Dysfunktion – im Wesentlichen die Quantität, Qualität der Bewegungen im Kiefergelenk sowie vorhandene Gelenkgeräusche. Um die klinische Präsentation der Hauptproblematik des Patienten und eine eventuelle Beteiligung des Kiefergelenks vorerst einstufen zu können, unterscheidet man drei Kategorien: okklusale, artikuläre oder muskuläre Problematik.

8.8.1 Kategorie 1: Okklusale Problematik

Die endgültige Beurteilung der Okklusion ist natürlich die Aufgabe des Zahnarztes. Die Kurzbeurteilung der Okklusion wird lediglich der Vollständigkeit halber in die physiotherapeutische Untersuchung integriert. Der Therapeut kann außerdem feststellen, welche Patienten zur weiteren Abklärung einen Zahnarzt konsultieren müssen. Dies bedeutet, der Physiotherapeut inspiziert die Okklusion und bespricht offensichtliche Befunde mit dem behandelnden Zahnarzt, der dann die vollständige und zahnmedizinische okklusale Funktionsdiagnostik durchführt. Der physiotherapeutische Inspektionsbefund der Okklusion hat lediglich richtungsweisenden Charakter (▶ Tab. 8.17).

8.8.2 Kategorie 2: Artikuläre Problematik

Von artikulär bedingten Dysfunktionen kann ausgegangen werden bei: Limitationen in der Bewegungsprüfung, Knackgeräuschen oder auch Krepitus, Deviationen bzw. Deflexionen (koordinativen Defiziten) bei Unterkieferbewegungen oder bei einer bewegungsabhängigen Schmerzprovokation. Kausal können strukturelle Veränderungen (degenerativ oder traumatisch) der beteiligten Gelenkpartner (Mandibula und Os temporale), der Knorpelzone oder der intraartikulären Strukturen (Discus articularis, bilaminäre Zone) in Betracht gezogen werden, die es bei entsprechend positivem Befund spezifischer zu untersuchen gilt (▶ Tab. 8.18).

Tab. 8.17 CMD-Screening: okklusale Befunde

Mögliche okklusale Befunde	Mögliche mechanische Auswirkungen auf das kraniomandibuläre System
Abrasionen	„Schlüssel-Schloss“-Phänomen: stellt sich ein, wenn Zähne so aufeinander eingeschliffen sind (bezogen auf die Ober- und Unterkiefer-Relation), dass sie regelrecht ineinander einhaken Folgen: monotone Bewegungs- und Belastungsgefüge im kraniomandibulären System
Zahnfehlstellungen	Zahnfehlstellungen verändern die Bisslage Folgen: verändertes Belastungsgefüge der Kiefergelenke und der umgebenden Muskulatur sowie der kapsulären Anteile
Inkongruenzen in der habituellen Bissposition (auch mandibuläre Positionsveränderungen: Pro- bzw. Retrognathie) Kreuzbisslage	Veränderte mechanische Führung der Kiefergelenke Folgen: negative Auswirkung auf die muskuläre Kontrolle und neurale Steuerung
Keilförmige Defekte an den Zähnen	Siehe oben
Frühkontakte infolge okklusaler Interferenzen	Mechanische Abnutzung an den unphysiologisch entstandenen Kontaktstellen Folgen: Veränderung der Kiefergelenkbelastung und Tonuserhöhung/-senkung der Kaumuskulatur
Offene Bissposition	Veränderung der mechanischen Kontaktflächen Folgen: Gelenkfehlbelastung und Belastungsspitzen in umschriebenen Arealen

Tab. 8.18 CMD-Screening: artikuläre Befunde

Artikuläre Symptome	Mögliche Ursachen
Eingeschränkte Gelenkbeweglichkeit	• Folge eines direkten Traumas (akuter Mobilitätsverlust infolge aktivierter Schutzmechanismen und Ausweichbewegungen) • Arthrotische Veränderung mit Kapselschrumpfung und Hypertonus der umgebenden Muskulatur zum Schutz (chronisch degenerative Prozesse mit Veränderung der mechanischen Komponenten) • Intraartikuläre Veränderungen: Diskusvorverlagerung (ADV); kann als präarthrotische Deformität angesehen werden oder auch als direkte Folge degenerativer Veränderungen
Ausweichbewegungen (Deviationen, Deflexionen)	• Diskusverlagerung, Diskusperforation • Intraartikuläre Veränderungen (arthrotisch-degenerativ) • Kapselverletzung, Kapselschrumpfung • Kondyläre Subluxationstendenz
Schmerzhafte Bewegungen	• Ausweichmechanismen • akute Reaktion auf Traumata • kausal chronisch degenerativ
Gelenkgeräusche (Knacken, Krepitus)	• Knorpelveränderungen • Diskusveränderungen • Knöcherne Veränderungen • Subluxation des Kondylus

8.8.3 Kategorie 3: Muskuläre Problematik

Muskuläre Dysfunktionen sind bei bestehenden Parafunktionen, bei Bruxismus oder lokalen Kiefergelenkschmerzen sehr häufig anzutreffen. Zu untersuchen ist in diesen Fällen die Funktionsfähigkeit der Kaumuskulatur. Muskuläre Funktionsstörungen zeigen sich häufig in Koordinationsstörungen bei Unterkieferbewegungen oder auch durch schmerzhafte Bewegungseinschränkungen (überlastete und evtl. entzündete Muskulatur). Meist ist die betroffene Muskulatur stark druckschmerzempfindlich und fällt durch reduzierte Kraftentwicklung in verschiedenen Arbeitsweisen auf, z. B. bei der isometrischen Muskelfunktionsprüfung oder bei dynamischer Kontraktion mit exzentrischen oder konzentrischen Belastungsanforderungen (▶ Tab. 8.19).

8.8.4 Screening-Test

Um möglichst zeitsparend bzw. ökonomisch beim Screening der temporomandibulären Gelenkregion zu arbeiten, können die Dokumentation der Tests und die Auswertung zusammenfassend auf die sieben Fragen reduziert werden. Diese Fragen werden am Patienten unter Anwendung der entsprechenden Tests klinisch untersucht und beantwortet. Jedwede Auffälligkeit in der Untersuchung bzw. jede Reproduktion von Symptomen wird als positiver Befund gewertet und im „Ja-Feld“ entsprechend dokumentiert. Die Wahrscheinlichkeit, dass eine CMD besteht, ist ab zwei positiv (mit „Ja“) beantworteten Fragen signifikant erhöht, d. h., es bedarf einer weiterführenden intensiven Funktionsdiagnostik des Kiefergelenks (▶ Tab. 8.20).

Die Screening-Tests 1.–4. (Mundöffnung, Laterotrusion, Deviationen/Deflexionen, Knackgeräusche) können in der täglichen Praxis ohne größeren Aufwand in weniger als 2 Minuten durchgeführt werden, da kein zusätzliches Material erforderlich ist. Diese vier Tests stellen ein *„Mindest-Screening“* dar, das bei Patienten mit potenzieller CMD anzuwenden ist. Werden bei dieser Diagnostik positive Befunde erhoben oder wenn der Therapeut auf Nummer sicher gehen will, sollten die letzten Screening-Tests 5.–7. (Muskelpalpation, Muskelfunktionsprüfung, translatorische Gelenktests) durchgeführt werden. Für diese Tests sind Untersuchungshandschuhe erforderlich. Bei einem positiven Screening-Befund ist eine umfassende, evtl. interdisziplinäre Funktionsanalyse notwendig, um ein umfassenderes Bild über die Beschwerden zu erhalten.

Tab. 8.19 CMD-Screening: muskuläre Befunde

Muskuläre Symptome	(Diagnostische) Hinweise
Bewegungsschmerz	Schmerz beim Kauen, Gähnen oder bei anderen funktionellen Aktivitäten usw.
Entzündlich bedingter Ruheschmerz in lokalisiertem Muskelgebiet	Konstanter Dauerschmerz, nächtliche Schmerzsteigerung
Palpationsschmerz im Muskelgebiet	Signifikante Druckempfindlichkeit lokaler Muskelgewebe
Schmerzhaft limitierte Mundöffnung	Mit lokalisiertem Muskelschmerz
Ausstrahlende Schmerzen in Referenzzonen angrenzender Körperregionen	Triggerpunkt-Problematik
Kontraktionsschmerz bei Widerstand	Positiver Befund bei der Muskelfunktionsprüfung (statische oder dynamische Kontraktionen)
Schlechte Bewegungsqualität	Schutzmechanismen oder Ausweichbewegungen, z. B. Deviationen, Deflexionen der Mandibula bei Unterkieferbewegungen

Tab. 8.20 Screening-Test: therapeutische Leitfragen

Fragen zur Abklärung einer CMD	Ja	Nein
1. Mundöffnung limitiert oder schmerzhaft? • Beurteilt werden das quantitative Bewegungsausmaß und ein evtl. auftretender Schmerz während der Bewegung (▶ Abb. 8.118)		
2. Asymmetrische Laterotrusion im Seitenvergleich erkennbar? • Die Laterotrusion wird im Seitenvergleich auf Symmetrie und Schmerz beurteilt sowie in Relation zur Mundöffnung gesetzt (es gilt: seitengleiche Laterotrusion : Mundöffnung = 4:1 (▶ Abb. 8.119, ▶ Abb. 8.120)		
3. Deviationen oder Deflexionen bei Mundöffnung vorhanden? • Normale Mundöffnung; Deflexion (Mandibula weicht seitlich aus und bleibt verlagert; ▶ Abb. 8.121) oder Deviation (Mandibula weicht seitlich aus und korrigiert sich am Bewegungsende, ▶ Abb. 8.122)		
4. Gelenkgeräusche (Krepitus oder Knacken) persistent? • Beurteilt wird die Reaktion von Gelenkgeräuschen auf externe (mechanische) Veränderungen (▶ Abb. 8.123, ▶ Abb. 8.124)		
5. Palpationsschmerz in der Kaumuskulatur tastbar? • Die Kaumuskulatur wird auf schmerzhafte Druckpunkte beurteilt; ebenso wichtig ist die Beurteilung der Konsistenz des Muskelgewebes: Verhärtungen, Myogelosen, Einlagerungen (▶ Abb. 8.125, ▶ Abb. 8.126)		
6. Auffällige Muskelfunktionsprüfung (isometrischer Widerstandstest)? • Die Muskelfunktionsprüfung untersucht das Zusammenspiel von Muskelfunktion und Innervation: Rekrutierung, Frequenzierung und Synchronisation (▶ Abb. 8.127)		
7. Auffällige translatorische Tests (kranial, kaudal, ventral, dorsal)? • Durch die multidirektionale Translation der Kiefergelenke lassen sich Rückschlüsse auf die Gelenkflächen (Knorpel, Diskus), kapsuläre Führung und die ligamentäre Sicherung ziehen (▶ Abb. 8.128, ▶ Abb. 8.129)		

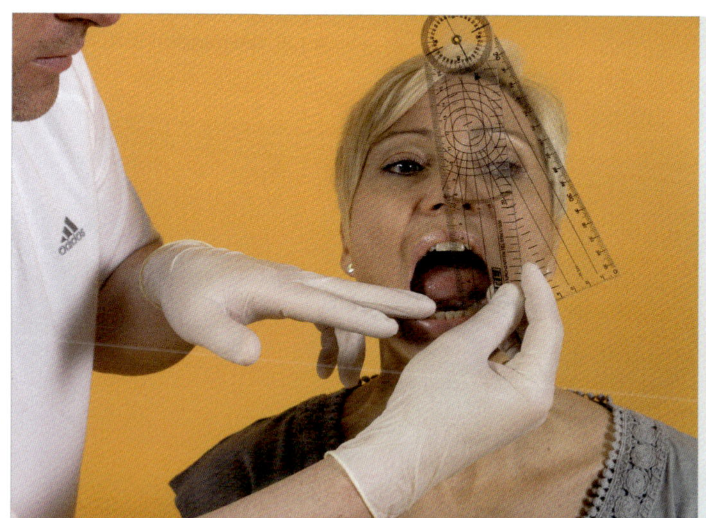

Abb. 8.118 Beurteilung der Mundöffnung.

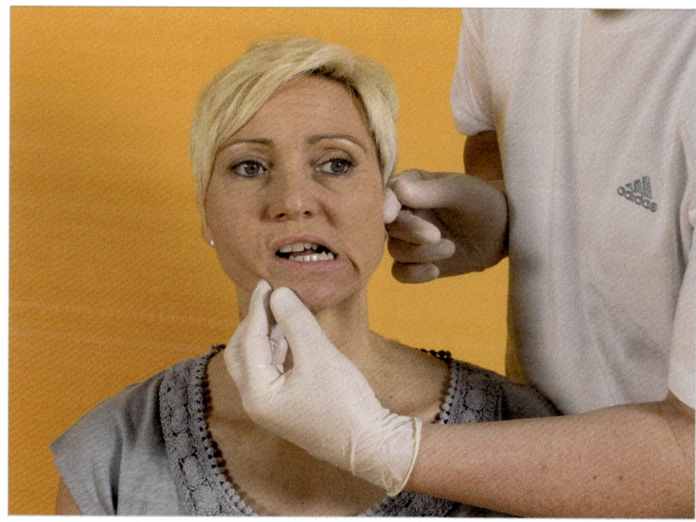

Abb. 8.119 Laterotrusion nach links.

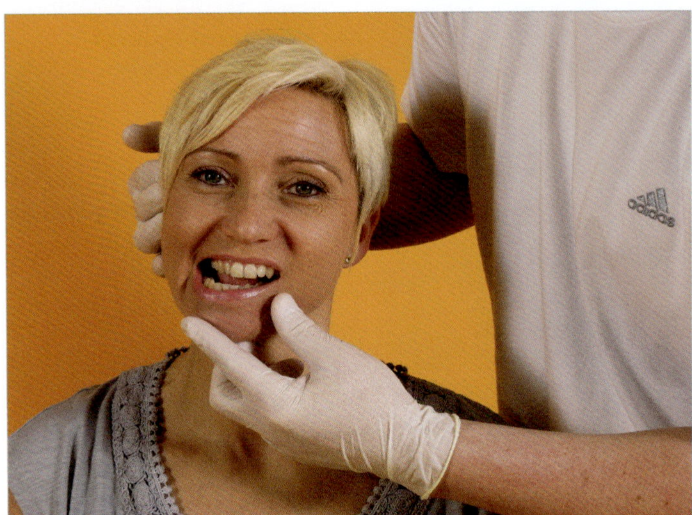

Abb. 8.120 Laterotrusion nach rechts.

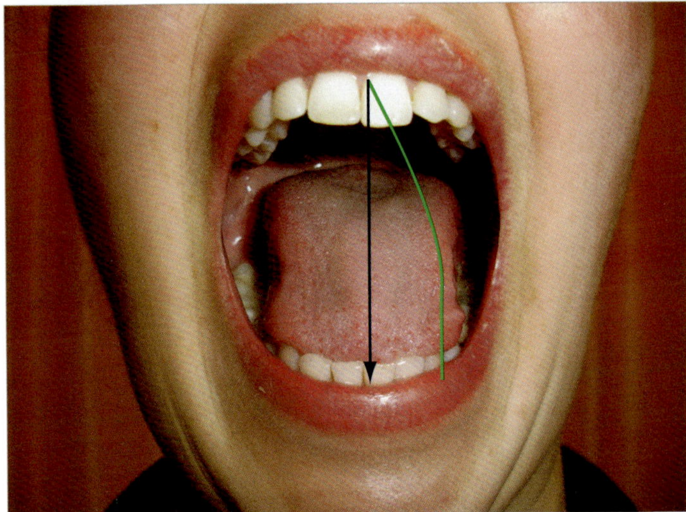

Abb. 8.121 Qualitative Beurteilung der Mundöffnung: Deflexion (grün).

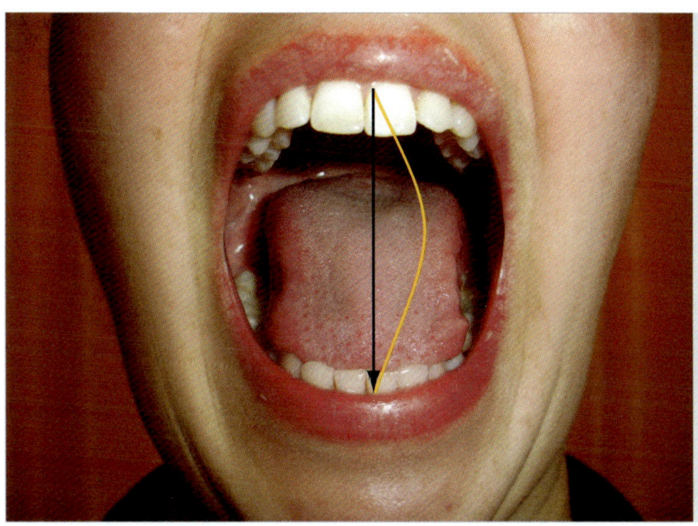

Abb. 8.122 Qualitative Beurteilung der Mundöffnung: Deviation (gelb).

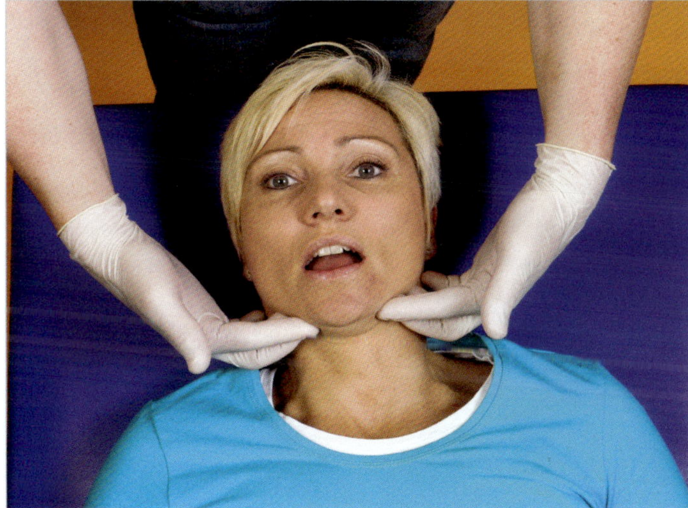

Abb. 8.123 Veränderung von Geräuschen: dynamische Kompression.

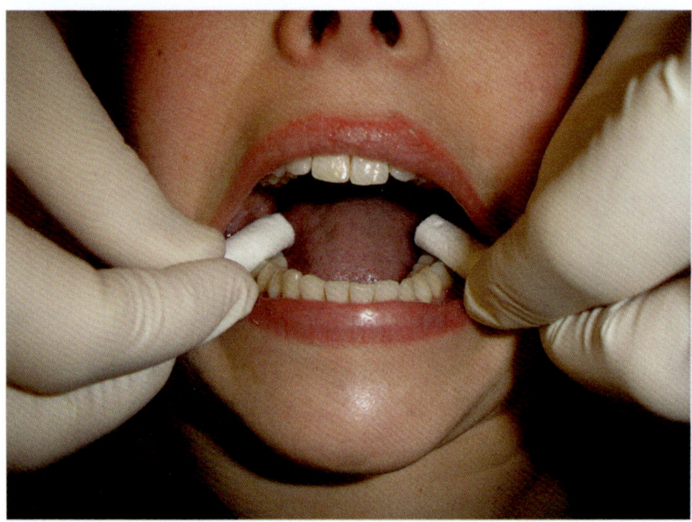

Abb. 8.124 Veränderung von Geräuschen: Watteaufbiss.

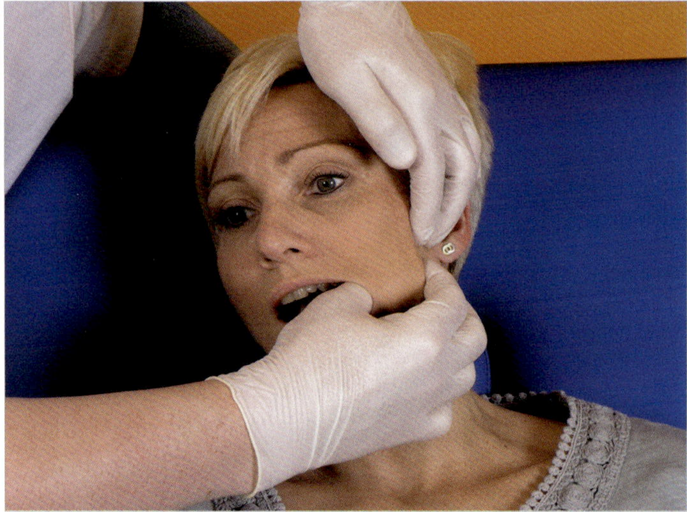

Abb. 8.125 Palpation: M. masseter.

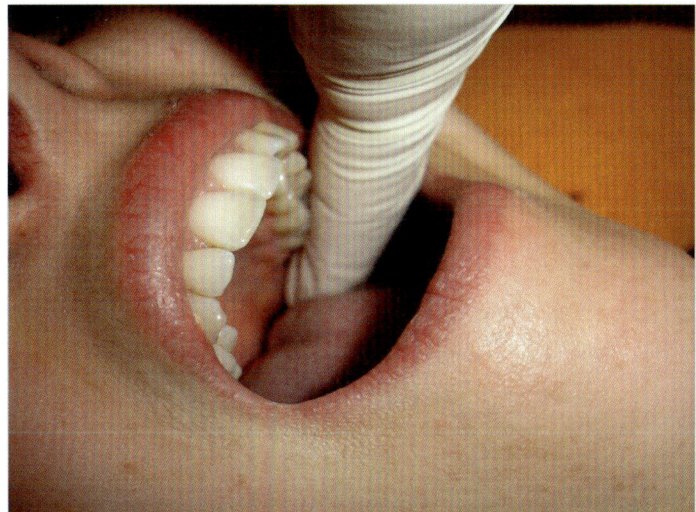

Abb. 8.126 Palpation: M. pterygoideus medialis.

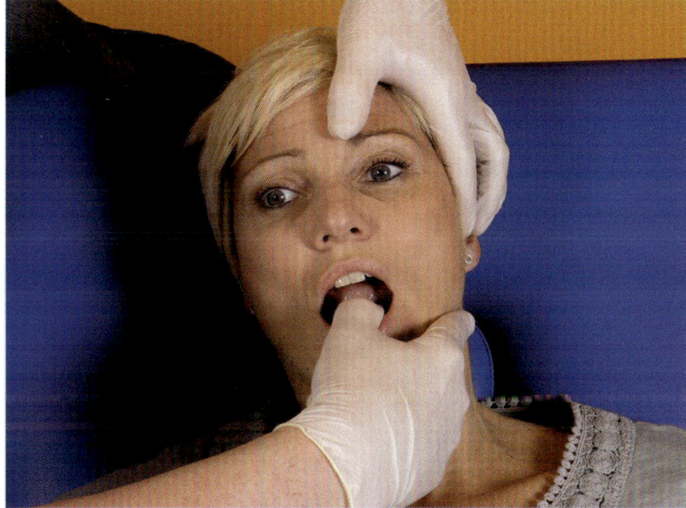

Abb. 8.127 Multidirektionale isometrische Muskelfunktionsprüfung.

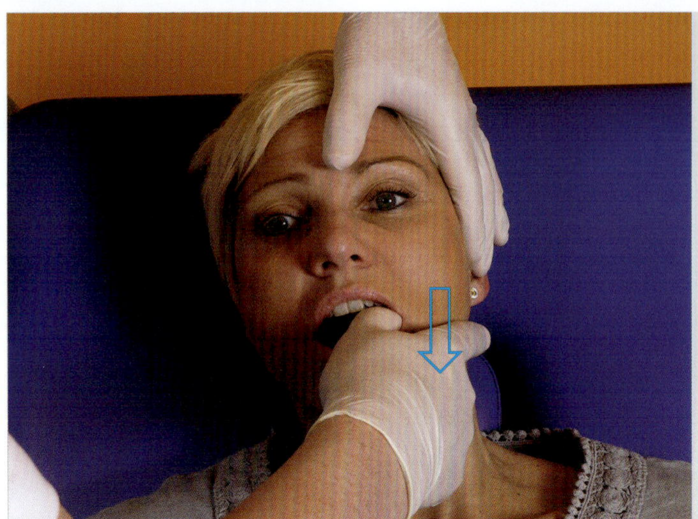

Abb. 8.128 Translationstest nach ventral.

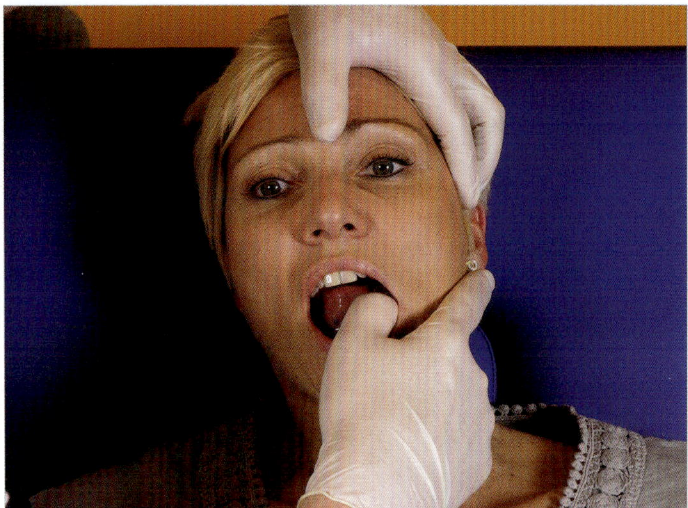

Abb. 8.129 Translationstest nach kaudal.

8.9 Screening relevanter, angrenzender Körperregionen

Während der Therapie von Patienten mit CMD ist es manchmal erforderlich, sich einen Überblick über den Zustand der angrenzenden Regionen bezüglich einer evtl. vorhandenen Beteiligung an der CMD zu verschaffen. Die differenzierenden Untersuchungen der möglicherweise an der CMD beteiligten Funktionskomplexe sind für die physiotherapeutische Behandlung entscheidend, da aufgrund der erhobenen Befunde evtl. eine Ausweitung der zu behandelnden Strukturen stattfinden muss. Erst wenn diese Untersuchungen ein negatives Ergebnis vorweisen, also keine Symptome oder Veränderungen im Symptomgebiet der Kiefergelenke reproduziert werden konnten, ist es therapeutisch vertretbar, die untersuchten Strukturen aus dem Behandlungsplan zu streichen und sie als nicht relevant zu bezeichnen. Dies gilt für alle angrenzenden Körperregionen mit einer funktionellen oder anatomischen Verbindung zum temporomandibulären Komplex. Die Strukturen mit der deutlichsten klinischen Relevanz bezüglich funktioneller Zusammenhänge bei einer CMD sind:

- HWS (v. a. obere HWS, d. h. C 0–3 mit besonderer Bedeutung für die Innervation der temporomandibulären Region),
- Schultergelenk und Schultergürtel (Akromioklavikular-, Sternoklavikulargelenk und die 1. Rippe mit klinischer Bedeutung für die muskulären Verbindungen zur temporomandibulären Region),
- BWS (muskuläre und vegetativ-neurale Verbindungen).

Im Folgenden werden Screenings (Testverfahren) für diese Regionen beschrieben, um eine differenzierende Aussage über eine mögliche klinische Beteiligung dieser Strukturen an einer CMD treffen zu können oder auch um eine selektive lokale Funktionsstörung der untersuchten Strukturen festzustellen.

Bei einem sog. Screening handelt es sich um einen „Schnelltest" zur Bestimmung einer vorhandenen Problematik in einem Funktionskreis (oder vielmehr in einem Gelenkkomplex), die sich sowohl lokal als auch funktionell in benachbarten Regionen auswirken kann.

Es geht also primär um das Auslösen von Symptomen in der untersuchten Region. Dies wird durch massiv belastende Testmanöver erreicht, Screening-Tests belasten den auszuschließenden Bereich sehr intensiv. Der Therapeut erhält so zeitsparend einen ersten richtungweisenden Eindruck der Region. Bei einem positiven Befund setzt der Therapeut fast alle physiotherapeutischen diagnostischen Instrumente ein. Der Gelenkkomplex wird eingehend untersucht, um die Art und Ausdehnung der Störung genau bestimmen zu können.

M!

Vor der Anwendung der Screening-Tests ist es sinnvoll, die aktive Beweglichkeit der entsprechenden Gelenke kurz zu prüfen. Der Patient demonstriert, inwieweit er bereit ist, die Struktur bzw. das Gelenk zu bewegen. Der Therapeut entdeckt erste, evtl. vorhandene Defizite und symptomatische Bewegungen.

Insofern kann die aktive Bewegungsprüfung als Richtwert für eine potenzielle Störung genommen werden. Sind keine Symptome durch aktive Bewegungsprüfungen zu reproduzieren und auch keine Bewegungsdefizite im untersuchten Bereich erkennbar, können die Screening-Tests klinisch abgesichert durchgeführt werden.

8.9.1 Screening der oberen HWS

Das Screening der oberen HWS nach Maitland besteht aus der aktiven Bewegungsprüfung der Segmente C 0–3 (▶ Tab. 8.21). Bei Symptomfreiheit der aktiven Bewegungen kann der Screening-Test *oberer HWS-Quadrant* (Maitland 1994) durchgeführt werden. Der obere HWS-Quadrant ist eine progressive Untersuchungstechnik zur Differenzierung einer Beteiligung der oberen HWS, beispielsweise an einer CMD.

Bei der Durchführung des oberen Quadranten der HWS werden einzelne Bewegungen in der oberen HWS (Extension mit gleichzeitiger Rotation und Lateralflexion zur Therapeutenseite) so kombiniert, dass sich eine maximale Verschlussposition für die Gelenke ergibt (▶ Abb. 8.130). Alle Bewegungskomponenten werden nacheinander ausgeführt (quasi „addiert") und müssen während des gesamten Testablaufes gehalten werden. Somit werden die Gelenkstrukturen, die Gelenkkapseln und die extraartikulären Strukturen (umgebende Muskulatur, Ligamente etc.) starken mechanischen

Tab. 8.21 Screening bei Patienten mit CMD

Region	1. Aktive Bewegungsprüfung	2. Weitere Screnning-Tests (Voraussetzung: symptomfreie aktive Bewegungsprüfung)
Obere HWS (C 0–3)	• Rotation rechts/links im Vergleich • Lateralflexion rechts/links im Vergleich • Flexion (mit passivem Überdruck in die obere HWS) • Extension (mit passivem Überdruck in die obere HWS)	Oberer HWS-Quadrant: verriegelte Stellung (Extension, Rotation zur Therapeutenseite, Lateralflexion zur Therapeutenseite)
Schultergelenk und -gürtel (inklusive 1. Rippe)	• Flexion, Extension, Abduktion, Adduktion, Innen- und Außenrotation • Kombinierte Extension, Adduktion und Innenrotation: HBB (hand behind back – Hand auf den Rücken) • Horizontale Adduktion (vermehrter Stress auf Akromio- und Sternoklavikulargelenk durch passiven Überdruck)	Passiver selektiver Mobilisationsimpuls auf die • Klavikula für das Akromioklavikulargelenk nach kaudal, ventral und dorsal; transversal lateral/medial • Klavikula für das Sternoklavikulargelenk nach dorsal und kaudal oder kranial; transversal medial/lateral • 1. Rippe: (siehe ▸ Abb. 8.131) nach kaudal oder ventral
BWS	Flexion, Extension, Lateralflexion recht/links im Vergleich Rotation rechts/links im Vergleich (auch mit passivem Überdruck)	Screw-Technik: kombinierter Impuls (Extension, Rotation, Lateralflexion)

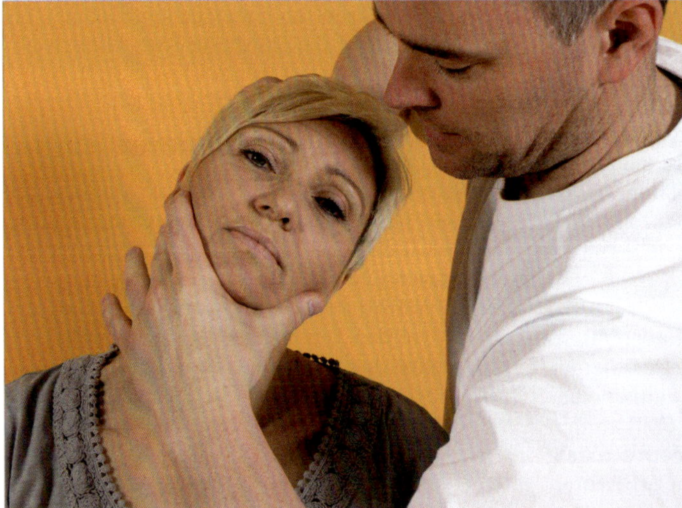

Abb. 8.130 Screening: oberer HWS-Quadrant.

Belastungen ausgesetzt, um eine symptomatische Region auszuschließen oder um Symptome in der untersuchten Region zu entdecken. Dieser Test ist nicht strukturspezifisch zu verstehen, sondern aufgrund der hohen mechanischen Intensität eher als ein Indikator für eine weiterführende und spezifischere Diagnostik zu sehen.

Bei akuten Schmerzen in der temporomandibulären Region kann der fixierende kiefergelenknahe Griff an der Mandibula Symptome auslösen oder diese verstärken. In solchen Fällen ist eine variierende Grifftechnik für die Durchführung dieses Screening-Testes sehr zu empfehlen. Der Therapeut fixiert z. B. an der Maxilla oder am Os zygomaticum (entfernt von der Mandibula).

Als Screening-Test für die obere HWS kann der Quadrant jedoch nur gelten, wenn bei der Durchführung keine direkten lokalen mechanischen Reize auf die Kieferregion respektive das Kiefergelenk ausgeübt und übertragen werden. Dieser Test gibt also Auskunft über die lokale strukturelle Funktionsfähigkeit des oberen HWS-Komplexes und über das funktionelle Zusammenspiel der oberen HWS mit den einzelnen Kopf- und Kieferbereichen.

8.9.2 Screening des Schultergelenks und des Schultergürtels

Das Screening für die Region Schultergelenk und -gürtel besteht aus der aktiven Bewegungsprüfung des Schultergelenks und den Tests für das Akromioklavikular- und Sternoklavikulargelenk sowie für die 1. Rippe. Voraussetzung für das Durchführen der Screening-Tests im Schultergürtel (und 1. Rippe) ist wiederum die symptomfreie aktive Bewegungsprüfung des Schultergelenks.

Das Screening für die Schultergürtelgelenke und die 1. Rippe beginnt mit einem passiven selektiven Mobilisationsimpuls auf das Akromioklavikular- und Sternoklavikulargelenk (in Rückenlage oder im Sitz) und auf die 1. Rippe (in Bauchlage). Diese Tests führt der Therapeut zur Reproduktion von Symptomen durch (▶ Abb. 8.131).

- Für das Akromioklavikulargelenk kann dieser Mobilisationsimpuls auf die Klavikula nach kaudal, ventral und dorsal bzw. nach transversal lateral/medial gegeben werden.
- Für das Sternoklavikulargelenk kann der Mobilisationsimpuls ebenfalls auf die Klavikula gegeben werden. Der Therapeut richtet den Impuls nach dorsal und kaudal oder kranial oder nach transversal medial/lateral.
- Für die 1. Rippe ist der therapeutische Impuls nach kaudal oder ventral gerichtet.

Auch hier gelten wieder die Prinzipien der Screening-Tests: Ein Gelenkkomplex wird (möglichst selektiv) mechanisch belastet, ohne andere, angrenzende Strukturen bzw. Gelenkkomplexe direkt zu verändern. Je exakter und gezielter dies gelingt, desto aussagekräftiger (valider) ist der angewandte Test für die klinische Interpretation und desto gewichtiger ist die Aussage für die anschließende Therapie. Bei lokal reproduzierten Symptomen oder einer resultierenden Veränderung der Symptome in der temporomandibulären Region sollte eine weiterführende Diagnostik der Schulterregion (Akromioklavikular-, Sternoklavikulargelenk und 1. Rippe) durchgeführt werden, um die Relevanz für die CMD und den vorherrschenden lokalen Therapiebedarf genauer zu ermitteln.

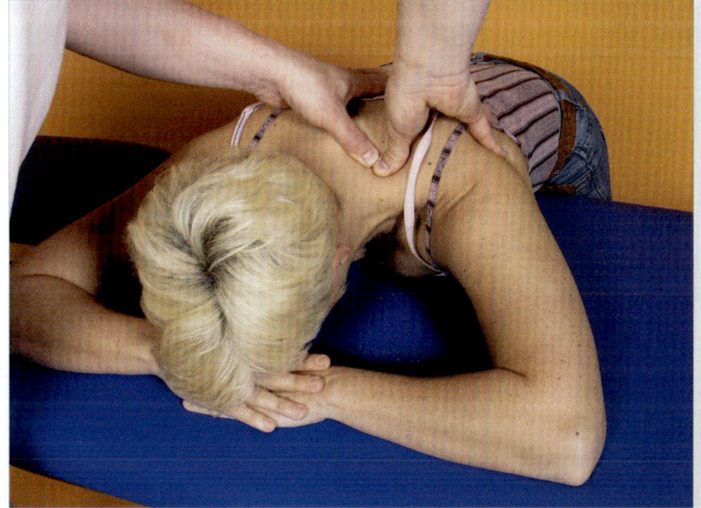

Abb. 8.131 Screening Schultergürtel und 1. Rippe

8.9.3 Screening der BWS

Bleibt der Patient während der aktiven thorakalen Bewegungsprüfung symptomfrei, führt der Therapeut als weiteren Screening-Test die *Screw-Technik* durch (► Abb. 8.132). Mittels dieser Technik übt er einen kombinierten Impuls aus Extension, Rotation und Lateralflexion auf die thorakalen Segmente aus. Die Kombination dieser drei Bewegungsrichtungen ermöglicht eine starke Provokation im getesteten Segment und gibt einen sicheren Aufschluss über eine evtl. bestehende Dysfunktion.

Durch das diagnostische Screening der oberen Thorakalregion kann der Therapeut Hinweise auf vorhandene dysfunktionelle Zusammenhänge zwischen BWS und temporomandibulärer Region sowie den dortigen Symptomen erhalten. Die obere BWS hat eine hohe funktionelle Relevanz für die allgemeine Körperhaltung. Denkt man z. B. an den pathologischen Charakter der sternosymphysalen Belastungshaltung, wird dieser Zusammenhang deutlicher. Über die Funktionsfähigkeit der BWS sind die Balancereaktionen des Kopfes beeinflussbar. Daraus lassen sich ggf. therapeutische Interventionen zur Verbesserung der mechanischen Bewegungskomponenten der Kiefergelenke entwickeln. Durch das Screening der oberen Thorakalregion kann der Therapeut zusätzlich wesentliche Informationen über einen lokalen Therapiebedarf aufgrund gestörter Intervertebral- oder Kostovertebralgelenke erhalten. Allein unter diesen mechanischen Gesichtspunkten ist eine Untersuchung und bei positiven Befunden auch therapeutische Maßnahmen für die obere Thorakalregion im Kontext einer CMD ratsam.

Alle hier dargestellten Screening-Tests sind ausschließlich richtungweisend zu betrachten und ersetzen keinesfalls eine komplette Untersuchung der genannten Regionen. Im Bedarfsfall, also bei positiven Screening-Befunden, gelten die allgemeinen, physiotherapeutischen Untersuchungs- und Diagnostikprinzipien. Ein umfassender Untersuchungsgang sollte durchgeführt werden.

8.10 Literatur

Ahlers MO, Freesmeyer WB, Göz G, Jakstat HA, Koeck B, Mayer G, Ottl P, Reiber T, Seeher WD. Stellungnahme der DGZMK und der AFDT – Klinische Funktionsanalyse. zm-online. 2003;7: o. S.

Ahlers MO, Jakstat HA. Klinische Funktionsanalyse als erster Schritt in der Diagnostik-Kaskade. Zeitschr f kraniomand Funktion, Probeheft. 2008;57–76

Ahlers MO, Jakstat HA. Klinische Funktionsanalyse. 3. Aufl. Hamburg: dentaConcept; 2007

Ahlers MO. Funktionsdiagnostik – Systematik und Auswertung. zm-online. 2004;2:o. S.

Boyd JP, Shankland W, Brown C, Schames J. Bezähmung der Muskelkräfte, welche die tägliche Zahnmedizin bedrohen. Sonderdruck der Postgraduate Dentistry. 2000;November:

Brügger A. Lehrbuch der funktionellen Störungen des Bewegungssystems. Zollikon: Brügger; 2000

Bumann A, Lotzmann U. Farbatlanten der Zahnmedizin Bd. 12: Funktionsdiagnostik und Therapieprinzipien. Stuttgart: Thieme Verlag; 2000

Butler DS. Mobilisation des Nervensystems. Heidelberg: Springer Verlag; 1998

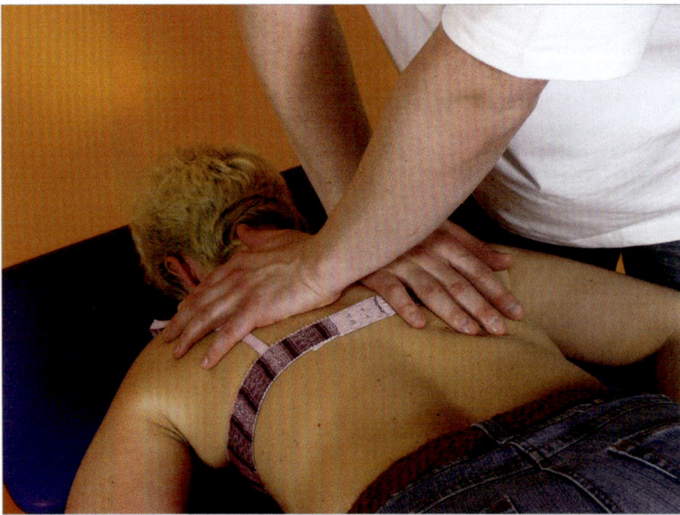

Abb. 8.132 Thorakale „Screw-Technik" als Screening-Verfahren.

Costen JB. A syndrome of ear and sinus symptoms dependent upon disturbed function of the temporomandibular joint. Ann Otol Rhinol Laryngol. 1934; 43: 1–4

Danner HW, Jakstat HA, Ahlers MO. Correlations between posture and jaw relations. Zeitschrift für kraniomandibuläre Funktion. 2009

Danner HW, Sander M. Orthopädische und physiotherapeutische Konsiliarbehandlung bei CMD. ZM. 2004; 22: 72–81

Dapprich J, Pauly T. Kiefergelenk und Wirbelsäule. ZMK. 2005;7/8: o. S.

Dapprich J. Funktionstherapie. Berlin: Quintessenz; 2004

Dibbets JM, van der Weele LT. Signs and symptoms of temporomandibular disorders (TMD) and craniofacial form. Am J Orthod Dentofacial Orthop. 1996; 110: 73–78

Dußler E, Raab P, Kunzh B, Kirschner S, Witt E. Mandibuläre Mittellinienverschiebung und Asymmetrien des Halte- und Bewegungsapparates bei Kindern und Jugendlichen. Manuelle Medizin. 2002;40: 116–119

Duus P, Bähr M, Frotscher M. Neurologisch-topische Diagnostik. 9. Auflage. Stuttgart; Thieme Verlag; 2009

Dworkin SF. Perspectives on the interaction of biological, psychological and social factors in TMD. J Am Dent Assoc. 1994;125: 856–863

Egermark I, Carlsson GE, Magnusson T. A 20 year longitudinal study of subjective symptoms of temporomandibular disorders from childhood to adulthood. Acta Odontol Scand. 2001;59: 40–48

Ernst A, Freesmeyer W. Funktionsstörungen im Kopf-Hals-Bereich. Stuttgart: Thieme Verlag; 2008

Ernst H. Krankengymnastik und physikalische Therapiemaßnahmen zur konservativen Therapie der Arthrose. Deutsch Z für Sportmedizin. 2003;54(6): 191–195

Farmand M. Differentialdiagnostik des Kiefergelenkschmerzes – Untersuchungsmethoden und Krankheitsbilder. BZB. 2007;11: (Wissenschaft und Forschung)

Fischer MJ, Riedlinger K, Hoy L, Gutenbrunner C, Bernateck M. Abhängigkeit von extrakranieller Schmerzlokalisation und Dysfunktionen im kraniomandibulären System. Hessisches Ärzteblatt. 2009;6: o. S.

Frisch H. Programmierte Therapie des Bewegungsapparates. 4. akt. und erg. Auflage. Heidelberg: Springer Verlag; 2002

Frisch H. Programmierte Untersuchung des Bewegungsapparates. 9. Auflage. Heidelberg: Springer Verlag; 2009

Greene CS. The etiology of temporomandibular disorders: implications for treatment. J Orofac Pain. 2001;15: 93–105

Groß H. Einfluss Manueller Therapie an der oberen HWS auf die Schmerzempfindlichkeit der Kaumuskulatur bei CMD. Manuelle Therapie. 2009;13: 1–7

Honikel M. Das Craniomandibuläre System und seine Effekte auf die Körperhaltung – Teil III. Osteopath Med. 2007;8 (4): 4–9

Horst R. Therapiekonzepte in der Physiotherapie: PNF. Stuttgart: Thieme Verlag; 2008

Huang GJ, LeResche L, Critchlow CW, Martin MD, Drangsholt MT. Risk factors for diagnostic subgroups of painful temporomandibular disorders. J Dent Res. 2002;81: 284–288

Hülse M, Losert-Bruggner B. Der Einfluss der Kopfgelenke und/oder der Kiefergelenke auf die Hüftabduktion. Manuelle Medizin. 2002;40: 97–100

Kitai N, Takada K, Yasuda Y, Verdonck A, Carels C. Pain and other cardinal TMJ dysfunction symptoms: a longitudinal survey of Japanese female adolescents. J Oral Rehabil. 1997;24: 741–748

Koch LE, Korbmacher H, Kahl-Nielke B. Messmethode zur Darstellung der isolierten Kopfgelenkbeweglichkeit bei Kindern und Erwachsenen. Manuelle Medizin. 2003;41: 30–32

Köneke C. CMD aktuell – Interdisziplinäre Diagnostik und Therapie der Craniomandibulären Dysfunktion. Manuelle Medizin. 2008;4: 265–268

Kopp S, Friedrichs A, Langbein U. Beeinflussung des funktionellen Bewegungsraumes von Hals-, Brust und Lendenwirbelsäule durch Aufbissbehelfe – Pilotstudie. Manuelle Medizin. 2003;41: 39–51

Kopp S. Screening im kraniomandibulären System – Die Sicht des Zahnarztes/Kieferorthopäden. Hessisches Ärzteblatt. 2009;4: o. S.

Kunsch K, Kunsch S. Der Mensch in Zahlen. Erftstadt: area Verlag (in Zusammenarbeit mit Spektrum Verlag); 2005

Laskin DM. Temporomandibular disorders: the past, present and future. Odontology. 2007;95 (1): 10–15

Lauer HC, Weigl P. Differentialdiagnose bei kraniomandibulärer Dysfunktion (CMD). zm-online. 2004;2

Liem T. Kraniosakrale Osteopathie – Ein praktisches Lehrbuch. Stuttgart: Hippokrates Verlag; 2010

Lippold V, Ehmer U, van den Bos L. Beziehung zwischen kieferorthopädischen und orthopädischen Befunden. Manuelle Medizin. 2000;38: 346–350

Losert-Bruggner B Hülse M, Dudek B. Wenn Schmerzen nicht schlafen lassen, Teil 1. AZN. 2007;1: 20–25

Losert-Bruggner B Hülse M, Dudek B. Wenn Schmerzen nicht schlafen lassen, Teil 2. AZN. 2007;2: 16–19

Losert-Bruggner B, Schöttl R, Zawadski W. Craniomandibuläre Dysfunktion und Schwindel. GZM. 2003;8,3: 38–41

Losert-Bruggner B. Therapieresistente Kopfschmerzen, Probleme im Bereich der HWS, Schwindel, Augenbrennen und Tinnitus können ihre Ursache im Zahnsystem haben. Z. f. Physiotherapeuten. 2000;11: 1923–1927

Lotzmann U, Kobes LWR. Funktionsstörungen des Kauorgans und Hals-Nasen-Ohren-Symptome. Dtsch Stomatol. 1991;41: 414–417

Lotzmann U. Okklusion, Kiefergelenk und Wirbelsäule. zm-online. 2002;1: o. S.

Madsen H. Schmerztherapeutische Prinzipien bei Diagnose und Therapie von CMD. Zahn Prax. 2004;7: 478–483

Maitland G. Manipulation der peripheren Gelenke. 2. Auflage. Heidelberg: Springer Verlag; 1996

Maitland G. Manipulation der Wirbelsäule. 2. Auflage. Heidelberg: Springer Verlag; 1994

Marbach JJ. Is there a myofascial, temporomandibular disorder personality? J Mass Dent Soc. 1995;44: 12–15

Marbach JJ. The temporomandibular pain dysfunction syndrome personality: fact or fiction? J Oral Rehab. 1992;19: 545–560

Morris S, Benjamin S, Gray R, Bennett D. Physical, psychiatric and social characteristics of the temporomandibular disorder pain dysfunction syndrome: the relationship of mental disorders to presentation. Br Dent J: 1997;182: 255–260

Okeson JP. Orofacial pain, guidelines for assessment, diagnosis and management. Hanover Park: Quintessence; 1996

Peroz I, Herrligkoffer K, Lange KP. MRT-gestützte Nachuntersuchung bei Diskusverlagerung ohne Reposition. Zeitschr f Kraniomand Funktion, Probeheft. 2008: 43–55

Perrini F, Tallents RH, Katzberg RW, Ribeiro RF, Kyrkanides S, Moses ME. Generalized joint laxity and temporomandibular disorders. J Orofac Pain. 1997;11: 215–221

von Piekartz H. Kiefer-, Gesichts- und Zervikalregion: Neuromuskuloskelettale Untersuchung, Therapie und Management. Stuttgart: Thieme Verlag; 2005

von Piekartz H. Kraniofaziale Region – Einflüsse mechanischer Stimulation und ihre Bedeutung für die Manuelle Therapie. Manuelle Therapie. 2002;6: 77–86

Rees LA. The structure and the function of the mandibular joint. Br Dent J. 1954;96: 125–133

Reichert B. Anatomie in vivo – Palpieren und verstehen im Bereich Rumpf und Kopf. Stuttgart: Thieme Verlag; 2007

Ren YF, Isberg A, Westesson PL. Condyle position in the temporomandibular joint: comparison between asymptomatic volunteers with normal disk position and patients with disk displacement. Oral Surg Oral Med Oral Pathol Oral Radiol Endod. 1995; 80: 101–107

Righellis S. Gelenkachsenposition und Funktionsstörungen des Kiefergelenkes. Inform Orthod Kieferorthop. 1999;31: 315–317

Salaorni C, Palla S. Condylar rotation and anterior translation in healthy human temporomandibular joints. Schweiz Monatsschr Zahnmed. 1994;104: 415–422

Schieferstein H, Zäh M, Reinhart G, Hrsg. Experimentelle Analyse des menschlichen Kausystems. iwb Forschungsberichte: Band 180. München: Herbert Utz Verlag; 2003

Schlumpf U, Mariacher S. Arthrose – Physiotherapie: Wann, welche, wieviel? Schweiz Med Forum. 2002; 24: 581–584

Schupp W, Marx G. Manuelle Behandlung der Kiefergelenke zur Therapie der kraniomandibulären Dysfunktion. Manuelle Medizin. 2002;40 (3): 177–183

Schupp W. Manuelle Medizin, Pädiatrie und Kieferorthopädie. Ein Modell für eine integrative Vernetzung. Manuelle Medizin. 2003;41: 302–308

Sebald WG. Cranio-Mandibuläre Dysfunktion. ZBay. 2000;9: 35–40

Sessle BJ. The neural basis of temporomandibular joint and masticatory muscle pain. J Orofac Pain. 1999; 13: 238–245

Shacklock M, Butler DS, Gifford L. Ein Konzept zur Behandlung abnormaler neuraler Dynamik. 2. Auflage. Stuttgart: ZVK Landesverband BW; 1997

Shacklock M. Angewandte Neurodynamik – Neuromuskuloskeletale Strukturen verstehen und behandeln. München: Urban & Fischer; 2008

Solow B, Sonnesen L. Head posture and malocclusions. Eur J Orthod. 1998;20: 685–693

Steenks MH, de Wijer A. Kiefergelenkfehlfunktionen aus physiotherapeutischer und zahnmedizinischer Sicht. Berlin: quintessenz Verlag; 1991

Tanaka E, van Eijden T. Biomechanical behavior of the temporomandibular joint disk – Critical Review. Oral Biol Med. 2003;14: 138–150

Türp J, Kowalski C, O'Leary N, Stohler C. Pain maps from facial pain patients indicate a broad pain geography. J Dent Res. 1998;77: 1465–1472

van den Berg F, Hrsg. Angewandte Physiologie, Bd. 1: Das Bindegewebe des Bewegungsapparates verstehen und beeinflussen. 2. Aufl. Stuttgart: Thieme Verlag; 2003

van den Berg F, Hrsg. Angewandte Physiologie, Bd. 3: Therapie, Training, Tests. Stuttgart: Thieme Verlag; 2000

van den Berg F, Hrsg. Angewandte Physiologie, Bd. 4: Schmerzen verstehen und beeinflussen. Stuttgart: Thieme Verlag; 2003

Westling L. Temporomandibular joint dysfunction and systemic joint laxity. Swed Dent J suppl. 1992; o. S.

Wiberg B, Wanman A. Signs of osteoarhtrosis of the temporomandibular joints in young patients: a clinical and radiolographic study. Oral Surg Oral Med Oral Pathol Oral Radiol Endod. 1998;86: 158–164

Zach GA, Andreasen K. Evaluation of the psychological profiles of patients with signs and symptoms of temporomandibular disorders. J Prothet Dent. 1991;66: 810–812

Zakrzewska JM. Diagnosis and management of non-dental orofacial pain. Dent Updat. 2007;34 (3): 134–139

Kapitel 9

Vier Kardinalsymptome

9 Vier Kardinalsymptome

Eine ausschließliche Reduktion der CMD-Symptome auf die im Folgenden dargestellten Kardinalsymptome wird den Auswirkungen der Problematik im kraniomandibulären System sicherlich nicht gerecht und würde die Zusammenhänge nur unzureichend darstellen. Die Kenntnis dieser (Haupt-)Symptome erleichtert jedoch bei Patienten mit einer unspezifischen CMD und bei Patienten mit einer anderen führenden Hauptsymptomatik (z. B. HWS-Syndrom, Schwindel, Tinnitus etc.) die Planung der Untersuchung oder liefert entscheidende Hinweise für ein evtl. nötiges CMD-Screening und eine erweiterte Behandlungskonsequenz im physiotherapeutischen Gesamtmanagement. Bei den meisten Patienten mit neuro-muskulo-skelettalen Beschwerden gibt es Symptome, die durch eine signifikante klinische Häufigkeit im Erscheinungsbild dieser einen Erkrankung auffallen. Bei solchen Präsentationen spricht man von einem sog. „klinischen Bild“ der Pathologie oder den Hauptsymptomen der primären Funktionsstörung (Ahlers 2004, 2008). In der Praxis sind viele Störungen an solchen häufig auftretenden Hauptsymptomen gut zu erkennen und damit auch leichter klinisch einzuteilen. Natürlich geben diese „Hauptsymptome“ auch schon eine mögliche Therapierichtung durch einen entsprechend erforderlichen Behandlungsbedarf zur Beseitigung dieser Symptome vor. Analog dazu zeigt sich das spezifische klinische Bild einer CMD oft mit sogenannten „Kardinalsymptomen“, die an sehr vielen Patienten klinisch gehäuft festgestellt werden können und somit in der Form von Therapiezielen in die Behandlung integriert werden müssen. Die häufigsten Symptome – die Kardinalsymptome – einer CMD sind:

- limitierte Mundöffnungen (quantitative Mundöffnungsstörungen),
- qualitative Veränderungen der Mundöffnung, d. h. seitliche Verschiebungen (Deviation – Deflexion; oft aufgrund mechanischer Veränderungen),
- Knackphänomene oder Krepitus,
- Schmerzen.

9.1 Quantitative Mundöffnungsstörungen

Bei Patienten mit limitierter Mundöffnung ist die Bewegungsamplitude reduziert. Eventuell sind Begleitsymptome vorhanden, wie z. B. Schmerz, ein Spannungsgefühl in der Gelenkregion oder verstärktes Gelenkreiben (evtl. verbunden mit einem Knackgeräusch). Bei der Beschreibung der Bewegungseinschränkung ist sich die aktuelle Literatur bezüglich des Ausmaßes einig. Bleibt die Bewegungsamplitude unter 38 mm, spricht man in der Zahnmedizin von einer eingeschränkten oder reduzierten Bewegungskapazität der Mundöffnung (▶ Abb. 9.1). Patienten mit einer limitierten Mundöffnung sind in der Praxis häufig anzutreffen, wobei die Störungen auf unterschiedlichen Ursachen beruhen können (▶ Tab. 9.1). Kausal kommen primär chronische (auch degenerativ bedingte) Veränderungen im Kiefergelenk, der Kaumuskeln oder der neuralen Strukturen (N. trigeminus) infrage.

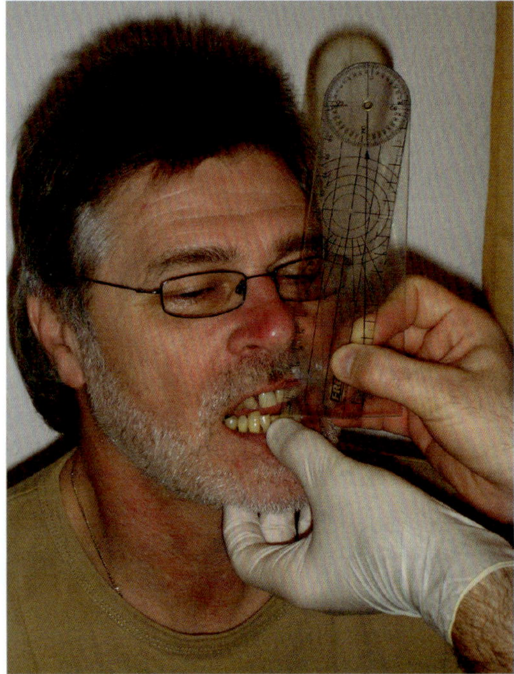

Abb. 9.1 Mundöffnungsstörung durch schmerzhafte Limitation infolge eines kieferchirurgischen Eingriffs.

Tab. 9.1 Ursachen einer quantitativen Bewegungsstörung

Mögliche Pathogenese	Mögliche Ursachen
Überlastung der anatomischen Strukturen (Kaumuskeln, Gelenkkapsel, Diskus, Gelenkflächen)	• Ungewohntes Kauen harter Lebensmittel • Lang gehaltene Kiefergelenkposition (z. B. Mundöffnung beim Zahnarzt) • Parafunktionen, Habits (Kaugummikauen, Zähnepressen, Bruxismus etc.)
Verletzung der anatomischen Strukturen (Kaumuskeln, Gelenkkapsel, Diskus, Gelenkflächen)	• Z. n. Mandibulafraktur (Sturz, Schlag etc.) • Prellung in der Region des temporomandibulären Gelenks durch direktes Trauma (z. B. Handball, Fußball, Boxschlag, Fußtritt bei Kampfsportarten etc.) • Ruckartige Unterkieferbewegung (schnelles Mundöffnen oder Mundschließen)
Degenerative Prozesse (Kiefergelenkarthrose)	• Lang andauernde Belastungen (Bruxismus über Jahre) • Präarthrotische Deformität aufgrund alter Verletzung (Mandibulafraktur)
Mechanische Situationsänderung (Einfluss der Körper- bzw. Kopfhaltung)	• Fehlhaltung am Arbeitsplatz, in der Freizeit (Hobby) • Ursache-Folge-Kette (sternosymphysale Belastungshaltung, oberes gekreuztes Syndrom) • Intraartikuläre Veränderung (Diskusverlagerung)

Diese Veränderungen können auch aufgrund eines posttraumatischen Zustands (infolge einer direkten Gewalteinwirkung auf die genannten Kieferstrukturen) oder nach einer zahnärztlichen oder kieferchirurgischen Behandlung entstehen.

9.2 Qualitative Bewegungsstörungen

Die Qualität einer Bewegung liegt in der ökonomischen reibungsarmen und auch belastungsarmen Durchführung der Bewegung bei bestmöglicher neuromuskulärer Steuerung und Kontrolle während des gesamten Bewegungsweges (Ahlers 2008). Durch die Bewegung entstehen im Normalfall keine negativen Effekte für die umgebenden Strukturen (Muskeln, Nerven, Bindegewebe etc.) des bewegten Gelenkes und seiner benachbarten Gebiete. Frei nach der medizinischen Formulierung „Die Form bestimmt die Funktion und die Funktion bildet die Form", lassen sich qualitative Bewegungsstörungen oder Bewegungsauffälligkeiten unter anderem auch auf mechanische Störungen oder vielmehr auf mechanische Veränderungen und Adaptionsvorgänge der an der Bewegung beteiligten Strukturen zurückführen (▶ Abb. 9.2, ▶ Abb. 9.3).

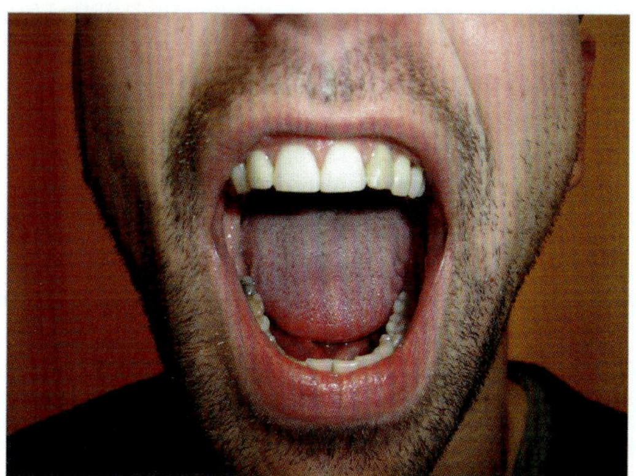

Abb. 9.2 Qualitative Abweichung: Deflexion nach links bei Mundöffnung.

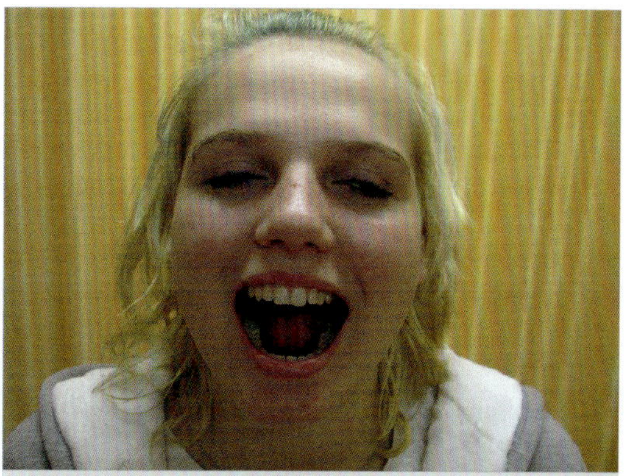

Abb. 9.3 Qualitative Abweichung: Deviation intermediär exkursiv nach rechts.

Tab. 9.2 Ursachen einer qualitativen Bewegungsstörung

Pathogenese-Modelle	Ursachen
• Veränderte Bedingungen für eine optimale Bewegungssteuerung und Bewegungskontrolle (mechanische Veränderungen am Gelenkpartner oder neuromuskuläre Veränderungen der für die Bewegungsführung verantwortlichen Strukturen: Muskel, Nerv) • Inkongruenz der Gelenkflächen durch Knorpelveränderungen (→ Degeneration) oder durch intraartikuläre Veränderungen wie z. B. diskogene Störungen (→ Veränderungen der bilaminären Zone) • Muskuläre Spannungserhöhungen verursachen einseitig wirkende Kraftvektoren	• Ungewohnte hohe Belastung durch Kauen, Zähnepressen, Bruxismus • Degenerative Veränderungen • Z. n. Traumatisierung in der Region des temporomandibulären Gelenks • Anteriore Diskusverlagerung aufgrund degenerativer Veränderung, eines Traumas oder infolge einer permanenten Überbelastung • Fehlerhafte Stressverarbeitung via Bruxismus

Eine qualitative Verschlechterung einer Bewegung hat meist eine mechanische und/oder auch eine neuromuskuläre, d. h. eine koordinative Ursache (▶ Tab. 9.2). Es wirken kausale Faktoren der Bewegungssteuerung zusammen, die eine veränderte Mechanik der Bewegungsdurchführung und der Bewegungskontrolle produzieren. Für die Kiefergelenke bedeutet diese Qualitätsverschlechterung eine Maladaption aufgrund mechanischer Belastungsverschiebung. Qualitative Bewegungsstörungen beinhalten eine veränderte Bewegungsbahn oder eine Verlagerung der Bewegungsachse mit folgender Koordinationsverschlechterung aufgrund der neuen Bedingungen. Solche Veränderungen erfordern von einem Organismus ein gesteigertes Maß an neuromuskulärer Adaption, die ohne genügend Zeit nicht ausreichend zu bewerkstelligen ist. Solange der Organismus sich anpasst, ist er anfälliger für Störungen unterschiedlichster Art. Die Störungen reichen von Überlastungsproblemen bis hin zu direkten Verletzungen der Strukturen.

Qualitative Bewegungsveränderungen eines Gelenks haben immer einen direkten bzw. unmittelbaren Einfluss, eine Konsequenz, auf die umgebenden Strukturen. Diese Konsequenzen betreffen zunächst die erhöhte mechanische Belastung der Strukturen (z. B. Muskeln, Bänder oder Gelenkkapsel), da sich diese nur langsam auf die neue Situation einstellen können und zu Beginn solcher Umstellungen erst einmal überfordert sind. Die damit verbundene erhöhte Verletzungsgefahr durch Überlastungen stellt die letzte Konsequenz in der Ursache-Wirkungs-Kette dar.

9.3 Gelenkgeräusche

Knackphänomene oder Reibegeräusche (Krepitus) bei bestimmten Unterkieferbewegungen sind in der temporomandibulären Gelenkregion sehr häufig bei Patienten mit CMD zu finden. Für die betroffenen Patienten stellen diese Geräuschphänomene eine nicht unerhebliche Belastung dar. Knackgeräusche sind oft ein Hinweis auf eine von der Norm abweichende Mechanik und stellen demnach eine gesteigerte Anfälligkeit für degenerative Prozesse, arthrotisch bedingten Gelenkverschleiß, dar. Gelenkgeräusche können auch als Fingerzeig auf eine außerordentliche Stoffwechselsituation mit resultierender negativer Bilanz und einer Maladaption z. B. in Form eines Elastizitätsverlustes mit erhöhter mechanischer Reibung für die beteiligten Strukturen angesehen werden. Vor allem bei einem verstärkt auftretenden Krepitus bei bestimmten Mandibulabewegungen ist primär von einer pathologisch veränderten Gelenkfläche auszugehen. Knorpelaufrauungen aufgrund verstärkter ungewohnter mechanischer Belastung sowie ein akutes Trauma wären als Auslöser denkbar. Des Weiteren kommen knorpelig-knöcherne Anbauten oder ein freier Gelenkkörper als Geräuschverursacher infrage (▶ Abb. 9.4).

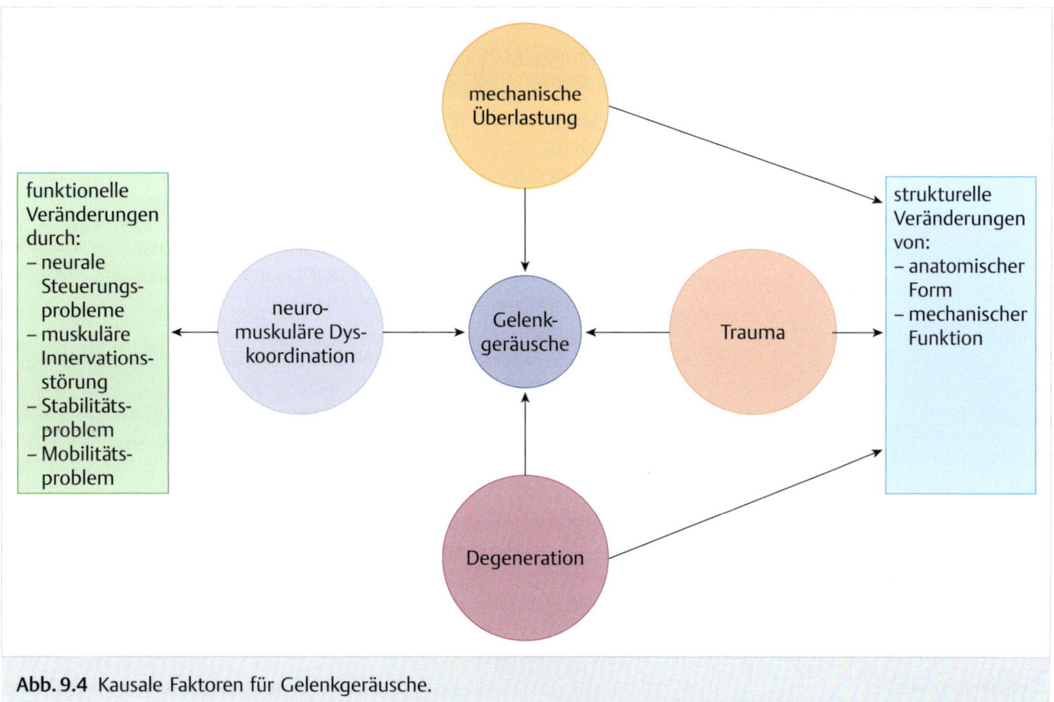

Abb. 9.4 Kausale Faktoren für Gelenkgeräusche.

Gelenkgeräusche in der Region des temporomandibulären Gelenks können primär durch zwei kausale Mechanismen entstehen. Eine primäre Entstehungsmöglichkeit ergibt sich, wie bereits beschrieben, durch strukturelle Veränderungen und die damit einhergehenden mechanischen Adaptionen. Außerdem können auch funktionelle Veränderungen für ein bestehendes Gelenkgeräusch verantwortlich sein. Kausal wären dann entsprechende Dysfunktionen im Bereich der mechanischen Steuerung und Führung von Gelenkbewegungen für das Gelenkgeräusch zu lokalisieren (Ahlers 2004, 2008). Bei diesen geräuschverursachenden Dysfunktionen kann es sich um verspannte Muskulatur oder gespannte ligamentäre Strukturen und nicht zuletzt um mechanische Verlagerungen des intraartikulären Discus articularis handeln. Die Wechselwirkung kann sich von strukturellen zu funktionellen Veränderungen oder von funktionellen zu strukturellen Veränderungen entwickeln. Beide Richtungen sind prinzipiell denkbar und können bei Patienten mit CMD gefunden werden. Eine umfassende funktionelle Untersuchung von Knackgeräuschen ist in Kap. **8.7** dargestellt (Kopp 2009).

Für die physiotherapeutische Untersuchung sind zwei primäre Fragestellungen relevant (▶ Tab. 9.3):

- Bei welcher Bewegung und wann tritt das Gelenkgeräusch auf (initial, intermediär oder terminal)?
- Kann das Gelenkgeräusch durch externe Reize verändert werden?

Tab. 9.3 Ursachen für Knackgeräusche im Kiefergelenk

Häufige Ursachen für Gelenkgeräusche	Klinische Präsentation
Anteriore Diskusverlagerung (ADV) mit terminaler Reposition	• Bei geschlossenem Mund liegt der Diskus in anteriorer Position • Während der terminalen Mundöffnung repositioniert sich der Diskus (d. h., er springt wieder auf den Kondylus) und verursacht damit ein Knackgeräusch • Eine mögliche Untersuchung bietet der Test mit Watteaufbiss: Durch Einbringen zweier Wattestäbchen auf die Molaren wird der komplette Mundschluss verhindert. Der Diskus springt nicht vom Kondylus ab (keine ADV) und repositioniert sich in terminaler Mundöffnung nicht (mit Watteaufbiss entsteht also kein terminales Knacken)
Partielle Diskusverlagerung (DV)	• Das Knacken tritt meist initial, intermediär auf • Dynamische Kompression: verursacht mehr Spannung am Stratum superius (resultierend tritt das Knackgeräusch später und lauter auf) • Dynamische Translation nach medial und lateral: Entsteht dort kein Geräusch, ist die Diskusrelation in dieser Position besser, d. h. bei einer dynamischen Translation nach medial ohne Geräusch besteht eine partielle anteromediale Diskusverlagerung
Totale Diskusverlagerung (DV)	• Dynamische Kompression: Knacken tritt später und lauter auf • Kein Knacken bei der dynamischen Translation hat meist eine mechanische Limitation der Mundöffnung zur Folge • Dynamische Translation nach medial und/oder lateral: Dieses Untersuchungsmanöver bringt keine Veränderung, d. h., das Knacken tritt unverändert auf
Diskushypermobilität	• Dynamische Kompression reduziert das Knacken (durch eine Zentrierung des Kondylus) • Dynamische Kompression mit Translation nach lateral: Bei Verschlechterung der Diskusrelation ist das Knacken lauter
Lig.-laterale-Knacken	Das Knacken tritt meist wie folgt auf: • Initial, intermediär • Bei Mundöffnung/-schließung immer an derselben Stelle • Bei dynamischer Kompression leiser und an derselben Stelle • Keine Limitation
Knorpelhypertrophie	• Dynamische Kompression exkursiv: Das Knacken tritt lauter und an gleicher Stelle auf • Dynamische Translation nach medial/lateral: i. d. R. in beide Richtungen nicht lauter (keine Veränderung)
Kondylushypermobilität	• Häufig tritt bei passiver Inkursion ohne ventrokranialen Druck kein Knacken auf • Am Ende der max. Mundöffnung und mit dem Beginn der Mundschließung ist das Knackgeräusch hörbar

9.4 Schmerzen

Schmerzen des Bewegungssystems sind nach wie vor Behandlungsgrund Nummer eins und lösen bei den betroffenen Patienten einen starken Leidensdruck aus. Schmerzgeplagte konsultieren schneller einen Arzt oder einen Therapeuten zur Behandlung als Patienten mit einem ausschließlichen Mobilitätsproblem ohne primären Schmerz (Losert-Bruggner 2007). Analog dazu kommen Schmerzen in der Region des temporomandibulären Gelenks als Behandlungsgrund ebenfalls sehr häufig vor und können die unterschiedlichsten neuro-muskulo-skelettalen Ursachen haben (Farmand 2007, Köneke 2008); (▶ Abb. 9.5).

Schmerzen des temporomandibulären Gelenks können in angrenzende anatomische Regionen ausstrahlen (HWS, Schulter, Gesicht, Hals oder Kopf) oder umgekehrt, von diesen Gebieten können Irritationen in die Region des Kiefergelenks weitergeleitet werden (Sessle 1999). Für eine effektive Behandlung mit einem langfristig anhal-

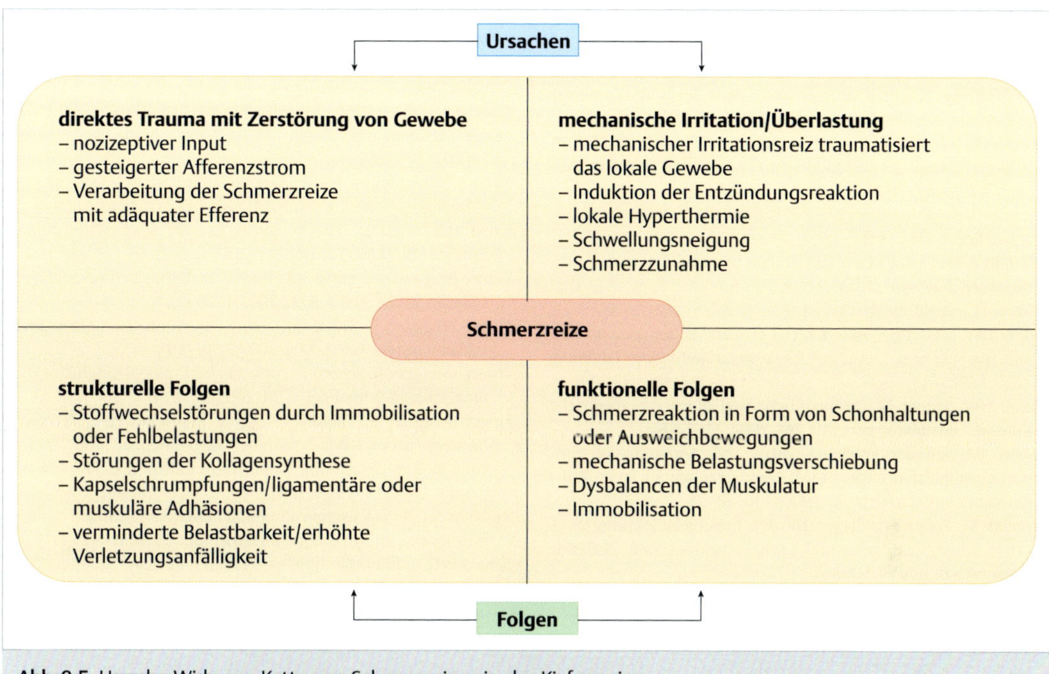

Abb. 9.5 Ursache-Wirkungs-Kette von Schmerzreizen in der Kieferregion.

Tab. 9.4 Schmerzempfindliche Strukturen der Region temporomandibuläres Gelenk

Schmerzempfindliche Strukturen des Kiefergelenks	Klinische Präsentation
Kapsel-Band-Apparat	• Lokaler Schmerz • Deutliche Druckdolenz • Eventuell Schwellungsneigung am Gelenk • Lokale Hyperthermie • Bewegungsdysfunktion
Kaumuskulatur	• Druckdolenz im Muskelgebiet (Ursprung, Muskelbauch, Ansatz) • Aufbissschmerz (Kontraktionsschmerz) • Bewegungsdysfunktion
Bilaminäre Zone	• Kompressionsschmerz bei Kaubewegungen (bilaminäre Zone kommt auf dem Kondylus zu liegen bei persistenter anteriorer Diskusverlagerung) • Dislokationsknacken kann schmerzauslösend sein
Neurale Strukturen (N. trigeminus)	• Druckdolenz an den neuralen Austrittspunkten am knöchernen Schädel • Kopf-, Gesichtsschmerz • Ophthalmische Störungen (Druckgefühl, verstärkte oder reduzierte Tränensekretion)

tenden Behandlungserfolg sind umfassende Diagnostik und Lokalisation der schmerzauslösenden Struktur(en) erforderlich, gegebenenfalls auch mittels Differenzialdiagnostik anderer Fachgebiete (Neurologe, Zahnarzt, Orthopäde etc.). Eine Kurzübersicht der häufig klinisch auffälligen, schmerzempfindlichen Strukturen des Kiefergelenks gibt ▶ Tab. 9.4.

9.5 Literatur

Ahlers MO, Freesmeyer WB, Göz G, Jakstat HA, Koeck B, Mayer G, Ottl P, Reiber T, Seeher WD. Stellungnahme der DGZMK und der AFDT – Klinische Funktionsanalyse. zm-online. 2003;7: o. S.

Ahlers MO, Jakstat HA. Klinische Funktionsanalyse als erster Schritt in der Diagnostik-Kaskade. Zeitschr f kraniomand Funktion, Probeheft. 2008;57–76

Ahlers MO. Funktionsdiagnostik – Systematik und Auswertung. zm-online. 2004;2: o. S.

Costen JB. A syndrome of ear and sinus symptoms dependent upon disturbed function of the temporomandibular joint. Ann Otol Rhinol Laryngol. 1934; 43: 1–4

Danner HW, Jakstat HA, Ahlers MO. Correlations between posture and jaw relations. Zeitschrift für kraniomandibuläre Funktion. 2009;1 (2):1–15

Danner HW, Sander M. Orthopädische und physiotherapeutische Konsiliarbehandlung bei CMD. ZM. 2004;22: 72–81

Dibbets JM, van der Weele LT. Signs and symptoms of temporomandibular disorders (TMD) and craniofacial form. Am J Orthod Dentofacial Orthop. 1996; 110: 73–78

Farmand M. Differentialdiagnostik des Kiefergelenkschmerzes – Untersuchungsmethoden und Krankheitsbilder. BZB. 2007;11: Wissenschaft und Forschung

Fischer MJ, Riedlinger K, Hoy L, Gutenbrunner C, Bernateck M. Abhängigkeit von extrakranieller Schmerzlokalisation und Dysfunktionen im kraniomandibulären System. Hessisches Ärzteblatt. 2009;6: 386–392

Köneke C. CMD aktuell – Interdisziplinäre Diagnostik und Therapie der Craniomandibulären Dysfunktion. Manuelle Medizin. 2008;4: 265–268

Kopp S. Screening im kraniomandibulären System – Die Sicht des Zahnarztes/Kieferorthopäden. Hessisches Ärzteblatt. 2009;4

Lauer HC, Weigl P. Differentialdiagnose bei kraniomandibulärer Dysfunktion (CMD). zm-online. 2004;2: o. S.

Losert-Bruggner B, Hülse M, Dudek B. Wenn Schmerzen nicht schlafen lassen, Teil 1. AZN. 2007;1: 20–25

Losert-Bruggner B, Hülse M, Dudek B. Wenn Schmerzen nicht schlafen lassen, Teil 2. AZN. 2007;2: 16–19

Losert-Bruggner B, Schöttl R, Zawadski W. Craniomandibuläre Dysfunktion und Schwindel. GZM. 2003;3: 38–41

Losert-Bruggner B. Therapieresistente Kopfschmerzen, Probleme im Bereich der HWS, Schwindel, Augenbrennen und Tinnitus können ihre Ursache im Zahnsystem haben. Z. f. Physiotherapeuten. 2000;11: 1923–1927

Righellis S. Gelenkachsenposition und Funktionsstörungen des Kiefergelenkes. Inform Orthod Kieferorthop. 1999;31: 315–317

Sebald WG. Cranio-Mandibuläre Dysfunktion. ZBay. 2000;9: 35–40

Sessle BJ. The neural basis of temporomandibular joint and masticatory muscle pain. J Orofac Pain. 1999; 13: 238–245

Kapitel 10

Vier behandlungsrelevante Hauptursachen

10 Vier behandlungsrelevante Hauptursachen

Die Ursachen einer CMD sind vielfältig und nicht jede Problematik kann mit einer multimodalen physiotherapeutischen Behandlung verbessert oder beseitigt werden. Wie in den Kapiteln **1** und **4** dargestellt, ergeben sich in der Diagnostik und Therapie bei Patienten mit einer persistenten CMD Überschneidungen mit anderen medizinischen Fachdisziplinen. Physiotherapeuten sind die Spezialisten für den Bewegungsapparat bzw. für das Bewegungssystem, was wiederum impliziert, dass der physiotherapeutische Therapieansatz auch in diesem Bereich des Bewegungssystems, dem Kiefergelenk, zu verfolgen ist und gute Aussichten auf einen Behandlungserfolg bietet. Vor allem bei positiven Befunden im neuro-muskulo-skelettalen System der Kieferregion ist eine physiotherapeutische Intervention erforderlich (Peroz 1997, 2003).

Die vier Hauptursachen einer Kiefergelenkstörung, die physiotherapeutische Behandlungsansätze auch auf einer ätiologischen Grundlage sinnvoll erscheinen lassen, betreffen die neuro-muskulo-skelettalen Strukturen der Kieferregion. Aus diagnostizierten Funktionsstörungen dieser Strukturen lassen sich therapeutische Interventionen ableiten. Um den Hauptursachen einer CMD auf die Spur zu kommen, ist ein kleiner Ausflug in die ätiologischen Erklärungsmodelle (siehe Kap. **1.3**) hilfreich. ▸ Abb. 10.1 zeigt ein Modell, das dieses Kapitel im Folgenden beschreibt.

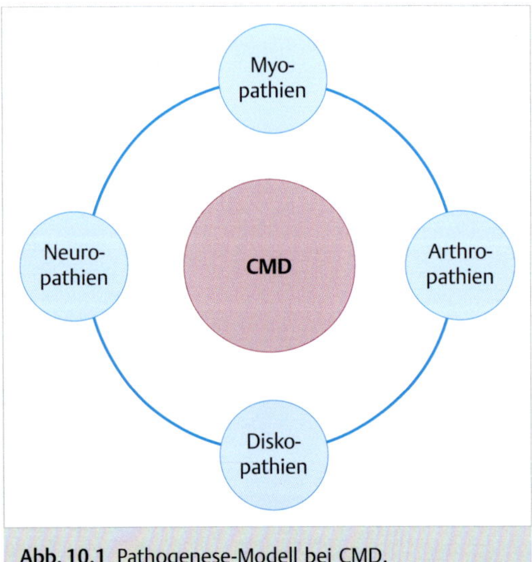

Abb. 10.1 Pathogenese-Modell bei CMD.

10.1 Myogene Pathogenese

Eine muskulär begründete Hypothese für eine CMD ergibt sich aus den pathophysiologischen Entwicklungen durch Veränderungen und Adaptionsprozesse bzw. aus den Befunden in der Muskulatur, die die Mundhöhle umgibt. Therapeuten müssen Beweise für die muskuläre Hypothese durch die Diagnostik, im Wesentlichen durch die Untersuchung der Muskulatur, finden. Bei entsprechend positiven Befunden spricht man in der Zahnmedizin von sog. Myoarthropathien, also von Erkrankungen der Kaumuskulatur und des Kiefergelenks. Diese Myoarthropathien umfassen im Allgemeinen die folgenden klinischen Erscheinungen der Kaumuskeln oder der mimischen Muskulatur:

- Myalgie,
- Myositis,
- Myospasmus,
- Muskelkontraktur.

Im weiteren Sinne können auch die Muskeln der oberen HWS (kurze Nackenmuskeln) und des Schulterbereiches hinzugerechnet werden, da die benachbarten Regionen immer einen beitragenden Faktor zur Entstehung einer CMD leisten können.

Eine muskuläre Pathogenese bei einem Patienten mit CMD kann sich aus den individuellen Vorbedingungen, die bei ihm zu finden sind, entwickeln (▸ Abb. 10.2). Bestehen beispielsweise muskuläre Belastungsfaktoren durch einen persistenten Bruxismus, der zusätzlich durch ein inadäquates Stressmanagement des Patienten (Beruf, Familie, Perfektionismus etc.) unterhalten wird, sind weitere Dysfunktionen zu erwarten (Diehl et al. 2008, Höfel 2006). Oft reicht dann eine einzige schnelle und unkontrollierte Bewegung aus, z. B. bei einem herzhaften Gähnen, um Beschwerden auszulösen. Eine forcierte Mundöffnung mit extremer Verlängerungsbeanspruchung und potenzieller Verletzungsgefahr für die Kaumuskulatur kann die Muskulatur strukturell schädigen. Dabei können kleinere Faserrisse an der Muskulatur entstehen, die weitere muskuläre Dysfunktionen nach sich ziehen können. Diese strukturellen, traumatisch bedingten Veränderungen der Kaumuskulatur bedeuten für das lokale Gewebe eine direkte Entzündungsreaktion mit eventuell resultierender Weichteilschwellung, lokaler Hyperthermie, Schmerzvermeidungsreaktionen, Etablierung von

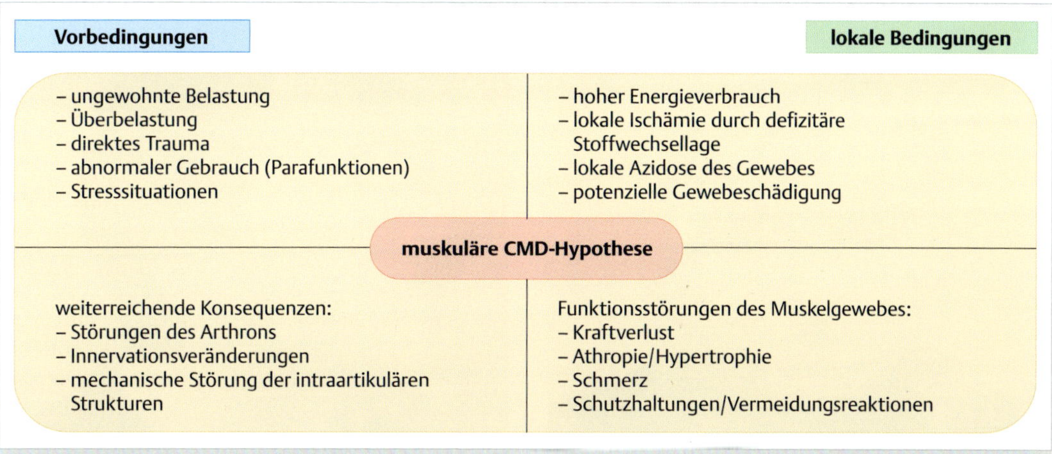

Vorbedingungen

- ungewohnte Belastung
- Überbelastung
- direktes Trauma
- abnormaler Gebrauch (Parafunktionen)
- Stresssituationen

lokale Bedingungen

- hoher Energieverbrauch
- lokale Ischämie durch defizitäre Stoffwechsellage
- lokale Azidose des Gewebes
- potenzielle Gewebeschädigung

muskuläre CMD-Hypothese

weiterreichende Konsequenzen:
- Störungen des Arthrons
- Innervationsveränderungen
- mechanische Störung der intraartikulären Strukturen

Funktionsstörungen des Muskelgewebes:
- Kraftverlust
- Athropie/Hypertrophie
- Schmerz
- Schutzhaltungen/Vermeidungsreaktionen

Abb. 10.2 Muskuläre Hypothesenevaluation bei Patienten mit CMD.

Ausweichmechanismen, reduzierter Mobilität und somit erhöhte Belastungen für die angrenzenden Gewebe und Strukturen. Im weiteren Verlauf kann es auch zu Stoffwechselproblemen, wie z. B. einer lokalen Azidose, Kraftverlust kommen. Bei länger bestehenden und unbehandelten Dysfunktionen ist außerdem eine Atrophie des betroffenen Muskels oder eine Veränderung des Innervationsweges der Kaumuskulatur möglich. Letztlich können sich diese lokalen negativen Adaptionen ebenso auf die angrenzenden Gebiete (Schulterregion und HWS) auswirken.

Therapeuten diagnostizieren Störungen im muskulären System anhand eines Muskelfunktionstests. Dabei überprüfen sie auch verschiedene Arbeitsweisen der Muskulatur (konzentrisch, isometrisch und exzentrisch) auf evtl. Störungen oder Defizite, sodass der Test eine Aussage bezüglich der muskulären Funktionsfähigkeit ermöglicht (Palla 2002). Im Laufe einer Behandlungsserie untersucht der Therapeut mehrmals alle infrage kommenden Muskeln (auch die der benachbarten Regionen), um keine Faktoren des Krankheitsgeschehens zu übersehen. Wesentlich ist dabei auch die Untersuchung im Seitenvergleich. Muskuläre Dysbalancen, wie z. B. im Bereich des Masseters oder der Kaumuskeln rechts/links, können auf muskuläre Störungen hinweisen (► Abb. 10.3, ► Abb. 10.4). Ein weiterer Aspekt der Untersuchung sind Gewohnheitshaltungen, wie z. B. die zervikothorakale Belastungshaltung (siehe Kap. **8.1.2**). Bei dieser Art von Gewohnheitshaltung ist

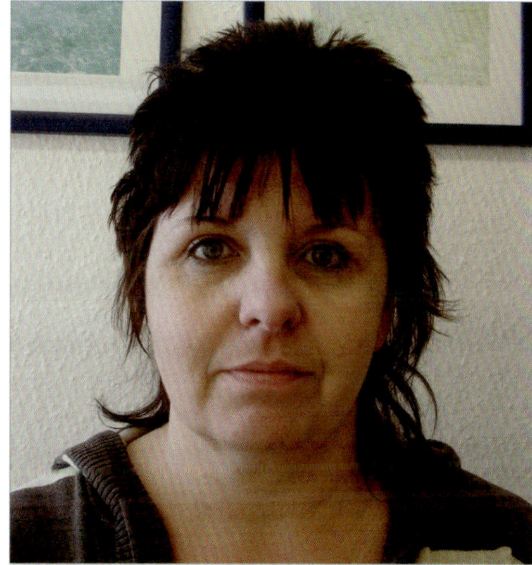

Abb. 10.3 Masseterdysbalance: Patientin mit Atrophie links.

immer mit muskulären Dysbalancen zu rechnen, auch über die Kieferregion hinaus (Türp et al. 2005). Aus der in ► Abb. 10.5 dargestellten typischen Gewohnheitshaltung des Patienten entwickeln sich potenzielle muskuläre Dysbalancen, die die Basis für muskuläre Erkrankungen und Funktionsstörungen bilden (Prädilektionsstellen):

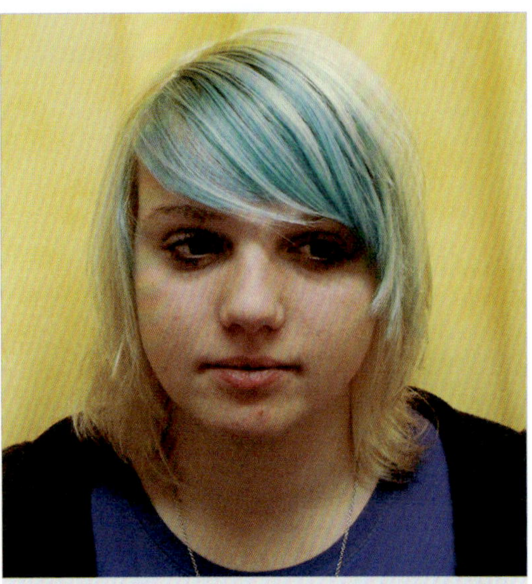

Abb. 10.4 Kaumuskeldysbalance: Patientin mit Hypertrophie links.

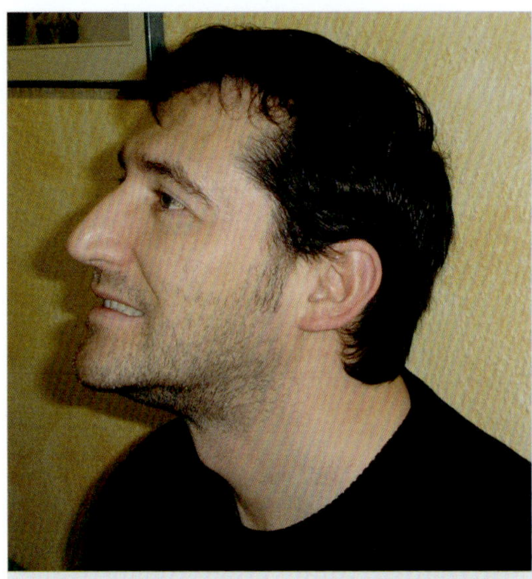

Abb. 10.5 Patient mit zervikothorakaler Belastungshaltung.

- Extension der oberen HWS (verkürzte Extensoren versus verlängerte und meist insuffiziente Flexoren),
- thorakale Hyperkyphose (angenäherte Elevatoren des Schultergürtels versus verlängerte Depressoren und verlängerte thorakale Extensoren),
- Protraktion des Schultergürtels (verkürzte Protrahierer versus verlängerte Retrahierer).

10.2 Arthrogene Pathogenese

Unter den Arthropathien werden alle regenerativen und degenerativen Veränderungen am oder auch im Gelenk, mit Krankheitspotenzial im Sinne einer CMD, zusammengefasst. Die arthrogene Hypothese lässt sich durch entsprechende Befunde in der Diagnostik des skelettalen Systems bestätigen. In die Gruppe der Arthropathien gehören:

- Kiefergelenkarthrose,
- Kiefergelenkarthritis,
- Formabweichungen der Gelenkpartner (Condylus mandibulae),
- Positionsveränderungen des Condylus mandibulae.

Deviationen oder auch Deflexionen (also qualitative Bewegungsveränderungen – Verschlechterungen) sind meist ein Hinweis auf artikuläre Veränderungen. Häufig finden sich solche qualitativen Veränderungen in Verbindung mit auftretenden Gelenkgeräuschen (Knacken oder Krepitus). Deviationen und Deflexionen sind mit Abweichungen im Aufbiss verbunden. Diese Abweichungen lassen sich anhand eines Spateltests gut verdeutlichen. Der Patient, dessen HWS sich in der Neutralposition befindet, beißt auf den horizontal hinter den Schneidezähnen liegenden Spatel. Bei einem symmetrischen Aufbiss bleibt der Spatel horizontal, bei Abweichungen im Aufbiss liegt der Spatel nicht in der Horizontalen (► Abb. 10.6, ► Abb. 10.7, ► Abb. 10.8).

Eine artikuläre Pathogenese für eine vorhandene CMD kann wie folgt erklärt werden: Es gilt wiederum die individuellen Prädispositionen des Patienten zu finden. Dabei kann unter anderem eine außergewöhnliche Stressbelastung auffallen (emotional, beruflich etc.) (Diehl et al. 2008, Höfel 2006). Ebenfalls denkbar wären auch ungewohnte Belastungen der Kiefergelenke durch Bruxismus, andere (evtl. stressinduzierte) Parafunktionen wie z. B. Fingernägel- oder Bleistiftkauen, exzessives ungewohntes Kaugummikauen oder ungewohnt kräftiges Beißen beim Essen von harten/festen

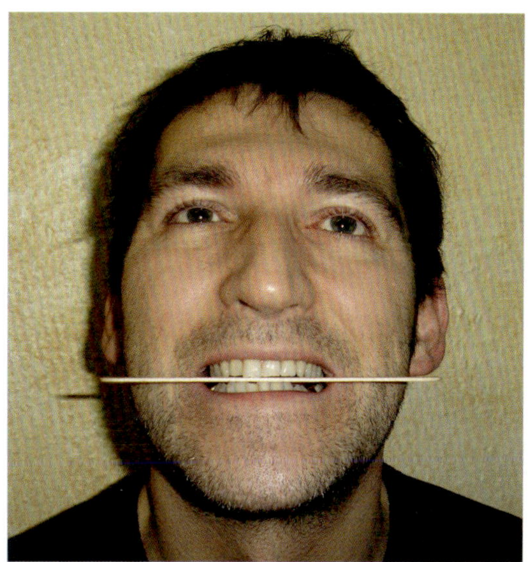

Abb. 10.6 Schräge Aufbissposition: Spatel ist links höher.

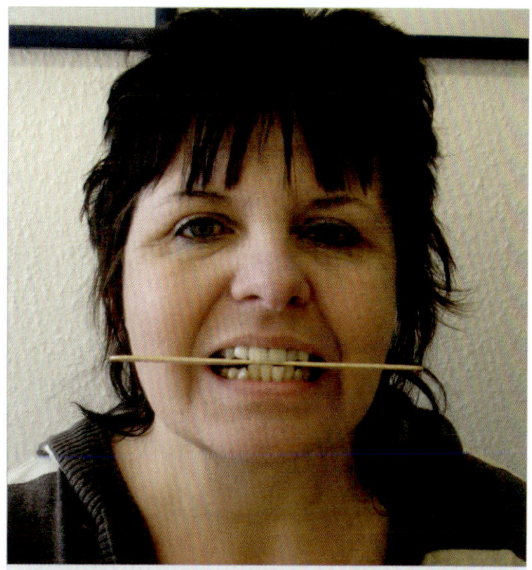

Abb. 10.7 Schräge Aufbissposition: Spatel ist rechts höher.

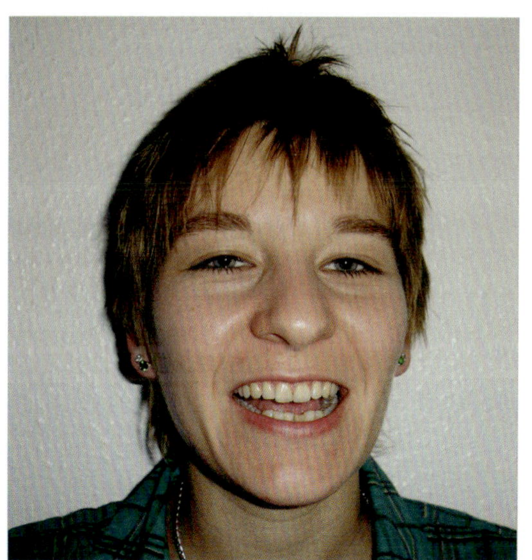

Abb. 10.8 Initial exkursive Deviation nach links (Mittellinienverschiebung).

Speisen. Ein weiterhin denkbares Szenario wäre eine direkte Traumatisierung der Gelenkkapsel oder der Gelenkflächen durch einen Schlag, Stoß oder z. B. durch einen Ball, der den Patienten im Gesicht trifft. Diese Vorbedingungen belasten das Arthron und ziehen entsprechende mechanische Adaptionen für das Kiefergelenk und die beteiligten Strukturen nach sich. Jedwede Veränderung dieser Art kann eine adaptierte Gelenkmechanik bewirken. Diese Adaptionen sind nicht per se positiv, sondern bedeuten primär mehr Stress in Form von verstärkter Reibung und Deformation für die beteiligten Gewebe und verursachen meist Beschwerden bei den betroffenen Patienten. Zumindest hält dieser „Mehr-Stress"-Zustand so lange an, bis sich alle beeinträchtigten Strukturen an die neue Situation gewöhnt haben und eingespielt sind. Durch diese Belastungsverschiebungen werden einzelne Bereiche und Strukturen einer immensen Mehrbelastung ausgesetzt: Die Störung zieht ihre Kreise. ▸ Abb. 10.9 gibt einen schematischen Überblick über mögliche artikuläre Pathogenese-Modelle bei Patienten mit CMD.

10.3 Diskogene Pathogenese

Der Discus articularis ist eine anatomische und funktionelle Besonderheit der Kiefergelenke. Er teilt das Kiefergelenk sowohl funktionell als auch anatomisch in einen oberen und einen unteren Gelenkraum und schützt bei intakter Funktion die artikulären Knorpelflächen. Bei Funktionsverlust/

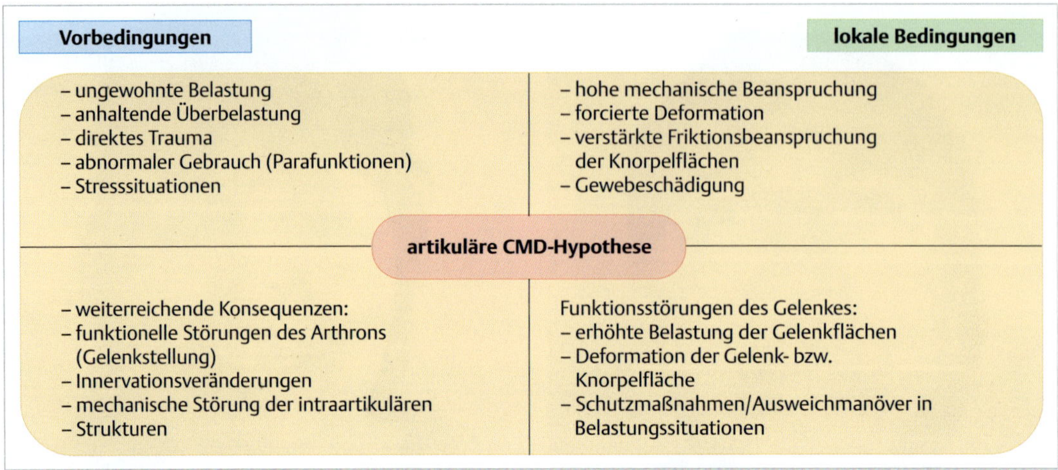

Vorbedingungen

lokale Bedingungen

- ungewohnte Belastung
- anhaltende Überbelastung
- direktes Trauma
- abnormaler Gebrauch (Parafunktionen)
- Stresssituationen

- hohe mechanische Beanspruchung
- forcierte Deformation
- verstärkte Friktionsbeanspruchung der Knorpelflächen
- Gewebeschädigung

artikuläre CMD-Hypothese

- weiterreichende Konsequenzen:
- funktionelle Störungen des Arthrons (Gelenkstellung)
- Innervationsveränderungen
- mechanische Störung der intraartikulären
- Strukturen

Funktionsstörungen des Gelenkes:
- erhöhte Belastung der Gelenkflächen
- Deformation der Gelenk- bzw. Knorpelfläche
- Schutzmaßnahmen/Ausweichmanöver in Belastungssituationen

Abb. 10.9 Artikuläre Hypothesenevaluation bei Patienten mit CMD.

Vorbedingungen

lokale Diskuswirkung

- ungewohnte Belastung
- Überbelastung
- direktes Trauma
- abnormaler Gebrauch (Parafunktionen)
- Stresssituationen

mechanische Verlagerung des diskalen Gewebes resultiert in:
- verstärkte Gelenkflächenbelastung durch mangelnde Überdeckung der Knorpelfläche
- potenzielle Gewebeschädigung (chondral und diskal)

diskale CMD-Hypothese

weiterreichende Konsequenzen:
- Störungen des Arthrons
- Innervationsveränderungen
- mechanische Störung der intraartikulären Strukturen

Funktionsstörungen des Discus articularis:
- Inkongruenzen im Gelenkspalt
- Verlängerungsbeanspruchung der
- bilaminären Zone
- forcierte Deformation (diskal und chondral)

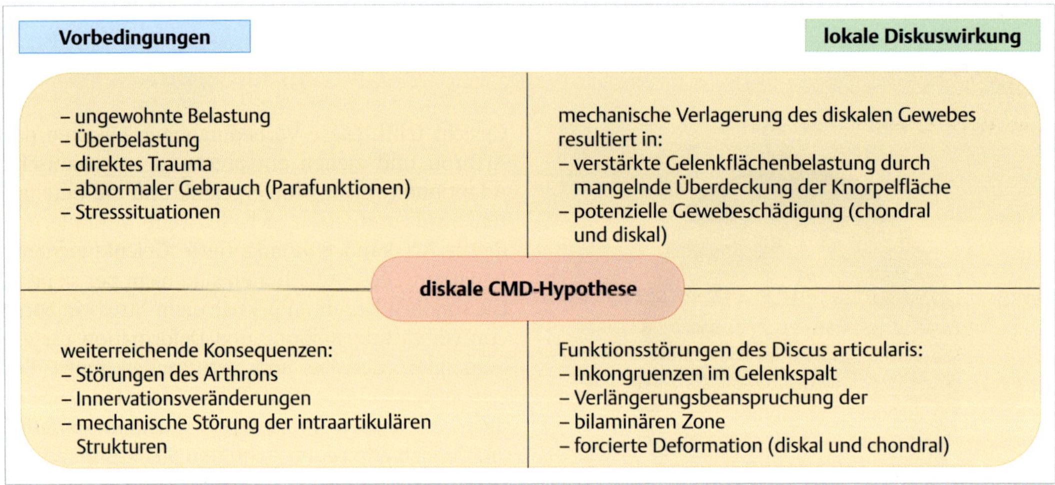

Abb. 10.10 Diskogene Hypothesenevaluation bei Patienten mit CMD.

Dysfunktion des diskalen Gewebes ergeben sich einige pathogene Veränderungen:

- partielle Diskusverlagerung,
- totale Diskusverlagerung,
- Diskusverlagerung mit/ohne Reposition,
- Diskusverlagerung mit/ohne Limitation der Mandibulamobilität,
- Diskusverlagerung mit singulärem Knackphänomen,
- ligamentäre und kapsuläre Degeneration durch mechanische Belastungsverschiebung,
- diskale Degeneration durch Zwangsposition in anteriorer Diskusverlagerung (ADV),
- chondrale Degeneration mit beginnender Arthrose,
- Entrundung der Gelenkpartner mit Mobilitätsverlust und Krepitus als Folgen.

Diese Veränderungen ergeben sich unter anderem aus mechanischen Dysfunktionen und daraus resultierenden strukturellen Formveränderungen der beteiligten Gewebe. Sowohl muskuläre als

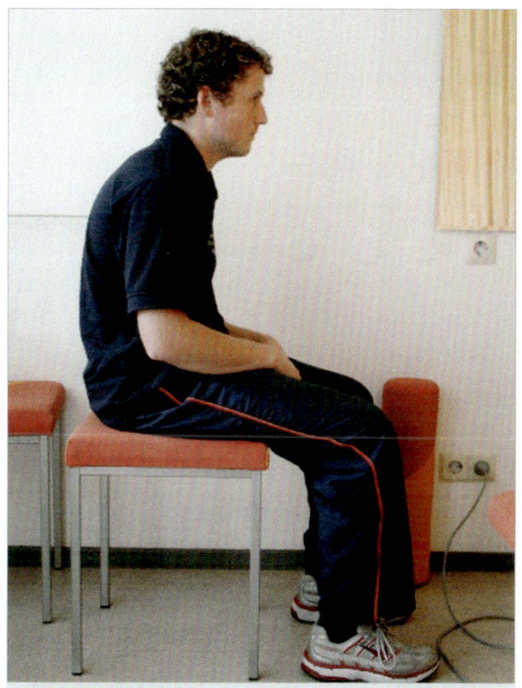

Abb. 10.11 Zervikothorakale Belastungshaltung.

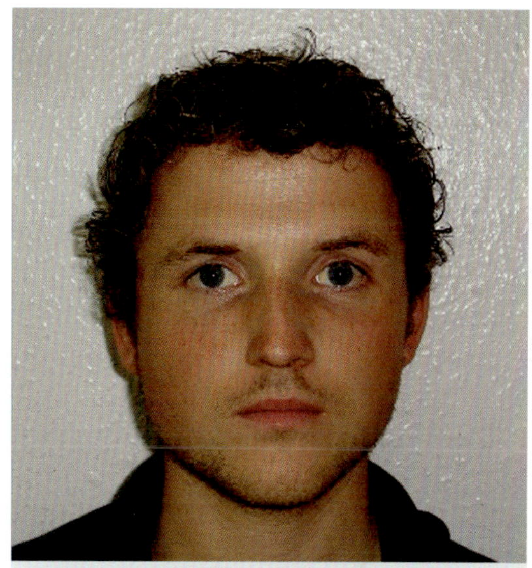

Abb. 10.12 Masseterhypertrophie rechts mit deutlicher Gesichtsasymmetrie.

auch artikuläre Veränderungen im Bereich des Kiefergelenkes beeinflussen das diskale Gewebe negativ und tragen somit zu einem prädiskotischen und präarthrotischen Zustand des Kiefergelenkes bei. Weitere Folgen können Belastungsverschiebungen auch auf benachbarte Gebiete sein (Lotzmann 2002). Durch einseitige Belastungen der Kiefergelenke kann z.B. die Kopfposition im Laufe der Zeit variieren und diese Belastungsfaktoren können sich somit zu einer zervikothorakalen Belastungshaltung entwickeln: mit entsprechenden muskulären Dysbalancen und potenziellen Wirbelsäulenbeschwerden (▶ Abb. 10.10).

Die in ▶ Abb. 10.11, ▶ Abb. 10.12, ▶ Abb. 10.13, ▶ Abb. 10.14 dargestellten Haltungsauffälligkeiten, Bissbesonderheiten (qualitative Mängel) oder muskulären Dysbalancen im Kaumuskelbereich lassen auf eine Störung der Kiefergelenkfunktion schließen: mit eventueller Einengung der diskalen Bewegungsfreiheit und damit einer möglichen Verlagerung des Discus articularis. Es handelt sich um sog. prädiskotische Zustände.

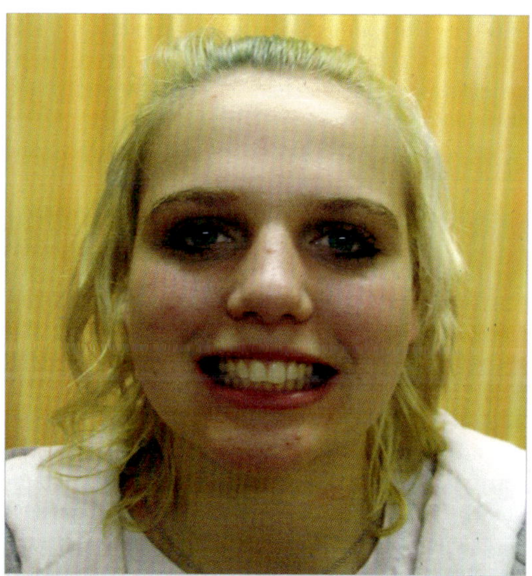

Abb. 10.13 Mittellinienverschiebung in habitueller Bissposition.

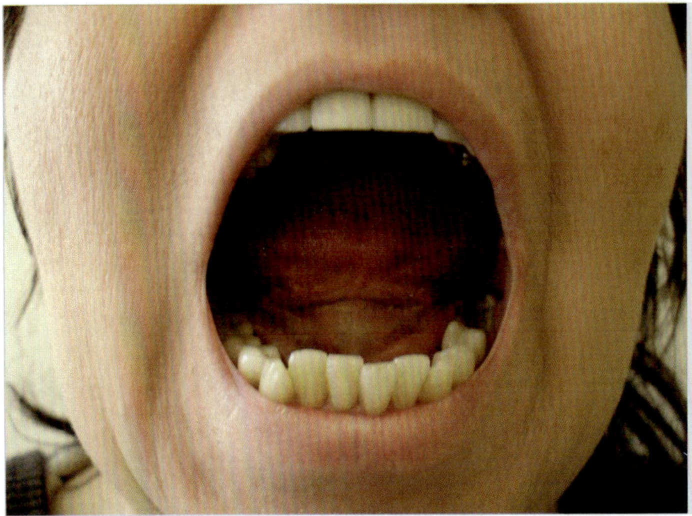

Abb. 10.14 Exkursive Deviation nach rechts während der intermediären bis terminalen Mundöffnung.

10.4 Neurogene Pathogenese

Bei der neurogenen Pathogenese unterscheidet man generell die *nozizeptive neurale (periphere)* und die *neuropathische* Schmerzproblematik. Die neuralen Strukturen haben sowohl eine funktionelle als auch eine mechanisch-strukturelle Pathophysiologie.

Die *nozizeptive Problematik* der Kieferregion beinhaltet lokale Schmerzsensationen, die vom verletzten Gewebe herrühren, z. B. Kapselverletzungen (Kapselriss durch unkontrollierte Bewegungen oder direktes Trauma) oder auch Muskelverletzungen (durch zu schnelle Kontraktionen in ungewohnter Belastung). Nozizeptoren sind Nervenzellen mit der Aufgabe, schädigende Reize (wie z. B. starke Hitze, immer wiederkehrende mechanische Reizungen, Schnittverletzungen mit einem Messer) oder die direkten Folgen dieser Reize, also jede Form von Gewebeverletzung (mit Kontinuitätsunterbrechung der betroffenen Struktur) an körpereigenen Geweben zu registrieren. Werden nozizeptive Sinneszellen durch einen solchen schädigenden Reiz aktiviert, entsteht das Gefühl von Schmerz. Diese Sinneswahrnehmung ist als physiologisch einzustufen, da der entstandene und wahrgenommene Schmerz den Körper in Alarmbereitschaft versetzt und so schwerwiegendere Verletzungen oder Schädigungen durch eine adäquate „Fluchtreaktion" verhindert.

Nozizeptives Pathogenesemodell 

- Gewebeverletzung
- Nozizeptiver Input
- Afferenter Informationsstrom
- Modulation der afferenten Reize
- Zentrale Verarbeitung

Verstärkte Schmerzreaktionen sind bei einer evtl. vorherrschenden Verarbeitungsstörung oder einer entgleisten Entzündungsreaktion zu erwarten. Dann spricht man von einem sogenannten pathologischen nozizeptiven Schmerz, der sich häufig in einem starken Ruheschmerz – wie bei einer hochgradigen Entzündungsreaktion vorkommend – äußert (► Abb. 10.15). Diese verstärkte Schmerzwahrnehmung resultiert aus einer drastischen Absenkung der Schmerzschwelle mit Hypersensibilität der betroffenen Gewebe (van den Berg 2003).

Eine *neuropathische Problematik* hingegen beinhaltet eine direkte Beteiligung der neuralen Strukturen (in Form von Traumatisierung oder lokaler Reizung des Nervs) am Schmerzgeschehen. Diese Traumatisierung kann direkt (z. B. durch ein Injektionstrauma) oder durch mechanische Reizung am Kontaktgewebe stattfinden. Typische Beispiele für einen neuropathischen Schmerz wären eine Trigeminusneuropathie, eine Fazialisneuropathie oder auch eine Zosterneuropathie. Beim neuropathischen Schmerz entstehen der Schmerzreiz und die Schmerzwahrnehmung im neuralen

System selbst. Damit ist das Nervensystem selbst erkrankt (van den Berg 2003). Typische klinisch positive Zeichen für eine neuropathische Schmerzproblematik sind die Hyperalgesie, die bei Berührungs- und Bewegungsreizen auftritt, und die Allodynie, die durch kurze Berührungen ausgelöst wird. Typische klinisch negative Zeichen, wie die Hypästhesie oder die Hypalgesie, sind dagegen mit einem „Weniger" an Sensibilität oder an Schmerz verbunden (▶ Tab. 10.1, ▶ Abb. 10.16).

Eine mögliche Auswirkung einer neuropathischen Störung ist eine Schonhaltung. Da Bewegungen bei Patienten mit neuropathischen Störungen Schmerzen auslösen können, reagiert der Organismus in diesen Fällen mit Immobilisation und Ausweichbewegungen. Eine Schonhaltung kann als

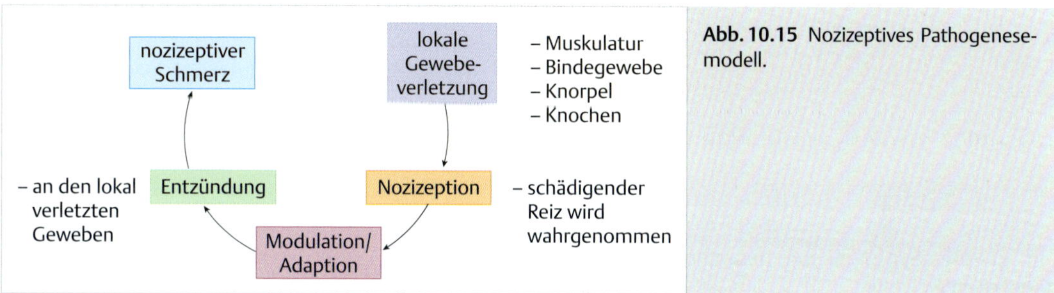

Abb. 10.15 Nozizeptives Pathogenesemodell.

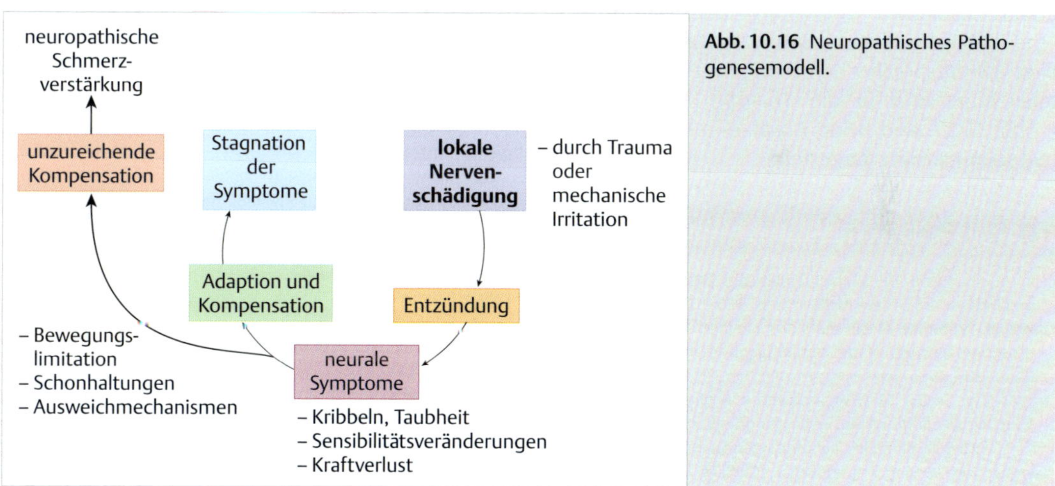

Abb. 10.16 Neuropathisches Pathogenesemodell.

Tab. 10.1 Neuropathische Schmerzproblematik

Klinisch positive Zeichen	Klinisch negative Zeichen
Hyperalgesie Allodynie	Hypästhesie Hypalgesie
Reizabhängige Symptome: • Berührungsschmerz • Bewegungsschmerz	Reizunabhängige Symptome: • Kribbeln • Pelziges Gefühl • Ameisenlaufen

Prädisposition	**lokale Effekte an der Neuralstruktur**
- ungewohnte Belastung - Überbelastung - direktes Trauma - abnormaler Gebrauch (Parafunktionen) - Stresssituationen	- mechanische Überbeanspruchung der neuralen Strukturen - lokale Ischämie durch defizitäre Stoffwechsellage - lokale Azidose des Gewebes - potenzielle Gewebeschädigung
neurale CMD-Hypothese	
weiterreichende Konsequenzen: - neuromuskuläre Störungen - Innervationsveränderungen - mechanische Störung der TMG-Strukturen	Funktionsstörungen der Neuralstruktur: - Kraftverlust/Atrophie - Sensibilitätsausfälle/Irritationen - Schmerz - Schutzhaltungen/Vermeidungsreaktionen

Abb. 10.17 Neurale Hypothesenevaluation bei Patienten mit CMD.

ein weiteres Symptom der neuralen Problematik angesehen werden.

Bei neuro-muskulo-skelettalen Störungen, worunter auch eine CMD fällt, können beide neuralen Erklärungsmodelle (nozizeptive oder neuropathische Pathogenese) zutreffen, d. h., dass der Therapeut die entsprechenden Denkprozesse in die Untersuchung und in die Therapie integriert. In ▸ Abb. 10.17 sind beide Ansätze in einem Schaubild schematisiert dargestellt.

10.5 Literatur

Celar AG, Bantleon HP. Kraniomandibuläre Dysfunktion: Review und Analyse. Inf Orthod Kieferorthop. 2004; 36: 1–8

Costen JB. Syndrome of ear and sinus symptoms dependent upon disturbed function of the temporomandibular joint. Am Otol Rhin. 1934;43: 1–15

Danner HW, Sander M. Orthopädische und physiotherapeutische Konsiliarbehandlungen bei CMD. zm-online. 2004;2: o. S.

Diehl A, Nickel W, Blomeyer J. Einfluss von Stress auf die Unterkieferlage: Quintessenz Team-Journal. 2008; 38: 1–8

Gabler M, Reiber T, John M. Die mehrdimensionale Charakterisierung einer Patientenpopulation mit kraniomandibulären Dysfunktionen. Deutsche Zahnärztliche Z. 2001; 5: 332–334

Greene CS. The etiology of temporomandibular disorders: implications for treatment. J. Orofac Pain. 2001;15: 93–105

Hirsch C. Kraniomandibuläre Dysfunktionen (CMD) bei Kindern und Jugendlichen. Oralprophylaxe&Kinderzahnheilkunde. 2007;29: 42–46

Höfel L. Die Psyche und der Zahn – Stress und Bruxismus – Teil 1. Cosmetic dentistry. 2006;3: 50–55

Höfel L. Die Psyche und der Zahn – Stress und Bruxismus – Teil 2. Cosmetic dentistry. 2006;4: 54–60

John M, Hirsch C, Reiber T. Häufigkeit, Bedeutung und Behandlungsbedarf craniomandibulärer Dysfunktionen. Zeitschrift für Gesundheitswissenschaften. 2001;9: 136–155

John M, Micheelis W. OHIP (Oral Health Impact Profile) – Mundgesundheitsbezogene Lebensqualität. IDZ-Information. 2003;1: o. S.

Kares H. Kraniomandibuläre Dysfunktionen (CMD) bei Kindern und Jugendlichen. KiM – Komplement. integr. Med. 2007;1: 26–30

Lauer HC, Weigl P. Differentialdiagnose bei kraniomandibulärer Dysfunktion (CMD). zm-online. 2004;2: o. S.

Lechner KH. Kritische Betrachtungen zur Therapie von CMD-Patienten. Hessisches Ärzteblatt. 2009;4: o. S.

Lotzmann U. Okklusion, Kiefergelenk und Wirbelsäule. zm-online. 2002;1: o. S.

Madsen H. Evidenzbasierte Medizin in der Kieferorthopädie. Quintessenz. 2008;9: 977–984

Palla S. Grundsätze zur Therapie des myoarthropathischen Schmerzes. Schmerz. 2002;16: 373–380

Peroz I. Differenzierung temporomandibulärer Funktionsstörungen anhand anamnestischer und klinischer Befunde. Dtsch Zahnärztl Z. 1997;52: 299–304

Peroz I. Epidemiologie von craniomandibulären Funktionsstörungen – Eine retrospective Studie. Zahnärztl Welt. 1997;106: 736–740

Peroz I. Symptomatik Craniomandibulärer Dysfunktionen. Quintessenz Team-Journal. 2003;33: 329–332

Türp JC, Schindler HJ, Bartzela T. Schmerzhafte Myoarthropathien des Kausystems – evidenzbasierte Diagnostik. Kieferorthop. 2005;19: 173–181

Van den Berg F. Angewandte Physiologie, Band 4. Stuttgart: Thieme, 2003

Ververs MJB, Ouwerkerk JL, van der Heijden GJMG, Steenks MH, deWijer A. Ätiologie der kraniomandibulären Dysfunktion: eine Literaturübersicht. Deutscher Ärzte Verlag, Deut Zahnärztl Z. 2004;59: 556–562

Kapitel 11

Physiotherapeutische Behandlungstechniken

11 Physiotherapeutische Behandlungstechniken

Dieses Kapitel stellt die physiotherapeutischen Behandlungsmöglichkeiten verschiedener Therapiekonzepte in Bezug auf die Behandlung von Patienten mit CMD vor – inklusive der beteiligten gestörten Funktionskreise. Die hier vorgestellten Behandlungsmöglichkeiten haben sich in der täglichen Praxis als erfolgreich erwiesen. Diese Erfolge beruhen jedoch nicht nur auf effektiven physiotherapeutischen Techniken im Rahmen einer *multimodalen Therapie*, sondern auch darauf, dass die Behandlung Teil der *interdisziplinären Therapie* von Patienten mit CMD ist (siehe Kap. **1.7** und **1.8**).

Die physiotherapeutischen Interventionen basieren auf einer umfassenden Diagnostik, die mit dem Ziel, die führende Funktionsstörung zu erkennen, durchgeführt wird. Die physiotherapeutischen Behandlungstechniken setzen an dieser führenden Problematik an und sind darauf ausgerichtet, das funktionsgestörte Zielgewebe mit gezielt eingesetzten Therapiereizen zu einer optimierten und verbesserten Adaption zu veranlassen, die die Funktion normalisiert und Beschwerden mindert. Die führende Problematik der Kieferfunktionsstörung kann sowohl muskulär als auch artikulär oder neural dominant bedingt sein. Während der Untersuchung finden Therapeuten diese unterschiedlichen Komponenten einer Funktionsstörung sehr häufig in kombinierter Form bei Patienten mit CMD. Gleichzeitige Persistenz von Muskel- und Gelenkproblemen „in Tateinheit mit" neurodynamischen Störungen sind in der täglichen physiotherapeutischen Praxis keine Seltenheit. Entsprechend dieser Erkenntnis wird dann die Applikation der unterschiedlichen Interventionen gewählt. Es kommen Behandlungstechniken (Weichteiltechniken) an der beteiligten und gestörten Muskulatur ebenso zum Einsatz wie mobilisierende Techniken aus der Manuellen Therapie an den Gelenken oder den neuralen Strukturen. Alle unterschiedlichen Techniken verbindet das gemeinsame Ziel, etwas zum Positiven hin zu verändern und die gestörten Strukturen bzw. die gestörten Funktionen wieder zu verbessern. Im weiteren Verlauf einer physiotherapeutischen Behandlung sind weitergehende Untersuchungen benachbarter Regionen erforderlich, um deren Beteiligung am Prozess der CMD auszuloten und einen evtl. vorhandenen Therapiebedarf zu erkennen. Bei positiven Befunden werden die physiotherapeutischen Maßnahmen (Muskel-, Gelenk- oder neurale Techniken) auch an diesen Strukturen, in den beteiligten Körperregionen, angewendet.

Das physiotherapeutische Behandlungsspektrum besteht zum einen aus allgemeinen, grundlegenden Behandlungstechniken, z. B. passivem Bewegen, Massagetechniken, funktionellen Übungsbehandlungen der traditionellen Physiotherapie, passiven Weichteiltechniken (WTT), oder auch Muskelentspannungstechniken, wie z. B. postisometrischer Relaxation (PIR) oder antagonistischer (reziproker) Hemmung. Des Weiteren werden zum speziellen neuro-muskulo-skelettalen Patientenmanagement auch physiotherapeutische Techniken aus den etablierten Therapiekonzepten, wie z. B. aus der Manuellen Therapie (passive Mobilisationstechniken der Gelenke und der gelenkumgebenden Strukturen, Querfriktionen an Muskeln oder Ligamenten, Mobilisationen der neuralen Strukturen) oder dem PNF-Konzept (neuromuskuläre Rekrutierung, Frequenzierung und Synchronisation) benutzt. Weiterhin werden auch die Erkenntnisse aus der Medizinischen Trainingstherapie (physiologische Adaptionsvorgänge der Gewebe auf externe Therapiereize, Trainingswirkungen auf die Kaumuskulatur etc.) in der Behandlung von Patienten mit CMD eingesetzt. Jede Technik hat ihr eigenes spezifisches Wirkspektrum und sollte gezielt zur Behandlung individueller Symptome und Problemstellungen an den entsprechenden Zielgeweben eingesetzt werden (▶ Abb. 11.1, ▶ Abb. 11.2).

Passive stoffwechselsteigernde und auch regenerationsfördernde Maßnahmen aus dem Spektrum der physikalischen Therapie, wie z. B. Eisanwendungen, Wärmeanwendungen (Fango, Rotlicht oder Heiße Rolle) und Elektrotherapie oder auch Ultraschall, werden ergänzend bzw. unterstützend in die Behandlung von Patienten mit CMD integriert, um eine schnellere und effektivere Adaption der gestörten Gewebe zu erreichen.

Die Therapie von Patienten mit Kiefergelenkstörungen sollte genauso vielfältig wie das Erscheinungsbild der CMD gestaltet werden. Die Techniken sind indikationsspezifisch (entsprechend den jeweils primär betroffenen Geweben bzw. der individuellen Symptomatik des Patienten) zu sehen und anzuwenden.

Prinzipiell können alle Untersuchungstechniken, wie sie in Kap. **8** dargestellt sind, auch als Behandlungstechniken eingesetzt werden (Maitland 1994,

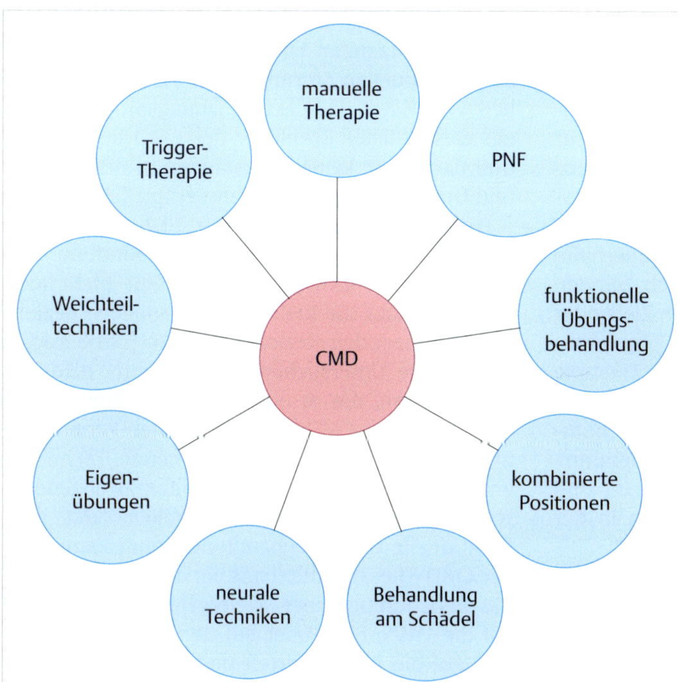

Abb. 11.1 Aktive physiotherapeutische Behandlungsmöglichkeiten im Überblick.

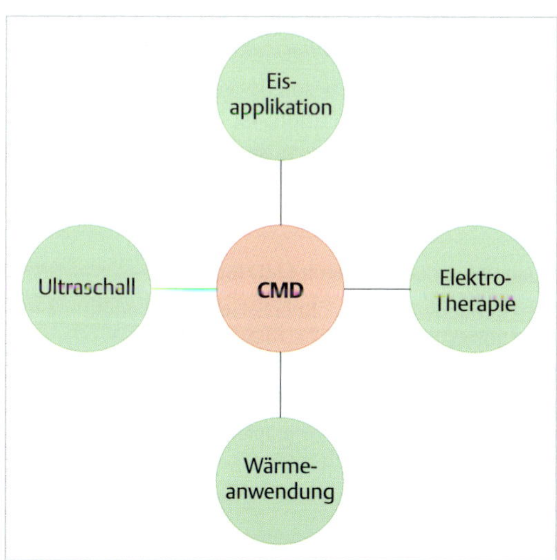

Abb. 11.2 Passive physiotherapeutische Behandlungsmöglichkeiten im Überblick.

1996). Wenn bestimmte Bewegungsrichtungen eines Gelenkes (Mundöffnung, Mundschluss, Laterotrusion, Protrusion und Retrusion für das Kiefergelenk) Funktionsstörungen aufweisen, wie z. B. Schmerzen während der Bewegung oder eine eingeschränkte Beweglichkeit, können diese Bewegungsrichtungen in Form einer passiven manuellen Mobilisation in genau diese gestörte Richtung (unter entsprechender Modulation und Adaption von Amplitude, Rhythmus und Frequenz der Mobilisation an das aktuelle Stadium der Funktionsstörung) zur Therapie eingesetzt werden.

M!

Für die Therapie von Patienten mit CMD gibt es keine vorgefertigten oder immer gültigen Behandlungstechniken, die für alle Patienten oder für alle vorkommenden Symptome unisono übernommen werden können. Wie für alle Krankheitsbilder in der physiotherapeutischen Praxis gilt auch bei der Therapie von Patienten mit Kiefergelenkbeschwerden der Grundsatz: Die zu verwendenden Techniken werden anhand eines Befundes bzw. einer gründlichen Diagnostik für jeden Patienten individuell erarbeitet und finden somit eine klinisch begründete Anwendung.

Um das multimodale Patientenmanagement abzurunden, ist ein individuelles *Eigenübungsprogramm*, das der Patient zusätzlich eigenständig und eigenverantwortlich durchführt, für den anhaltenden Erfolg der gesamten Therapie sehr wichtig. Nur wenn die in der Therapie angestrebten Behandlungsziele durch ein solches Übungsprogramm weiterverfolgt werden, sind ein Erreichen dieser Ziele und eine bestehende, dauerhafte Besserung der Symptome oft erst möglich. Mit den erarbeiteten Übungen müssen dieselben Ziele oder Teilziele verfolgt werden wie durch die physiotherapeutische Behandlung mit Manueller Therapie oder die Anwendung von Weichteiltechniken. Patienten mit einer Mobilitätseinschränkung brauchen entsprechende Übungen in ihrem Programm, die einen mobilisierenden Charakter haben und dieselben Strukturen verändern, die auch in der Behandlung Ziel der Maßnahmen sind.

Patienten mit einem Kraftdefizit benötigen kräftigende Übungen, während Patienten mit koordinativen Steuerungsproblemen von einem neuromuskulären Koordinationstraining profitieren. Eine physiotherapeutische Übungsbehandlung bietet verschiedene Möglichkeiten, Therapieziele zu gestalten und effektiver zu erreichen. Mobilisation, Kräftigung, Detonisierung oder Koordinationssteigerung sind lediglich die großen Schlagworte. Diese Ziele lassen sich gewebespezifisch oder auch zu einem gewissen Teil strukturspezifisch in der Therapie anwenden und durch Anwendung von Übungen leichter umsetzen.

So kann über die Übungsauswahl ein therapieunterstützender Effekt generiert werden, der die individuellen Störungen der Patienten zusätzlich verbessert. Das aktive Übungsprogramm ist ein wesentlicher Eckpfeiler der CMD-Behandlung und darf unter keinen Umständen in der Planung und Durchführung der Physiotherapie fehlen.

Die Anwendung der in ▶ Tab. 11.1 dargestellten Techniken und Maßnahmen zur Behandlung von Patienten mit CMD beschränkt sich nicht ausschließlich auf die Kiefergelenke, sondern bezieht die angrenzenden Regionen mit ein (siehe Kap. **8** Körperliche Untersuchung). Jede positiv getestete Körperregion, die in einen kausalen Zusammenhang mit einer CMD gebracht werden kann, muss in der Therapie durch entsprechende Techniken und Behandlungsmaßnahmen optimal abgedeckt sein, z. B. durch Weichteiltechniken oder eine funktionelle Übungsbehandlung. Somit kann es in der CMD-Therapie durchaus vorkommen, dass sich die Behandlung einer Kiefergelenkstörung auch auf die HWS, BWS oder auf den Schultergürtel – also auf die benachbarten und ebenfalls symptomatischen Körperregionen – ausdehnt.

Wie in Kap. 4 (Symptome und Symptombereiche) dargestellt, können Fernwirkungen bei einer zugrunde liegenden Kieferstörung die anatomisch und funktionell verbundenen Körperregionen involvieren. Wenn sich solche Verbindungen in der Untersuchung abzeichnen, ist durch eine rein auf die temporomandibuläre Region lokalisierte Therapie eher keine komplette Symptomfreiheit zu er-

Tab. 11.1 Physiotherapeutische Behandlungstechniken und Maßnahmen für Patienten mit CMD (Beispiele)

Artikuläre Techniken	Muskuläre Techniken	Neurale Techniken	Behandlungen in kombinierten Positionen	Knöcherne Techniken am Schädel	Eigenübungen
Passive Bewegungen: • Physiologische Bewegungen • Akzessorische Bewegungen Aktive Bewegungen Manuelle Therapie Übungsbehandlung	Entspannende Techniken: • Postisometrische Relaxation (PIR) • Antagonistische Hemmung • Weichteiltechniken (WTT) • Massage • Querfriktion usw. Triggerpunkt-Behandlung PNF-Techniken Muskeldehnungen	Manuelle Behandlung der mechanischen Kontaktflächen Neurale Mobilisation des N. trigeminus	Kombination von symptomatischen Körperpositionen (HWS, Schultergürtel, BWS) für die Behandlung der Kiefergelenke	Manuelle Therapie	Mobilisationsübungen Koordinationsübungen Stabilisationsübungen Kräftigungsübungen Aktivierung der mimischen Muskulatur
Physikalische Maßnahmen Eisapplikation, Elektrotherapie, Ultraschall, Wärmeapplikation (Fango, Rotlicht, Heiße Rolle)					

warten. Zeigen sich Symptome nur in Verbindung mit bestimmten Körperhaltungen oder nur, wenn sich angrenzende Gelenke wie die Facettengelenke der HWS oder die Gelenke des Schulterkomplexes in einer voreingestellten Position befinden, ist anzunehmen, dass sich der Therapiebedarf ebenfalls auf diese Gelenke und Strukturen ausweiten wird. In diesen Fällen müssen die Techniken auch in den symptomatischen oder beteiligten Gebieten eingesetzt werden.

11.1 Artikuläre Techniken

Zur Behandlung von Störungen der artikulären Strukturen des Kiefergelenkes kommen primär die aktiven (z. B. durch eine Übungsbehandlung) und passiven Mobilisationstechniken, wie sie in der Manuellen Therapie hauptsächlich angewendet werden, in Betracht, aber auch aktive und passive Techniken in kombinierter Anwendung, wie z. B. durch das Mulligan-Konzept etabliert. Sekundär zählen auch Mobilisationstechniken für die HWS, BWS und den Schultergürtel (Akromioklavikular-, Sternoklavikulargelenk) sowie das Gleitlager zwischen Skapula und Thorax hinzu. Hier werden ebenfalls passive und aktive Mobilisationen für die Therapie von Patienten mit CMD eingesetzt. Die Therapiewirkungen dieser Gelenktechniken sind, bezüglich ihrer Therapieeffekte auf das Gelenk, ausreichend erforscht sowie wissenschaftlich dokumentiert und publiziert. Vor allem im Zusammenhang mit dem großen Bereich der Arthrosen oder mit allgemeinen Gelenkdysfunktionen (auch mit Schmerzbeteiligung) wird in der Literatur immer wieder auf die Positivwirkung von physiotherapeutischen Interventionen (explizit der Manuellen Therapie) hingewiesen (Chaitow 2004, Lewitt 1976, Salter et al. 1980, van den Berg 2003, Pfund u. Zahnd 2001, 2003, Maitland 1994, 1996). Die primär anzutreffenden artikulären Pathologien der Kieferregion sind in Kap. Arthropathien (ab ▸ Tab. 4.1) zur Übersicht dargestellt.

11.1.1 Physiologische und akzessorische passive Bewegungen

Das Kiefergelenk (TMG) sowie die anderen aufgeführten Gelenke können mit unterschiedlichen Gelenkbewegungen untersucht und therapiert werden. Prinzipiell lassen sich zwei Arten von passiven Bewegungen zur Behandlung einsetzen.

Zum einen kommen in der Therapie sogenannte *physiologische Bewegungen* zum Einsatz: Dies sind Bewegungen, die auch vom Patienten aktiv durchführbar sind. Für das Kiefergelenk sind dies die folgenden sechs Bewegungsrichtungen:

- Mundöffnung und Mundschluss,
- Pro- und Retrusion,
- Laterotrusion rechts/links.

Zum anderen werden für eine differenziertere Behandlung die manualtherapeutischen Gelenktechniken durch sogenannte multidirektionale *akzessorische Mobilisationsbewegungen* erweitert. Darunter sind Zusatzbewegungen (translatorische Mobilisationen) zu verstehen, die vom Patienten nicht aktiv durchführbar sind und nicht kontrolliert werden können (Maitland 1994, 1996). Einfach beschrieben, finden diese translatorischen Bewegungen immer in folgenden Bewegungsrichtungen statt:

- von vorne nach hinten: anterior nach posterior (a/p),
- von hinten nach vorne: posterior nach anterior (p/a),
- von rechts nach links: transversal lateral links,
- von links nach rechts: transversal lateral rechts,
- von oben nach unten: longitudinal kaudal,
- von unten nach oben: longitudinal kranial.

Gelenkspezifische Wirkungen des passiven Bewegens

Die Effekte der passiven Mobilisation auf die Gelenkstrukturen und die gelenkumgebenden Strukturen sind mittlerweile durch zahlreiche Studien gründlich erforscht und valide belegt (Salter et al. 1980, Salter 1994, Alfredson u. Lorentzon 1999).

Es entsteht ein mechanischer Mobilisationseffekt an der chondralen Gelenkfläche, der Gelenkkapsel und der umgebenden Muskulatur inklusive der ligamentären Stabilisationsstrukturen mit resultierender vergrößerter Range of motion (ROM) – das mobilisierte Gelenk wird beweglicher oder zumindest bewegungstoleranter (Salter et al. 1980, Salter 1994). Durch die manuellen mechanischen Mobilisationen werden die beteiligten Gewebe gegeneinanderbewegt und somit auch mechanisch deformiert. Dieser Bewegungsimpuls wirkt auf alle vom Therapiereiz betroffenen Gewebe gleichermaßen und löst eine Adaption aus. Ein physiologisches Grundprinzip ist die permanente Anpassung (Adaption) an neue Bedingungen und veränderte

Situationen, wie sie beispielsweise durch äußere mechanische Reize hergestellt werden können. Dies bedeutet konkret, jeder Therapiereiz bewirkt eine veränderte Situation und fordert damit eine Anpassungsreaktion des Körpers.

Actio = Reactio, wie es in Lex Tertia von Isaac Newton (Wechselwirkungsprinzip) schon heißt, bedeutet, jede von außen einwirkende Aktion (auch Kraft) bewirkt, vielmehr verlangt eine (Gegen-)Reaktion und bringt damit Veränderungen in einen Organismus bzw. in einen Körper. Das Wechselwirkungsprinzip beschrieb ursprünglich nur die Kraftwirkung eines Körpers auf einen zweiten Körper im physikalisch-mechanischen Sinn. Jedoch besteht der menschliche Körper auch aus einer Masse, einer Struktur, weshalb die Gesetze der Mechanik durchaus auch hier ihre Berechtigung haben. Nicht umsonst wenden wir die Gesetze der Biomechanik in der physiotherapeutischen Behandlung immer wieder an.

Die Gelenkeffekte der passiven manuellen Mobilisation beruhen also auf Wechselwirkungen zwischen äußeren mechanischen Stimuli und den inneren Reaktionen der Zielgewebe auf diese durch mechanischen Stimulus eingeleiteten Veränderungen, also den ausgelösten Adaptionsprozessen des Körpers, zur Verbesserung der vorherrschenden Symptome. Dies wird unter anderem durch eine Verbesserung der Stoffwechsellage und die daraus resultierende Positivwirkung auf das Gewebe erreicht:

- verbesserte Durchblutung und damit verbunden eine bessere Heilungstendenz, zusätzlich eine erhöhte Elastizität der umliegenden Gewebe,
- Anregung des Knorpelstoffwechsels (eine verstärkte Deformation der Strukturen bedingt eine intraartikuläre Produktionssteigerung von Synovia, was wiederum eine vermehrte Diffusion und damit einhergehend eine bessere Versorgung des Gelenkknorpels gewährleistet – Verbesserung der Diffusionsfähigkeit),
- reduzierter intraartikulärer Druck (Flüssigkeitsausgleich bzw. -verteilung durch passive Mobilisation),
- bessere Ausrichtung der Gewebefasern und Auflösen von pathologischen Cross-Links (Gelenkknorpel, ligamentären Strukturen),
- vermehrte Deformation der Gewebe und dadurch resultierende Wachstumsreize an diesen Geweben (ligamentäre, kapsuläre und knöcherne Gewebe),
- reduzierte Muskelspannung durch passive Mobilisationseffekte,
- Abbau von Schwellungen durch Resorptionssteigerung,
- Reduktion von Entzündungsparametern,
- reduzierte Degeneration und Förderung regenerativer Prozesse.

(Salter et al. 1980, Salter 1994, Shimizu et al. 1987, Rodrigo et al. 1994, Steadman et al. 2001, Alfredson u. Lorentzon 1999, Deszcynski u. Slynarski 2006, van den Berg 2003)

Schmerzlindernde Effekte und Dosierung des passiven Bewegens

Passive Mobilisationstechniken wirken, basierend auf unterschiedlichen Mechanismen, schmerzlindernd auf das behandelte Zielgewebe und die umliegenden, vielmehr die gelenkumgebenden Strukturen. Durch passive Mobilisationen entsteht aufgrund der Aktivierung der Bewegungsrezeptoren ein verstärkter *mechanozeptiver Afferenzstrom*, der die Schmerzleitung durch mechanische, rezeptive und hormonelle Regulation unterbindet, überdeckt oder zumindest verzögert (Gate-Control-Theorie nach Melzack u. Wall 1965).

Es kommt dabei zu einem Überlagerungseffekt an den afferenten Leitungsbahnen. Die schmerzlindernden Effekte lassen sich weiterhin einmal auf Synergieeffekte aus einer resultierenden Stoffwechselsteigerung sowie auf den zentralnervösen Regulationskreis der endogenen Schmerzhemmung zurückführen (van den Berg 2003).

Den zentralen Kern dieses weiteren Funktionsschemas zur Schmerzlinderung bilden die den Sympathikus modulierenden Neurotransmitter (Serotonin und Noradrenalin) aus den absteigenden ZNS-Bahnen. Sie bewirken eine durch passive Bewegungsstimuli, hauptsächlich durch eine verstärkte mechanozeptive Afferenz, hervorgerufene Schmerzmodulation durch eine Erhöhung der Reizschwelle für nozizeptiven Input sowie eine verstärkte Freisetzung von Entzündungsmediatoren. Je nach gewählter Behandlungstechnik und den eingestellten Parametern (Amplitude, Rhythmus und Frequenz der Therapiereize) werden diese Schmerz-Regulationskreise in unterschiedlicher Intensität aktiviert und für die Behandlung ausgeschöpft.

Um die Intensität der Therapiewirkung auf die klinische Situation des Patienten einstellen zu können, sind einige Vorüberlegungen notwendig. Dabei geht es hauptsächlich um die Beurteilung des aktuellen Problems des Patienten und des Stadiums dieser Problematik, bezogen auf die Wundheilungsphase. Daraus lassen sich schon wesentliche Indikationen für den Einsatz bestimmter Behandlungstechniken ableiten.

Hierzu werden die Patienten anhand des subjektiven Hauptproblems unterschieden (Maitland 1994, 1996). Prinzipiell lassen sich zwei Patientengruppen mit unterschiedlichen Hauptproblemen bilden.

- Patienten mit Bewegungseinschränkung (Bsp. CMD: limitierte Mundöffnung),
- Patienten mit Schmerz (Bsp. CMD: schmerzhaftes Kauen oder endgradig schmerzhafte Mundöffnung).

Zudem existiert natürlich eine große Gruppe von Patienten, die beide Hauptprobleme in sich vereinen. Auch diese Gruppe kann in zwei Untergruppen unterteilt werden. Für die Einteilung ist entscheidend, welches Hauptproblem führend ist. Die zuerst genannte Problematik gibt das führende Hauptproblem an.

- Patienten mit Bewegungseinschränkung und Schmerz.
- Patienten mit Schmerz und Bewegungseinschränkung (Bsp. CMD: schmerzhaft limitierte Mundöffnung).

Natürlich ist diese generelle Einteilung zu vereinfachend, sie veranschaulicht jedoch sehr deutlich die Notwendigkeit, verschiedene Behandlungstechniken bei unterschiedlichen Hauptproblemen einzusetzen.

Bei einem Patienten mit dem Hauptproblem Schmerz kommen definitiv andere primäre Behandlungstechniken zum Einsatz als bei einem Patienten mit einem limitierenden Mobilitätsproblem. Da diese einfache Unterscheidung gemacht werden kann, ist auch offensichtlich, dass die verschiedenen Behandlungstechniken entsprechend den Behandlungszielen auch unterschiedliche Wirkungen und Effekte auf das Zielgewebe haben müssen. Diese Wirkungen lassen sich über bestimmte Parameter verändern und für den Patienten in seinem momentanen Stadium optimieren.

Die Parameter, die bei der Anwendung einer Behandlungstechnik auf den Patienten und sein individuelles Hauptproblem eingestellt werden müssen, sind:

- *Amplitude* der Mobilisationstechnik: Die Größe der durchgeführten passiven Bewegung gibt den angewandten Mobilisationsgrad an und ist abhängig von der mechanischen Sensitivität der mobilisierten Strukturen (Grade der passiven Bewegung nach Maitland 1994).
- *Frequenz* der Therapiereize: Die Frequenz bezieht sich auf das Tempo während der Durchführung der passiven Mobilisation und der dadurch resultierenden Reizfolge. Die Mobilisationsfrequenz wird in Bewegungen pro Sekunde angegeben, z. B. die Frequenz 1 Hz bedeutet 1 Bewegung pro Sekunde – 2 Hz = 2 Bewegungen pro Sekunde etc.

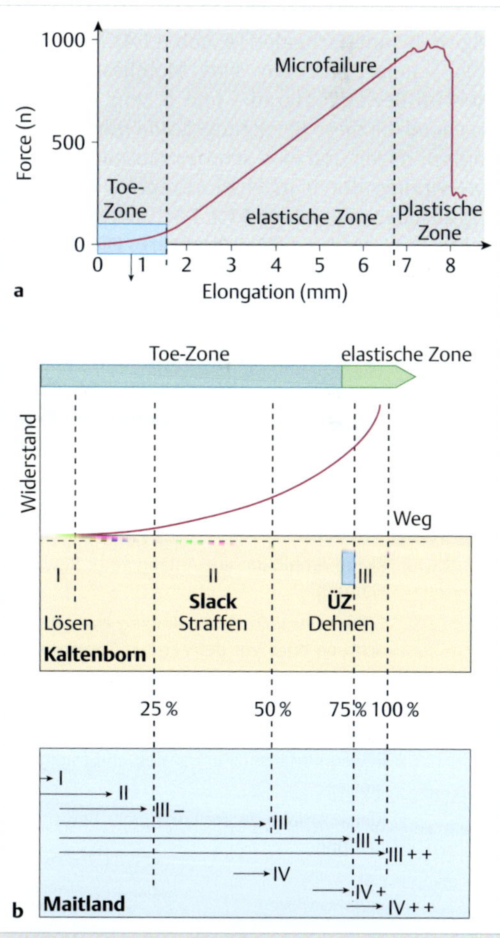

Abb. 11.3 Belastungs-Deformations-Kurve (Pfund u. Zahnd 2001).

- *Rhythmus* der Therapiereize: Der Rhythmus wird in Abhängigkeit der Pauseneinteilung innerhalb einer Reizserie beschrieben. Beispielsweise können 5 Mobilisationsimpulse mit der Frequenz 1 Hz hintereinander appliziert werden, worauf eine Pause von 5 Sekunden folgen kann. Danach erfolgen wiederum die 5 Impulse in der Frequenz 1 Hz etc. Dieses entstehende Impulsmuster wird als Rhythmus bezeichnet und vom Therapeuten je nach Indikation und Therapiezielen individuell festgelegt.

In der Manuellen Therapie werden die Bewegungsgrade, die auch Mobilisationsgrade genannt werden, aus der sog. Belastungs-Deformations-Kurve (▶ Abb. 11.3) abgeleitet. Die Bewegungsgrade lassen sich auch aufgrund ihrer Wirkung im Zielgewebe unterscheiden (▶ Abb. 11.4).

Bei Schmerzpatienten sind Mobilisationstechniken im Bewegungsgrad I und II sehr erfolgversprechend, da diese Bewegungsgrade minimal mechanisch reizen und eine schmerzdämpfende Therapiewirkung durch mechanorezeptive Überlagerung ausüben (siehe Kap. **11.1.1** Schmerzlindernde Effekte der passiven Mobilisation). Die mechanischen Effekte von Grad-I- und Grad-II-Mobilisationen lassen sich sehr gezielt bzw. direkt auf den schmerzhaften Strukturen und Geweben des Patienten zur Schmerzlinderung einsetzen. Wohingegen bei Bewegungseinschränkungen der Therapiefokus auf einer gezielt eingesetzten größeren Amplitude liegt und somit vorzugsweise Techniken im Mobilisationsgrad III und IV appliziert werden, um bewegungserweiternde Effekte nicht ausschließlich auf die lokal gestörten Strukturen zu richten, sondern auch auf das umliegende Gewebe, wie z. B. Ligamente, Gelenkkapseln oder Muskeln (Maitland 1994, 1996, Butler 1998). Bei Bewegungseinschränkungen während des aktiv oder passiv durchgeführten Bewegungsweges sind Grad-III-Mobilisationen effektiver, da mit ihnen auch Bewegungshindernisse (Verklebungen in den Gewebefasern, Adhäsionen von „Fremdkörpern" oder hypertone Muskelsituationen) eliminiert werden können. Wohingegen endgradige Mobilitätsverluste sehr gut auf Grad-IV-Techniken und die damit einhergehende Deformation der periartikulären Strukturen ansprechen (durch endgradig durchgeführte Mobilisationsimpulse in einer permanent gehaltenen Deformation der betroffenen Gewebe), (▶ Tab. 11.2).

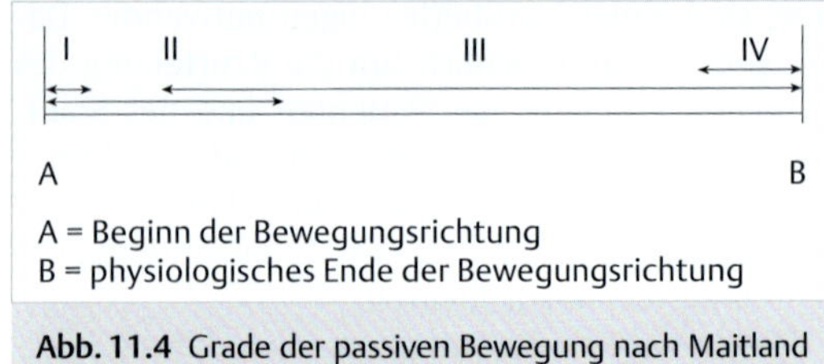

Abb. 11.4 Grade der passiven Bewegung nach Maitland (1994).

Tab. 11.2 Passive Mobilisationsgrade und Primäreffekte

Passive Mobilisationsgrade		Primäre Wirkung auf das Zielgewebe
I	Kleine Amplitude am Anfang einer Bewegungsrichtung	Schmerzlinderung
II	Größere Amplitude am Anfang einer Bewegungsrichtung noch vor dem ersten Gewebewiderstand	Schmerzlinderung mit geringer Mobilisation • Geringe Deformation • Mechanorezeptive Aktivierung
III	Große Amplitude durch das gesamte Bewegungsausmaß (oder durch große Teile des gesamten Bewegungsausmaßes) in den endgradigen Bereich hinein	Mobilisation mit Deformation der beteiligten Gewebe • Stoffwechselsteigerung • Friktion und Mobilisation • Lösen von Adhäsionen
IV	Kleine Amplitude am Ende einer Bewegungsrichtung	Mobilisation der stabilisierenden Strukturen (Gelenkkapsel, Ligamente) • Verstärkte Deformation der kapsulären Strukturen im endgradigen Bereich • Stoffwechselsteigerung • Schmerzlinderung • Endgradige Mobilisation durch verbessertes Roll-Gleit-Verhältnis • Chondrale Mobilisation (Diffusionssteigerung und vermehrte Produktion von Synovia)

11.1.2 Physiologische passive Bewegungen kombiniert mit akzessorischen Mobilisationstechniken

Die physiologischen Bewegungsrichtungen können generell sowohl passiv als auch aktiv-assistiv oder aktiv durchgeführt werden.

Passive Mobilisationen werden zur Schmerzlinderung und zur gezielten Mobilitätserweiterung eingesetzt. Durch Erhöhen der Mobilitätstoleranz der durch die passive Mobilisation deformierten periartikulären Gewebe und der intraartikulären Wirkungen der Mobilisation (verbessertes Roll-Gleit-Verhältnis der beteiligten Gelenkpartner und vermehrter lokaler Stoffwechsel) können sehr gute Verbesserungen der Mobilitätswerte erreicht werden. Weiterhin werden auch Geweberezeptoren (Mechanorezeptoren, Sehnenspindel, Muskelspindel etc.) im Sinne der Therapie aktiviert, was zu einem weiteren Mobilisationseffekt aufgrund einer besseren neuralen Koordinationskontrolle führt.

Aktiv-assistive Techniken eignen sich zur Verbesserung der neuromuskulären Kontrolle, der Erarbeitung eines schmerzfreien Bewegungsraumes und zur Stoffwechselsteigerung der lokalen und der umgebenden Strukturen.

Aktive Techniken zur Übung der einzelnen Bewegungsrichtungen fördern die Koordination zwischen Nerven und Muskeln im Bereich der Rekrutierung, Frequenzierung und der Synchronisation der motorischen Einheiten. Weiter stabilisieren diese Techniken die erarbeitete Mobilität in alle Bewegungsrichtungen und unterstützen eine positive Stoffwechsellage in der gesamten Kiefergelenkregion. Sie sind außerdem geeignet, um einen lokalen Kraftaufbau und zusätzlich eine bessere Bewegungskoordination für alltägliche Bewegungen zu realisieren. Die Beschreibung der Techniken in diesem Kapitel beschränkt sich auf die Anwendung und Durchführung der passiven Mobilisationen. Aktive Techniken sind im Kap. 11.6 Eigenübungen beschrieben.

Passive Mundöffnung

Durch die passiv durchgeführte physiologische Mundöffnung kann eine Verbesserung des Roll-Gleit-Verhältnisses, also eine mechanische Optimierung des Bewegungsablaufes, ebenso wie eine Schmerzlinderung erreicht werden. In der initialen Mundöffnung (0–22 mm) ist eine konstante bzw. fixe Drehachse für die Rotationsmobilisation gegeben, die für eine mechanisch kontrollierbare Situation wesentlich ist. Die konstante Drehachse ermöglicht die gezielte Mobilisation.

Der Therapeut greift möglichst gelenknah am Kiefergelenk (auch intraoral) und führt eine „normale" Mundöffnung durch (▶ Abb. 11.5). Der Patient hat währenddessen die Aufgabe, den Unterkiefer so locker wie möglich zu lassen. Da die Kaumuskulatur normalerweise immer arbeitet, ist diese Aufgabe äußerst schwierig. Es ist also immer mit einem (zumindest leicht) erhöhten Tonus in der Gelenkregion durch „haltende" Kaumuskeln zu

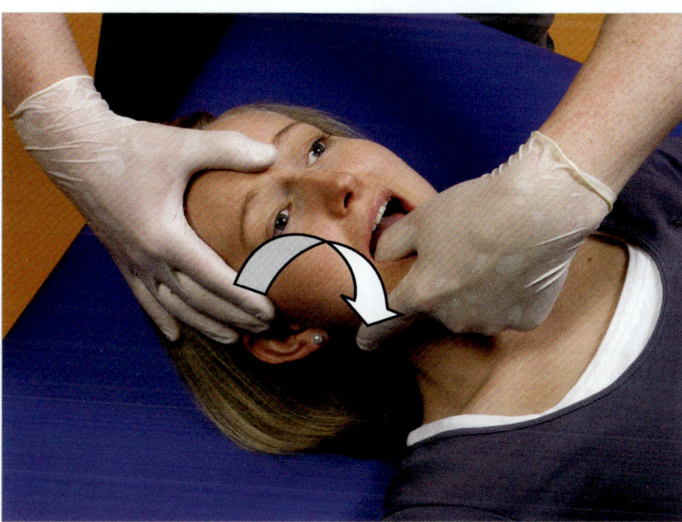

Abb. 11.5 Passive Mundöffnung.

rechnen. In dieser funktionellen Position können auch Zusatzbewegungen zur Mobilisation von weiteren eingeschränkten oder schmerzhaften Bewegungsrichtungen eingesetzt werden.

Endgradige passive Mundöffnung mit oszillierenden endgradigen Mobilisationsimpulsen

Bei Dysfunktionen bzw. Symptomen auf dem Bewegungsweg der Mundöffnung kann die Mundöffnung exakt in die dysfunktionale Position eingestellt werden, um eine lokal begrenzte Mobilisationswirkung zu erzielen, oder es kann der gesamte Bewegungsweg zur Mobilisation benutzt werden. In dieser Position, mit der in ▶ Abb. 11.6 a dargestellten Grifftechnik, kann eine Mobilisation der Mundöffnung durch die gesamte Bewegungsamplitude (Through-range-Technik) mit Grad-III-Mobilisationen durchgeführt werden. Mit derselben Grifftechnik kann auch eine oszillierende Mobilisationstechnik, am Ende der Bewegungsrichtung oder an der aktuellen Limitation, zur endgradigen oder funktionellen Bewegungserweiterung mit Grad-IV-Mobilisationen durchgeführt werden.

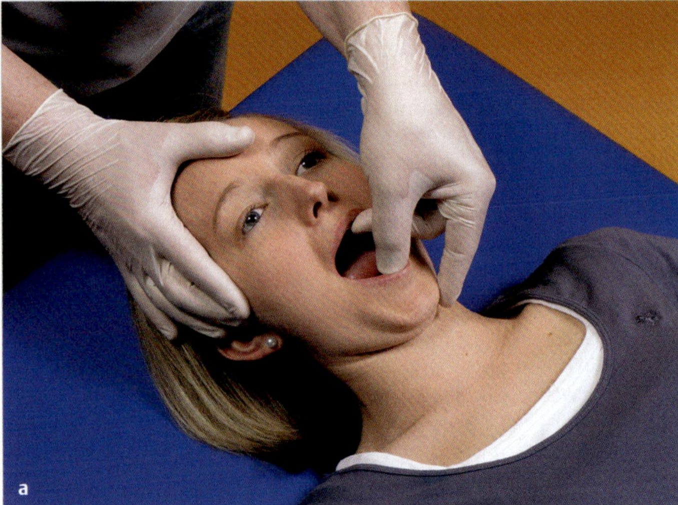

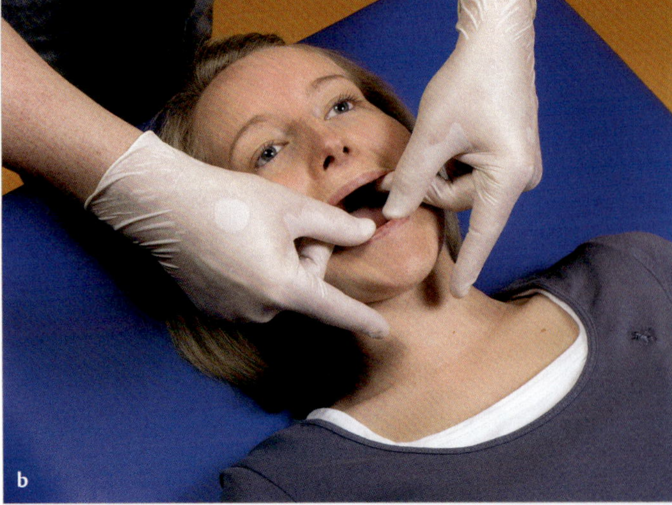

Abb. 11.6 Passive Mundöffnung.
a Mit oszillierenden endgradigen Mobilisationsimpulsen.
b Forciert bimanuell.

Forcierte bimanuelle Mundöffnung

Bei hartnäckigen Limitationen ist sporadisch mehr Kraft notwendig, um die Mundöffnung endgradig oder an der aktuellen Limitation zu mobilisieren. Dazu eignet sich besonders die folgende Grifftechnik (▶ Abb. 11.6 b):

- beide Daumen liegen auf den unteren Schneidezähnen (alternativ auf den Eckzähnen oder den Prämolaren),
- beide Mittelfinger liegen an den oberen Schneidezähnen,
- oszillierende Mobilisation in Richtung Mundöffnung.

Durch die Anlage von zwei Fingern auf den oberen und den unteren Schneidezähnen können die einwirkenden Druckkräfte auf eine größere Fläche verteilt werden, was diese Technik auch für den Patienten etwas angenehmer macht. Ein weiterer Vorteil ist die sehr gute Dosierungsmöglichkeit der Therapieimpulse, die diese Grifftechnik ermöglicht. Bei akut eingeschränkter und schmerzhaft limitierter Mundöffnung ist diese Technik, sobald die Finger auf die beschriebene Art und Weise in den Mund des Patienten gebracht werden können, eine sehr effektive Behandlungsmöglichkeit. Bei hoher Kraftdosierung kann ein Holzmundspatel unter die mobilisierenden Finger gelegt werden. Dies reduziert den manchmal unangenehmen Druck der Zähne auf die Finger des Therapeuten.

Passive Laterotrusion

Die passiv durchgeführte Laterotrusion wirkt translatorisch auf die intraartikulären Knorpelflächen und den Discus articularis. Mechanisch lassen sich zwei Impulsrichtungen feststellen. Bei z. B. einer Laterotrusion nach rechts erhält der Patient im rechten Temporomandibulargelenk einen translatorischen Mobilisationsimpuls nach lateral. Im linken Gelenk ist dieser Mobilisationsimpuls nach medial gerichtet. Somit lassen sich mit dieser Technik gezielt gerichtete Mobilisationseffekte auf die Kiefergelenke ausüben. Die Wirkmechanismen dieser Mobilisationstechnik können struktur- und richtungsspezifisch für das Gelenk und die angrenzenden Strukturen genutzt werden.

Durch die Laterotrusion nach rechts erzielt man in den einzelnen Kiefergelenken unterschiedlich gerichtete Deformationen der kapsulären und ligamentären bzw. muskulären Strukturen zur Mobilisation. Die Laterotrusion nach rechts deformiert die rechte Kiefergelenkkapsel erst am Ende der Bewegung. Initial erfolgt eher eine Entlastung der lateralen und dorsalen Kapselanteile. Für das linke Temporomandibulargelenk und dessen Gelenkkapsel hingegen erfolgt eine deutlichere Deformation schon zu Beginn der Laterotrusion nach rechts (in Form einer massiven Verlängerungsbeanspruchung).

Die Technik kann extra- oder intraoral angewendet werden (▶ Abb. 11.7, ▶ Abb. 11.8). Bei der intraoralen Grifftechnik ist Folgendes zu beachten: Der intraorale Daumen liegt auf der knöchernen Struktur der Mandibula (unter der Zahnreihe). Dies verhindert Irritationen oder Druckschmerzen an den Zähnen. Die andere Hand des Therapeuten fixiert den proximalen Gelenkpartner (Fossa mandibularis) über den Proc. zygomaticus (oder über das Tuberculum articulare am Os temporale).

Passive Protrusion und Retrusion

Die Protrusion der Mandibula ist in der aktiven physiologischen Mundöffnung enthalten und somit wesentlich für ihre mechanische Funktion bzw. Mobilität. Bei der aktiven Mundöffnung führt der Condylus mandibulae eine Translation nach ventral-kaudal durch. Diese Ventral-Translation entspricht mechanisch der Protrusion.

Rein mechanisch betrachtet bewirkt die Protrusion eine Verlängerungsbeanspruchung der dorsalen Kapselanteile sowie der bilaminaren Zone (Stratum superius und inferius). Weiterhin resultiert eine Entfernung des Condylus mandibulae vom dorsalen Rand der Fossa mandibularis, was einen Kondylus-Rückstand positiv beeinflussen kann. Natürlich primär mechanisch betrachtet. Entlastungswirkung auf die dorsalen Gelenkanteile und ventrale Translationsverbesserung sind die mechanischen Ergebnisse dieser Behandlungstechnik.

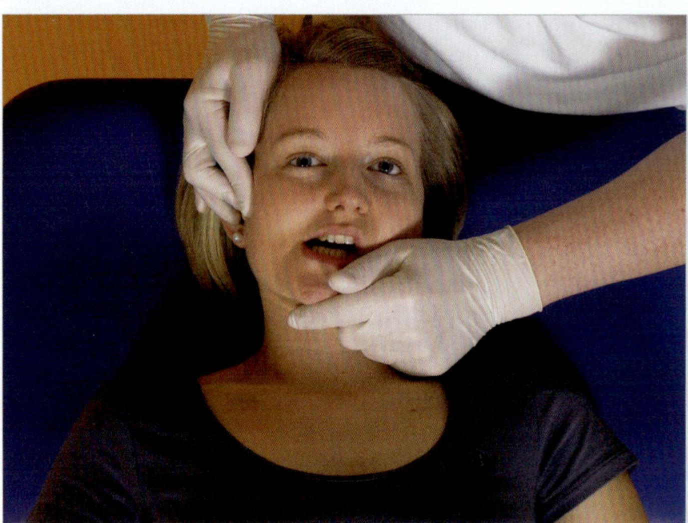

Abb. 11.7 Passive Laterotrusion nach rechts von extraoral.

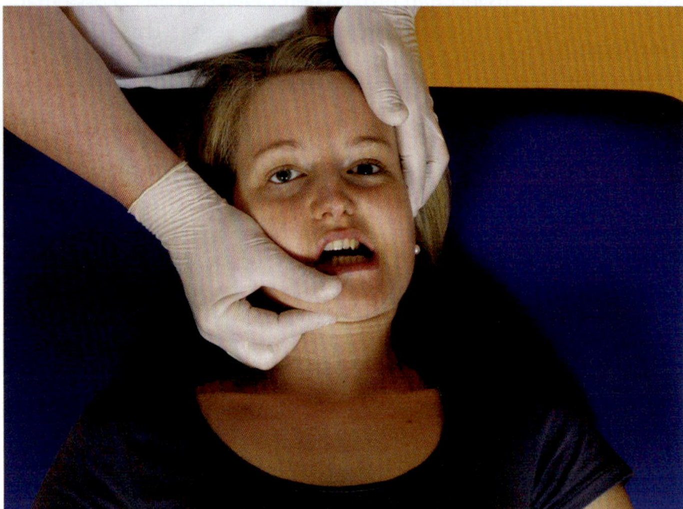

Abb. 11.8 Passive Laterotrusion nach rechts von intraoral.

Der Therapeut greift mit dem Daumen auf die okklusale Fläche der Prämolaren und der Molaren. Der Zeigefinger kann an das Kiefergelenk gelegt werden, um die Bewegung zu fühlen, oder auch postartikulär hinter den Angulus mandibulae gebracht werden, um die passive Protrusion zu unterstützen. Mit den Fingern III–V wird das Kinn (Mentum) für die Mobilisation fixierend gegriffen (▶ Abb. 11.9).

Mit der gleichen Grifftechnik kann auch eine Retrusion durchgeführt werden. Die Retrusion bewirkt eine dorsale Annäherung und dadurch eine Zug-Entlastung der dorsalen Kapselfasern und der bilaminären Zone. Bei endgradiger Retrusion entstehen jedoch höhere Druckkräfte auf die bilaminäre Zone. Diesen mechanischen Umstand gilt es in der Therapie bei der Wahl der Technik zu berücksichtigen.

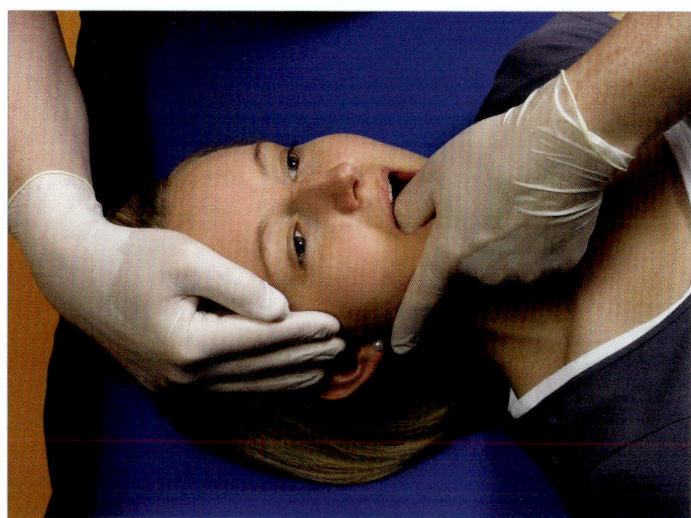

Abb. 11.9 Passive Protrusion.

11.1.3 Akzessorische Mobilisationstechniken

Durch die sog. akzessorischen Bewegungen, die von den Patienten nicht eigenständig durchgeführt und nicht bewusst kontrolliert werden können, sind gezielte Untersuchungen und Mobilisationen der unterschiedlichen Anteile der Gelenkflächen sowie der Anteile des periartikulären Gewebes (Gelenkkapsel, Lig. laterale) durchführbar. Akzessorische Bewegungen ermöglichen direkte Rückschlüsse auf das Bewegungsverhalten (Roll-Gleit-Verhältnis) der Gelenkpartner in den einzelnen Bewegungsrichtungen. Sie ermöglichen somit eine klinisch differenziert gesteuerte Behandlung, in der aufgrund der vorab gewonnenen Erkenntnisse symptomatische Bereiche effektiv mobilisiert und verbessert werden.

Die passiven akzessorischen Bewegungen können dosiert (in den Bewegungsgraden I–IV nach Maitland) und in unterschiedlichen kontrollierbaren Ausgangspositionen in der Therapie angewandt und somit optimal an die Bedürfnisse des Patienten angepasst werden. Abhängig vom gewählten Bewegungsgrad ergeben sich differenzierte Effekte für das Zielgewebe (▶ Tab. 11.2).

Translatorische Mobilisation nach ventral

Translatorische Mobilisationsbewegungen können zur Verbesserung der Gleitfähigkeit von chondralen Flächen eingesetzt werden. Das mechanische Prinzip, das der translatorischen Mobilisation zugrunde liegt, bringt einen spezifischen Punkt des mobilen Gelenkpartners mit immer neuen Punkten des fixierten Gelenkpartners in Kontakt. Dadurch werden intensive Mobilisationseffekte an diesem einen Gelenkflächenpunkt auf dem mobilen Gelenkpartner erzielt. Der Therapeut hat über eine variable Gestaltung der Vorpositionierung des zu mobilisierenden Gelenkpartners die Möglichkeit, diesen Punkt (der für die translatorische Mobilisation vorgesehen ist) zu wählen und ihn entsprechend einzustellen. Die ventrale Translation verbessert das chondrale Gleitverhalten des Kondylus unter das Tuberculum articulare. Damit ergibt sich die Möglichkeit, eine signifikante Verbesserung der kondylären Gleitfähigkeit für die Bewegungsrichtung der Mundöffnung zu erreichen (▶ Abb. 11.10).

Die ventrale Translation bewirkt außerdem eine Distraktion der dorsalen Gelenkflächenanteile, was eine direkte Entlastung der dorsalen intraartikulären Chondralflächen zur Folge hat und eine Verlängerungsbeanspruchung der bilaminären Zone. Diese Verlängerung bedeutet primär einen Deformationsreiz für die Struktur der bilaminären Zone, der (bei moderater Anwendung) einen positiven Adaptionsreiz auslösen kann. Die Zugkraft in die Verlängerungsrichtung der bilaminären Zone ist ein physiologischer Reiz, der bei der Mundöffnung normalerweise vorkommt und in diesem Zusammenhang ein Wachstums- oder Stabilisationsreiz für das involvierte Gewebe ist. Dieser Impuls lässt sich mit dieser Technik therapeutisch nutzen.

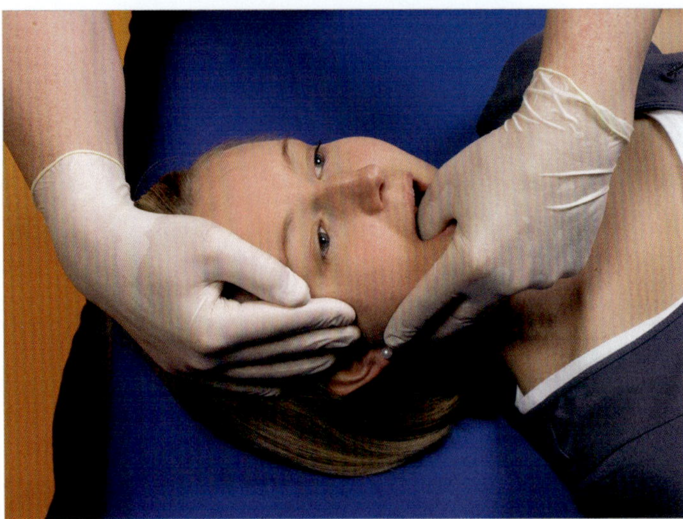

Abb. 11.10 Translatorische Mobilisation nach ventral.

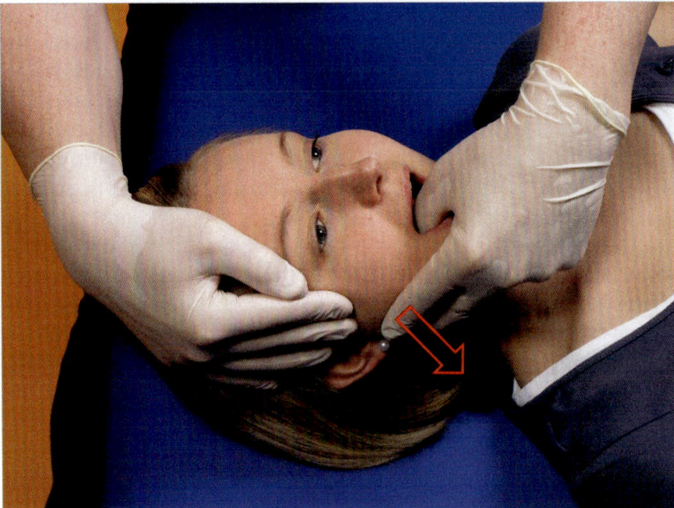

Abb. 11.11 Translatorische Mobilisation nach kaudal.

Durch diese vielfältigen mechanischen Adaptionen entsteht am Discus articularis ein Verlagerungsimpuls nach ventral.

Translatorische Mobilisation nach kaudal

Die translatorische Mobilisation der Mandibula nach kaudal ist mechanisch betrachtet eine Bewegung in longitudinaler Richtung entlang des absteigenden Mandibulaastes. Resultierend entsteht eine Distraktion an den kranialen Chondralflächen mit Entlastung der intraartikulären Strukturen. Der Condylus mandibulae wird aus der Fossa mandibularis in kaudaler Richtung „herausgezogen", wodurch hauptsächlich der Discus articularis und die bilaminären Zone mechanisch entlastet werden. Diese Mobilisation kann in unterschiedlichen Positionen der Mundöffnung durchgeführt werden, was jeweils einen anderen Effekt (bezogen auf Friktion und Translation an den beteiligten Gelenkflächen) auf die Knorpelflächen und die intraartikulären Strukturen (Diskus und bilaminäre Zone) zur Folge hat (▸ Abb. 11.11).

Da die kaudale Bewegungsrichtung ebenfalls ein Teil der normalen Mundöffnungsmechanik ist, können durch diese Mobilisation auch Verbesserungen des Gleitverhaltens während der Mundöffnung und damit auch Verbesserungen der quantitativen Mundöffnung erwartet werden.

Translatorische Mobilisation nach retral

Die passive Zusatzbewegung nach retral bzw. nach dorsal ist mit der physiologischen Mobilisation in die Retrusion nahezu gleichzusetzen (▸ Abb. 11.12). Bei mechanischer Betrachtung des Mobilisationseffektes verursacht sie eine ventrale Entfernung der Gelenkflächen (ventrale Distraktion des Kondylus von der ventralen Flächen der Fossa mandibularis). Somit kommt es zu einer Entfernung der Knorpelflächen im ventralen Teil des Kiefergelenks. Dorsal kommt es zu einer mechanischen Druckwirkung auf die bilaminäre Zone und damit auf das Genu vasculosum.

Translatorische Mobilisation nach lateral/medial

Die detaillierten mechanischen Konsequenzen der translatorischen Mobilisation nach lateral wurden bereits im Abschnitt der Laterotrusion erörtert. Translatorische Mobilisation in Laterotrusionsrichtung bedeutet mechanisch: Laterotrusion für das rechte Temporomandibulargelenk mit gleichzeitiger Mediotrusion für das linke Temporomandibulargelenk und umgekehrt (▸ Abb. 11.13).

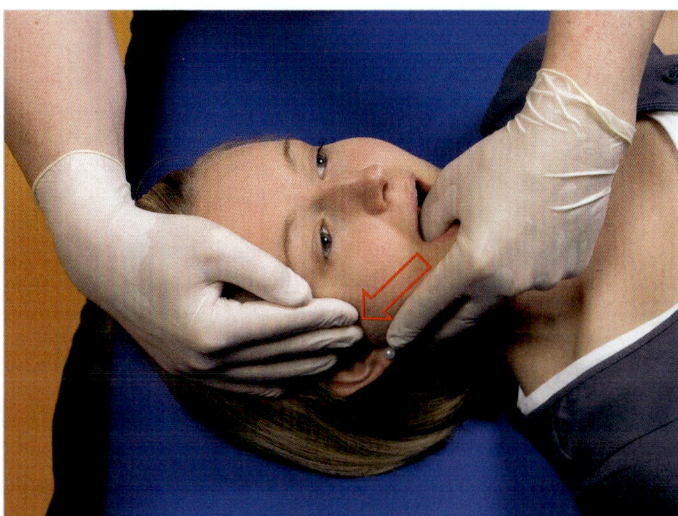

Abb. 11.12 Translatorische Mobilisation nach retral.

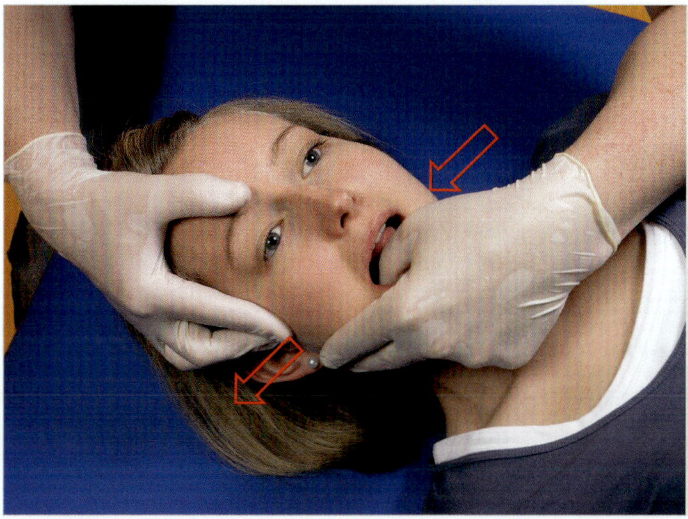

Abb. 11.13 Translatorische Mobilisation nach lateral bzw. medial.

Rotations- und Translationsmobilisation

Die selektive Rotation um eine relativ fixierte und starre Bewegungsachse kann nur während der initialen (ersten) 20–22 mm der Mundöffnung geübt werden, da sich die Rotationsachse bei größerer Amplitude durch Translation nach ventral verlagert (▶ Abb. 11.14 a u. b).

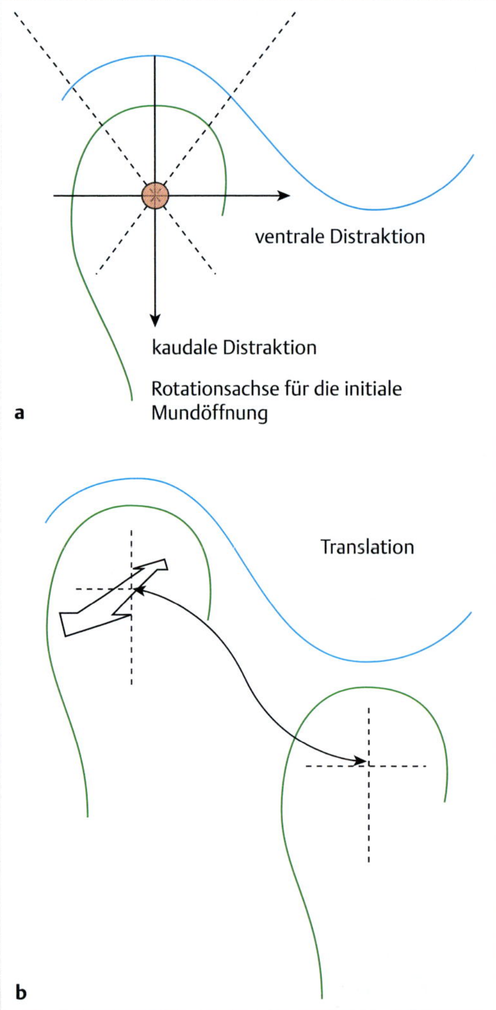

Abb. 11.14 Mobilisation der Rotation und Translation im Temporomandibulargelenk.
a Rotationsachse und Richtungen der Distraktion/ Translation.
b Bewegungsbahn des Kondylus während der Translation.

Eine Distraktion bzw. Translation kann in kaudaler, ventraler oder ventral-kaudaler Richtung verlaufen. Theoretisch sind wie in allen Gelenken unendlich viele Richtungen möglich (Abb. gestrichelte Linien). Die Behandlungswirkung der Distraktion ist eine relative Entlastung der intraartikulären Strukturen sowie eine biomechanische Belastung (Deformation) der extra- bzw. periartikulären Strukturen. In der Gegenrichtung findet eine Kompression statt, wodurch biomechanisch Druckkräfte (mit verstärkter Deformation) auf die intraartikulären Gewebe einwirken und die extra- bzw. periartikulären Strukturen durch Annäherung entlastet werden.

Gleitmobilisationen in ventraler Ausrichtung sind entlang der Translationsbahn (aus der Fossa mandibularis heraus unter das Tuberculum articulare) möglich. Diese ventral-kaudale Translation ist mechanischer Bestandteil der normalen Mundöffnung und weist bei entsprechend gestörter Mobilität der Mundöffnung einen Behandlungsbedarf auf. Im Umkehrschluss bedeutet dies: Die ventral-kaudale Translation hat ein mechanisches Potenzial, um die Mundöffnungsbewegung zu verbessern, Störungen auf der Bewegungsbahn zu beseitigen und Schmerzzustände zu reduzieren.

Zusätzlich können mediale oder laterale Translationsrichtungen hinzugefügt werden (in der Manuellen Therapie werden diese auch Angulationen genannt), um eine spezifischere Therapiewirkung zu erreichen. Diese Angulationen orientieren sich an der vorher durchgeführten passiven Bewegungsprüfung. Das heißt, es werden Angulationen in der symptomatischen Bewegungsrichtung durchgeführt mit dem Ziel, diese Symptome zu beseitigen.

11.1.4 Akzessorische Mobilisationstechniken: obere HWS

In der Therapie von Patienten mit CMD ist vor allem auch die Behandlung der hochzervikalen Region C0–C3 (als benachbarter Funktionskomplex der Kiefergelenke) häufig notwendig. Der funktionelle Zusammenhang zwischen Kopfstellung und Unterkieferpositionierung bzw. daraus resultierender Kiefergelenkfunktion ist klinisch nicht von der Hand zu weisen. Auch die direkte anatomische Verbindung zwischen der hochzervikalen Region und den Kiefergelenken ist über neurale Strukturen (Plexus cervicalis – Ansa cervicalis – Nucleus tractus spinalis n. trigemini) gegeben. Durch die

Behandlung der oberen HWS können Veränderungen an den mechanischen Kontaktflächen dieser neuralen Strukturen erzielt werden. Basierend darauf können weitere Optimierungen in vorhandenen muskulären Dysbalancen der oberen HWS und eine verbesserte neuro-muskulo-artikuläre Steuerung der Balance zwischen HWS, Kopf und Kiefergelenken erreicht werden.

Unilaterale p/a Mobilisationen

Eine nach posterior-anterior gerichtete Mobilisation der oberen HWS kann mit dem Ziel einer mechanischen, tendenziell mit einer extensorisch ausgerichteten Mobilitätsverbesserung bei Patienten mit CMD benutzt werden. Diese Mobilisationstechnik setzt im Rezeptorenfeld der kurzen Nackenmuskulatur und an den Facettengelenken der HWS an und hat dadurch ein direktes Veränderungspotenzial auf die Kopfposition. Damit ergeben sich weiterhin Adaptionsmöglichkeiten über die funktionelle Kette für die Mandibulafunktion und die muskuläre Koordination der Kiefergelenke. Zu erklären sind diese Zusammenhänge aus dem gemeinsamen zervikalen Innervationsursprung vieler kranialer Strukturen und muskulärer Verbindungen.

Unilaterale p/a Mobilisationen werden auf einer Seite der Wirbelsäule durchgeführt. Sie eignen sich damit, unilaterale Beschwerden an der Wirbelsäule oder unilaterale Beteiligungen der Wirbelsäule an einer CMD zu behandeln. Dazu wird die HWS segmental mit beiden Händen umfasst. Beide Daumen sind auf der zu untersuchenden oder zu behandelnden Gelenkseite. Palpiert wird nun der mögliche Bewegungsausschlag, evtl. auftretende lokale Symptome der HWS oder auftretende Symptome der CMD im temporomandibulären Gelenkbereich. So kann das unilateral fixierte Facettengelenk in p/a Richtung in den vier Bewegungsgraden mobilisiert werden (▶ Abb. 11.15).

Man entscheidet sich für diese Technik, wenn das Translationsverhalten der Facettengelenke verbessert werden soll. Ein weiterer Grund für den Einsatz der Technik ist die positive Beeinflussung des hochzervikalen Rezeptorenfeldes: also der kurzen Nackenmuskulatur und der neuralen Strukturen (Plexus cervicalis, Ansa cervicalis, Ncl. tractus spinalis n. trigemini) in der Funktionskette mit den Kiefergelenken.

Zentrale p/a Mobilisationen

Die bereits ausgeführte unilaterale p/a Technik lässt sich auch zentral durchführen. Dazu kommen lediglich beide Daumen direkt auf den Dornfortsatz, um dort den Mobilisationsimpuls anzuwenden (▶ Abb. 11.16). Durch die zentrale Mobilisationstechnik werden auch Mobilisationseffekte im Bandscheibenfach erzeugt und das Bewegungsverhalten der diskalen Strukturen kann somit ebenfalls modifiziert werden. Zu den Mobilisationseffekten der unilateralen Technik kommt zusätzlich eine verbesserte Belastungsadaption der Bandscheibe bei Alltagbewegungen hinzu. Hieraus resultiert wiederum eine Mobilisation der neuralen Strukturen und deren Kontaktflächen (Foramen intervertebrale, Nackenmuskeln etc.) sowie

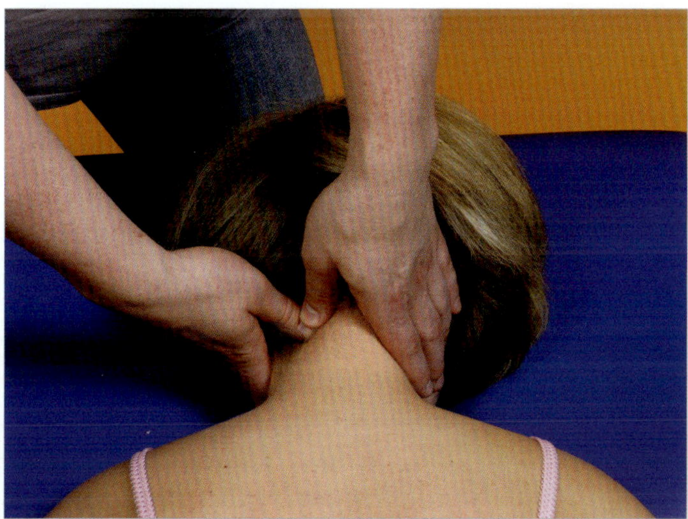

Abb. 11.15 Unilaterale p/a Mobilisationen der HWS.

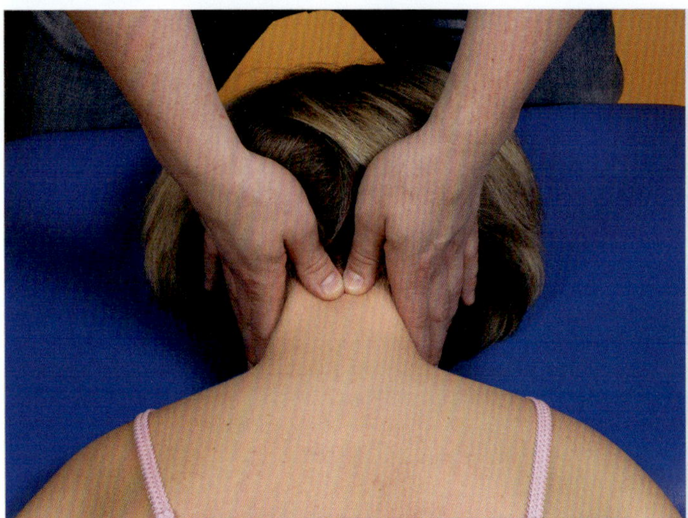

Abb. 11.16 Zentrale p/a Mobilisationen der HWS.

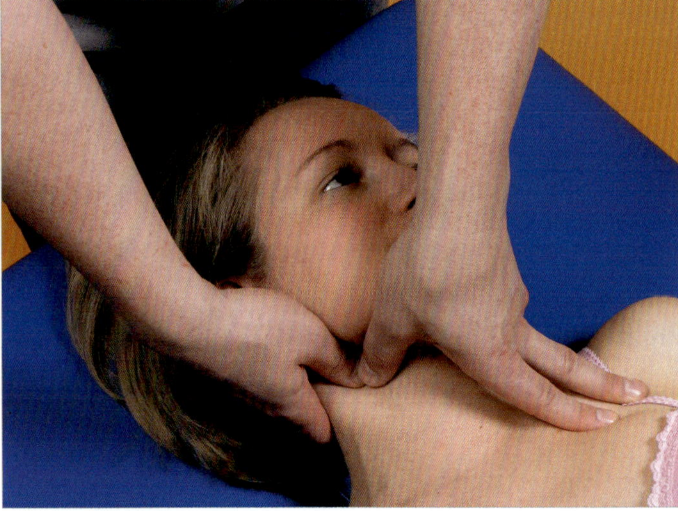

Abb. 11.17 Unilaterale a/p Mobilisationen der HWS.

über die neurofunktionellen Verknüpfungen eine optimierte Funktionalität der Kieferregion.

Unilaterale a/p Mobilisationen

Ventrale Behandlungstechniken zur flektorischen Mobilisation der Facettengelenke der oberen HWS kommen primär bei Patienten mit ventralen Symptomen in Betracht. Dazu zählen bei Patienten mit CMD Schluckbeschwerden, „Kloßgefühl" im Hals oder auch Stimmveränderungen, Heiserkeit und muskuläre Spannungsprobleme im ventralen Halsbereich. Der Mobilisationsimpuls kann in anterior-posteriorer Richtung gegeben werden. Von der manuellen Abstützung des Therapeuten am Kinn des Patienten (zur Stabilisierung der Mobilisation) ist bei akuten Kiefergelenkschmerzen abzusehen. Die Palpation der ventralen Aspekte der Facettengelenke zur Durchführung dieser Technik erfordert einige Übung (▸ Abb. 11.17). Die a/p Mobilisation ist bestens geeignet, um die Tonussituation und Koordinationsfähigkeit der tiefen HWS-Flexoren (M. rectus capitis anterior, M. rectus capitis lateralis, M. longus capitis) positiv zu beeinflussen.

Die hier dargestellten Behandlungstechniken können an der HWS zur Mobilisation und zur Schmerzlinderung eingesetzt werden. Je nach vorherrschendem Therapieziel (Schmerzreduktion oder Bewegungserweiterung) werden die Dosierungsparameter Amplitude, Frequenz und Rhythmus individuell eingestellt. An dieser Stelle eine genaue Vorgabe über die Einstellung der Parameter zu machen ist nicht möglich, da die Therapiewirkung bei den Patienten individuell abweicht. Jeder Patient reagiert individuell auf den Einsatz von ein und derselben Technik mit unterschiedlichen Anpassungsreaktionen, die in Richtung Besserung der Symptomatik oder auch in Richtung Verschlechterung gehen können.

Parameter einstellen bedeutet hier, es muss für jeden Patienten eine individuelle Beurteilung der Therapiewirkung vorgenommen werden und die Parameter müssen an jeden Patienten nach jeder Therapiesitzung individuell angepasst und gegebenenfalls verändert werden, wenn sich die gewünschte Wirkung bzw. der Effekt am Zielgewebe nicht einstellt. Im Sinne einer optimalen Therapiewirkung ist eine kontinuierliche Evaluation des Therapieprozesses (Behandlungstechniken mit dem erzielten Effekt vergleichen) notwendig, die eine Adaption der eingesetzten Interventionen an den aktuellen Status quo erst ermöglicht. Dies erreicht man durch kontinuierliches Wiederbefunden in den einzelnen Therapiesitzungen. Dabei werden auch kleinste Veränderungen in der Präsentation der Symptome erkannt und es können geeignete Anpassungen in der Therapie stattfinden. Dieser Vorgang ist kennzeichnend für einen kontinuierlichen physiotherapeutischen Clinical-Reasoning-Prozess.

11.1.5 Akzessorische Mobilisationstechniken: obere BWS

Der nächste relevante Körperabschnitt in der Behandlung von Patienten mit CMD ist die obere BWS. Dieser thorakale Wirbelsäulenabschnitt ist funktionell mit der Stellung, der Haltung und somit auch der Bewegungsfähigkeit der HWS und des Kopfes verbunden. Auch die funktionelle Beziehung zur Schulterregion (Skapula) bedeutet eine klinische Besonderheit und ist in der Diagnostik und Therapie von Patienten mit CMD nicht zu vernachlässigen. Für die nachhaltige Behandlung von haltungsabhängigen Kieferbeschwerden ist das Miteinbeziehen dieser Region also unverzichtbar.

Zentrale p/a Mobilisation

Für die Mobilisation der thorakalen Segmente setzt der Therapeut dieselben Techniken wie im Bereich der oberen HWS ein. Die extensorische Mobilisation der thorakalen Wirbelgelenke kann zentral erfolgen. Dazu wird die ulnare Handkante auf dem jeweiligen Dornfortsatz platziert. Die andere Hand des Therapeuten greift darüber und übt den Mobilisationsimpuls in p/a Richtung aus (▶ Abb. 11.18). Mechanisch gesehen ergeben sich wieder Mobilisationseffekte auf das Bandscheibenfach, die Bandscheibe selbst, die Zwischenwirbelgelenke, die Wirbel-Rippen-Gelenke und das umliegende Gewebe. Weiterhin findet durch diese Technik eine vegetative Stimulation des thorakalen Abschnitts (sympathischer Grenzstrang) statt.

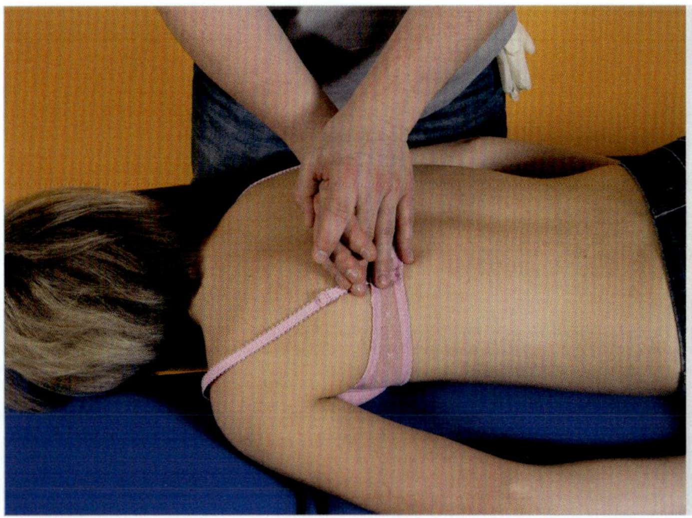

Abb. 11.18 Zentrale p/a Mobilisation der BWS.

Weitere Effekte sind auch an den neuralen Strukturen und deren Kontaktflächen zu verzeichnen.

Unilaterale p/a Mobilisation

In der unilateralen Version eignet sich diese Behandlungstechnik deutlich besser zur Mobilisation der Intervertebral- und der Kostovertebralgelenke. Durch den unilateralen Kraftimpuls ist die Dosierung für diese Strukturen intensiver und sie reagieren entsprechend schneller (▶ Abb. 11.19).

Auch die Effekte auf die Strukturen des vegetativen Nervensystems im thorakalen Abschnitt werden durch diese Stimulation forciert, da sie gezielter appliziert werden können. Weitere mechanische Mobilisationseffekte werden durch diese segmentale Mobilisation auch an den neuralen Strukturen in den Austrittsstellen und damit auch an deren Kontaktflächen erreicht.

Screw-Technik

Zur progressiven Behandlung von thorakalen Beschwerden im segmentalen Bereich können intensiver wirkende Mobilisationen der Intervertebral- und Kostovertebralgelenke durch eine dreidimensionale Mobilisationstechnik eingesetzt werden. Die Screw-Technik besteht aus folgenden Bewegungskomponenten: Extension, Lateralflexion und Rotation (▶ Abb. 11.20).

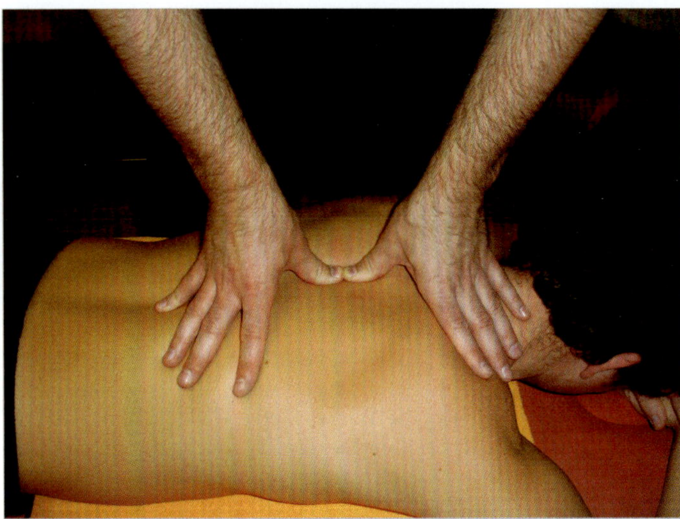

Abb. 11.19 Unilaterale p/a Mobilisation der BWS.

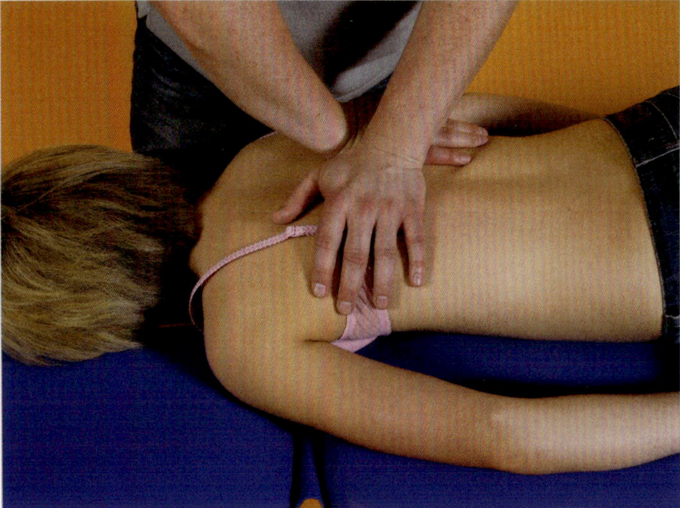

Abb. 11.20 Screw-Technik der BWS.

Diese Bewegungskomponenten bewirken eine Öffnung des Facettengelenkes auf der einen Seite bei gleichzeitigem Verschluss des kontralateralen Facettengelenkes. Der mechanische Effekt dieses Impulses wir durch diese bilateral entgegengesetzte Bewegung noch verstärkt. Resultierend verstärkt sich auch die vegetative Stimulation am sympathischen Grenzstrang sowie an den neuralen Strukturen und deren Kontaktflächen.

Die hier dargestellten Techniken sind sowohl zu diagnostischen Zwecken als auch zu manualtherapeutischen Behandlungsinterventionen im thorakalen Wirbelsäulenabschnitt einsetzbar. Diagnostisch geben sie Informationen über das Bewegungsverhalten der thorakalen Bewegungssegmente und der umgebenden Strukturen. Veränderungen im Translationsverhalten der segmentalen Gelenkpartner der BWS oder Auffälligkeiten im Spannungsverhalten der lokalen kapsulären und muskulären Gewebe können erkannt und nachhaltig in die Therapie integriert werden.

11.2 Muskuläre Techniken

Bei vorliegender Myoarthropathie der Kiefergelenke sind die primären Zielgewebe für die Therapie die lokalen Muskelstrukturen: Kaumuskulatur, infrahyoidale und suprahyoidale Muskulatur sowie die mimische Muskulatur. Dementsprechend sind Behandlungstechniken mit primärer Muskelwirkung zu wählen. Funktionsdefizite betreffen meist ein dysfunktionales Kontraktionsverhalten bei dynamisch-konzentrischer bzw. dynamisch-exzentrischer oder isometrischer Arbeitsweise. Kraftverlust tritt ebenfalls häufig im Kontext einer CMD auf. Bei Patienten mit CMD finden Therapeuten außerdem häufig trophische Störungen bzw. Abweichungen von der „Norm", wie Atrophie oder auch Hypertrophie der Kaumuskeln. Pathogenesemodelle zu den in der CMD-Praxis am häufigsten anzutreffenden muskulären Dysfunktionen sind in Kap. **4** dargestellt.

Die Muskulatur ist ein gut vaskularisiertes Gewebe mit tendenziell guten Stoffwechseleigenschaften und somit prädestiniert dafür, auf gezielt gesetzte externe therapeutische Reize mit einer schnellen Adaption zu reagieren. In der Praxis bedeutet dieser Umstand, dass eine schnelle Reaktion des Zielgewebes auf Therapieinterventionen zu erwarten ist.

11.2.1 Weichteiltechniken

Physiotherapeutische Behandlungstechniken für die Muskulatur können unter dem generellen Begriff Weichteiltechniken (WTT) zusammengefasst werden. Die am häufigsten angewandte Weichteiltechnik in der Kieferregion ist die *Massage* der Kaumuskulatur. Massagetechniken haben primäre und sekundäre Effekte auf unterschiedlichen Ebenen und in unterschiedlichen Wirkkreisen der behandelten Gewebe (▶ Tab. 11.3).

Die zu den primären Effekten gehörenden *mechanischen Wirkungen* der Weichteiltechniken auf die Kaumuskulatur beziehen sich auf die einzelnen Gewebeschichten, die gegeneinander verschoben werden und die sich damit den einwirkenden mechanischen Reizen anpassen müssen. Diese mechanischen Therapiereize wirken auf die Haut, Unterhaut, Bindegewebe, Muskelfaszien, Muskelfaserbündel und Muskelfasern ebenso wie auf Nervengewebe oder auf ligamentäre Strukturen.

Mechanische Wirkungen am und im Zielgewebe sind im Einzelnen:

- mechanische Verschiebung der Gewebeschichten gegeneinander durch Bewegung mit resultierender Deformation der Gewebe,
- Mobilisation und Lösen von Adhäsionen zwischen den Gewebeschichten,
- verstärkte Reibung an den Kontaktstellen der Gewebe durch einwirkende mechanische Reibung der Gewebeschichten aneinander mit resultierender lokaler Hyperämie und Hyperthermie,
- weitere Wärmesteigerung durch reaktive Hyperämisierung aufgrund einer lokalen Vasodilatation,
- reaktive Tonusreduktion der behandelten Muskulatur.

Auch die entstehende Perfusionssteigerung bedeutet eine verstärkte mechanische Bewegung des Blutes und damit einhergehend verstärkte Reibung, was eine erneute physiologische Hyperthermie in der mehrdurchbluteten Muskulatur mit einer Tonussenkung nach sich zieht (van den Berg 2008).

Tab. 11.3 Effekte der Weichteiltechniken auf die Kaumuskulatur

Primäre Effekte	Sekundäre Effekte
• Mechanischer Effektkreis • Biochemischer Effektkreis • Neuroreflektorischer Effektkreis	• Psychischer Effektkreis (auch Placebo-Wirkung) • Energetischer Effektkreis (TCM, Akupressur, Triggerpunkt-Therapie etc.)

Der *biochemische Effektkreis* bezieht sich auf die reaktive Ausschüttung von Entzündungsmediatoren (Bradykinin, Adrenalin, Kortisol, Leukotriene, Prostaglandine, Phospholipase, Zyklooxygenase, Eikosanoide etc.) durch die intensive Anwendung von Weichteiltechniken. Diese Entzündungsmediatoren wirken regulierend auf einen persistenten Entzündungsprozess (van den Berg 2003, 2008, Diemer u. Sutor 2007).

Der *neuroreflektorische Effektkreis* beinhaltet die Aktivierung mechanischer Afferenzströme zur Blockierung, Unterdrückung oder Überlagerung von Schmerzreizen nach der Gate-Control-Theorie (Melzack u. Wall 1965, 1991). Ein weiterer neuroreflektorischer Kontrollmechanismus wäre eine Aktivierung von absteigenden Schmerz-Kontroll-Bahnen, wodurch es zu einer verstärkten Ausschüttung endogener Opiate (im Wesentlichen Endorphine und Serotonin) aus dem ZNS zur Schmerzkontrolle kommt (van den Berg 2003, 2008).

Die *sekundären Effekte* der Massagetechniken können über die psychische Ebene den Patienten entlasten, ihm z. B. helfen, Stress zu reduzieren, und somit einen angestrebten Regenerationsprozess positiv beeinflussen. Weiterhin können über die durch Massagetechniken beeinflussten Triggerpunkte der Kaumuskulatur weitreichende Erleichterungen/Entlastungen von peripher gelegenen Strukturen wie z. B. der mimischen Muskulatur oder der HWS-Muskulatur ebenfalls zu einem verbesserten Heilungsprozess beitragen. Diese Veränderungen werden auf die Therapieeffekte in den sog. Referenzzonen der Muskeln zurückgeführt.

Die Massage- oder Weichteiltechniken werden in der Kieferregion primär im Bereich der Kaumuskulatur, der supra- und infrahyoidalen Muskulatur sowie der mimischen Muskulatur angewandt. Bei entsprechenden Befunden aus der körperlichen Untersuchung werden diese Weichteiltechniken auch an der Schulter-Nacken-Muskulatur und der HWS- bzw. BWS-Muskulatur zur Detonisierung oder Funktionsverbesserung (auch zur Mobilisation der muskulären Gewebe) eingesetzt. Es kommen hauptsächlich folgende Massagetechniken zum Einsatz:

- Ausstreichungen,
- Knetungen,
- Zirkelungen,
- Friktionen (auch Querfriktion).

Weichteiltechniken: M. masseter

Für die Behandlung dieses Muskels mittels Weichteiltechniken ist es unerlässlich, zunächst die Anteile (Pars superficialis und profunda), Unterteilungen im Muskelbauch und die sehnigen Übergänge zu palpieren. Dies ist vorzugsweise intraoral durchzuführen, da hier der Muskel deutlicher zu fühlen ist. Die sehnigen Übergänge sind so deutlicher und sicherer zu lokalisieren. Auswahl und Durchführung der Weichteiltechnik, z. B. Massagetechnik, Querfriktion oder Triggerpunkt-Technik, erfolgen je nach Indikation. Das heißt, die Wahl der Weichteiltechnik richtet sich nach den gefundenen Symptomen und den gestörten Geweben (nach der Lokalisation). Massagetechniken können vorzugsweise im Muskelbauch angewandt werden, während für die Durchführung von Querfriktionen eher die Muskel-Sehnen-Übergänge sicher lokalisiert werden müssen (▶ Abb. 11.21).

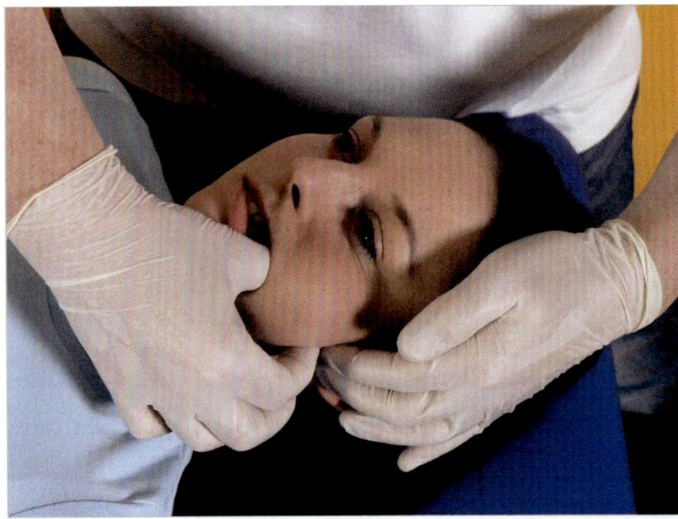

Abb. 11.21 Weichteiltechnik M. masseter.

Klinisch betrachtet ist der M. masseter meistens eine der zentralen muskulären Strukturen im Geschehen einer kraniomandibulären Dysfunktion. Auch bei Patienten mit Kopfschmerz oder mit Symptomen im Augen- und Ohrenbereich nimmt der M. masseter eine zentrale Rolle in der Therapie ein.

Weichteiltechniken: M. pterygoideus medialis

Die Lokalisation des M. pterygoideus medialis ist schwierig. Vorzugsweise wird mit dem kleinen Finger palpiert. Eine visuelle Vorstellung von der Lokalisation des M. pterygoideus medialis ist dabei enorm hilfreich. Er kommt von der Fossa pterygoidea und zieht zum Innenrand der Mandibula an den Angulus mandibulae. Somit ist auch die beste Möglichkeit der Palpation von intraoral gegeben. Der kleine Finger wird medial der Zähne und der Mandibula (auf der Innenseite der unteren Zahnreihe) in Richtung Angulus mandibulae geschoben. Hier können nun verschiedene Weichteiltechniken, wie z. B. Ausstreichungen, Friktionen oder auch Trigger-Techniken, angewendet werden (▶ Abb. 11.22).

Dem M. pterygoideus medialis kommt v. a. bei schmerzhaften Limitationen der Mundöffnung eine wesentliche klinische Bedeutung zu. Als tief liegender, dicht an der Drehachse verlaufender Muskel hat er eine große stabilisierende Wirkung bei Bewegungen des Unterkiefers. Vor allem bei Kaubewegungen stabilisiert er den Kondylus (kontralateral zur Kau- bzw. Mahlbewegung) nach ventral. Bei einem reflektorischen Hypertonus, z. B. aufgrund einer Traumatisierung, können diese ventral gerichteten Kräfte die Mechanik nachteilig beeinträchtigen. So kann auch eine Erklärung für manche akut aufgetretenen Knackgeräusche oder einen spontan entstandenen Krepitus gefunden werden. Auch nach Injektionsverletzungen reagiert der M. pterygoideus medialis mit Dysfunktionen und trägt zu einer Limitation der Mundöffnung bei.

Suprahyoidale Weichteiltechniken: M. mylohyoideus, M. digastricus, M. geniohyoideus

Die Palpation des Mundbodens zwischen Daumen und Zeigefinger ist relativ einfach (▶ Abb. 11.23). Die Mundbodenmuskulatur koordiniert, wie schon der M. pterygoideus medialis, die Mandibulabewegungen in die Zentrik. Vor allem bei Mahl- bzw. Kaubewegungen bringen die suprahyoidalen Muskeln die Mandibula immer wieder zurück in die funktionelle Mittelstellung.

Klinisch bedeutet dies: Zeigt ein Patient Deviationen oder eine Deflexion während der aktiven Mundöffnung, tragen Tonusdysfunktionen der Mundbodenmuskulatur meist ihren Teil dazu bei. Über den Venter posterior (Ansatz am Proc. mastoideus – Incisura mastoidea) des M. digastricus hat der Mundboden eine direkte funktionale Ver-

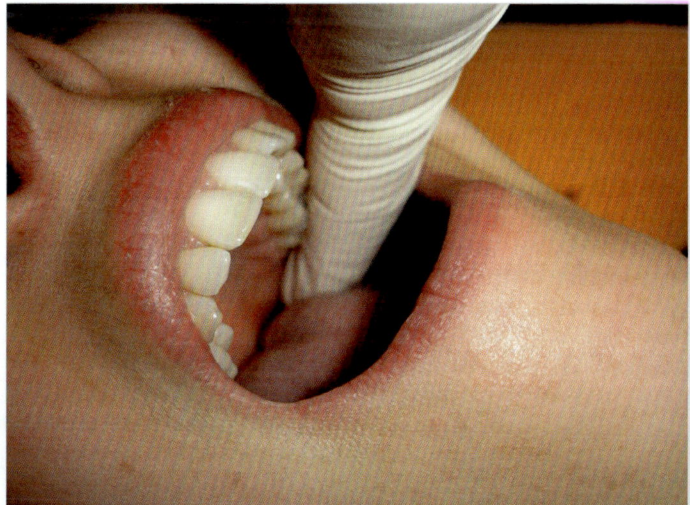

Abb. 11.22 Weichteiltechnik M. pterygoideus medialis.

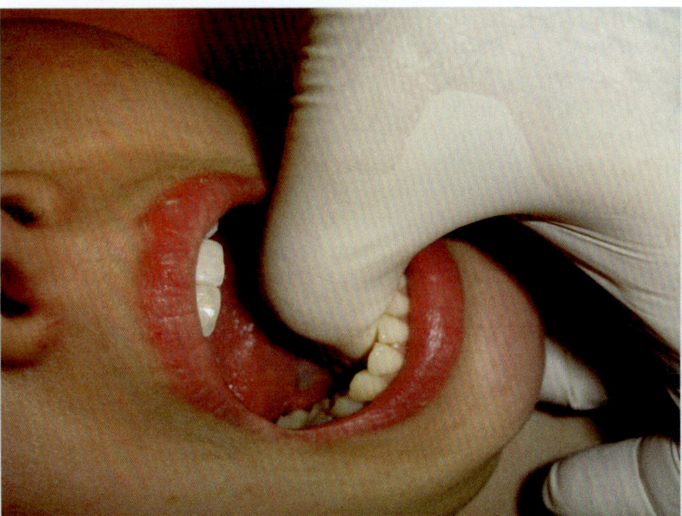

Abb. 11.23 Suprahyoidale Weichteiltechnik: M. mylohyoideus, M. digastricus (Venter anterior und posterior), M. geniohyoideus.

bindung zur Subokzipital-Region. Somit hat er auch ein mögliches klinisches Irritationspotenzial bei Patienten mit Kopfschmerz (Spannungskopfschmerz, subokzipitaler Kopfschmerz).

11.2.2 Triggerpunkt-Techniken

Neben den wohlbekannten klassischen Massagetechniken können im Bereich der muskulären Strukturen der Kiefergelenke auch weitere, umfassendere Muskeltechniken eingesetzt werden, wie z. B. Techniken der Triggerpunkt-Therapie. Ein Triggerpunkt ist definiert als ein lokaler Muskelbereich (mit bindegewebiger Verhärtung) mit deutlicher Druck- bzw. Schmerzempfindlichkeit, der Schmerz in andere Gebiete (sog. Referenzzonen) überträgt (Travell u. Simons 1998, Dejung 2009).

Patienten mit aktiven Triggerpunkten können einen lokalen und/oder übertragenen Schmerz haben, der sich durch manuellen Druck auf den Triggerpunkt verstärken lässt. Reproduzierte Schmerzen sind entweder lokal oder ausstrahlend in der entsprechenden (zum Muskel gehörenden) Referenzzone zu finden. Solche aktiven Triggerpunkte können durch muskuläre Überlastung, lang anhaltende Belastungshaltungen in Beruf oder Freizeit oder auch durch einmalig auftretende und dadurch ungewohnte Belastungen (wie z. B. Heckeschneiden) ausgelöst werden.

Zur Behandlung von Triggerpunkten werden u. a. die folgenden *Triggerpunkt-Techniken* eingesetzt:

- *Spray and Stretch:* Lokale Kälteapplikationen (Kältespray, Eis) und eine anschließende Muskelverlängerung deaktivieren die Triggerpunkte.
- *Muskeldehnungen:* Passive Verlängerungsbeanspruchungen neutralisieren die Triggerpunkte.
- *Dry Needling:* Die direkte Injektion einer Akupunkturnadel in den aktiven Triggerpunkt führt zur Deaktivierung desselben.
- *Manuelle Drucktechniken:* Lokaler manueller Druck auf den Triggerpunkt verändert den Stoffwechsel, elektrochemische Vorgänge und neural-reflektorische Regelkreise, sodass eine Deaktivierung des Triggerpunktes einsetzt (Travell u. Simons 1998, Dejung 2009).

Der Rahmen dieses Buches begrenzt sich bei der Darstellung dieser vielfältigen Triggerpunkt-Techniken auf die praxisrelevante Beschreibung der manuellen Drucktechnik.

Die manuellen Techniken zur Beseitigung der Triggerpunkte werden je nach Symptomatik und klinischer Präsentation des Problems (nach den beteiligten Strukturen: Muskel, Faszie, Bindegewebe etc.) in unterschiedlichen Varianten mit verschiedener Wirkung auf das Zielgewebe eingesetzt (► Tab. 11.4). Sie verfolgen generell das Ziel, die Tonussituation im betroffenen Muskel zu harmonisieren und die durch den Triggerpunkt ausgelösten

Tab. 11.4 Manuelle Triggerpunkt-Techniken (nach Dejung 2009)

Manuelle Triggerpunkt-Techniken	Klinisch-mechanische Durchführung
Gehaltener Druck auf dem Triggerpunkt	Der Triggerpunkt wird mit Daumen und Zeigefinger (oder auch Mittelfinger) aufgesucht, gedrückt und für 20–90 sec mit konstantem Druck gehalten
Gehaltener Triggerpunkt während repetitiver Bewegung	Während der palpierte und fixierte Triggerpunkt gehalten wird, führt der Patient aktiv die eingeschränkte Bewegung (oder einen Teilaspekt dieser Bewegung) durch
Gehaltener Triggerpunkt bei simultaner Dehnung der Bindegewebsverhärtung um den Triggerpunkt	Die palpierte Bindegewebsverhärtung um den aktiven Triggerpunkt wird mit Daumen und Zeigefinger gehalten und im Gewebe (Bindegewebe, Faszie) verlängert
Gehaltene Dehnung des gesamten Muskels mit seiner Faszie (einschließlich des Triggerpunktes)	Der Muskel mit dem aktiven Triggerpunkt wird in seiner Faszie maximal vorgespannt (verlängert) und der Triggerpunkt nochmals selektiv „gedehnt“

Gewebeveränderungen rückgängig zu machen. Des Weiteren ist es ein Ziel der Triggerpunkt-Therapie, die Stoffwechselsituation durch Durchblutungsförderung und Optimierung des Zellstoffwechsels zu verbessern. Resultieren soll ein beweglicher und gelockerter Muskel, der im normalen Alltag und auch im Sport wieder belastungsfähiger bzw. belastungstoleranter ist (Travell u. Simons 1998, Dejung 2009).

Triggerpunkt-Technik: M. trapezius (Pars descendens)

Die Referenzzonen des M. trapezius (Pars descendens) befinden sich okzipital bis frontal (ringförmig um den Schädel), in der temporomandibulären Gelenkregion und im lateralen Oberarm (Tuberositas deltoidea). Mögliche Symptome:

- temporaler Kopfschmerz,
- Kieferschmerz (am Gelenk),
- Nackenschmerz (sporadisch mit Steifigkeit und/oder Mobilitätsverlust der HWS).

Der M. trapezius ist im gesamten Muskelverlauf gut zu palpieren und gut zu greifen. Das erleichtert das Handling für die Durchführung entsprechender Weichteiltechniken. Bei der manuellen Druckpunkt-Behandlung wird der schmerzhafte Punkt im Muskelverlauf lokalisiert und mit einem festen Griff zwischen Daumen und Zeigefinger einer Hand gehalten (▶ Abb. 11.24). Der dabei entstehende Schmerz sollte sich im Laufe der ersten 60–90 Sekunden reduzieren oder im besten Fall komplett beseitigt werden können.

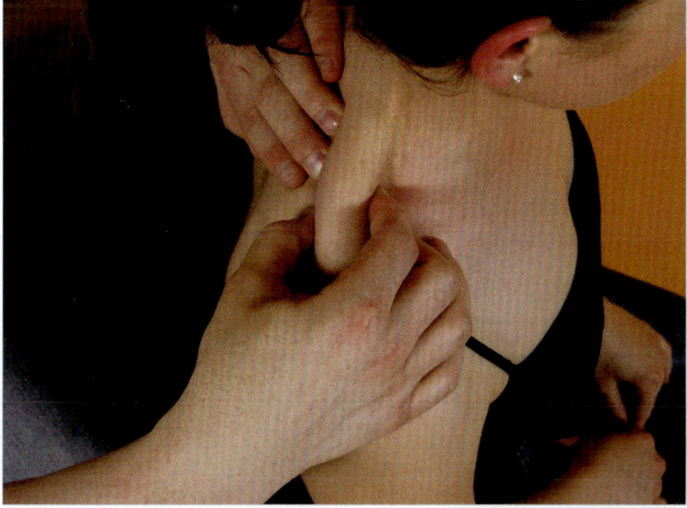

Abb. 11.24 Triggerpunkt-Technik M. trapezius (Pars descendens).

Triggerpunkt-Technik: M. sternocleidomastoideus

Die Referenzzonen des M. sternocleidomastoideus liegen in der Okzipital- und Temporalregion; Triggerpunkte des M. sternocleidomastoideus können Schmerzen auch in die supraorbitale Region leiten. Mögliche Symptome bei aktiven Triggerpunkten in diesem Muskel sind:

- Tinnitus,
- Sehstörungen,
- Schwindel,
- Kloßgefühl im Hals.

Die Durchführung der Triggerpunkt-Technik am M. sternocleidomastoideus entspricht der bereits beschriebenen Technik am M. trapezius (Pars descendens); (▶ Abb. 11.25). Klinisch relevant ist es auch, lokale – im Muskelbauch gelegene – Symptome von ausstrahlenden Symptomen in die temporomandibuläre Gelenkregion zu unterscheiden.

Triggerpunkt-Technik: M. levator scapulae

Der M. levator scapulae hat eine Referenzzone am Angulus superior der Skapula (auch am Margo medialis); Triggerpunkte können in den Okzipitalbereich ausstrahlen (▶ Abb. 11.26). Sie entstehen

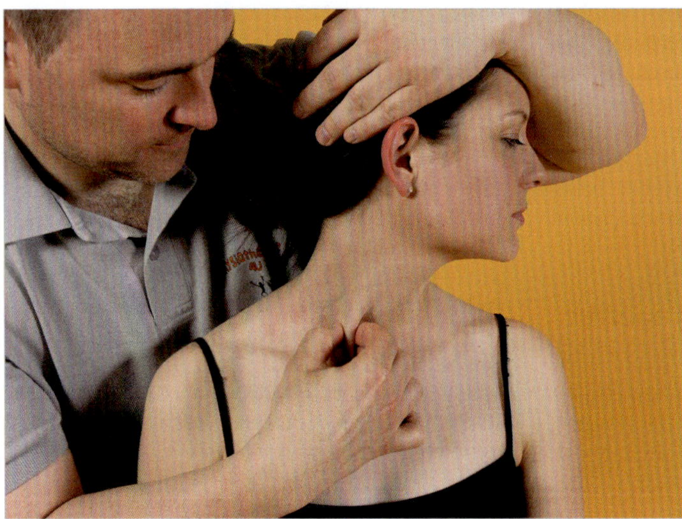

Abb. 11.25 Triggerpunkt-Technik M. sternocleidomastoideus.

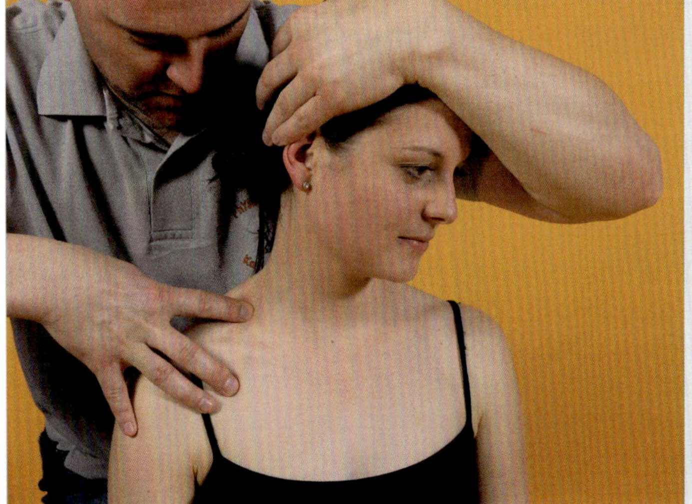

Abb. 11.26 Triggerpunkt-Technik M. levator scapulae.

durch monotone Arbeitshaltungen (Schreibtisch- oder PC-Arbeit), die sich auch häufig bei Patienten mit CMD in der Anamnese finden lassen. Mögliche muskelbezogene Symptome:
- HWS-Rotationseinschränkung,
- Kloßgefühl im Hals.

Der M. levator scapulae kann mit dem M. omohyoideus dysfunktional verbunden sein, da beide Muskeln ihren Ansatz (M. levator scapulae) bzw. Ursprung (M. omohyoideus) am Schulterblatt haben. Da der M. omohyoideus am Zungenbein ansetzt, ist bei entsprechenden Dysfunktionen eine gegenseitige Beeinträchtigung und somit auch eine Ausweitung der Symptomatik auf das Kiefersystem möglich.

Triggerpunkt-Technik: Mm. scaleni

Die Mm. scaleni haben ihre Referenzzonen im Bereich des proximalen Humerus, in der Schultergürtelregion sowie rund um die Skapula (v. a. Angulus medialis). Mögliche Symptome, die von Triggerpunkten in diesen Muskeln ausgelöst werden können, beinhalten u. a.:
- Schulterschmerzen,
- neurale Kompressionssymptome,
- Rückenschmerzen.

Im Kontext eines Thoracic-Outlet-Syndroms (TOS) kommt diesen Muskeln eine besondere funktionale Bedeutung zu. Diese Zusammenhänge können auf einer CMD basierenden Symptome im oberen Rumpfabschnitt mit evtl. Ausstrahlung in den Arm erklären. Betrachtet man die lokale Nähe zu den Strukturen, die für das Temporomandibulargelenk relevant sind, findet sich die infrahyoidale Muskulatur (insbesondere M. omohyoideus) in unmittelbarer Nachbarschaft. Somit können dysfunktionale Interaktionen nicht ausgeschlossen werden, sondern müssen vielmehr in das Gesamtmanagement der Behandlung eines Patienten mit CMD integriert werden. Zumindest müssen solche Zusammenhänge gründlich untersucht werden (▶ Abb. 11.27).

Triggerpunkt-Technik: M. temporalis

Der M. temporalis ist einer der wichtigen Kaumuskeln. Die Referenzzonen des M. temporalis sind die supraorbitale Region sowie die maxilläre Zahnreihe. Mögliche Symptome aus einer Irritation dieses Muskels können sein:
- frontotemporaler Kopfschmerz,
- Zahnschmerzen im Oberkiefer.

Eine Behandlung dieses Muskels bringt bei vielen Patienten mit CMD, bei denen die Mundöffnungsstörung das führende Symptom ist, eine signifikante Verbesserung im quantitativen Bereich sowie auch eine deutlich verbesserte Koordination der Mundöffnung mit reduzierter Neigung zu Deviation oder Deflexion (▶ Abb. 11.28).

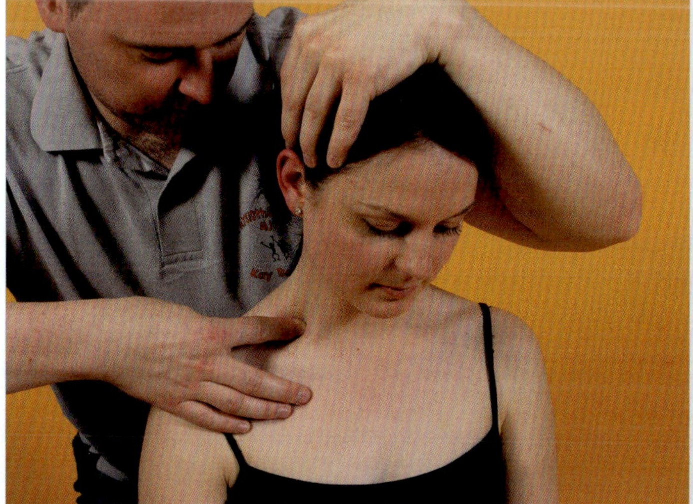

Abb. 11.27 Triggerpunkt-Technik Mm. scaleni.

Triggerpunkt-Technik: Mm. suboccipitales

Die Muskeln im Subokzipitalbereich sind bei einer Vielzahl funktioneller Dysfunktionen mit von der Partie. Ihre Referenzzonen sind der Temporalbereich sowie die prä- und postaurikuläre Region. Somit ergeben sich mögliche Symptome, die im kausalen Zusammenhang mit diesen Muskeln stehen können:

- Kopfschmerzen,
- Ohrschmerzen (auch Druckgefühl),
- Tinnitus.

Durch eine Triggerpunkt-Therapie der subokzipitalen Muskeln und einer daraus resultierenden Veränderung bzw. einer Adaption des Rezeptorenfeldes können zum einen eine verbesserte koordinative Steuerung der Kopfposition und damit verbunden auch eine verbesserte Funktionalität des Temporomandibulargelenks erreicht werden – in Form von Mobilitätsverbesserung, Schmerzreduktion oder auch einer reduzierten Reibung (Krepitus) aufgrund einer verbesserten Gelenkmechanik (▶ Abb. 11.29).

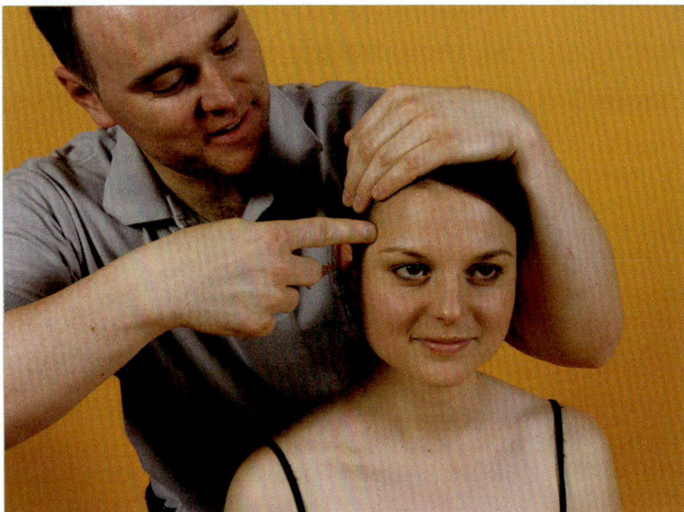

Abb. 11.28 Triggerpunkt-Technik M. temporalis.

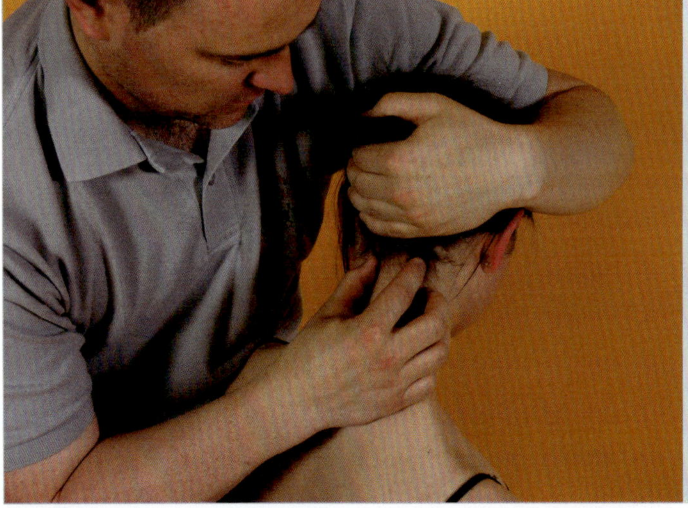

Abb. 11.29 Triggerpunkt-Technik Mm. suboccipitales.

Triggerpunkt-Technik: M. masseter

Die Referenzzonen des M. masseter sind die Kinnregion, die präaurikuläre Region, die Zähne der Maxilla und der Mandibula und die infraorbitale Region. Mögliche vom M. masseter initiierte oder unterhaltene Symptome können sein:

- Okklusionsstörungen (auch Limitationen),
- Tinnitus,
- Kauschmerzen,
- Zahnschmerzen,
- Irritationen in der Orbitaregion.

Eine Triggerpunkt-Behandlung des M. masseter hat sehr häufig einen schnellen Erfolg bei Patienten mit CMD (▸ Abb. 11.30). Zum einen durch eine fast sofort einsetzende Stoffwechselsteigerung, die auch meist eine direkte Anhebung der Schmerzschwelle mit sich bringt, und zum anderen ergeben sich durch die Tonusoptimierung auch mechanische Verbesserungen für das Gelenkspiel bzw. für die zuvor gestörte Bewegungsrichtung.

Die Anwendung der manuellen Triggerpunkt-Techniken an den hier dargestellten Muskeln kommt in der physiotherapeutischen Praxis bei Patienten mit CMD sehr häufig vor. Die genannten Muskeln fallen in der Therapie häufig durch symptomatische Beteiligung an einem kraniomandibulären Dysfunktionsgeschehen auf und sprechen auf eine Triggerpunkt-Behandlung sehr gut an.

11.2.3 PNF-Techniken

Das Konzept der Propriozeptiven Neuromuskulären Fazilitation (PNF) nutzt neuromuskuläre Funktionskreise der Haltungs- und Bewegungskontrolle sowie die neurale Plastizität zur Funktionsverbesserung (Bewegungsbahnung) und Adaption eines Organismus. PNF ist ein *neuromuskuläres* Konzept mit großem Indikationsbereich und breit gefächerten klinischen Anwendungsmöglichkeiten. Grundsätzlich könnten die Techniken des Konzeptes sowohl den Kap. 11.2 Muskuläre Techniken als auch dem folgenden Kap. 11.3 Neurale Techniken zugeordnet werden. In der Behandlung von Patienten mit CMD wird PNF eingesetzt, um bestimmte Muskeln und Muskelgruppen anzusprechen. Das neuromuskuläre Konzept der PNF ist deshalb hier dem Kap. 11.2 Muskuläre Techniken zugeordnet.

Somit ist das PNF-Konzept ein gutes therapeutisches Werkzeug zur signifikanten Verbesserung von neuro-muskulo-skelettalen Beschwerden am temporomandibulären Gelenkkomplex, denn es nutzt Synergieeffekte aus dem neuromuskulären Zusammenspiel für optimale Funktionsverbesserungen im Bewegungssystem. Viele PNF-Techniken arbeiten mit den verschiedenen grundlegenden Arbeitsweisen der Muskulatur (konzentrisch, exzentrisch und isometrisch) und generieren hierdurch eine verbesserte Muskel-Nerv-Funktion. Durch den Effekt der Irradiation lassen sich therapeutisch Adaptionen in der Region des Kiefergelenks durch periphere Aktivierung erreichen. Die Anwendung von PNF-Techniken ermöglicht somit

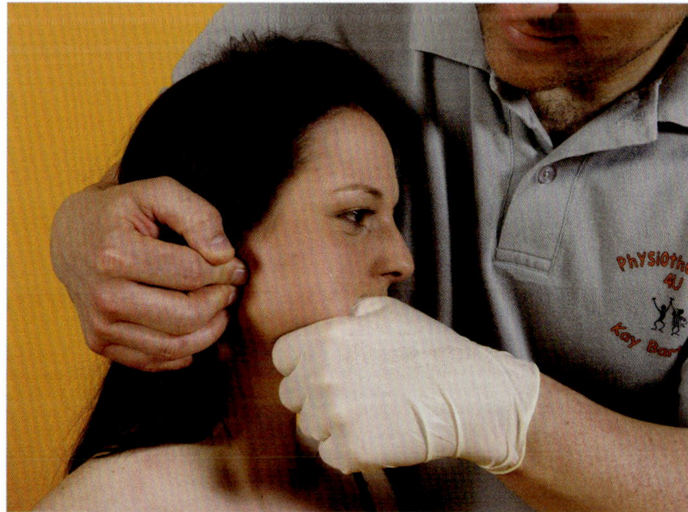

Abb. 11.30 Triggerpunkt-Technik M. masseter.

eine indirekte Therapie der Strukturen im Kieferbereich, was vor allem bei akut schmerzhaften Dysfunktionen von großem Vorteil ist. Über entfernt des Problemgebietes ausgelöste Irradiationen in das Problemgebiet werden funktionelle Muskelketten und neurofunktionelle Regelkreise aktiviert und somit Veränderungen im Symptomgebiet ausgelöst.

11.2.4 Neurophysiologische Wirkprinzipien

Prinzip der postisometrischen Relaxation

Verschiedene PNF-Techniken, z. B. Hold Relax oder Contract Relax, basieren auf dem neurophysiologischen Wirkprinzip der postisometrischen Relaxation (PIR). Im Bereich des Kiefergelenks nutzt man dieses Prinzip zur Detonisierung der Kaumuskulatur und der mimischen Muskulatur. Die wissenschaftliche Grundlage bilden u. a. die Forschungen von Charles S. Sherrington, der im Jahr 1906 erste Ergebnisse seiner Arbeit veröffentlichte („The integrative action of the nervous system").

Das Prinzip der PIR besagt, dass der Tonus eines Muskels bzw. das Ladungspotenzial an der Zellmembran nach einer isometrischen Kontraktion für kurze Zeit absinkt und eine vergrößerte Bewegungsamplitude durch verbesserte Gewebeeigenschaften zulässt (Sherrington 1906). Wissenschaftlich werden diese Erkenntnisse zwar noch immer kontrovers diskutiert, in der täglichen Praxis – für die Therapie von muskulär bedingten Bewegungsstörungen – funktioniert das Prinzip jedoch sehr zuverlässig. Die PIR ist also eine direkte (agonistische) Behandlungsmethode für die aufgrund eines Hypertonus oder einer Verkürzung insuffizient erscheinende Muskulatur.

Beispiel M. masseter

Beispiel: Der linke, stark hypertone M. masseter einer Patientin limitiert die aktive Mundöffnung. An der aktuellen Bewegungsgrenze der Mundöffnung fixiert der Therapeut die Mandibula. Die Patientin baut isometrische Spannung in Richtung Mundschluss auf – der Therapeut gibt manuellen Widerstand gegen den Mundschluss (isometrische Spannung des M. masseter). Nun wird die Patientin aufgefordert, die muskuläre Spannung langsam zu lösen (▶ Abb. 11.31).

Aus dieser isometrischen Spannung und der anschließend folgenden Entspannung resultiert postisometrisch ein detonisierter M. masseter, der in diesem kurzfristig entspannten Zustand eine vergrößerte Mundöffnungsamplitude zulässt.

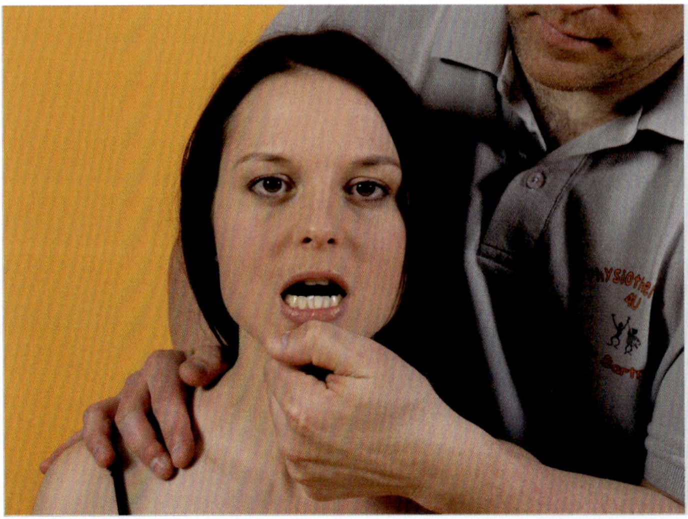

Abb. 11.31 Postisometrische Relaxation am Beispiel des M. masseter.

Prinzip der antagonistischen Hemmung

Auch die antagonistische (reziproke) Hemmung wird in der Therapie von Patienten mit CMD zur Detonisierung der für das Kiefergelenk relevanten Muskeln eingesetzt. Das Wirkprinzip der antagonistischen oder reziproken Hemmung geht ebenfalls auf Charles S. Sherrington zurück und beruht im Wesentlichen auf seinen Arbeiten in der neurophysiologischen Forschung. Für die antagonistische Hemmung wird angenommen, dass eine forcierte agonistische Aktivierung in einem Bewegungssystem die Antagonisten hemmt, da ansonsten physiologische Bewegungen nicht möglich wären.

Beispiel M. masseter

Im folgenden Abschnitt wird von der Patientin im vorangegangenen Beispiel ausgegangen. Um die antagonistische Hemmung zu nutzen, fixiert der Therapeut an der aktuellen Bewegungsgrenze der Mundöffnung die Mandibula. Die Patientin baut isometrische Spannung in Richtung Mundöffnung auf – der Therapeut gibt einen manuellen Widerstand gegen die Mundöffnung: Hierdurch werden die Mundöffnungsmuskeln aktiviert (Antagonisten des M. masseter), wodurch der M. masseter in seinem Tonus reduziert wird und danach bei Mundöffnung mit reduzierter Spannung weniger Widerstand entgegensetzt. Der Muskel wurde antagonistisch gehemmt und die Mundöffnung dadurch erleichtert (▶ Abb. 11.32).

PNF-Pattern und -Techniken

In der Region des Kiefergelenks lassen sich zielgerichtet selektive PNF-Pattern und -Techniken zur Behandlung von Patienten mit CMD bestens anwenden. Die Entwickler des Konzeptes orientierten sich zunächst u. a. an den Erkenntnissen aus den neurologischen Forschungen von Charles S. Sherrington und setzt diese in den Techniken um.

Sowohl die Pattern als auch die Techniken des PNF-Konzeptes lassen sich durch die von ihnen generierten muskulär-neuralen Synergien hervorragend mit der Zielsetzung der neuromuskulären Funktionsverbesserung mit resultierender Positivwirkung auf das beteiligte Arthron bei der Behandlung von Patienten mit CMD einsetzen. Durch den gezielten Einsatz der Techniken werden Verbesserungen der muskulären Funktionsfähigkeit im Bereich der Rekrutierung, Frequenzierung und der Synchronisation von motorischen Einheiten erreicht, was eine grundlegende Voraussetzung für motorische Kontrolle und eine den täglichen Anforderungen entsprechende physiologische Gelenkstabilität darstellt. PNF-Techniken können ebenfalls zur Verbesserung der Arthrokinematik durch gezielte Auswahl von funktionellen Pattern für effektive Mobilisationsreize auf die beteiligten Gelenke genutzt werden. Des Weiteren lassen sich die Pattern mit den entsprechenden Techniken

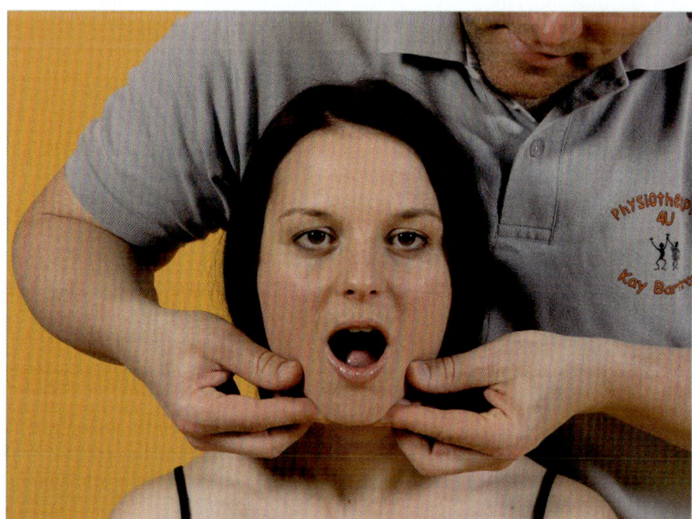

Abb. 11.32 Antagonistische Hemmung am Beispiel des M. masseter.

auch zur Stabilitätssteigerung durch direkte Verbesserung der neuromuskulären Funktionen für die Myozentrik des Kiefergelenks einsetzen. Die Techniken werden zur Umsetzung dieser neuromuskulären Effekte auf direkte temporomandibuläre Strukturen – die Kaumuskulatur und die mimische Muskulatur – angewandt.

Wenn die Pattern optimal auf die Problematik des Patienten eingestellt werden, können auch artikuläre Mobilisationseffekte für das Kiefergelenk genutzt werden. PNF-Pattern, die eine weiterlaufende mechanische Komponente auf das Kiefergelenk besitzen, sind hier zu bevorzugen. Dies sind Pattern, die eine Veränderung bzw. Anpassung von Kopfstellung, Skapulapositionierung und Körperhaltung des oberen Rumpfes bewirken oder die zumindest darauf einwirken können. Also kommen primär die Nackenpattern, die Skapulapattern und die Pattern der oberen Extremität (besonders mit Irradiation auf den oberen Rumpf) für diese Zielsetzung infrage.

Die PNF-Techniken können sowohl direkt am Kiefergelenk angewendet werden als auch bei kausaler Korrelation, d.h. bei Haltungsdefiziten, mit indirekter Wirkung in den angrenzenden Körperregionen. Sie eignen sich zum gezielten Einsatz für mehr Körperkontrolle und eine effektive Steigerung der Haltungswahrnehmung und ermöglichen damit Haltungsänderungen für die kausale Therapie bei Patienten mit CMD. Die Pattern (hier: die Nacken- und Extremitätenpattern) kombiniert mit Chopping und Lifting führen zur Irradiation auf den Rumpf. Durch die reaktiven biomechanischen Auswirkungen auf das Kiefergelenk und der erwirkten Muskelsynergie in der Bewegungskette lassen sich diese Techniken in der Therapie von Patienten mit CMD hervorragend einsetzen (▶ Tab. 11.5).

Nackenpattern: Flexion, Lateralflexion und Rotation nach rechts/links

Die Flexion der HWS bewirkt in der biomechanischen Kette eine Retrusion der Mandibula. Dieser Umstand lässt sich in der Therapie von Patienten mit CMD reaktiv für eine verbesserte myo-

Tab. 11.5 Beispielhafte PNF-Techniken

PNF-Techniken	Therapeutische Effekte
Hold Relax	Technik zur Schmerzreduktion Motorische Anforderung: • Muskulär kontrolliertes Halten einer Bewegung wird geplant • Statische Rekrutierung (überwiegend) tonischer Muskelfasern
Contract Relax	Mobilisationstechnik Motorische Anforderung: • Muskulär gesteuerte Bewegung wird geplant • Statische Rekrutierung, Frequenzierung und Synchronisation (überwiegend) phasischer Muskelfasern
Rhythmische Stabilisation	Stabilisation • Agonistische und antagonistische Technik zur verstärkten Rekrutierung der motorischen Einheiten
Kombinierte dynamische Muskelarbeit	Agonistische Technik • Kombinierte Anwendung von konzentrischer und exzentrischer Muskelarbeit • Rekrutierung, Frequenzierung und Synchronisation von motorischen Einheiten
Stabilisierende Umkehr	Stabilisation • Wechselnde Widerstände fördern die Gelenkstabilität
Dynamische Umkehr	Neuromuskuläre Mobilisation des Gelenkes • Agonistische und antagonistische Technik • Rekrutierung, Koordination sowie Training der lokalen Ausdauer
Timing for emphasis	Eine Teilbewegung wird aus einem komplexen Pattern selektiert und kann mit verschiedenen Techniken geübt werden • Nacken- oder Extremitätenpattern mit Irradiation auf den Rumpf (Chopping und Lifting) bieten sich an • Entspricht der funktionellen Bewegungskette: Kopf/Nacken/Kiefergelenkstellung Kopf- und Nackenbewegungen beeinflussen die Kiefergelenkstellung

zentrische Stabilität der Kiefergelenke nutzen (verbesserte Koordination). Die Lateralflexion und Rotation verstärken die Irradiation dieser Muskelaktivierung in den benachbarten und funktionell verbundenen Gebieten – so auch in der temporomandibulären Gelenkregion (▶ Abb. 11.33).

Die Interaktionen zwischen der Körperhaltung (der Position des oberen Rumpfes und insbesondere der Kopfhaltung) und einer bestehenden CMD wurden bereits in Kap. **8.1.2** erläutert. Techniken aus dem PNF-Konzept beeinflussen die Zusammenhänge zwischen Körperhaltung und CMD therapeutisch. Zur Verstärkung der Irradiation setzt der Therapeut zusätzlich Skapula- und Armpattern ein. Um die Synergien und Effekte der Irradiation optimal zu nutzen, bieten sich z. B. folgende Pattern an:

- Skapula (rechts): posteriore Depression.
- Arm (rechts): Extension, Abduktion, Innenrotation (Stützposition).

Nackenpattern: Extension, Lateralflexion und Rotation nach rechts/links

Die Extension der HWS löst über die biomechanische Kette eine Protrusion der Mandibula aus. Auch dieser reaktive Faktor kann in die Therapie von Patienten mit CMD integriert werden (▶ Abb. 11.34). Die muskuläre zentrische Stabilität der Kiefergelenke zu verbessern ist dabei wieder-

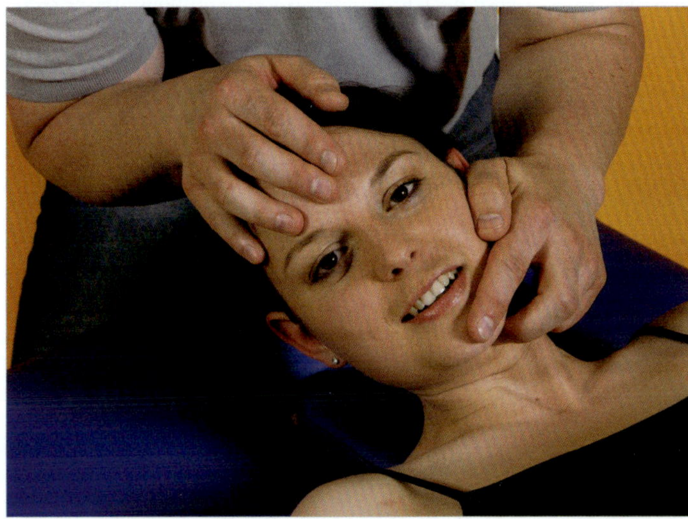

Abb. 11.33 Nackenpattern: Flexion, Lateralflexion und Rotation nach rechts mit Mandibulakontrolle.

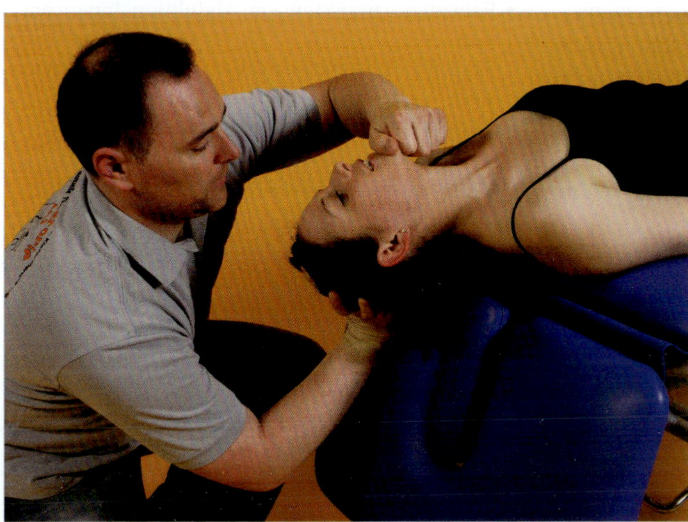

Abb. 11.34 Nackenpattern: Extension, Lateralflexion und Rotation nach links mit Mandibulakontrolle.

um ein therapeutisches Teilziel. Gezielte Irradiation aufgrund der Aktivität in den oberen Rumpf- und Kopfabschnitten unterstützt dieses Teilziel. Die Aktivierung der Muskeln des Kiefergelenks kann durch entsprechende mandibuläre Bewegungsaufträge (z. B. durch eine aktive Protrusion) verstärkt werden. Der zusätzliche Einsatz von Skapula- bzw. Arm-pattern verstärkt ebenfalls die Irradiation, z. B.:

- Skapula (links): anteriore Depression.
- Arm (links): Extension, Adduktion, Innenrotation.

Durch den Einsatz von PNF-Nackenpattern lassen sich die Kiefergelenke in der Synergie mit Kopf- bzw. Nackenbewegungen funktionell therapieren. Davor sollte jedoch der HWS-Bereich auf evtl. vorhandene Dysfunktionen der Gelenke oder der neuralen Strukturen untersucht werden, um eine limitierende zervikale Funktionsstörung auszuschließen.

M!

Die HWS-Untersuchung ist aus Sicherheitsgründen notwendig, da viele Patienten mit CMD auch eine symptomatische Nacken- bzw. HWS-Region aufweisen.

Die reaktiven mandibulären Pro- und Retrusionswirkungen des jeweils eingesetzten Nackenpatterns aktivieren die stabilisierenden Muskeln und können so dazu beitragen, eine myozentrische Gelenkposition für das Temporomanibulargelenk zu etablieren. Während der Durchführung der Nackenpattern kann eine gezielte zusätzliche Fazilitation an der Mandibula oder an den Kaumuskeln die gewünschten Therapieeffekte verstärken. In einem gehaltenen Nackenmuster wäre auch ein zusätzliches Timing auf eine Mandibulabewegung denkbar, um einen weiteren Mobilisationsimpuls unter maximaler neuromuskulärer Verstärkung durchzuführen.

Extremitätenpattern mit Rumpf- und Nackenkontrolle: Lifting

Eine weitere Möglichkeit, PNF-Pattern in der CMD-Therapie zu integrieren, stellt das Lifting dar. Bilaterale Armpattern mit hohem Irradiationspotenzial auf den Rumpf können, bei gezielter Aktivierung der Muskelkette, positive Effekte auf eine stabilisierte mandibuläre Mobilität entwickeln. Auch die Kopfkontrolle ist ein Effekt des Liftings was wiederum positiv für die Kiefergelenkfunktion einzusetzen ist. Die einzelnen Komponenten werden wie folgt eingesetzt:

- Führungsarm: Flexion, Abduktion, Außenrotation.
- Skapula (Führungsarmseite): posteriore Depression.
- Angekoppelter Arm: Flexion, Adduktion, Außenrotation.
- Nacken: Extension, Lateralflexion, Rotation zur Liftingseite.

Während der Durchführung ist besonders auf eine gute Aktivierung der Nackenkomponenten (Extension, Lateralflexion, Rotation) zu achten. Sie gewährleistet eine optimale Irradiation in die temporomandibuläre Gelenkregion mit entsprechender muskulärer Aktivierung. Ein Mundspatel aus Holz kann die habituelle Interkuspidation (durch Beseitigung von okklusalen Interferenzen bzw. Störkontakten) eliminieren und somit einen optimierten muskulären Synergieeffekt für das Kiefergelenk bewirken (▸ Abb. 11.35).

Extremitätenpattern mit Rumpf- und Kopfkontrolle: Chopping

Auch über das Chopping lassen sich diese Irradiationen auf den Rumpf und die muskuläre Koordinationsverbesserung der Kopfposition zur Optimierung der mandibulären Mobilitätskontrolle nutzen (▸ Abb. 11.36). Die Komponenten werden dazu wie folgt eingestellt:

- Führungsarm: Extension, Abduktion, Innenrotation.
- Skapula (Führungsarmseite): posteriore Depression.
- Angekoppelter Arm: Extension, Adduktion, Innenrotation.
- Nacken: Flexion, Lateralflexion, Rotation zur Choppingseite.

Den Kopf- bzw. Nackenkomponenten kommt hier ebenfalls wieder eine größere Bedeutung zu. Sie forcieren die Irradiation in der temporomandibulären Gelenkregion, sodass eine verbesserte muskuläre Koordination für die Kieferbewegungen generiert wird.

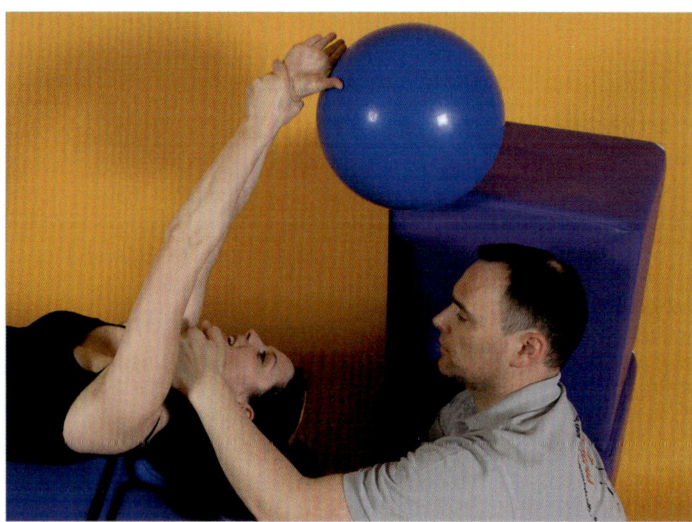

Abb. 11.35 Lifting zur Förderung der Rumpf- und Kopfkontrolle mit mandibulärer Interaktion.

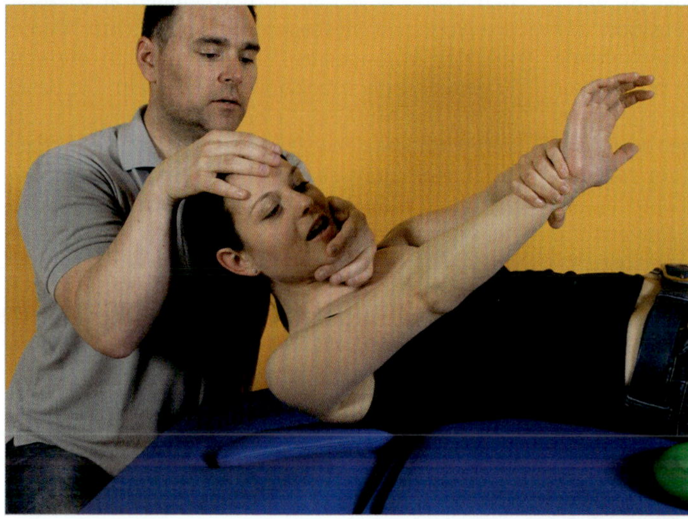

Abb. 11.36 Chopping zur Förderung der Rumpf- und Kopfkontrolle mit mandibulärer Führungskontrolle.

Während der Durchführung dieses Patterns lassen sich verschiedene Fazilitationen auf die Mandibula zur gezielten Stimulation der Muskelkette einsetzen. Dies können gehaltene Positionen, wie z. B. eine initiale Mundöffnung, sein oder auch Bewegungsaufträge, wie z. B. eine aktive Mundöffnung zwischen 22 und 30 mm der Bewegungsamplitude, die sich in diese Technik integrieren lassen.

Die als Beispiel aufgeführten Nacken- und Extremitätenpattern mit Rumpfkontrolle beeinflussen die Kopf-, Nackenregion, die umgebenden Muskeln sowie die miteinander verbundenen Regionen Schulter und oberer Rumpf. Die Pattern beeinflussen daher auch die Funktion und die zentrische Ausrichtung der Kiefergelenke (siehe Kap. **8.1.2** Haltungsinduzierte CMD). In die Anwendung der dargestellten PNF-Pattern können spezifische motorische Bewegungskomponenten der Kiefergelenke eingebaut werden, wie z. B. verschiedene Unterkiefer- oder auch Zungenbewegungen, um den koordinativen Aspekt für die temporomandibuläre Muskulatur zu betonen. Dies wirkt sich auch mobilisierend auf die artikulären und periartikulären Strukturen des Kiefergelenks aus.

Skapula-Pattern: posteriore Depression

Durch gezielte neuromuskuläre Aktivierung verändern Skapula-Pattern die Schultergürtelgelenke mechanisch und somit auch die mit dem Schultergürtel funktionell verbundenen Strukturen: u. a. die Kiefergelenke. Für die Wirkung im Temporomandibulargelenk werden Irradiationseffekte genutzt, die im Wesentlichen in den folgenden Muskelgruppen zu beobachten sind:

- HWS-Muskulatur (Nacken),
- infrahyoidale Muskulatur,
- suprahyoidale Muskulatur,
- Kopfposition,
- Plexus cervicalis – Ansa cervicalis – Ganglion cervicale superior.

Die posteriore Depression der Skapula ist unter funktionellen Gesichtspunkten eine Position, die den Schultergürtel stabilisiert. Eine weiterlaufende Bewegungskomponente bei aktivierter posteriorer Depression der Skapula ist die Aufrichtung der BWS bzw. HWS. Skapula-Pattern können somit zur Stabilisation des Schultergürtels und zur Aufrichtung der thorakalen Bewegungssegmente in der Behandlung eines Patienten mit CMD Anwendung finden. In beiden Fällen kann die posteriore Depression der Skapula als Mittel für eine bessere Körperhaltung und mehr Bewegungsstabilität eingesetzt werden. Auch die Irradiationen über den Schultergürtel hinaus, in die Stabilisation der funktionellen Kopfposition, machen dieses Skapula-Pattern für die Behandlung von Patienten mit CMD interessant. Muskuläre Verlängerung fordert dieses Pattern v. a. für den M. levator scapulae, den M. omohyoideus sowie von den Mm. scaleni. Somit lassen sich wieder direkte Veränderungen in CMD-relevanten Strukturen erreichen (► Abb. 11.37).

Skapula-Pattern: anteriore Depression

Als Einleitung für stabile Mobilität kann in diesem Kontext die anteriore Depression der Skapula gesehen werden. Sie ist wesentlich für eine Initiierung der Rumpfrotation bei stabiler Kopfposition. Durch die reaktiv geforderte Aktivierung der ventralen Halsmuskulatur in Form einer Verlängerungsbeanspruchung derselben ist die anteriore Depression auch imstande, direkte Adaptionen in den CMD-relevanten Körperregionen auszulösen. Die Verlängerungsbeanspruchung betrifft hierbei v. a. den M. trapezius (Pars descendens), die Mm. scaleni und die subokzipitalen Muskeln. Die Beteiligung von Muskeln, Gelenken und Nerven in der zervikothorakalen Region beinhaltet durchaus auch eine mögliche Veränderung der Kopfposition und damit auch eine potenzielle Verbesserungsmöglichkeit der Kiefergelenkfunktion (► Abb. 11.38).

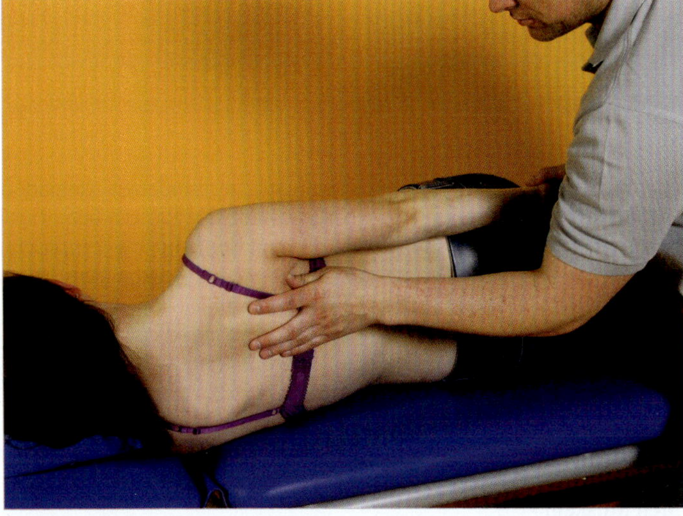

Abb. 11.37 Posteriore Depression.

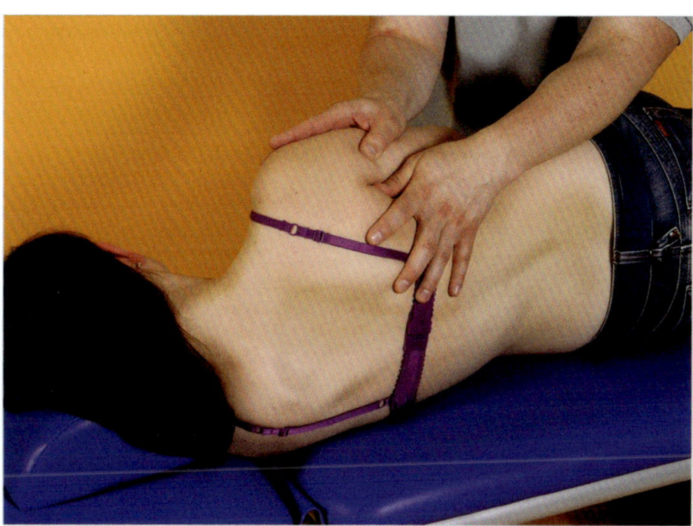

Abb. 11.38 Anteriore Depression.

11.3 Neurale Techniken

Das klinische Spektrum einer CMD beinhaltet auch neurologische oder neurale Symptome wie Sensibilitätsstörungen (Hypästhesien, Parästhesien oder Dysästhesien), Kraftverlust, Reflexstörungen oder ausstrahlende und/oder einschießende Schmerzen in die Kieferregion und im Gesichtsbereich.

Wie schon in Kap. **2.3** erläutert können neurale Symptome nicht nur durch neurologische Erkrankungen oder direkte Traumatisierung der Nervenstrukturen, sondern auch durch mechanische Irritationen an prädisponierten Stellen (an sog. „mechanical interfaces" – mechanischen Kontaktstellen) – ausgelöst werden (Shacklock 2008 u. Butler 1998).

Der Nerv als anatomische Struktur hat an diesen mechanischen Kontaktstellen meist einen oberflächlichen Verlauf und liegt in enger Verbindung mit seinem „Kontaktgewebe", d. h. die mechanische Irritierbarkeit der neuralen Struktur – des Nervs – ist erhöht. Durch Traumatisierung und daraus resultierende Adhäsionen etc. dieses Kontaktgewebes kann sich die mechanische Kontaktfläche (und damit die Mobilität und Funktionalität des Nervs) negativ verändern. Anhand dieses Mechanismus lassen sich die neuralen Symptome erklären. Ein mechanisch irritierter Nerv kann seine primäre Hauptfunktion – Informationsübermittlung – nicht mehr effektiv ausführen und somit provoziert dieses mechanische Problem neurale Symptome, wie Sensibilitätsveränderungen, Kraftdifferenzen oder einschießende ausstrahlende Schmerzen im entsprechenden Versorgungsgebiet des Nervs.

Der Nerv wird an den Kontaktflächen direkt gereizt; entzündliche Zustände können die Folge sein. Außerdem entwickelt der Nerv eine hohe Mechano-Sensitivität bei spezifischen Mobilitätsanforderungen, wie es z. B. bei Kiefer- oder Kopfbewegungen der Fall ist. Der Nerv (bei Patienten mit CMD der N. trigeminus) muss sich den Kieferbewegungen durch entsprechende Maßnahmen wie Glätten seiner Hüllstrukturen, Gleiten in seinen Hüllstrukturen (Teleskopwirkung der neuralen Hüllstrukturen) und Spannung in seinem „Gleitlager" – den mechanischen Kontaktflächen – anpassen. Ist dies aus den genannten Gründen nicht möglich, sind Symptome zu erwarten (Butler 1998, Shacklock 2008, von Piekartz 2005).

Klinisch betrachtet sind der N. trigeminus und N. facialis für die Kieferregion am bedeutungsvollsten. Sie innervieren die Kaumuskeln und die mimischen Muskeln und haben die größte anatomische Vernetzung in der Kiefer- und Gesichtsregion mit dem größten klinischen Irritationspotenzial (siehe Kap. **2** Anatomische Strukturen, ▸ **Abb. 2.11** und ▸ **Abb. 2.12**). Die im Folgenden vorgestellten Behandlungstechniken beziehen sich auf den N. trigeminus und dessen periphere Äste, lassen sich aber auch auf andere neurale Strukturen nach demselben Prinzip anwenden.

Bei Symptomen, die durch Irritation der neuralen Strukturen ausgelöst werden, ergeben sich primär zwei unterschiedliche *neurale Behandlungsmöglichkeiten*:

- **Direkte Behandlung der mechanischen Kontaktflächen:** Die Behandlung der mechanischen Kontaktflächen eines Nervs an den Stellen seines oberflächlichen Verlaufs ist relativ einfach. Kann der Nerv gut palpiert werden, sind auch seine Kontaktflächen an diesen Stellen besonders gut zu lokalisieren und entsprechend gut zugänglich für die Therapie. Die Kontaktflächen werden direkt manuell oder funktionell über Bewegung gegeneinander verschoben und mobilisiert, um bestehende Bewegungshindernisse zu beseitigen und die Stoffwechselsituation anzupassen und zu verbessern.
- **Direkte neurale Mobilisation des Nervs**: Bei der direkten neuralen Mobilisation werden diese Hüllstrukturen durch gezielte Bewegungen der angrenzenden Gewebe (Muskeln, Gelenke, Ligamente etc.) gegeneinander verschoben und dadurch direkt mobilisiert.

11.3.1 Effekte der neuralen Behandlungstechniken

Die Behandlung der mechanischen Kontaktflächen und die direkte Nervenmobilisation haben unterschiedliche Primäreffekte, da jeweils andere Zielgewebe durch die Interventionen mechanisch beeinflusst und verändert bzw. zur Adaption veranlasst werden. Grundlegende Behandlungsziele sind die positive mobilisierende Veränderung der mechanischen Eigenschaften und Fähigkeiten der neuralen Zielgewebe (zum einen des umgebenden Gewebes bzw. der neurale Kontaktflächen und zum anderen des Nervs inklusive seiner Hüllstrukturen selbst) sowie den Stoffwechsel steigernde Effekte für das angrenzende Gewebe und den behandelten Nerv. In den ▶Tab. 11.6 und ▶Tab. 11.7 sind Behandlungseffekte der neuralen Techniken aufgelistet.

Neurale Biomechanik 

Sie beschäftigt sich mit dem mechanischen Bewegungsverhalten der Nerven innerhalb ihrer neuralen Hüllstrukturen und im Kontext zu dem umgebenden Kontaktgewebe. Mechanische Effekte finden somit extraneural an den Kontaktflächen, aber auch intraneural an den neuralen Hüllstrukturen (also am bzw. im Nerv) selbst statt.

Tab. 11.6 Effekte der Behandlung mechanischer Kontaktflächen (van den Berg 2003, 2008)

Behandeltes Kontaktgewebe	Effekte
Weichteile: • Muskeln • Ligamente • Gelenkkapsel • Bindegewebe • Haut, Unterhaut	Mechanische Effekte: • Mobilisation der Gewebe gegeneinander • Deformation der Gewebe • Aufbrechen, Lösen von Adhäsionen • Friktionswirkung auf Weichteilgewebe löst eine bessere Faserstrukturierung des Gewebes aus • Perfusionssteigerung durch lokale reaktive Hyperthermie • Vasodilatation steigert die Stoffwechsellage des Gewebes • Druckausgleich der Flüssigkeiten Biochemische Effekte: • Verstärkte Sekretion von Entzündungsmediatoren • Regulation von Entzündungszuständen
Arthroossäre Strukturen	Mechanische Effekte: • Mobilisation der Gelenke • Deformation der Knorpelflächen • Druckausgleich intraartikulär • Periostale Mobilisation Biochemische Effekte: • Verstärkte Diffusion und damit Stoffwechselsteigerung • Wachstumsreize an Knochen und Knorpel

Therapieziele bei der Behandlung an den mechanischen Kontaktflächen für die neuralen Strukturen:

- Mobilitätsgewinn durch elastische, mobile Kontaktflächen,
- reduzierte mechanische Sensitivität (reduzierte Reibung am Kontaktgewebe),
- gesteigerte Eigendynamik der neuralen Struktur,
- Schmerzreduktion,
- lokale Stoffwechselsteigerung an den neuralen Strukturen (neurale Blutversorgung).

Tab. 11.7 Effekte der direkten Nervenmobilisation

Behandeltes Gewebe	Effekte
Peripherer Nerv mit Hüllen: • Basalmembran und Endoneurium (umhüllt die Nervenfaser) • Perineurium (mehrere Nervenfasern werden vom Perineurium zu sog. Faszikel zusammengefasst) • Inneres und äußeres Epineurium (umhüllen mehrere Faszikel) • Mesoneurium (umhüllt den gesamten peripheren Nerv)	Mechanische Effekte: • Glättung des Mesoneuriums (Butler 1998) • Gleitbewegungen der neuralen Hüllen: Epineurium, Perineurium und Endoneurium gegeneinander (Butler 1998) • Spannungsaufbau von Epi-, Peri- und Endoneurium (Butler 1998) • Reduktion bzw. Beseitigung von Bewegungshindernissen • Lösen von Adhäsionen Biochemischer Effekt: • Stoffwechselsteigerung (Shacklock 2008, Butler 1998)

11.3.2 Behandlung der mechanischen Kontaktstellen

Die direkte Behandlung der mechanischen Kontaktflächen hat das Ziel, den Reizzustand durch das Lösen von Adhäsionen zu verringern – mittels Mobilisation der Gewebeschichten gegeneinander, Gelenkmobilisation, Detonisierung der muskulären Strukturen („Passagemuskeln") oder Schwellungsabbau und auch durch Lymphdrainage. Um diese Therapieziele zu erreichen, werden arthroossäre Mobilisationstechniken und Weichteiltechniken angewandt, wie sie in Kap. 11.1 und 11.2 dargestellt sind.

N. supraorbitalis lateralis und medialis

Der N. supraorbitalis mit seinen peripheren Verzweigungen (Pars medialis und lateralis) kommt aus dem N. ophthalmicus (V_1) und stellt die direkte anatomische Verbindung des N. trigeminus mit der Orbitaregion her. Klinisch bedeutet dieser Umstand eine gegenseitige Irritationsmöglichkeit der Orbitaregion durch Reizzustände des N. trigeminus und umgekehrt eine Irritationsmöglichkeit des N. trigeminus über periphere Veränderungen der mechanischen Kontaktflächen im Bereich der Orbita (supraorbital).

Mögliche Quellen für klinische Probleme sind in diesem Zusammenhang: Verklebungen im neuralen Kontaktgewebe, muskuläre Verspannungen mit neuraler Irritation an den Kontaktflächen des Muskelgewebes zum peripheren Nerv oder die Folgen einer direkten Traumatisierung (Prellung, Hämatom, Entzündung, Schwellung etc.).

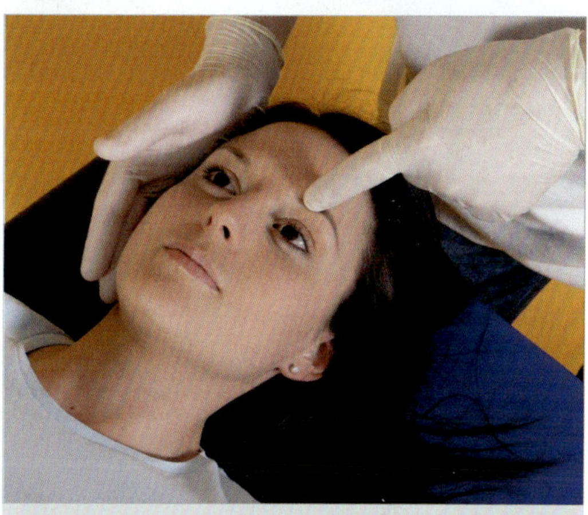

Abb. 11.39 N. supraorbitalis lateralis.

Die Behandlung beinhaltet hier die Mobilisation des neuralen Kontaktgewebes. Das heißt, es werden Mobilisationstechniken am Muskel- und Bindegewebe genauso angewendet wie artikuläre Mobilisationen des Kiefergelenkes oder an den Schädelknochen zur Verbesserung der neuralen Dynamik. Das umliegende Gewebe an einer Nervenaustrittsstelle wird dabei gegen den peripheren Nerv verschoben. Dabei können Irritationen im Augenbereich mit Ausstrahlungen bis in den Stirn- und Schläfenbereich auftreten (▶ Abb. 11.39, ▶ Abb. 11.40).

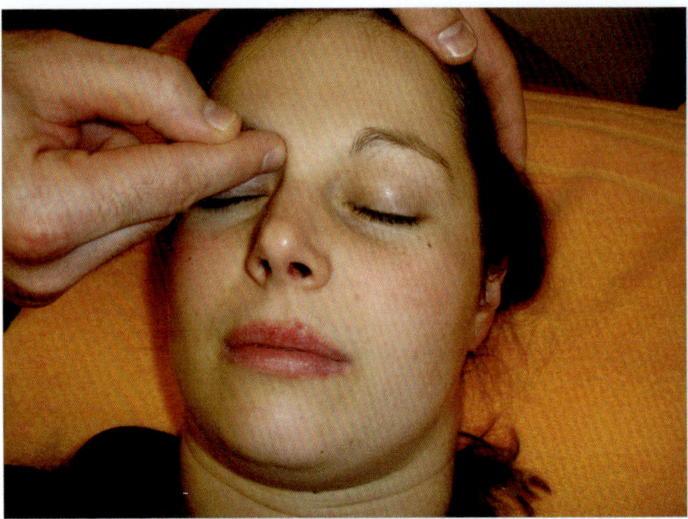

Abb. 11.40 N. supraorbitalis medialis.

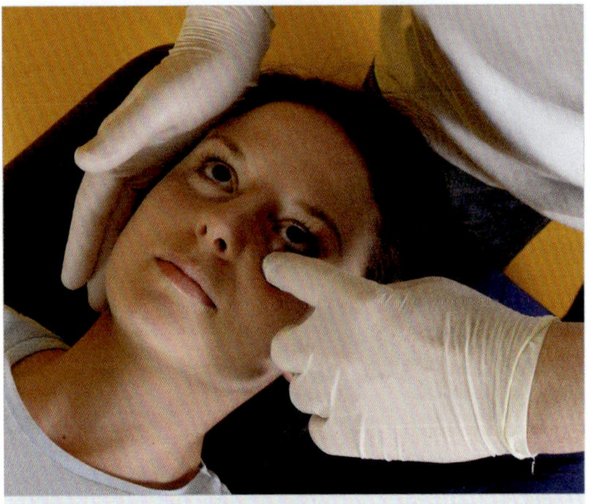

Abb. 11.41 N. infraorbitalis.

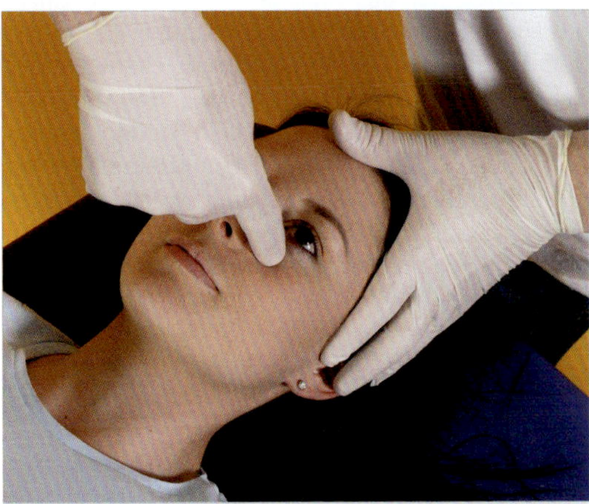

Abb. 11.42 N. infraorbitalis – R. alveolaris superior.

N. infraorbitalis – R. alveolaris superior

Der N. infraorbitalis mit seinen peripheren Verzweigungen – u. a. R. alveolaris superior – kommt aus dem N. maxillaris (V_2) und stellt die neurofunktionelle Verbindung aus dem N. trigeminus zur Regio infraorbitalis und zu den Alveolarfächern der oberen Zahnreihe her. Dieser Nervenpunkt ist ein vielversprechender Ansatzpunkt für die Behandlung von Zahnschmerzen unklarer Genese in der Zahnreihe des Oberkiefers. Auch hierbei geht es primär darum, die neurale Struktur gegen die umliegenden Kontaktflächen zu mobilisieren, um Adhäsionen, muskuläre Verspannungen oder knöcherne Irritationen der neuralen Struktur zu eliminieren (► Abb. 11.41, ► Abb. 11.42).

N. mentalis

Der N. mentalis ist ein weiterer „peripherer" Ast des N. mandibularis (V_3) und stellt neurofunktionell die Verbindung des N. trigeminus zur mechanischen Kontaktfläche an der Mandibula (am Kinn) dar. Zur Mobilisation können Bewegungen der Mandibula benutzt werden. Auch Weichteil-

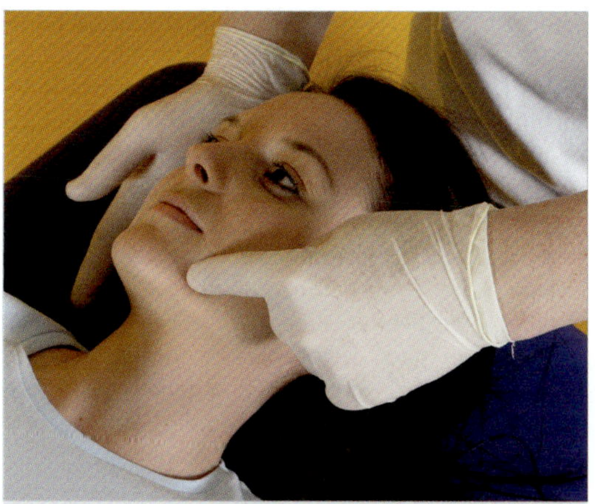

Abb. 11.43 N. mentalis.

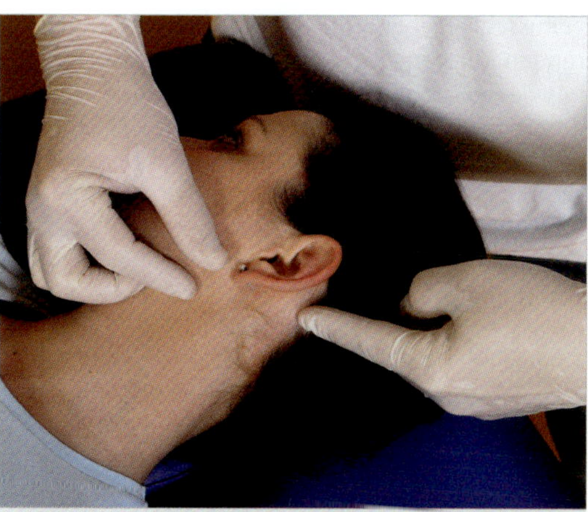

Abb. 11.44 Nn. auricularis magnus et auricularis posterior.

techniken im umliegenden Gewebe sind hier sehr gut anzuwenden. Vor allem darf bei allen neuralen Austrittspunkten die Mobilisationswirkung der mimischen Muskulatur nicht außer Acht gelassen werden. Einfache mimische Übungen (Grimassieren) haben einen enormen neuralen Mobilisationseffekt (▸ Abb. 11.43).

Nn. auricularis magnus et auricularis posterior und Nn. occipitalis major et minor

Die neuralen Strukturen aus dem Plexus cervicalis (Ansa cervicalis) spielen bei Patienten mit CMD ebenfalls eine klinische Rolle: Sie verbinden die Subokzipital- und Okzipitalregion, die sie auch versorgen. Somit ergibt sich eine mögliche Einflussnahme dieser Strukturen auf Kopfschmerzen oder Ohrsymptome, die in zum klinischen Symptomkreis der CMD gehören und bei vielen Patienten mit CMD gefunden werden.

Ein weiteres Erklärungsmodell ergibt sich, wenn man die Dysfunktionskette rückwärts betrachtet. Auch Störungen in der oberen HWS-Region können negativ aus der neuralen Peripherie (N. auricularis magnus et posterior) beeinträchtigt werden. Die kranialen neuralen Strukturen bieten demnach Behandlungspotenzial für Störungen, die sowohl in der kranialen als auch in der zervikalen Region zu finden sind (▸ Abb. 11.44, ▸ Abb. 11.45).

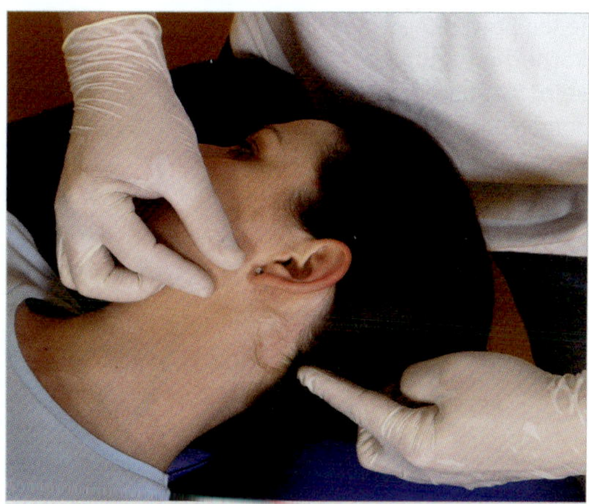

Abb. 11.45 Nn. occipitalis major et minor.

11.3.3 Direkte Mobilisation der Nerven

Neben der direkten Behandlung der neuralen Kontaktstellen ist die zweite Möglichkeit die direkte Mobilisation des Nervs in seinem „Gleitlager", d. h. neurale Mobilisation unter Berücksichtigung der biomechanischen neuralen Anpassungsmechanismen: Glätten, Gleiten und Spannen des neuralen Gewebes gegen seine mechanischen Kontaktflächen (von Piekartz 2005, Butler 1998, Shacklock 2008).

Ausschlaggebend für die Wahl der zu mobilisierenden Komponente ist die exakte Diagnostik mittels des neurodynamischen Tests für den N. mandibularis (siehe Kap. **8.3**, ► **Abb. 8.72**). Dabei werden die Bewegungskomponenten des Testes selektiv untersucht und bei einem entsprechenden Befund (bei Reproduktion der Symptome) setzt der Therapeut die symptomatischen Teilbewegungen zur Mobilisation des neuralen Gewebes ein. Die direkte neurale Mobilisation wird in zwei Techniken angewendet:

- *Slider*: Provoziert hauptsächlich eine Gleitbewegung des Nervs gegen seine Kontaktflächen möglichst ohne signifikanten Spannungsaufbau.
- *Tensioner*: Provoziert primär eine Spannungsbewegung des Nervs bei relativer Fixation eines Nervenendes gegen seine Kontaktfläche.

Bei der Anwendung aller neuralern Mobilisationstechniken ist die Grundüberlegung, dass sich bei jeder Bewegung eines Organismus (auch bei Teilkörperbewegungen) nicht nur die Gelenke, Muskeln, Bänder oder die Blutgefäße bewegen müssen, sondern dass in gleichem Maße auch die neuralen Strukturen mit bewegt werden. Alle mechanischen Belastungen wirken auch auf die Nervenstruktur.

Neurale Mobilisation via Spannungstest des N. mandibularis

Die neurale Spannungsposition für den N. mandibularis setzt sich aus mehreren Komponenten zusammen. Die *zervikale Flexion* ist die erste Komponente in der Bewegungsreihe des Spannungstestes und kann auch als selektive Mobilisationstechnik der neuralen Struktur des N. mandibularis benutzt werden. Mobilisiert wird mit physiologischer Flexion oder mit Zusatzbewegungen an der oberen HWS (► Abb. 11.46). Das Therapieziel ist eine Reduktion der ausgelösten Symptome bei einem erneut ausgeführten neurodynamischen Spannungstest oder eine symptomfreie Flexion der HWS. Je nach Irritierbarkeit und Stärke der Symptome wird eine entsprechend schonende oder eher mechanisch reizende Mobilisation durchgeführt. Dies lässt sich über den benutzten Bewegungsgrad (Grad I–IV) einstellen.

Die *Lateralflexion*, als eine weitere Komponente der Testposition, kann ebenso zur Mobilisation der Neuralstruktur eingesetzt werden. Auch hier können die physiologische Lateralflexion oder Zusatzbewegungen (lateral Gliding-Technik oder unilaterale p/a Mobilisationen) in der Therapie zur Anwendung kommen (► Abb. 11.47).

M!

Vor der Durchführung dieser Technik stellt der Therapeut die HWS vor der Symptomauslösung ein. Bei neurodynamischen Mobilisationen können zu intensiv durchgeführte Behandlungstechniken die Symptomatik dramatisch verschlechtern.

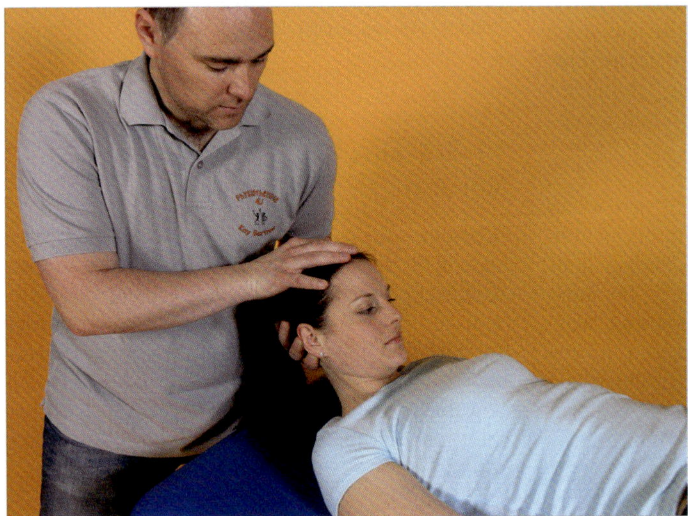

Abb. 11.46 Komponente zur neuralen Spannungsprüfung: Flexion der HWS.

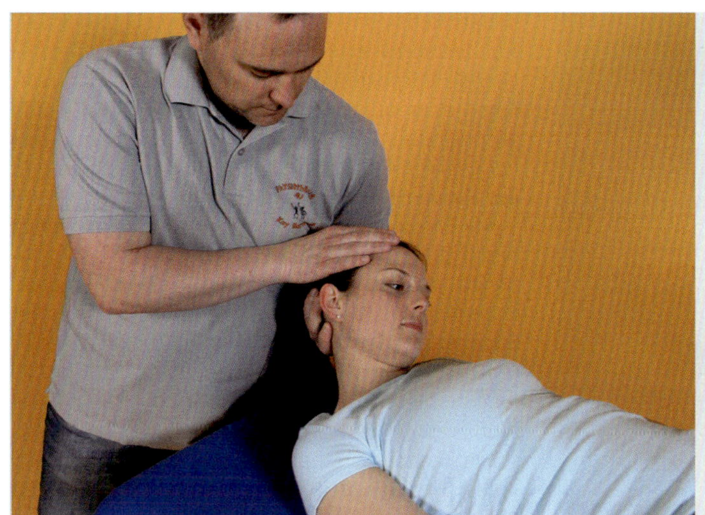

Abb. 11.47 Komponente zur neuralen Spannungsprüfung: Lateralflexion der HWS.

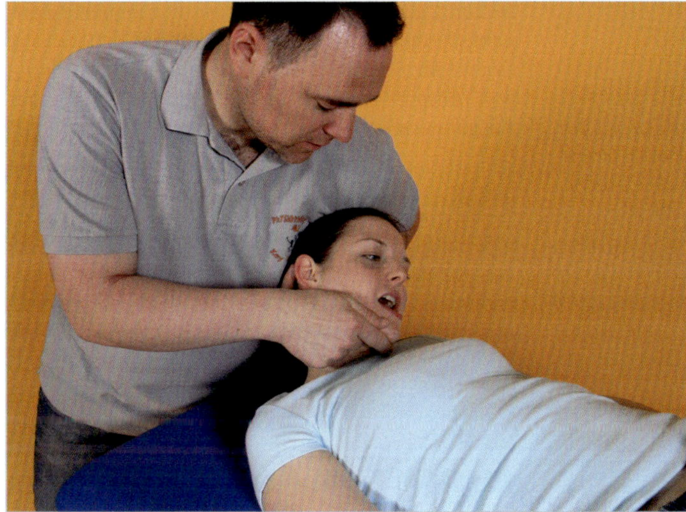

Abb. 11.48 Komponente zur neuralen Spannungsprüfung: Laterotrusion der Mandibula im Temporomandibulargelenk.

Die selektive Mobilisation der Mandibula im Kiefergelenk in Richtung *Laterotrusion* mobilisiert nicht nur die artikulären Strukturen bzw. das Kiefergelenk an sich, sondern beeinflusst auch die neuralen Strukturen des N. mandibularis. Die gerichtete Mobilisation verlängert die neuralen Strukturen (► Abb. 11.48). Als gewünschte Therapieeffekte können hier eine Verbesserung der Mandibulamobilität (das Beseitigen von mechanischen Bewegungshindernissen) sowie eine erhöhte Spannungs- bzw. Mobilitätstoleranz der neuralen Struktur angegeben werden. Die physiologische Laterotrusion ist dabei als Technik ebenso denkbar wie multidirektionale passive Translationen des Kiefergelenks.

Die gesamte neurale Spannungsposition für den N. mandibularis besteht aus folgenden Komponenten (von Piekartz 2001):

- HWS Flexion,
- HWS kontralaterale Lateralflexion,
- Kiefergelenk kontralaterale Laterotrusion der Mandibula.

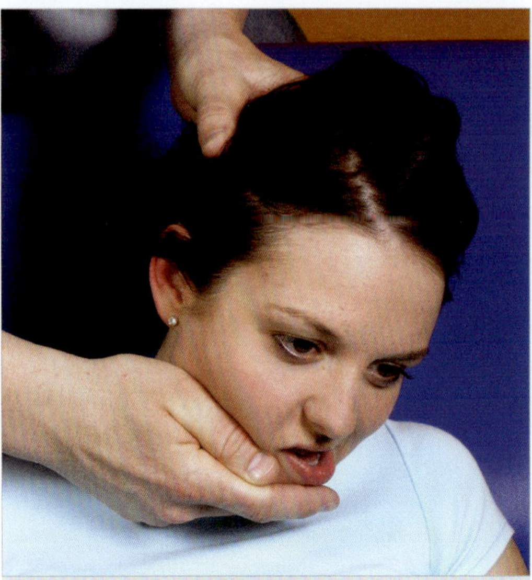

Abb. 11.49 Neurale Spannungsposition des N. mandibularis.

Jede einzelne dieser Komponenten kann in der Behandlung selektiv zur Mobilisation der Nervenstruktur im Sinne einer Mobilisation des mechanischen Kontaktgewebes eingesetzt werden. Es können auch Kombinationen von zwei oder allen drei Komponenten benutzt werden. Damit ist die Therapie eher eine Mobilisation des gesamten Nervs in seinem Verlauf und fördert seine Adaptionsmöglichkeiten auf mechanische Belastungen (► Abb. 11.49).

11.4 Behandlung in kombinierten Positionen

Eine CMD zeigt sich mitunter durch viele Symptome und die Auswirkungen sind nicht nur lokal in der Kiefergelenkregion zu suchen. Angrenzende Körperregionen, wie z. B. die (obere) HWS oder die obere BWS sowie der Schulterbereich, werden von einer CMD in Mitleidenschaft gezogen und zeigen relevante Symptome. Umgekehrt irritieren Dysfunktionen in diesen Körpergebieten u. U. das Kiefergelenk. Bei klinischer Beteiligung von angrenzenden Gebieten oder Strukturen ist die Integration dieser Strukturen in die Behandlung notwendig. Diese Integration kann in Form einer selektiven Behandlung der zusätzlich beteiligten Struktur stattfinden oder als gleichzeitige Behandlung des Kiefergelenks und der zusätzlich beteiligten Struktur. Letzteres erreicht man z. B. durch entsprechende Vorpositionierungen der ebenfalls betroffenen Region. Der Therapeut behandelt also den vorpositionierten Patienten am Kiefergelenk (siehe Kap. **8.2.4** Variabilität der Ausgangsstellung in der aktiven Bewegungsprüfung).

Die Entscheidung darüber, welcher Therapieweg beschritten werden sollte, wird anhand der erhobenen klinischen Befunde aus der körperlichen Untersuchung getroffen. Weist ein angrenzender Strukturkomplex Symptome auf, die nicht mit der CMD zusammenhängen, ist eine isolierte Behandlung dieser Struktur mit unterschiedlichen, am Befund orientiert ausgewählten physiotherapeutischen Techniken empfehlenswert und meist auch klinisch erforderlich. Werden Symptome hingegen nur in Kombination mit z. B. Stressbewegungen oder -positionen der Kiefergelenke ausgelöst, sollte an eine Behandlung in kombinierter Ausgangsstellung gedacht werden. Diese kombinierte Ausgangsstellung erlaubt eine simultane Behandlung zweier Strukturkomplexe, wie z. B. die Behandlung von Temporomandibulargelenk und HWS, in einer Ausgangsstellung.

11.4.1 Angewandte Biomechanik

Wie in Kap. **8.1.2** aufgezeigt, beeinflussen Körperhaltungen (vor allem die Kopfhaltung) die Unterkieferpositionierung und somit die Kiefergelenk- und Kaumuskelfunktionen enorm. Wie sich die Kopfposition und die dadurch variierende Muskelspannung auf die Kiefergelenkfunktion auswirken, kann man am besten in einem *Selbstversuch* erfahren:

Schließen Sie die Augen und prüfen Sie Ihren ersten Bisskontakt: Nun öffnen und schließen Sie mehrmals hintereinander den Mund und achten Sie darauf, welche Zähne zuerst aufeinandertreffen und den Kontakt zwischen Ober- und Unterkiefer herstellen.

Nun lateralflektieren Sie die HWS nach rechts. In dieser gehaltenen HWS-Position schließen Sie nun wieder den Mund. Sie werden feststellen, dass sich der erste Zahnkontakt verändert hat. Dasselbe funktioniert auch bei einer HWS-Rotation oder einer forcierten sternosymphysalen Belastungshaltung im Vergleich mit einer sehr stark aufgerichteten Körperhaltung; also der Modulation zwischen flektierter und extendierter BWS. Der erste Zahnkontakt, der Aufbiss, verändert sich.

So bewirken zervikale Haltungen oder Bewegungen, wie z. B. Rotation oder Lateralflexion der HWS, eine veränderte okklusale Situation mit adaptiertem erstem Zahnkontakt bei aktivem Mundschluss. Im Normalfall verlagert sich der erste Aufbisskontakt bei Flexion und Lateralflexion der HWS auf die kontralaterale Seite. Zervikale Flexions- bzw. Extensionsverlagerungen bewirken eine Pro- bzw. eine Retraktionstendenz auf die Mandibula und sorgen so für eine veränderte mechanische Kontaktbeziehung im Temporomandibulargelenk (Bumann u. Lotzmann 2000). Dasselbe Effektmodell gilt für zervikothorakale Flexions-/ Extensionsmodulationen. Sie verändern die mechanischen Kontaktbeziehungen der Kiefergelenke über das mechanische Prinzip der weiterlaufenden Bewegung (▶ Abb. 11.50). Diese sind aufgrund funktioneller Verknüpfungen auf neuromuskulärer Grundlage zu erklären.

So, wie sich eine veränderte Körper- bzw. Kopfhaltung pathologisch auf die Kiefergelenkfunktion auswirken kann, können auch Therapiereize in kombinierten Positionen über diese Wechselwirkungen effektiv angewendet werden, um eine Verbesserung der bestehenden Symptome und der persistenten Funktionsstörungen zu erreichen.

Ein weiterer Vorteil von kombinierten Ausgangspositionen ist die Möglichkeit, die ligamentären, kapsulären Strukturen sowie das neurale System der Kiefergelenk-, HWS- und BWS-Region unter Spannung oder Entlastung einzustellen. Bei einer Beteiligung der neuralen Strukturen an einer CMD können auf diese Art mechanische Mobilisationsreize für das Nervensystem therapeutisch genutzt werden. Durch Einstellung von HWS, Schultergürtel oder oberem Rumpf in sog. neurale Spannungspositionen wird das Nervensystem zusätzlich als mechanischer Parameter in die Behandlung integriert.

Vor allem Variationen der HWS-Position sind mit einer Vielzahl von mechanischen Therapiemöglichkeiten für die kranialen Nervenstrukturen verbunden, insbesondere für den N. mandibularis (aus dem N. trigeminus). Die gezielten Voreinstellungen der benachbarten Gelenkkomplexe (HWS, BWS und Schultergürtel) bringen auch weitreichende mechanische Konsequenzen für die Gelenkkapsel und die ligamentären Strukturen der Kiefergelenke mit sich, die für eine effektivere Therapie von großem Nutzen sein können (▶ Abb. 11.51). Durch diese Vorgehensweise können Steigerungen in die angewendeten therapeutischen Interventionen eingebaut werden, ohne direkt die Intensität der benutzten Technik zu verstärken. Die veränderte Ausgangsstellung der zu behandelnden Strukturen genügt, um die Effekte der Behandlungstechnik auf einen anderen Aspekt des Zielgewebes zu verlagern und somit einen neuen Therapiereiz mit resultierender erweiterter Adaption der behandelten Strukturen auszulösen

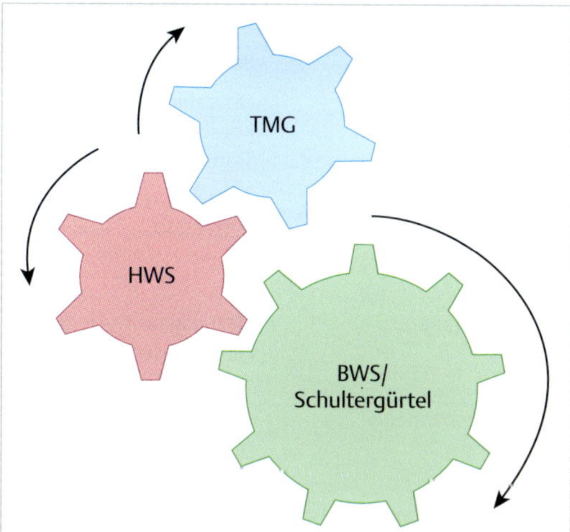

Abb. 11.50 Mechanische Beziehung der oberen Körperregionen zur CMD, z. B. Flexion der BWS und Protraktion des Schultergürtels führt zur Extension der HWS und Retrusion im Kiefergelenk (modifiziert nach Brügger).

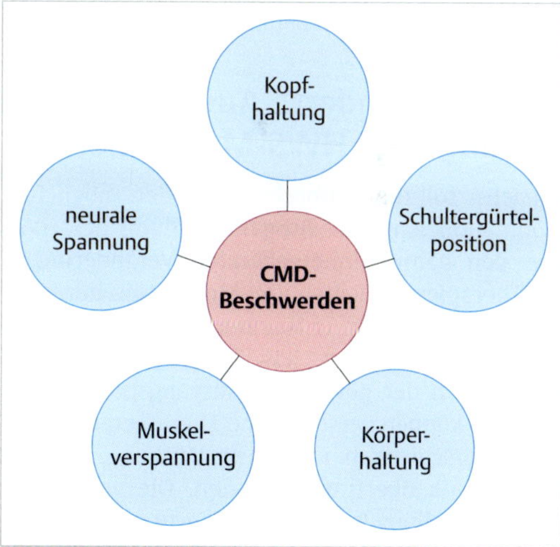

Abb. 11.51 Begleitfaktoren zur Behandlung in kombinierten Positionen.

Tab. 11.8 Mit der Haltung korrespondierende Faktoren einer CMD

Begleitfaktoren	Beobachtungskriterien	Funktionelle Bedeutung
Kopfhaltung	Lateralflexion Rotation Translation (ventral oder dorsal)	Jede dieser mechanischen Komponenten verändert die Beweglichkeit der Mandibula und den habituellen Mundschluss
Schultergürtelposition	Protraktion Retraktion	Über muskuläre Vorspannung (M. omohyoideus als direkte Verbindung aus der Schulterregion in das Kiefergelenk) Veränderte Mechanik
Körperhaltung	Sternosymphysale Belastungshaltung Flexion oder Extension der oberen BWS	Funktionelle Haltungskorrelation über Bewegungs- und Muskelketten bis in das Kiefergelenk
Muskelverspannung	Schultergürtelmuskeln Nackenmuskeln Brustmuskeln	Beeinflussung über Muskelketten und Irradiation
Neurale Spannung	N. trigeminus N. facialis N. accessorius N. glossopharyngeus N. hypoglossus	Neurale Spannung durch Adhäsionen im neuralen Gewebe (in den Hüllstrukturen) oder an den mechanischen Kontaktflächen

(► Tab. 11.8). Die Therapie einer Funktionsstörung in kombinierten Ausgangsstellungen stellt somit eine elegante Möglichkeit der Steigerung in der physiotherapeutischen Behandlung dar.

11.4.2 Veränderte Ausgangsstellung über HWS-Modulation

Zunächst soll die Aufmerksamkeit den möglichen Modulationen in der Ausgangsstellung der HWS und den damit einhergehenden Veränderungen der Therapiereize gelten. Die Modulation der HWS lässt Veränderungen in Flexion, Extension, Lateralflexion und Rotation, jeweils nach rechts oder links, zu. In der gewählten Ausgangsposition für die HWS können verschiedene Therapiereize, auch mit unterschiedlich intensiver Wirkung, auf das Kiefergelenk übertragen werden. Die veränderte Ausgangsstellung bringt modifizierte mechanische Bedingungen für die Kiefergelenke mit, die zur effektiven Therapie mittels manueller Mobilisation der Gelenke benutzt werden können. Veränderungen in der Ausgangsstellung für die Behandlung sollten immer an einen entsprechenden Befund aus der körperlichen Untersuchung geknüpft werden. Das heißt, es sollten Zusammenhänge zwischen Körper- oder Kopfhaltung und den Symptomen der CMD existieren und im Vorfeld gefunden worden sein. Somit ist eine Möglichkeit der Verbesserung dieser Symptome durch adaptierte Ausgangsstellungen gegeben.

Mobilisation des Temporomandibulargelenks in HWS-Lateralflexion

Die zervikale Vorpositionierung in Lateralflexion verändert die mechanische Kontaktbeziehung der Kiefergelenke. Es finden translatorische Positionsänderungen, primär in Rechts-links-Ausrichtung, des Kondylus in der Gelenkrelation statt, die den Therapiereiz der manuellen Mobilisation an andere Teile des Zielgewebes bringen (► Abb. 11.52). Außerdem verändert die Vorpositionierung die Spannung bzw. den Tonus des Zielgewebes, sodass die Vorbedingungen für den Therapiereiz modifiziert sind. Das Kiefergelenk kann so dicht unterhalb der Schmerzgrenze oder am aktuellen Bewegungslimit positioniert werden, um die Therapiereize effektiver zu positionieren.

Mobilisation des Temporomandibulargelenks in HWS-Flexion

Die zervikale Flexion (respektive Extension) moduliert die translatorische Kondylusposition im Kiefergelenk eher durch eine Protrusions- bzw. Retrusionskomponente. Mechanisch bedeutet dies für die Flexion der HWS eine konkrete Modulation in eine retrusive Stellung des Kondylus in der Gelenkrelation. Dies führt zu mechanischer Entlastung der vorderen Gelenkflächen und zu einer eher druckbelasteten Situation für die dorsalen intraartikulären Strukturen – die bilaminäre Zone.

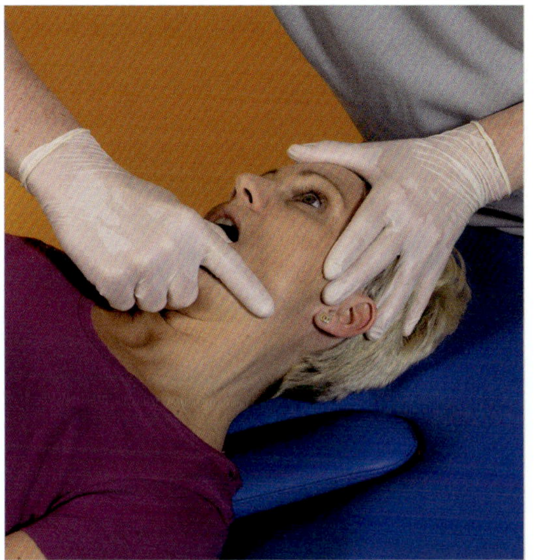

Abb. 11.52 Mobilisation des Temporomandibulargelenks mit der Vorpositionierung in HWS-Lateralflexion nach rechts.

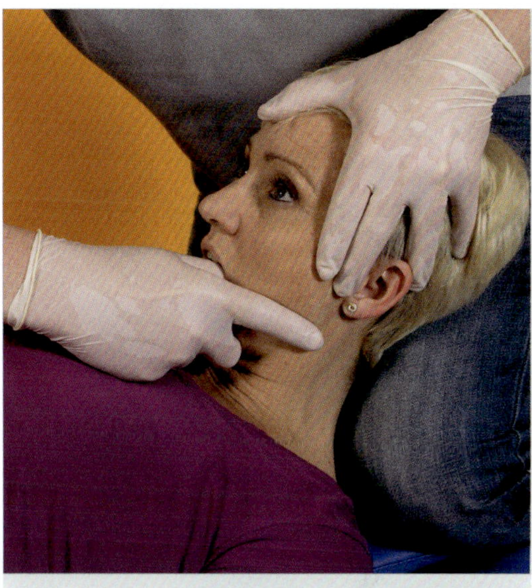

Abb. 11.53 Mobilisation des Temporomandibulargelenks mit der Vorpositionierung in HWS-Flexion.

Damit kann eine moderate Deformation über sanfte Mobilisationstechniken mit dem Ziel der Stoffwechselsteigerung und der Elastizitätsverbesserung (durch sanfte Wachstumsreize) angestrebt werden (▶ Abb. 11.53).

Mobilisation der Temporomandibulargelenk in HWS-Flexion und Rotation

Die zervikale Rotation kann nun zur weiteren Steigerung der Therapie als translatorische Modulation in einer Rechts-links-Ausrichtung hinzugenommen werden. Dadurch lassen sich die problematischen Areale im Kiefergelenk exakter einstellen und die Therapiereize können besser appliziert werden (▶ Abb. 11.54). Die ▶ Abb. 11.55 und ▶ Abb. 11.56 zeigen abschließend die beschriebenen Bewegungsrichtungen und ihren Einfluss auf die Kiefergelenke.

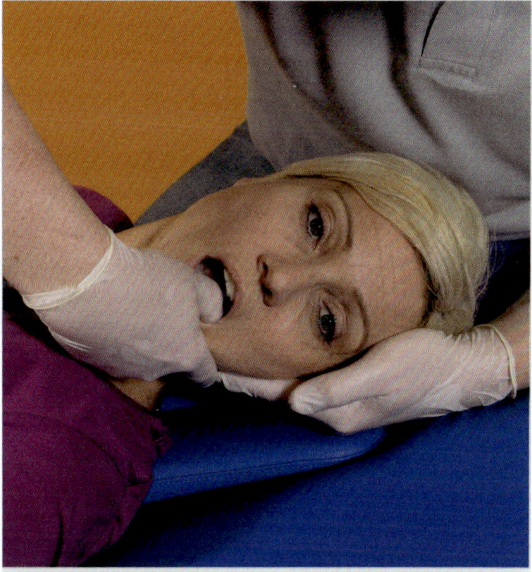

Abb. 11.54 Mobilisation der Temporomandibulargelenk mit der Vorpositionierung in HWS-Flexion und Rotation nach links.

11.4.3 Veränderte Ausgangsstellung über BWS-Modulation

Die Variation der Ausgangsstellung zur Behandlung von Patienten mit CMD mittels Positionsveränderungen der BWS und des Schultergürtels trägt

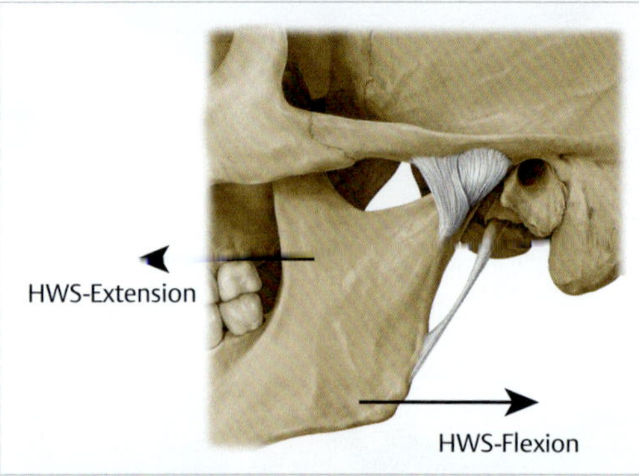

Abb. 11.55 Modulation des Temporomandibulargelenks durch eine zervikale Flexion-Extensions-Bewegung.

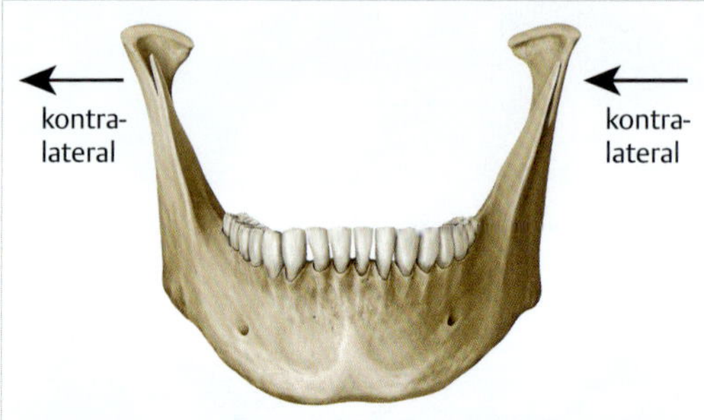

Abb. 11.56 Modulation des Temporomandibulargelenks durch eine zervikale Lateralflexion-Rotations-Bewegung.

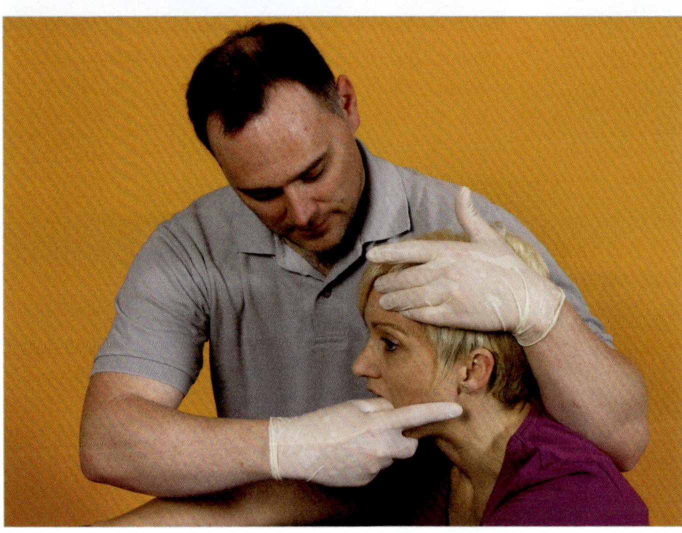

Abb. 11.57 Mobilisation des Temporomandibulargelenks mit der Vorpositionierung in BWS-Flexion.

zu einer Beeinflussung der Kiefergelenkregion über die funktionell verbundenen Strukturen bei. Dabei wird auf funktionelle Bewegungsketten und den Mechanismus der weiterlaufenden Bewegung als Erklärungsmodell zurückgegriffen. Wie in Kap. **8.1.2** ausführlich dargestellt, haben Körper und Kopfhaltung deutliche Auswirkungen auf die Funktionalität der Kiefergelenke, der Kaumuskeln und der benachbarten Gebiete. Vor allem muskuläre und neurale Strukturen haben eine funktionelle Verbindung zur temporomandibulären Gelenkregion und können eine bestehende Symptomatik verändern.

Mobilisation des Temporomandibulargelenks in BWS-Flexion

Die thorakale Flexion setzt die suprahyoidale Muskulatur unter Zug und bewirkt verstärkte Translations-Rotations-Modulationen in der Gelenkbeziehung zwischen Kondylus und Fossa (▶ Abb. 11.57). So wandert der Kondylus hier tendenziell dichter an das Tuberculum articulare nach ventral, was zu einer dorsalen intraartikulären Entlastung der Knorpelfläche führt. Dorsal, an der bilaminären Zone entstehen Zugkräfte und die Tendenz zur Deformation für den Discus articularis.

Mobilisation des Temporomandibulargelenks in BWS-Lateralflexion

Thorakale Lateralflexionseinstellungen bewirken unilaterale muskuläre Modulationen von M. omohyoideus und M. sternohyoideus in Form von Tonusreduktion aufgrund einer Annäherung von Ansatz und Ursprung auf einer Seite – und kontralateral eine Tonuserhöhung durch Entfernung von Ansatz und Ursprung. Über die funktionelle Kette ergeben sich Tonusregulationen sowohl supra- als auch infrahyoidal. Diese muskulären Modulationen lassen sich entsprechend der Zielsetzung für effektivere artikuläre Mobilisationstechniken im Kiefergelenk nutzen (▶ Abb. 11.58).

Mobilisation des Temporomandibulargelenks in BWS-Flexion und HWS-Extension mit Rotation

Zusätzlich zur thorakalen Variation der Ausgangsstellung können zervikale Modulationen eingesetzt werden. Hieraus lassen sich die funktionellen Ergebnisse der jeweiligen Veränderung der HWS- und BWS-Bereiche addieren und die Effekte für die manualtherapeutischen Maßnahmen im Kiefergelenk nutzen (▶ Abb. 11.59). Je mehr Modulationen in der Ausgangsstellung eingestellt werden, desto mehr benachbarte Strukturen mit funktioneller Verbindung zum Temporomandibulargelenk sind involviert.

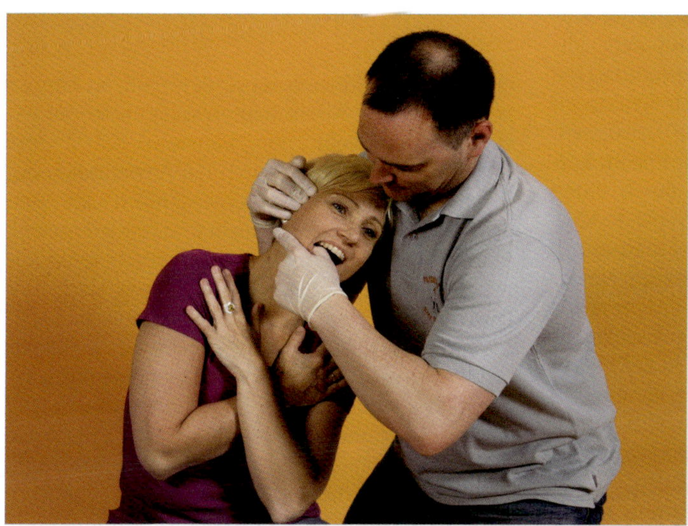

Abb. 11.58 Mobilisation des Temporomandibulargelenks mit der Vorpositionierung in BWS-Lateralflexion.

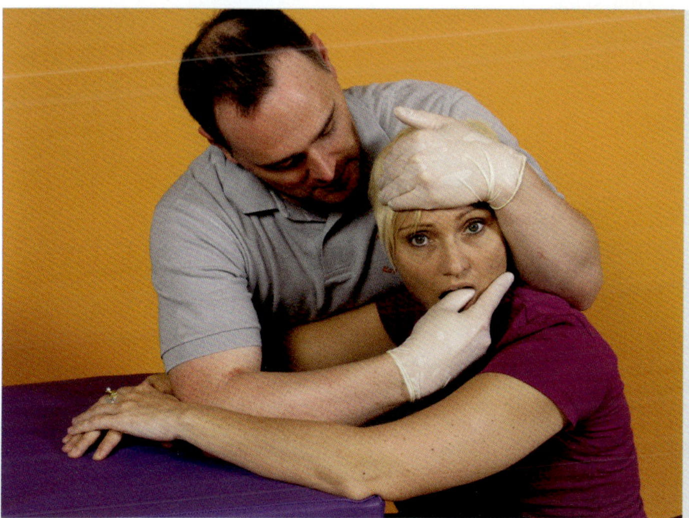

Abb. 11.59 Mobilisation des Temporomandibulargelenks in der Vorpositionierung BWS-Flexion und HWS-Extension mit Rotation nach links.

11.5 Knöcherne Schädeltechniken

Durch die Erweiterung der Therapie von Patienten mit CMD durch Behandlungsmöglichkeiten an den knöchernen Strukturen des Schädels kann das Spektrum der manualtherapeutischen Behandlungstechniken erheblich vergrößert werden. Die Synarthrosen der Schädelknochen (unechte Gelenke) können im Rahmen einer CMD relevante Irritationsmöglichkeiten sein. Manualtherapeutische Techniken können synarthrotische Dysfunktionen positiv beeinflussen. Sie verändern die Kontaktbeziehungen der Schädelknochen und beeinflussen somit die Symptome einer CMD (von Piekartz 2002, Liem 2010).

Die manuelle mechanische Behandlung der kranialen Knochenstrukturen basiert auf dem klinischen Befund und ist an die reproduzierten Symptome im Bereich der knöchernen Strukturen bzw. der Suturen (Verbindungsnähte) gekoppelt. Viele Patienten mit CMD geben Symptome im kranialen knöchernen Bereich an, die durch einen mechanischen Stimulus verändert werden können. Bestehen solche Irritationen aufgrund externer mechanischer Reize (z. B. bei einer a/p Bewegung auf das Os temporale), ist die Prognose für eine Therapiewirkung ebenfalls als gut einzustufen. Die Mobilität des Kraniums wird in der Literatur nach wie vor kontrovers diskutiert. Für die Praxis bedeutet dieser Umstand lediglich, sich auf die klinischen Fakten zu stützen, eine Behandlung der kraniellen knöchernen Strukturen auch auf der klinischen Ebene zu begründen und erreichte Behandlungserfolge ebenfalls auf dieser Ebene zu beurteilen. Die Untersuchung der Mobilität der Schädelknochen kann mit sog. Zusatzbewegungen in verschiedenen Richtungen erfolgen. In der Manuellen Therapie dienen diese Bewegungen ebenso zur Behandlung. Klinisch interessant dürfte der Aspekt der Umkehr von Punctum fixum und Punctum mobile sein. Durch die Anwendung von mechanischen Mobilisationstechniken an den Schädelknochen ist es möglich, das Kiefergelenk über den proximalen Gelenkpartner (Os temporale) zu behandeln. Solange Patienten nach der Durchführung einer solchen mechanischen Behandlungstechnik an den knöchernen Schädelstrukturen eine Verbesserung der Symptomatik angeben können, ist der Einsatz dieser Techniken klinisch begründbar: Wer *hilft*, hat recht. Primäre Einsatzorte manueller Behandlungstechniken sind die Schädelknochen mit direkter oder unmittelbarer Verbindung zum Kiefergelenk (▸ Abb. 11.60).

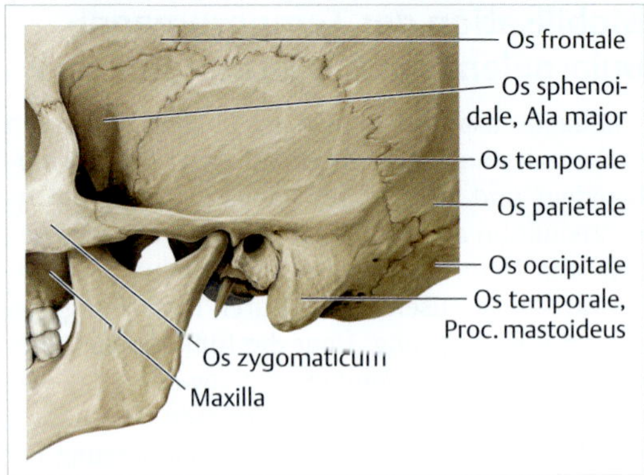

Abb. 11.60 Schädelknochen mit potenzieller Wirkung auf eine CMD.

11.5.1 Techniken

Transversale Mobilisation Os sphenoidale

Durch akzessorische Mobilisation des Os sphenoidale kann die Beziehung zum Os temporale optimiert werden (▸ Abb. 11.61). Der Mobilisationsimpuls wird über die Sutura sphenosquamosa vom Os sphenoidale an das Os temporale geleitet. Weiterhin kann die Sutura sphenozygomatica durch mechanische Reize verändert bzw. mobilisiert werden.

Rotatorische Mobilisation Os frontale

Mobilisationsimpulse über das Os frontale gelangen an folgende Suturen (▸ Abb. 11.62, ▸ Abb. 11.63):

- Sutura coronalis (zwischen Os frontale und Os parietale),
- Sutura sphenofrontalis (Os frontale und Os sphenoidale),
- Sutura frontozygomatica (Os frontale und Os zygomaticum),
- Sutura frontonasalis (Os frontalis und Os nasale),
- Sutura frontomaxillaris (Os frontale und Maxilla).

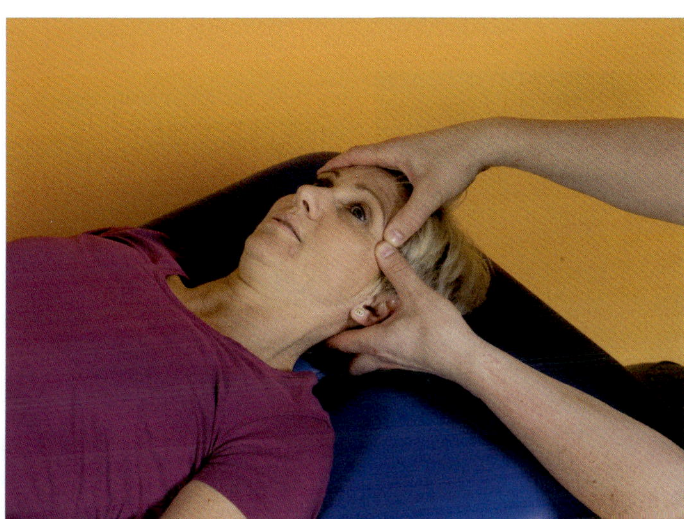

Abb. 11.61 Transversale Mobilisation Os sphenoidale.

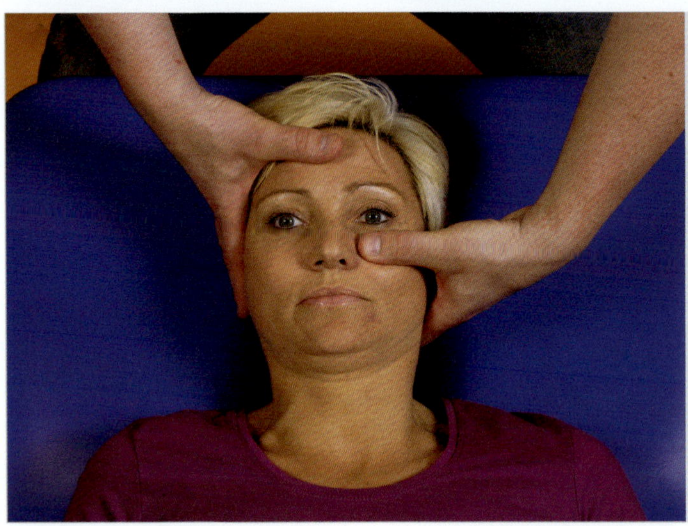

Abb. 11.62 Rotatorische Mobilisation des Os frontale oder extraorale rotatorische Mobilisation der Maxilla.

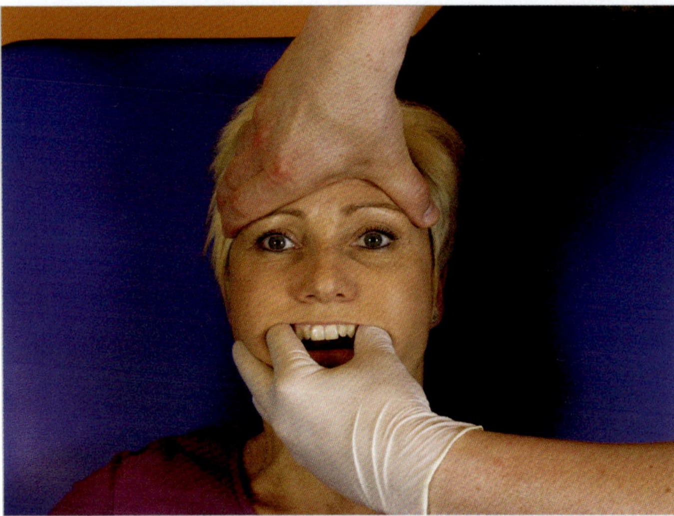

Abb. 11.63 Alternative Grifftechnik: intraorale rotatorische Mobilisation der Maxilla.

Mobilisation Os zygomaticum in anterior-posteriorer Richtung

Der a/p Schub auf das Os zygomaticum ermöglicht eine dorsale Gleitmobilisation des Os temporale. Der Mobilisationsimpuls überträgt sich vom Os zygomaticum auf den Proc. zygomaticus des Os temporale. Hierdurch wird das Tuberculum articulare des Os temporale nach dorsal verlagert, sodass eine translatorische Mobilisation des Kiefergelenkes über den proximalen Gelenkpartner erfolgt (► Abb. 11.64).

Mobilisation Os zygomaticum und Proc. zygomaticus in kranial-kaudaler Richtung

Über diese Technik lassen sich Kompressions- und Distraktionskräfte vom proximalen Gelenkpartner (Os temporale – Proc. zygomaticus) auf das Kiefergelenk übertragen. Mechanische Veränderungen auf die intra- und periartikulären Strukturen des Kiefergelenkes können hierdurch erreicht werden (► Abb. 11.65).

Ebenso ist eine rotatorische Mobilisation des Os temporale mit dieser Technik möglich: Der Thera-

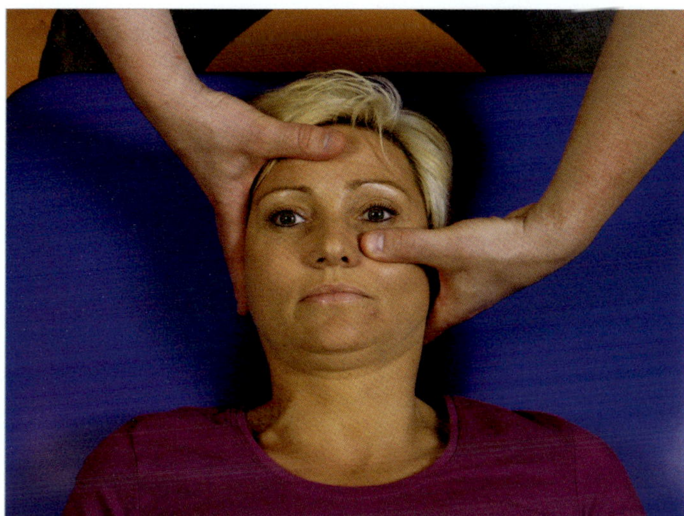

Abb. 11.64 Mobilisation Os zygomaticum in anterior-posteriorer Richtung.

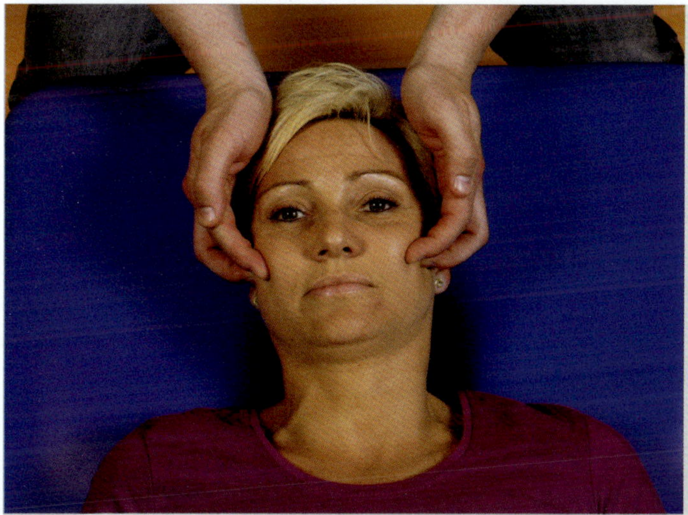

Abb. 11.65 Mobilisation Os zygomaticum und Proc. zygomaticus in kranial-kaudaler Richtung.

peut dreht den anterioren Anteil des Os temporale nach kranial-dorsal – der dorsale Anteil des Os temporale rotiert nach kaudal-ventral.

Mobilisation Os temporale in translatorischer Richtung

Die translatorischen Mobilisationsimpulse auf das Os temporale sind im mechanischen Sinne mit der Laterotrusionsbewegung der Mandibula zu vergleichen. Nur werden sie hier unilateral angewendet und von der Seite des proximalen Gelenkpartners durchgeführt (▶ Abb. 11.66). Das heißt, es kommt hier zu keiner reaktiven mechanisch bedingten Mediotrusion auf der kontralateralen Kiefergelenkseite.

Mobilisation Os frontale durch Kompression

Die Kompressionsbehandlung des Os frontale ist eine generalisierte Mobilisation der Schädelknochen, die eher mit dem Ziel, die Mobilität zu fühlen und evtl. Symptomreproduktionen zu erreichen, verbunden ist. Die mechanische Wirkung ist nicht lokal, sondern eher global, da alle verbundenen Schädelknochen involviert sind (▶ Abb. 11.67).

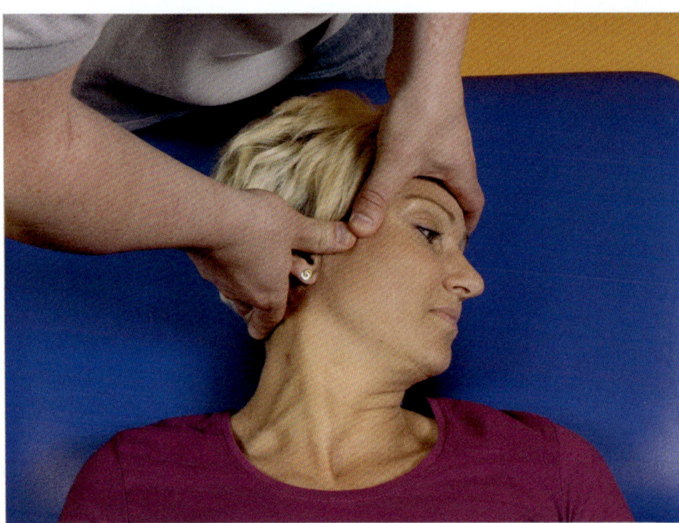

Abb. 11.66 Mobilisation Os temporale in translatorischer Richtung.

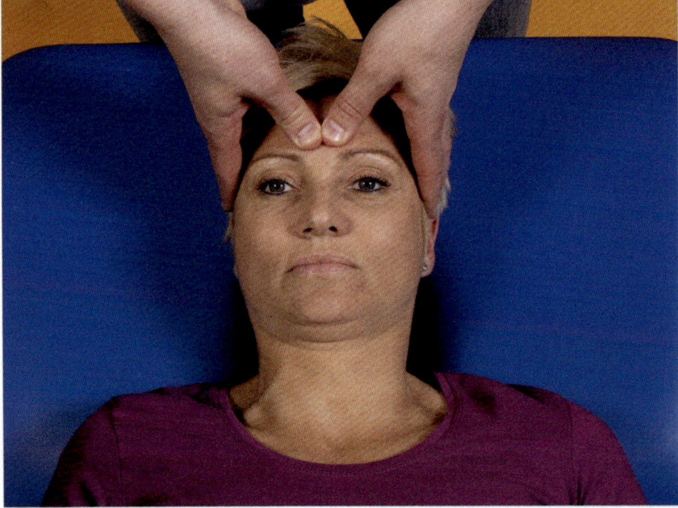

Abb. 11.67 Mobilisation Os frontale mittels Kompression.

11.6 Eigenübungen

Ein an den klinischen Symptomen und den funktionellen Dysfunktionen des Patienten ausgerichtetes Eigenübungsprogramm ist ein wesentlicher Bestandteil der Therapie. Die ausgewählten individuellen Übungen tragen zu einem effizienteren und anhaltenden Therapieergebnis bei. Viele Funktionsstörungen lassen sich nur durch eine intensive, vom Patienten zusätzlich zur eigentlichen Therapie durchgeführte Übungsbehandlung in den Griff bekommen. Die Übungen werden individuell ausgesucht und auf die aktuell angestrebten Therapieziele, der vom Therapeuten eingesetzten Behandlungstechniken, abgestimmt. Anhand der therapeutischen Wirkungen bzw. der beabsichtigten Effekte unterscheidet man folgende Übungsarten:

- Mobilisationsübungen,
- Koordinationsübungen,
- Stabilisations- und Kräftigungsübungen,
- Aktivierung der mimischen Muskulatur.

Der Einsatz von Übungen im Rahmen eines Trainingsprogramms unterstützt den zu erreichenden Therapieeffekt und bietet dem Patienten die Möglichkeit, eigenverantwortlich und aktiv an der Therapie teilzunehmen und seinen Beitrag zum Erreichen der Ziele zu leisten.

11.6.1 Mobilisationsübungen

Mundöffnung zur Mobilisation

Die Mundöffnung als eine der klinisch auffälligsten und bedeutungsvollsten Bewegungen der Mandibula im Kiefergelenk zeigt häufig quantitative und auch qualitative Einschränkungen. In der Therapie sind folglich entsprechend repetitive Mobilisationsreize zur Verbesserung der Problematik erforderlich, die häufig nur durch angepasste Übungen für die Mundöffnung erreicht werden können (▶ Abb. 11.68).

Auch qualitative Parameter, wie z. B. optische Deviations-/Deflexionskontrollen mit Korrektur, können eingebaut werden. Zyklische Belastungsreize auf die kapsulären und die intraartikulären Strukturen bewirken die entsprechenden Adaptionen der Gewebe.

Laterotrusion zur Mobilisation

Die Mobilisation der Laterotrusion kann unilaterale Mobilitätseinschränkungen eliminieren oder auch koordinative Verbesserungen der Bewegungskontrolle bei Ausweichbewegungen oder Schmerzvermeidungsverhalten ermöglichen (Klinik der asymmetrischen Laterotrusion siehe Kap. 11.1, Mechanik der an die Mediotrusion gekoppelte Laterotrusion siehe Kap. 11.2); (▶ Abb. 11.69, ▶ Abb. 11.70).

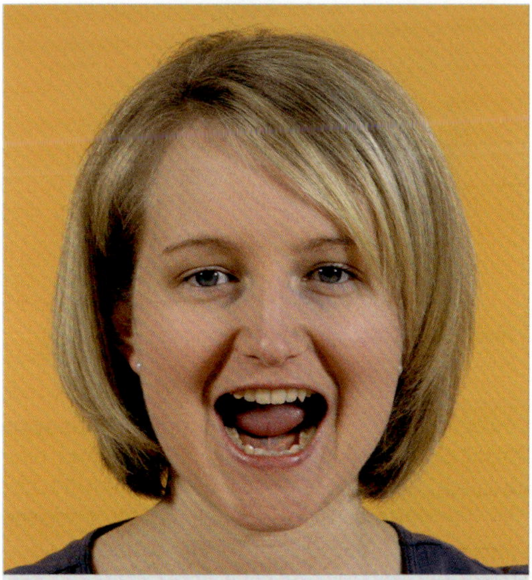

Abb. 11.68 Mundöffnung zur Mobilisation.

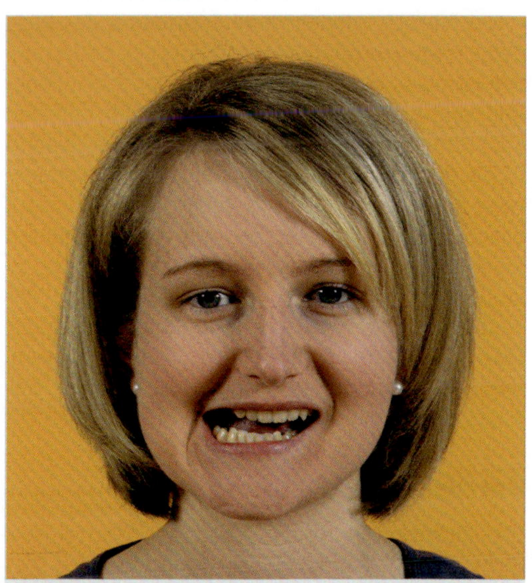

Abb. 11.69 Laterotrusion nach rechts zur Mobilisation.

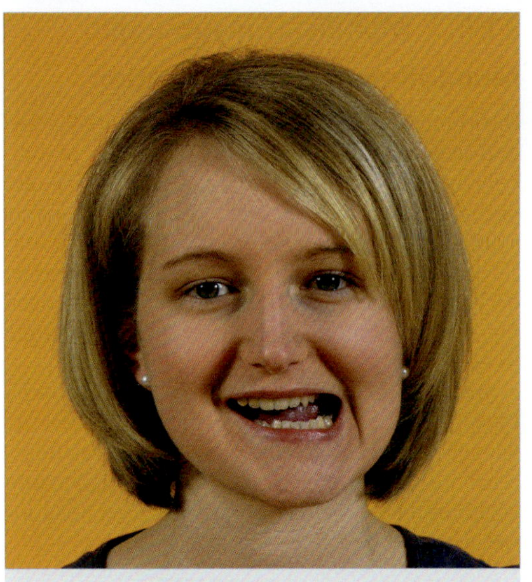

Abb. 11.70 Laterotrusion nach links zur Mobilisation.

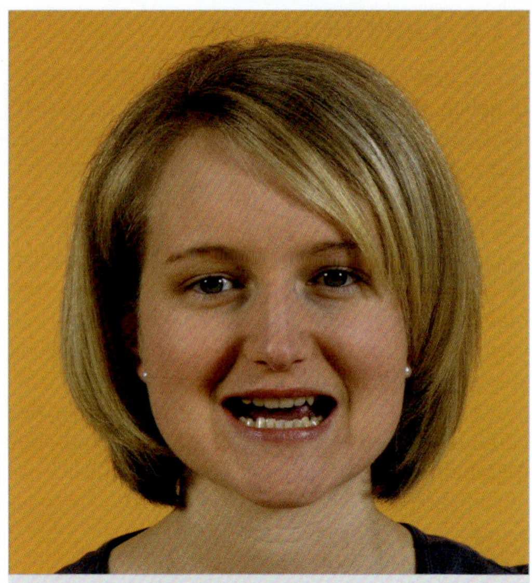

Abb. 11.71 Protrusion zur Mobilisation.

Protrusion zur Mobilisation

Protrusive Mobilisationsübungen können die Gelenkbeziehung zwischen Diskus und Kondylus positiv beeinflussen und sorgen somit für eine bessere Gelenkzentrik anderer Bewegungsrichtungen. Moderate Protrusionsmobilisationen können auch das mechanische Bewegungsverhalten des Discus articularis positiv verändern (▶ Abb. 11.71).

Mechanisch entsteht eine Translation des Kondylus nach ventral-kaudal mit dorsaler Entlastung der intraartikulären Strukturen (bilaminäre Zone) und mit moderatem Zugeffekt auf die dorsalen kapsulären Anteile. Bei entsprechendem Befund ist die Protrusion auch hinsichtlich der Vorverlagerung des Kondylus an das Tuberculum articulare dazu geeignet, bei diskal ausgelösten persistenten Knackphänomenen eine Diskusvorverlagerung zu verhindern. Durch mechanische Verengung des ventralen intraartikulären Gelenkraumes hat der Discus articularis nicht mehr genügend Spielraum, um vom Kondylus abspringen zu können. Das Knackgeräusch reduziert sich.

Retrusion zur Mobilisation

Die Retrusion entlastet ventrale intraartikuläre Strukturen, die komprimiert werden, z. B. den Discus articularis bei partieller Vorverlagerung. Am Bewegungsende der Retrusion trifft der Kondylus dorsal auf die bilaminäre Zone und bewirkt eine forcierte Deformation des Gewebes (▶ Abb. 11.72). Auf die ventrale Gelenkkapsel wirken zyklische Zugreize und auf die dorsalen intraartikulären Strukturen (bilaminäre Zone und Gelenkknorpel) wirken die mechanischen Deformationskräfte.

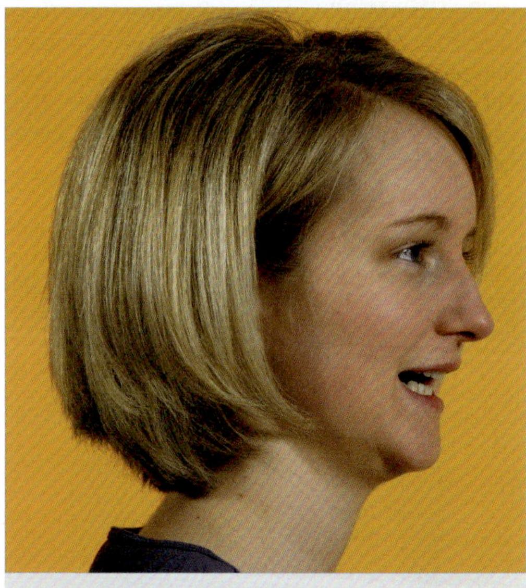

Abb. 11.72 Retrusion zur Mobilisation.

11.6.2 Koordinationsübungen

Protrusion bzw. Retrusion mit Mundspatel

Koordinationsübungen verstärken die Afferenzen. Dies führt zu einer verbesserten Repräsentation der Kieferregion, des Kiefergelenkes und der Kaumuskulatur im sensomotorischen Homunkulus (kortikale Repräsentation). Der Mundspatel vermehrt den sensorischen Input und generiert auf dieser Basis einen größeren motorischen Output (► Abb. 11.73). Konkret bedeutet dies eine verbesserte Rekrutierung, Frequenzierung und Synchronisation von motorischen Einheiten zur Mandibulakontrolle für mehr Bewegungssicherheit.

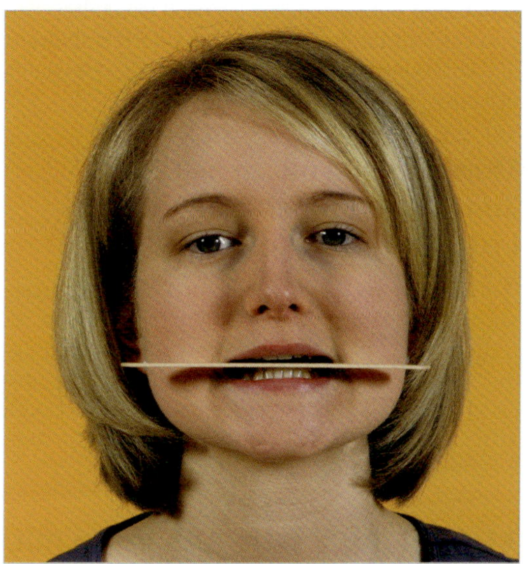

Abb. 11.73 Protrusion bzw. Retrusion mit Mundspatel.

Laterotrusion mit Mundspatel

Durch das Auflegen des Mundspatels verbessert sich ebenso die koordinative Bewegungsführung der Laterotrusion nach rechts/links (► Abb. 11.74, ► Abb. 11.75). Die zu verbessernden Bewegungsrichtungen werden aufgrund der verstärkten Aktivität der beteiligten motorischen Einheiten mobilisiert und stabilisiert. Ausweichbewegungen und Dyskoordinationen in der Bewegungskontrolle lassen sich so eliminieren und verbessern.

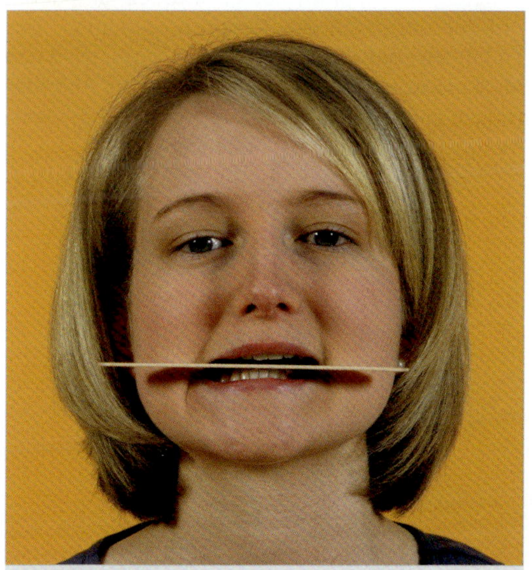

Abb. 11.74 Laterotrusion nach rechts mit Mundspatel.

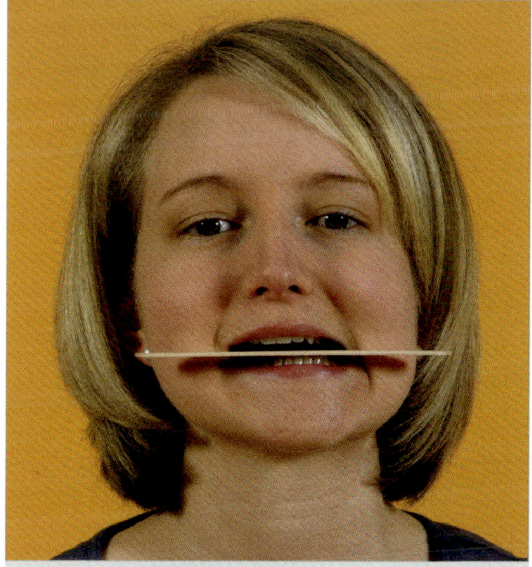

Abb. 11.75 Laterotrusion nach links mit Mundspatel.

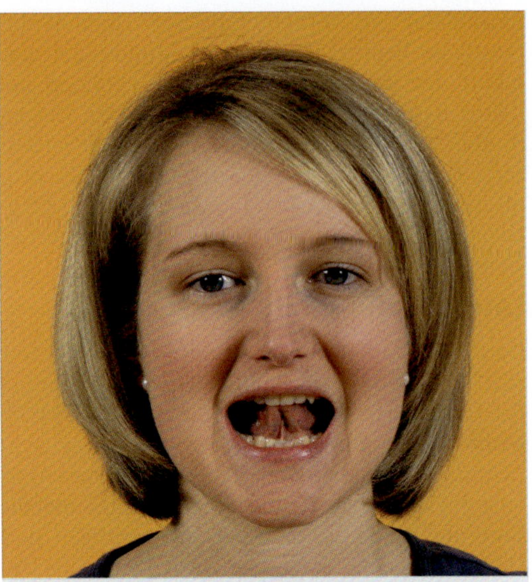

Abb. 11.76 Mundöffnung mit gehaltenem Zungenkontakt an den oberen Inzisivi.

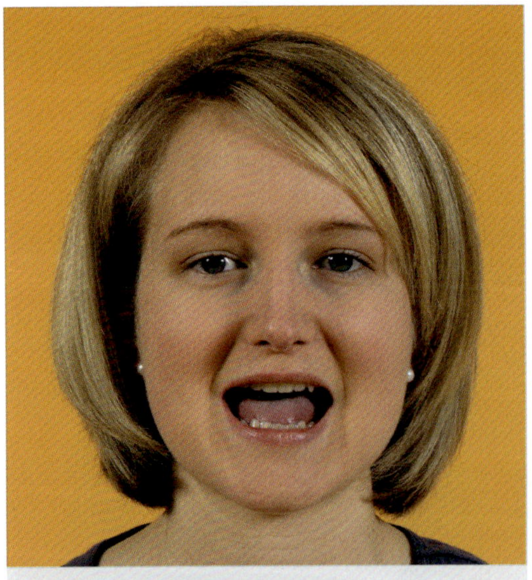

Abb. 11.77 Mundöffnung mit gehaltenem Zungenkontakt an den unteren Inzisivi.

Mundöffnung mit gehaltenem Zungenkontakt an den oberen Inzisivi

Der Zungenkontakt an den oberen Inzisivi mobilisiert die Mundöffnung und reduziert gleichzeitig die Amplitude der Bewegung. Es findet nur die initiale Mundöffnung statt und somit eine tendenziell rotatorische Mobilisation des Kondylus bei nahezu gehaltener Rotationsachse (je nach gewählter Amplitude der Mundöffnung). Diese Übung stabilisiert die Rotationsachse und verbessert die Mechanik der initialen Rotation (▶ Abb. 11.76).

Mundöffnung mit gehaltenem Zungenkontakt an den unteren Inzisivi

Der Zungenkontakt an den unteren Inzisivi bedeutet eine tendenziell primäre Mobilisation der intermediären bis terminalen Mundöffnung und damit auch eine translatorische Mobilisation des Kondylus auf seinem Weg unter das Tuberculum articulare – mit Mobilisation der diskalen Gleitbewegung (▶ Abb. 11.77).

11.6.3 Koordinationsübungen mit erhöhtem Schwierigkeitsgrad

Bei den folgenden Übungen stellt die forcierte Beteiligung der suprahyoidalen Muskulatur höhere Anforderungen an die Gesamtkoordination. Das Einbinden der Zunge und der suprahyoidalen Muskulatur in die Übungen verstärkt die Anforderungen and die motorische Steuerung der Zungenmotorik und Schluckaktivitäten.

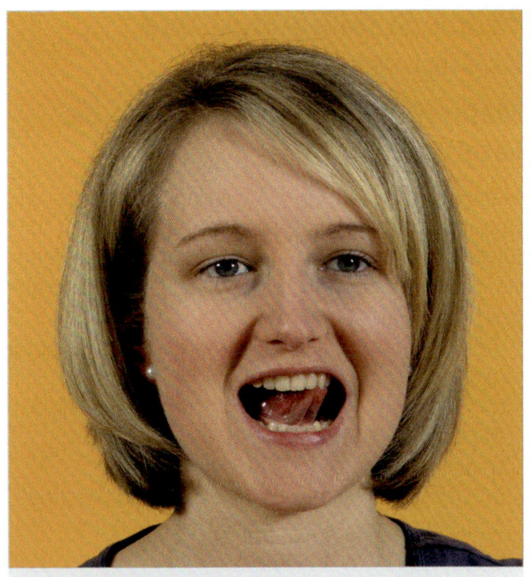

Abb. 11.78 Zungenkontakt am oberen linken Eckzahn während der Mundöffnung.

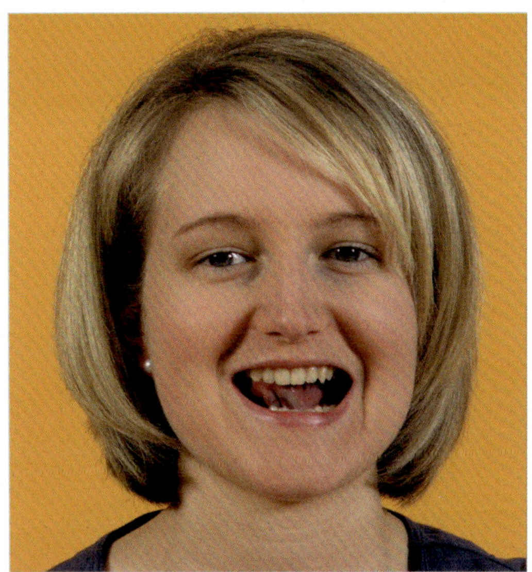

Abb. 11.79 Laterotrusion nach links bei kontralateralem Zungenkontakt am rechten oberen Eckzahn.

Zungenkontakt an einem Zahn mit Mundöffnung

Diese Übung verstärkt die Summation der Reize durch vermehrte Stabilitätsimpulse mittels Zungenkontakt an verschiedenen Zahnpunkten. Beispiel: Die Patientin nimmt einen Zungenkontakt zum oberen rechten Eckzahn auf, sodass die Mandibula koordiniert in Richtung Laterotrusion bewegt wird. Diese Zungen- und Mandibulabewegungen können ipsilateral oder auch jeweils kontralateral eingestellt werden (► Abb. 11.78).

Laterotrusion bei kontralateralem Zungenkontakt am oberen Eckzahn

Gegenläufige Bewegungsaufträge führen zu einer verstärkten Repräsentation der koordiniert bewegten Region und tragen somit zu einer verbesserten Stabilität während alltäglicher Bewegungen bei. Die Gründe dafür sind: bessere Rekrutierung, Frequenzierung und Synchronisation der motorischen Einheiten bei gleichzeitig verstärkter kortikalen Repräsentation.

Asymmetrien in der Bewegungsdurchführung (Laterotrusion nach rechts/links) sind als normal anzusehen. Die motorische Kontrolle der einzelnen Bewegungsrichtungen ist stark von unseren alltäglichen Präferenzen und den generellen Bewegungsgewohnheiten, somit auch von unseren individuellen Innervationsmustern, abhängig (► Abb. 11.79, ► Abb. 11.80).

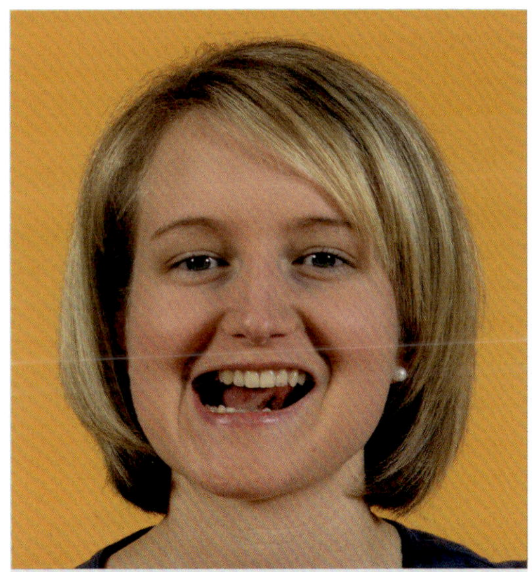

Abb. 11.80 Laterotrusion nach rechts bei kontralateralem Zungenkontakt am linken oberen Eckzahn.

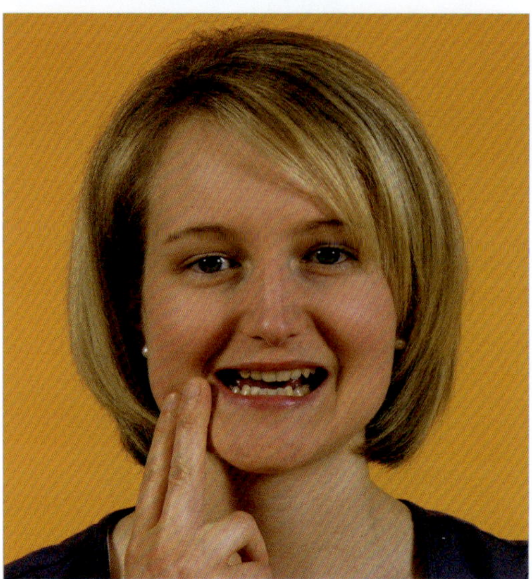

Abb. 11.81 Manueller Widerstand gegen die Laterotrusion nach rechts.

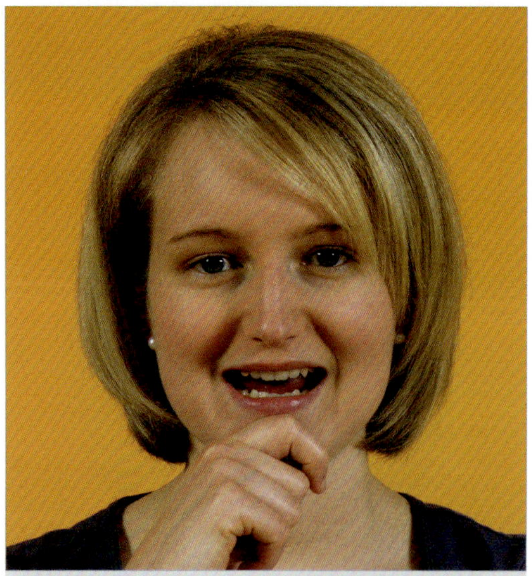

Abb. 11.82 Manueller Widerstand gegen die Mundöffnung, den Mundschluss, die Protrusion oder gegen die Retrusion.

11.6.4 Stabilisations- und Kräftigungsübungen

Manueller Widerstand gegen die Laterotrusion

Manuell applizierter Widerstand während der Durchführung von aktiven Bewegungen ist das Mittel der Wahl für eine verstärkte Kraftanforderung bei sensomotorischen Bewegungssteuerungen (▶ Abb. 11.81).

Der Widerstand kann während einer Bewegung eingesetzt werden

- zur Erschwerung der geforderten dynamischen Muskelarbeit (konzentrisch oder auch exzentrisch ausgerichteter Widerstand) oder
- in Form eines Positionsauftrages zur Förderung und Aktivierung einer isometrischen Haltearbeit.

Manueller Widerstand gegen Mundöffnung, Mundschluss, Protrusion oder Retrusion

Mit diesem Griff am Kinn kann ein Widerstand gegen alle Bewegungsrichtungen aufgebaut und zu Trainingszwecken (Rekrutierung, Frequenzierung und Synchronisation von motorischen Einheiten) in Eigenübungen genutzt werden (▶ Abb. 11.82). Die Widerstände lassen sich wiederum in die gewünschte Muskelarbeit (konzentrisch, exzentrisch oder isometrisch) integrieren.

11.6.5 Aktivierung der mimischen Muskulatur

Ein leicht zu bewegender Gegenstand, z. B. ein Maßband oder alternativ auch eine Münze oder ein Chip, wird auf der zu aktivierenden Muskulatur platziert (▶ Abb. 11.83). Der Patient erhält nun den Auftrag, dieses Maßband auf das Kinn (oder auf die linke Wange oder unter das Auge etc.) zu transportieren.

Es funktioniert auch umgekehrt: Der Therapeut legt das Maßband auf die nicht betroffene Gesichtsmuskulatur und der Patient transportiert das Maßband auf die zu aktivierende Muskulatur. An-

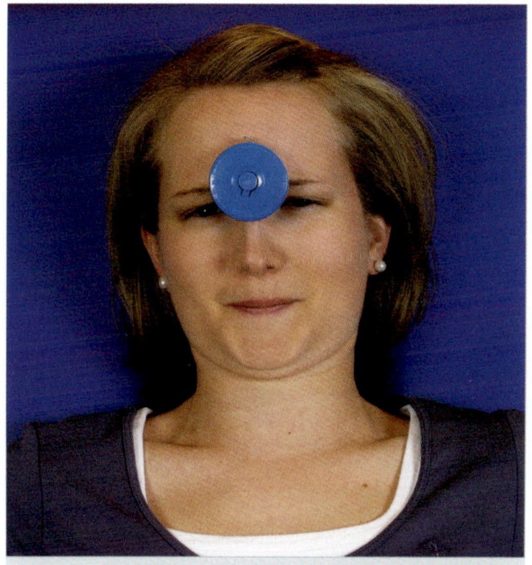

Abb. 11.83 Aktivierung der mimischen Muskulatur: M. depressor supercilii, M. corrugator supercilii und M. procerus forciert.

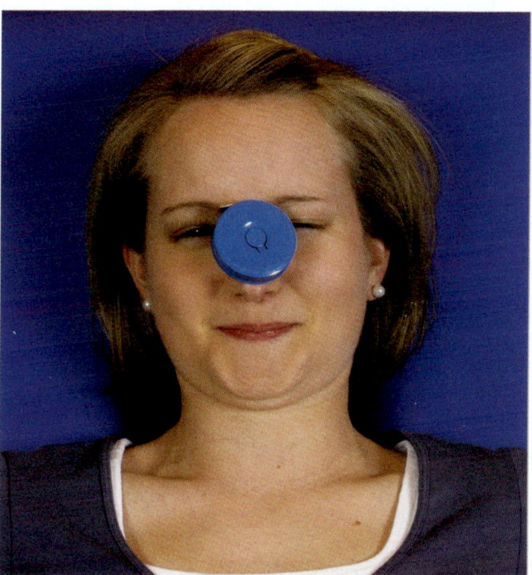

Abb. 11.84 Aktivierung der mimischen Muskulatur: M. orbicularis oculi, M. nasalis, M. levator labii superioris

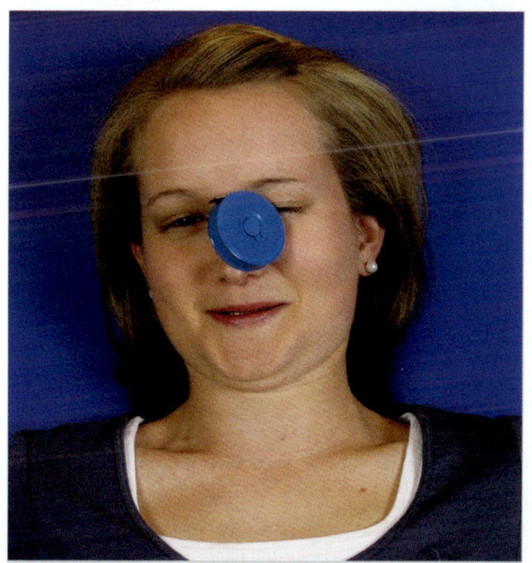

Abb. 11.85 Aktivierung der mimischen Muskulatur mit einem Maßband.

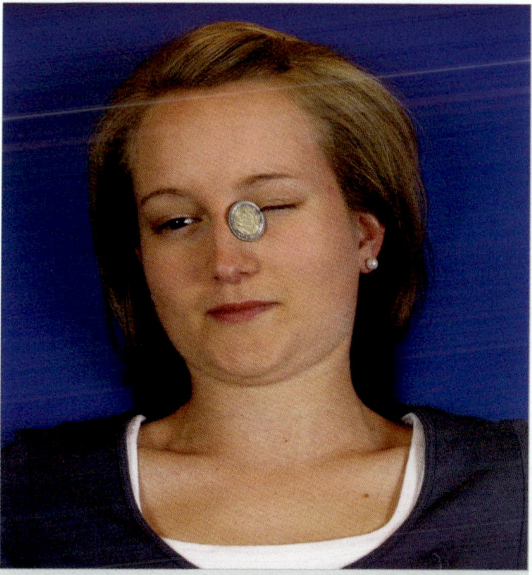

Abb. 11.86 Aktivierung der mimischen Muskulatur mit einer Münze.

fangs kann er den Kopf mit bewegen. Mit zunehmender Aktivierung der mimischen Muskulatur transportiert der Patient den Gegenstand dann ohne Kopfbeteiligung über das Gesicht (► Abb. 11.84, ► Abb. 11.85). Zur Aktivierung der mimischen Muskulatur eignen sich runde Gegenstände mit glatten Kanten (keine Verletzungsgefahr, ► Abb. 11.86). Prinzipiell gilt: Je leichter der zu bewegende Gegenstand ist, desto höher sind die Anforderungen an die motorische Kontrolle.

11.7 Literatur

Alfredson H, Lorentzon R. Superior results with continuous passive motion after periosteal transplantation. A retrospective study of human patella cartilage defect treatment. Knee Surg Sport Traumatol Arthrosc. 1999;7(4): 232ff

Bartrow K. Physiotherapie bei CMD – Fallbericht: Patient mit Kieferstörung nach Prämolarenextraktion. pt-Zeitschrift. 2009;8:61

Beale K. Temporomandibular joint disorders – clinical review. clinical information systems. 2008; o. S.

Bucher-Dollenz G, Wiesner R. Therapiekonzepte in der Physiotherapie: Maitland. Stuttgart: Thieme Verlag; 2008

Butler DS. Mobilisation des Nervensystems. Heidelberg: Springer Verlag; 1998

Chaitow L, Comeaux Z, Dommerholt J et al. Efficacy of manipulation in low back pain treatment: the validity of meta-analysis conclusions. J of bodywork and movement therapies. 2004;8: 25–31

Dejung B, Gröbli Ch, Colla F, Weissmann R. Triggerpunkt-Therapie – Die Behandlung akuter und chronischer Schmerzen im Bewegungsapparat mit manueller Triggerpunkt-Therapie und Dry Needling. 3. Aufl. Bern, Göttingen: Verlag Hans Huber; 2009

Deszcynski J, Slynarski K. Rehabilitation after cell transplantation for cartilage defects. Transplant Proc. 2006;38(1): 314ff

Dibbets JM, van der Weele LT. Signs and symptoms of temporomandibular disorders (TMD) and craniofacial form. Am J Orthod Dentofacial Orthop. 1996; 110: 73–78

Diemer F, Sutor V. Praxis der medizinischen Trainingstherapie, Bd. 1. Stuttgart: Thieme Verlag; 2007

Dworkin SF. Perspectives on the interaction of biological, psychological and social factors in TMD. J Am Dent Assoc. 1994;125: 856–863

Egermark I, Carlsson GE, Magnusson T. A 20 year longitudinal study of subjective symptoms of temporomandibular disorders from childhood to adulthood. Acta Odontol Scand. 2001;59: 40–48

Ernst H. Krankengymnastik und physikalische Therapiemaßnahmen zur konservativen Therapie der Arthrose. Deutsch Z für Sportmedizin. 2003;54(6): 191–195

Frisch H. Programmierte Therapie des Bewegungsapparates. 4. akt. und erg. Auflage. Heidelberg: Springer Verlag; 2002

Frisch H. Programmierte Untersuchung des Bewegungsapparates. 9. Auflage. Heidelberg: Springer Verlag; 2007

Greene CS. The etiology of temporomandibular disorders: implications for treatment. J Orofac Pain. 2001;15: 93–105

Groß H. Einfluss Manueller Therapie an der oberen HWS auf die Schmerzempfindlichkeit der Kaumuskulatur bei CMD. Manuelle Therapie. 2009;13: 1–7

Gunsch MD. Evidenzbasierte physiotherapeutische Behandlung bei craniomandibulärer Dysfunktion. Z. f. Physiotherapeuten. 2007;59: 96–108

Gunsch MD. Selbstübung besser als Therapie? Der Einfluss von Muskel- und Bewegungsübungen auf das habituelle Öffnungs- und Schließbewegungsmuster der Mandibula. pt-Zeitschrift. 2007:59; 232–244

Horst R. Motorisches Strategietraining und PNF. Stuttgart: Thieme Verlag; 2005

Horst R. Therapiekonzepte in der Physiotherapie: PNF. Stuttgart: Thieme Verlag; 2008

Huang GJ, LeResche L, Critchlow CW, Martin MD, Drangsholt MT. Risk factors for diagnostic subgroups of painful temporomandibular disorders. J Dent Res. 2002;81: 284–288

Keller S. Stabilität der oberen Halswirbelsäule prüfen – Assessment: Sharp-Purser-Test. physiopraxis. 2008; 3: 40–41

Kern N. Integration der Neurodynamik in die Neurorehabilitation „INN“. pt Zeitschrift. 2010;2: 59–64

Kitai N, Takada K, Yasuda Y, Verdonck A, Carels C. Pain and other cardinal TMJ dysfunction symptoms: a longitudinal survey of Japanese female adolescents. J Oral Rehabil. 1997;24: 741–748

Knust M, von Piekartz H, Zalpour C. Wirkung von Manueller Therapie im Vergleich zu einem multimodalen Physiotherapieprogramm bei Patientinnen mit kraniomandibulären Dysfunktionen – Pilotstudie. physioscience. 2007;3: 109–116

Knust M. Mögliche Dysfunktionen des Kiefergelenks – Darstellung funktioneller Zusammenhänge und Vernetzung. Physiotherapie. 2007;3: o. S.

Köneke C. CMD aktuell – Interdisziplinäre Diagnostik und Therapie der Craniomandibulären Dysfunktion. Manuelle Medizin. 2008;4: 265–268

Laskin DM. Temporomandibular disorders: the past, present and future. Odontology. 2007;95 (1): 10–15

Lässer K. Physiotherapie nach Muskelfaserriss – Ran an den Riss. physiopraxis. 2007;5: 30–33

Lewitt K. Manuelle Medizin im Rahmen der medizinischen Rehabilitation. 3. Aufl. Leipzig: Joh. Ambrosius Barth; 1976

Liem T. Kraniosakrale Osteopathie – Ein praktisches Lehrbuch. Stuttgart: Hippokrates Verlag; 2010

Maitland G. Manipulation der peripheren Gelenke. 2. Auflage. Heidelberg: Springer Verlag; 1996

Maitland G. Manipulation der Wirbelsäule. 2. Auflage. Heidelberg: Springer Verlag; 1994

Marbach JJ. Is there a myofascial, temporomandibular disorder personality? J Mass Dent Soc. 1995;44: 12–15

Marbach JJ. The temporomandibular pain dysfunction syndrome personality: fact or fiction? J Oral Rehab. 1992;19: 545–560

Melzack R, Wall PD. Pain mechanisms: a new theorie. Science. 1965;150; 971–979

Melzack R, Wall PD. The challenge of pain. 2nd ed. New York: Penguin; 1991

Merz U. Physiotherapie bei Migräne – dem Presslufthammer vorbeugen. physiopraxis. 2007;9: 32–34

Morris S, Benjamin S, Gray R, Bennett D. Physical, psychiatric and social characteristics of the temporomandibular disorder pain dysfunction syndrome: the relationship of mental disorders to presentation. Br Dent J. 1997;182: 255–260

Oetiker-Streit D. Leitlinie zur Behandlung akuter Kreuzschmerzen – Aktiv bleiben trotz Schmerz. physiopraxis. 2006;4: 20–23

Okeson JP. Orofacial pain, guidelines for assessment, diagnosis and management. London: Quintessence; 1996

Percht G. Effekt Manueller Therapie bei akutem und subakutem Rückenschmerz – systematischer Review. Manuelle Therapie. 2007;11: 221–228

Perrini F, Tallents RH, Katzberg RW, Ribeiro RF, Kyrkanides S, Moses ME. Generalized joint laxity and temporomandibular disorders. J Orofac Pain. 1997;11: 215–221

Pfund R, Zahnd F. Leitsymptom Schmerz – Differenzierende manualtherapeutische Untersuchung und Therapie bei Bewegungsstörungen, Bd. 1: Oberer Abschnitt. Stuttgart: Thieme Verlag; 2001

Pfund R, Zahnd F. Leitsymptom Schmerz – Differenzierende manualtherapeutische Untersuchung und Therapie bei Bewegungsstörungen, Bd. 2: Unterer Abschnitt. Stuttgart: Thieme Verlag; 2003

Richter D. Evidenzbasierte Physiotherapie bei kraniomandibulärer Dysfunktion (CMD). pt Zeitschrift. 2008;12: 1362

Rodrigo JJ, Steadman JR, Silliman JF, Fulstone HA. Improvement of Full-Thickness chondral defect healing in the human knee after debridement and microfracture using continuous passive motion. Am J Knee Surg. 1994;7(3): 109ff

Salter RB, Simmonds DV, Malcom BW, Macmichael D, Clements ND. The biological effects of continuous passive motion in the healing of full-thickness defects in articular cartilage. J Bone Jt Surg. 1980;62-A; 1232–1251

Salter RB. The physiologic basis of continuous passive motion for articular cartilage healing and regeneration. Hand Clin. 1994;10 (2); 211ff

Schlumpf U, Mariacher S. Arthrose – Physiotherapie: Wann, welche, wieviel? Schweiz Med Forum. 2002; 24: 581–584

Schomacher J. Fähigkeit des spezifischen manuellen Bewegens in einzelnen Wirbelsäulensegmenten. Manuelle Therapie. 2008;12: 113–124

Schupp W, Marx G. Manuelle Behandlung der Kiefergelenke zur Therapie der kraniomandibulären Dysfunktion. Manuelle Medizin. 2002;40(3): 177–183

Sebald WG. Cranio-Mandibuläre Dysfunktion. ZBay. 2000;9: 35–40

Sessle BJ. The neural basis of temporomandibular joint and masticatory muscle pain. J Orofac Pain. 1999;13: 238–245

Shacklock M, Butler DS, Gifford L. Ein Konzept zur Behandlung abnormaler neuraler Dynamik. 2. Auflage. ZVK Landesverband BW; 1997

Shacklock M. Angewandte Neurodynamik – Neuromuskuloskeletale Strukturen verstehen und behandeln. München: Urban & Fischer; 2008

Shacklock M. Von neuraler Spannung zu klinischer Neurodynamik – Neues System zur Anwendung neuraler Test- und Behandlungstechniken. Manuelle Therapie. 2006;10: 22–30

Sherrington CS. The integrative action of the nervous system. New Haven Yale: University Press; 1906

Shimizu T, Videman T, Shimazaki K, Mooney V. Experimental study on the repair of full thickness articular cartilage defects: Effects of various periods of continuous passive motion, cage activity and immobilization. J Ortho Res. 1987;5(2): 187ff

Steadman JR, Rodrigo JJ, Briggs KK, Rodkey WG, Silliman JF, Sink E. Debridement and microfracture (Pick technique) for full thickness articular cartilage defects. In: Insall JN, Scott WN. Surgery of the knee. New York: Churchill Livingstone; 2001

Travell JG, Simons DG. Handbuch der Muskel-Triggerpunkte – Obere Extremität, Kopf und Thorax. München: Urban & Fischer Verlag; 1998

Türp J, Kowalski C, O'Leary N, Stohler C. Pain maps from facial pain patients indicate a broad pain geography. J Dent Res. 1998;77: 1465–1472

van den Berg F. Angewandte Physiologie, Bd. 1: Das Bindegewebe des Bewegungsapparates verstehen und beeinflussen. 2. Aufl. Stuttgart: Thieme Verlag; 2003

van den Berg F. Angewandte Physiologie, Bd. 3: Therapie, Training, Tests. Stuttgart: Thieme Verlag; 2000

van den Berg F. Angewandte Physiologie, Bd. 4: Schmerzen verstehen und beeinflussen. 1. Aufl. Stuttgart: Thieme Verlag; 2003

van den Berg F. Angewandte Physiologie, Bd. 4: Schmerzen verstehen und beeinflussen. 2. Aufl. Stuttgart: Thieme Verlag; 2008

von Piekartz H, Doppelhöfer D. Gesichtsschmerzen und der neurodynamische Test des N. mandibularis. Physiotherapie. 2007;2: 15–24

von Piekartz H, Moog ME. Nervenmobilisation an der unteren Extremität – Periphere Nerven untersuchen. physiopraxis. 2004;11–12: 2–7

von Piekartz H, Moog ME. Obere Extremität: Tests der Neurodynamik – Dem Plexus brachialis auf der Spur. physiopraxis. 2005;6: 16–20

von Piekartz H, Moog ME. Palpation des peripheren Nervensystems – Auf den Nerv gefühlt. physiopraxis. 2006;7–8: 22–26

von Piekartz H. Kiefer-, Gesichts- und Zervikalregion: Neuromuskuloskelettale Untersuchung, Therapie und Management. Stuttgart: Thieme Verlag; 2005

von Piekartz H. Kraniofaziale Region – Einflüsse mechanischer Stimulation und ihre Bedeutung für die Manuelle Therapie. Manuelle Therapie. 2002; 6: 77–86

von Piekartz H. Untersuchung und Behandlung des kranialen Nervengewebes am Beispiel des N. accessorius. Manuelle Therapie. 2005;9: 237–241

von Piekartz H. Vorschlag für einen neurodynamischen Test des N. mandibularis – Reliabilität und Referenzwerte. Manuelle Therapie. 2001;5: 56–66

Westling L. Temporomandibular joint dysfunction and systemic joint laxity. Swed Dent J suppl. 1992: o. S.

Wiberg B, Wanman A. Signs of osteoarhtrosis of the temporomandibular joints in young patients: a clinical and radiolographic study. Oral Surg Oral Med Oral Pathol Oral Radiol Endod. 1998;86: 158–161

Zach GA, Andreasen K. Evaluation of the psychological profiles of patients with signs and symptoms of temporomandibular disorders. J Prothet Dent. 1991;66: 810–812

Zakrzewska JM. Diagnosis and management of non-dental orofacial pain. Dent Updat. 2007;34 (3): 134–139

Kapitel 12

Zahnärztliche Therapie

12 Zahnärztliche Therapie

In ihrer täglichen Praxis werden zunehmend auch Zahnärzte durch die Behandlung von Patienten mit CMC mit einer Reihe von Symptomen (Kopfschmerz, Ohrbeschwerden/Tinnitus, Sehstörungen etc.) konfrontiert, die auf den ersten Blick nichts mit der eigentlichen Fachrichtung Zahnmedizin zu tun haben. Wie jedoch die Literatur, die aktuelle Forschung und ebenso die klinische Erfahrung zeigen, ist ein Zusammenhang nachweislich vorhanden, von zahnärztlicher Seite sind Behandlungsmöglichkeiten gegeben und möglich. Die Zahnmedizin kann einen entscheidenden Beitrag zur Verbesserung der oben genannten Beschwerden leisten, wenn die Symptome erkannt, interdisziplinär untersucht und therapeutisch entsprechend beachtet werden.

Die zahnärztliche Therapie bei Patienten mit CMD ist primär okklusal orientiert – d. h., die Ursachen der beschriebenen CMD-Symptome werden in einer gestörten/veränderten Bissstellung (Okklusion) gesucht. Diese Störungen können unterschiedliche Ursachen haben (wie z. B. eine Zahnversorgung durch Füllungen, Kronen, Teilkronen oder Ähnliches) und verändern die okklusale Kontaktfläche. Ebenso plausibel sind solche Störungen durch Zahn- oder Bissfehlstellungen zu erklären, die wiederum okklusale Störkontakte oder Interferenzen verursachen (siehe Kap. **4.2**; Symptombereich Zähne) und somit eine breite Basis für die Entwicklung einer CMD bilden.

Demzufolge ist der zahnärztliche primäre Therapieansatz eine Optimierung der gestörten Okklusion durch sogenannte reversible Maßnahmen (Schienentherapie). Zeigt die Initialtherapie keine Wirkung, können im weiteren Verlauf der Behandlung auch irreversible Maßnahmen zum Einsatz kommen. Bei Patienten mit CMD aufgrund einer gestörten Okklusion unterscheidet man also:

- **Reversible zahnärztliche Maßnahmen**: Schienenversorgung (je nach Indikation) zur Beseitigung okklusaler Störkontakte und Parafunktionen, z. B. Knirschen.
- **Irreversible zahnärztliche Maßnahmen**: Selektives, systematisches Einschleifen der Zähne oder Zahnaufbauten (Füllungen, Kronen etc.) zur endgültigen und bleibenden Entfernung okklusaler Interferenzen.

12.1 Schienenversorgung

Die Schienenversorgung – als reversibles Therapieverfahren – von Patienten mit CMD stellt eine der am häufigsten angewandten zahnärztlichen Therapiemethoden dar und ist dennoch ein in der zahnmedizinischen Literatur kontrovers diskutiertes Thema. In der Literatur wird die Schienentherapie auch als *Craniomandibuläre Orthopädische Positionierungsapparatur* (COPA) oder Aufbissbehelf bezeichnet. Das eigentliche Ziel einer individuell angefertigten Schiene ist es, die bestehenden okklusalen Kontaktflächen der Zähne aufzulösen und die Funktionalität zu verbessern. Störfelder der bisherigen Okklusion sollen eliminiert und die Zahn-Muskel-Gelenk-Mechanik optimiert werden. Um eine Schiene indikationsorientiert anpassen zu können, ist im Vorfeld eine umfassende Funktionsdiagnostik erforderlich, um die Ursache(n) der Störungen möglichst exakt zu erfassen. Der passende Schienentyp wird anhand der vorhandenen Dysfunktionen ermittelt. Zur Auswahl stehen drei Schienenarten:

- Relaxationsschiene (Synonym: Miniplast-Schiene, Knirscherschiene, ▶ Abb. 12.1),
- Zentrikschiene (Synonym: Michigan-Schiene, ▶ Abb. 12.2),
- Exzentrikschiene (Synonym: Positionierungsschiene).

Die Schienentherapie ist eine Stufentherapie, d. h., die Auswahl der passenden Schienenart richtet sich außer nach der Art der Dysfunktion auch nach deren Schweregrad, der mittels Anamnese, körperlicher Befunde und durch die Funktionsdiagnostik

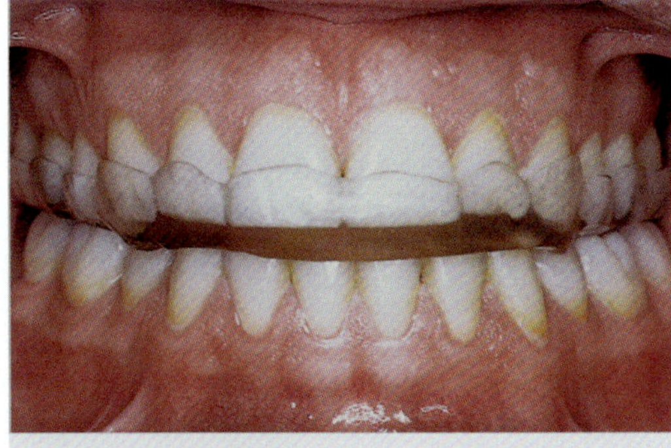

Abb. 12.1 Knirscherschiene.

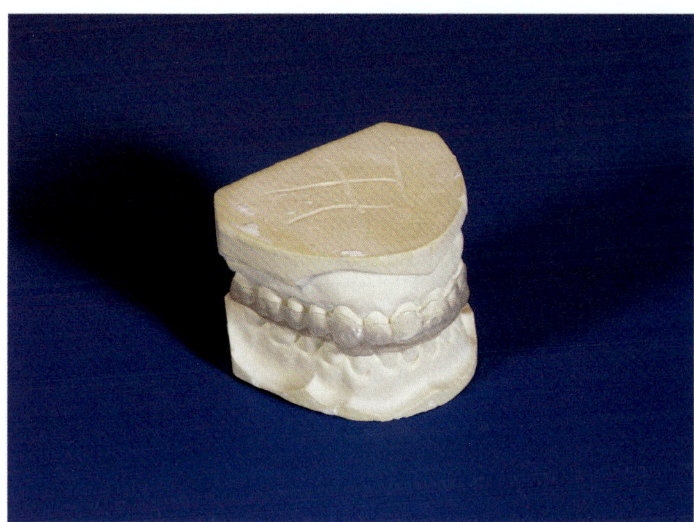

Abb. 12.2 Zentrikschiene mit bearbeiteter bzw. angepasster Okklusalfläche.

Tab. 12.1 Schienenversorgung Stufe 1: Knirscherschiene (Relaxationsschiene, Miniplast-Schiene)

Indikationen	Tragemodalitäten	Erstrebte Wirkung

• Persistente Parafunktionen
  ◦ Bruxismus
  ◦ Zähnepressen
  ◦ Abrasionen
  ◦ Keilförmige Defekte
• Akute Schmerzen im Kiefergelenk
  ◦ Schmerzhaft limitierte Mundöffnung
  ◦ Schmerzhafter Kauvorgang
• Myogene Kiefergelenkproblematik
• Gelenkgeräusche
  ◦ Knacken
  ◦ Krepitus
	• Kurzzeitige Anwendung
	• Werden meist nachts getragen
	• Anpassung im Ober- oder Unterkiefer
		• Beseitigung okklusaler Interferenzen
		• Entspannung der Muskulatur und der okklusalen Situation
		• Auch als Vorbehandlung vor einer Zentrikschiene

festgestellt wird. Entsprechend der Schienenart unterscheidet man drei Versorgungsstufen:

- Stufe 1: minimalinvasive Schiene (Knirscherschiene),
- Stufe 2: leicht korrigierende Schiene (Zentrikschiene),
- Stufe 3: manipulierende Schiene (Exzentrikschiene).

12.1.1 Schienenversorgung Stufe 1

Die sog. Knirscherschiene ist die am häufigsten angewandte Schiene in der allgemeinzahnärztlichen Praxis. Sie wird eingesetzt, um akute Schmerzzustände zu verbessern, um stressbedingte oder parafunktional bedingte okklusale Interferenzen durch kurzzeitiges Auflösen des habituellen Zahnkontaktes zu eliminieren und um die Kaumuskulatur zu entspannen. Dieser Schienentypus bietet außerdem einen guten Schutz der Zahnsubstanz bei persistentem Bruxismus. Die Knirscherschiene fungiert auch zur Vorbehandlung, bevor weiterreichende Maßnahmen ergriffen werden.

Durch die in der Regel kurze Applikationszeit von wenigen Wochen und die patientenfreundliche Tragezeit während der Nacht wird die Knirscherschiene von den meisten Patienten gut akzeptiert und eingesetzt. Meist fehlt bei dieser Schiene eine okklusale Registrierung, d. h., der normale Kontakt zwischen den Zahnreihen im Ober- und Kieferkiefer wird nicht apparativ gemessen und dokumentiert. Dies verhindert oder erschwert (im günstigen Fall) eine therapeutische Positionseinstellung (► Tab. 12.1).

12.1.2 Schienenversorgung Stufe 2

Die i. d. R. im Unterkiefer angepasste Zentrikschiene soll die Fossa-Diskus-Kondylus-Relation im Kiefergelenk zentrieren. Dies ist ein primär artikulärer Therapieansatz, entgegen der Behandlungsstufe 3, bei der der maximal mögliche Kontakt der Zahnreihen im Ober- und Unterkiefer (Interkuspidation) durch die Beeinflussung des gesamten neuro-muskulo-skelettalen Systems bewirkt wird. Die Versorgungsstufe 2 erfordert eine exakte Registrierung der individuellen Zentrik im Artikulator. (Der Artikulator ist ein Apparat, in den die Gipsmodelle des Ober- und Unterkiefers eingespannt werden, sodass die Bewegungen im Kiefergelenk simuliert werden können.) Hauptziel der Zentrikbestimmung ist ein Eliminieren von okklusalen Störkontakten, wodurch eine Entspannung der Kaumuskulatur sowie der Gelenkkapsel erreicht wird. Außerdem werden die intraartikulären Strukturen (Diskus und Knorpelfläche) durch eine zentrische Positionierung der Kiefergelenke durch bessere Druckverteilung bei alltäglichen Aktivitäten entlastet, was zu einer verbesserten Regenerationsfähigkeit dieser Strukturen führt. Durch das Einstellen der „Zentrik“ wird eine neuromuskuläre Entspannung angestrebt (▶ Tab. 12.2).

12.1.3 Schienenversorgung Stufe 3

Die umstrittenste Schienengruppe sind die exzentrischen Schienen. Sie verändern das kraniomandibuläre System am massivsten und werden deshalb in der neueren Literatur sehr kontrovers diskutiert (Okeson 1996). Die Repositionierungsschiene soll eine Diskusdislokation nach anterior durch einen anterior eingestellten (produzierten) Unterkiefer verhindern. Alle umliegenden Strukturen (Kaumuskeln, ligamentäre Strukturen mit Gelenkkapsel sowie die neuralen Strukturen) müssen diese Lage- und Positionsveränderung mittragen, was mit weiterreichenden funktionellen Konsequenzen für diese Strukturen verbunden ist: Störungen im neuro-muskulo-skelettalen Bereich sind zu erwarten. Erschwerend kommt hinzu, dass bislang kein klinischer Vorteil gegenüber dem Einsatz einer weniger progressiven Zentrikschiene bewiesen werden konnte (▶ Tab. 12.3).

Bei einer Distraktionsschiene wird durch Einbringen eines molaren Frühkontaktes eine Gelenkdistraktion erreicht. Auch bei diesem Schienentyp fehlen bislang die klinisch bewiesenen Wirkungsvorteile gegenüber der Zentrikschiene.

Tab. 12.2 Schienenversorgung Stufe 2: Zentrikschiene (Michigan-Schiene, Äquilibrierungsschiene)

Indikationen	Tragemodalitäten	Erstrebte Wirkung

• Persistente Parafunktionen
  ○ Bruxismus
  ○ Zähnepressen
  ○ Abrasionen
  ○ Keilförmige Defekte
• Akute Schmerzen im Kiefergelenk
  ○ Schmerzhaft limitierte Mundöffnung
  ○ Schmerzhafter Kauvorgang
• Myogene Kiefergelenkproblematik
• Gelenkgeräusche
  ○ Knacken
  ○ Krepitus
• Qualitative Bewegungsstörungen
  ○ Deviationen
  ○ Deflexionen
• Intraartikuläre Störungen
  ○ Degeneration
  ○ Diskusproblematik
	• Kurzzeitige bis längere Anwendung
	• Werden meist nachts getragen oder in Stress- bzw. Belastungssituationen
	• Anpassung meist im Unterkiefer
		• Zentrische Kondylenposition wird ermittelt (registriert) und durch die Schiene langfristig eingestellt
		• Alternativ: Die maximale Interkuspidation wird angestrebt
		• Entspannung der Gelenksituation
		• Beseitigung okklusaler Interferenzen
		• Einstellung schmerzfreier Gelenkpositionen

Tab. 12.3 Schienenversorgung Stufe 3: Exzentrikschiene (Repositionierungsschiene, Distraktions-/Dekompressionsschiene)

Indikationen	Tragemodalitäten	Erstrebte Wirkung
• Gelenkgeräusche ○ Knacken ○ Krepitus • Qualitative Bewegungsstörungen ○ Deviationen ○ Deflexionen • Intraartikuläre Störungen ○ Degeneration ○ Diskusproblematik • Formveränderungen/Fehlpositionierung ○ Kondylus ○ Mandibuläre Retrognathie/Prognathie • Verzahnungsproblematik ○ Zahnfehlstellungen	• Lange Anwendungszeit (6–12 Monate) • 24 h Tragezeit	• Danach meist Restauration und/oder kieferorthopädische Behandlung zur Stabilisation der erreichten Kieferposition erforderlich • Etablierung der korrigierten Kieferposition • Kritische Beurteilung der Positionierungsschienen in der Literatur und Wissenschaft

12.2 Selektive Einschleifmaßnahmen

Zur endgültigen Beseitigung von okklusalen Interferenzen und zur Wiedereinstellung einer zentrischen Kondylenposition (Reposition der Mandibula) oder einer maximalen Interkuspidation werden selektive und systematische Einschleifmaßnahmen an einzelnen Zähnen vorgenommen.

Durch diese irreversiblen zahnärztlichen Eingriffe sollen Störungen bleibend eliminiert werden und eine bestmögliche Funktionalität gegeben werden. Klinische Vorteile gegenüber anderen, weniger invasiven Therapiemethoden sind in der Literatur nicht zu finden (Koh u. Robinson 2003, Forssell 1999). Einzige klinische Indikation für solche selektiven Einschleifmaßnahmen wären parafunktionale Zustände nach restaurativen Zahnbehandlungen (Füllungen, Kronen, Inlays etc.) zur Beseitigung der Störkontakte.

12.3 Literatur

Ahlers MO, Freesmeyer WB, Fussnegger M, Göz G, Jakstat HA, Koeck B, Neff A, Ottl P, Reiber T. Wissenschaftliche Stellungnahme der DGZMK zur Therapie der funktionellen Erkrankungen des kraniomandibulären Systems. DZZ. 2005;60 (10): o. S.

Ash MM. Schienentherapie. 3. Aufl. München: Urban&Fischer; 2006

Boisserée W. Zahnärztlich prothetische Maßnahmen nach Therapie einer kraniomandibulären Dysfunktion – Teil 1: Die Übertragung der Aufbissschiene in die prothetische Erstversorgung. Manuelle Medizin. 2003;41: 224–229

Bumann A, Lotzmann U. Farbatlanten der Zahnmedizin, Bd. 12, Funktionsdiagnostik und Therapieprinzipien. Stuttgart: Thieme Verlag; 2000

Dapprich J. Die zentrische Kondylenposition. ZMK. 2008; 24(3): 106–113

De Boever JA, Carlson GE, Klineberg IJ. Need for occlusal therapy and prosthodontic treatment in the management of temporomandibular disorders. Part I: Occlusal interferences and occlusal adjustment. J Oral Rehabil. 2000a;27: 367–379

De Boever JA, Carlson GE, Klineberg IJ. Need for occlusal therapy and prosthodontic treatment in the management of temporomandibular disorders. Part II: Tooth loss and prosthodontic treatment. J. Oral Rehabil. 2000b;27: 647–659

Forssell H, Kalso E, Koskela P, Vehmanen R, Puukka P, Alanen P. Occlusal treatments in temporomandibular disorders: a qualitative systematic review of randomised controlled trials. Pain. 1999;83: 549ff

Freesmeyer WB. Okklusionsschienen. In: Koeck B, Hrsg. Praxis der Zahnheilkunde, Bd. 8 (Funktionsstörungen des Kauorgans). 3. Aufl. München: Urban&Schwarzenberg; 1995

Freesmeyer WB. Okklusionsschienen. zm-online – Titelstory: Fortbildungsteil. 2004;2: o. S.

Freesmeyer WB. Zahnärztliche Funktionstherapie. München: Hanser Verlag; 1993

Gleditsch J. Permpunkt-Therapie über Retromolarpunkte. zm-online – Medizin: Craniomandibuläre Dysfunktion. 2005

Hanel G. Die Kiefergelenk-Röntgenaufnahme als Hilfsmittel zur therapeutischen Kondylenpositionierung für die Initialtherapie mit Schienen. Dtsch Zahnärztl Z. 1980;35: 621–623

Helmts H. Klinische Erfahrungen mit der Aufbißschiene nach Ash. Dtsch Zahnärztl Z. 1980;35: 673–676

Karl PJ, Foley TF. Die Verwendung einer Apparatur zur muskulären Deprogrammierung bei der Anfertigung von Zentrikregistraten. Inform Orthod Kieferorthop. 1999;31: 319–330

Kirveskari P, Jämsä T, Alanen P. Occlusal adjustment and the incidence of demand for temporomandibular disorder treatment. J Prosthet Dent. 1998;79: 433ff

Koh H, Robinson PG. Occlusal adjustment for treating and preventing temporomandibular joint disorders (Cochrane Review), Cochrane Database Syst Rev Issue 3, CD003 812, 2003

Köneke Ch. Die Notwendigkeit der posterioren Abstützung bei Patienten mit craniomandibulären Dysfunktionen. Quintessenz. 2007;58(5): 00–00 1–6

Madsen H. Repositionierung des Unterkiefers: eine teure und riskante Übertherapie. Kieferorthopädie. 2006; 20(1): 65–67

Okeson JP. Orofacial Pain: Guidelines for Assessment, Diagnosis and Management; The American Academy of Orofacial Pain – AAOP. London: Quintessence; 1996

Ottl P, Lauer HC. Okklusionsschienentherapie – Indikationen und Wertung aus heutiger Sicht. Hess Zahnärzte Mag. 2002;2: 36–43

Palla S. Myoarthropathien des Kausystems und orofaziale Schmerzen. Eigenverlag; 1998

Risse G. Die funktionelle und pathologische Kiefergelenkbelastung in Abhängigkeit von okklusalen Belastungsparametern. KFO intern. 2004;1–2: o. S.

Schierz O, Reißmann DR. Die elektronische Vermessung der Gelenkbahn. Digital Dental News 2. 2008;Juli/August: 21–27

Schmitter M. Bildgebung des Kiefergelenkes in der Funktionsdiagnostik. Digital Dental News 2. 2008;März: 14–18

Sebald WG, Kopp S. Ein neues Verfahren zur Registrierung der zentrischen Relation. Wissenschaftliche Jahrestagung der NEUEN GRUPPE. Freiburg; 1994

Stiesch-Scholz M, Kempert J, Wolter S, Tschernitschek H, Roßbach A. Prospektive Vergleichsstudie zur Schienentherapie bei Diskusverlagerungen nach anterior. Medizinische Hochschule Hannover, Abteilung für Zahnärztliche Prothetik. 2004

Türp JC, Schindler HJ, Rodiger O, Smeekens S, Marinello CP. Vertikale und horizontale Kieferrelation in der rekonstruktiven Zahnmedizin. Schweiz Monatsschr Zahnmed. 2006;116(4): 403–411

Vahle-Hinz K, Clauss J, Seeher WD, Wolf B, Rybczynski A, Ahlers MO. Development of a wireless measuring system for bruxism integrated into occlusal splints. Zeitschrift für kraniomandibuläre Funktion. 2009;1(2): 125–135

Valentin AH, Lucka C. Ästhetik und Funktion – Widerspruch oder Ergänzung? cosmetic Dentistry. 2006;(1): 30–32

Vallon D, Ekberg EC, Nilner M, Kopp S. Short-term effect of occlusal adjustment on craniomandibular disorders including headaches. Acta Odontol Scand. 1991;49: 89ff

Vogel A. Ein Konzept für die Bestimmung der Unterkieferposition – Teil 1. ZWP. 2007;9: 110–111

Winzen O. Ein neues Format. teamwork – J Cont Dent Edu. 2008;11: 44–48

Kapitel 13

Interne Evidenz

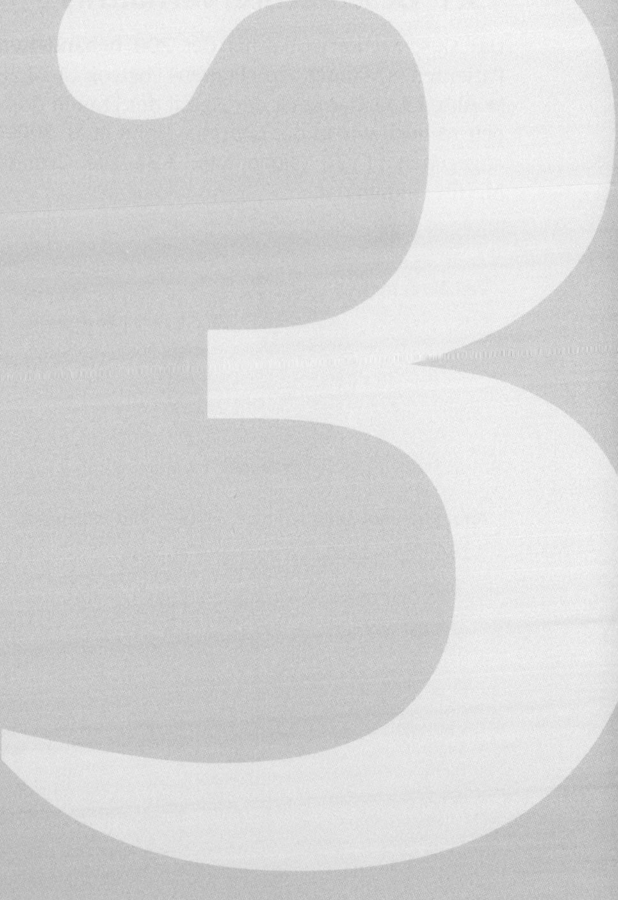

13 Interne Evidenz

Dieses Kapitel basiert auf 6 Jahren klinischer Erfahrung in der Therapie von Patienten mit CMD. Es werden statistische Parameter aus der Patientendokumentation zu epidemiologischen und ätiologischen Aspekten aufgezeigt und mit behandlungsrelevanten Angaben zu primären Symptomen und Begleitsymptomatik verknüpft.

Insgesamt wurden im Zeitraum der letzten 6 Jahre 212 Patienten aufgrund von Kieferbeschwerden (kraniomandibulären Dysfunktionen) von mir behandelt. Für die Auswertungen in diesem Kapitel wurden 200 Patienten systematisch erfasst und die praxisrelevanten Daten entsprechend ihren Aussagen ausgewertet. Bei diesen 200 Patienten wurden 3018 Behandlungen im 30-Minuten-Takt erbracht, was 1509 Therapiestunden für Behandlungen von Patienten mit Beschwerden in der Kieferregion entspricht.

13.1 Geschlechterverhältnis

Das Geschlechterverhältnis der 200 behandelten Patienten (Männer zu Frauen) betrug 1:4,26 (▶ Abb. 13.1). Damit ist der Anteil der Frauen doppelt so hoch wie in der Literatur (John et al. 2001) angegeben (1:2); (siehe Kap. **1.3**). Die Gründe hierfür sind unklar.

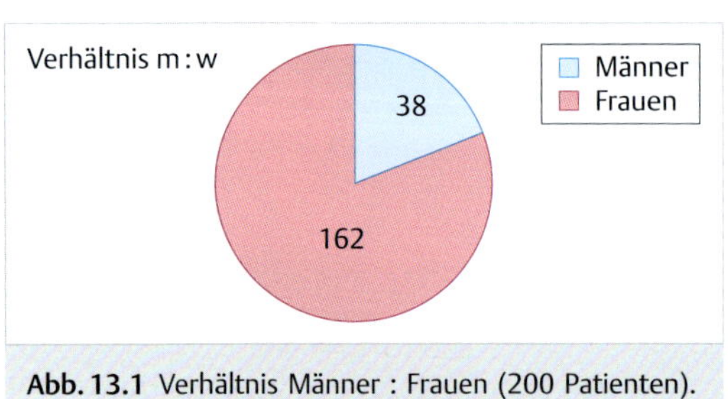

Abb. 13.1 Verhältnis Männer : Frauen (200 Patienten).

13.2 Diagnostische Vielfalt

Die in Kap. **1.6** beschriebene und in der Literatur viel zitierte „Diagnosevielfalt" kann durch die Auswertung der internen Datenlage bestätigt werden (▶ Tab. 13.1). Anhand der ärztlichen Verordnungen lassen sich lediglich zwei Hauptgruppen in der Diagnosestellung erkennen: zum einen die *kraniomandibuläre Dysfunktion* als artikulär geprägte Diagnose und zum anderen die *Myoarthropathie* als entsprechender muskulärer Gegenpol. (Anmerkung: Per Definition ist die Myoarthropathie eine Erkrankung des Gelenks und der gelenkumgebenden Strukturen; in der alltäglichen Praxis wird die Bezeichnung jedoch häufig für muskuläre Störungen verwendet.) Für die verschiedenen Beschwerdebilder bei Patienten mit Kiefergelenkstörungen wird noch keine einheitliche Diagnose gestellt, was sicherlich auf die Beteiligung von unterschiedlichen medizinischen Fachdisziplinen zurückzuführen ist. Die Therapie wird durch diesen Umstand entsprechend beeinflusst und ein einheitliches Vorgehen erschwert.

Tab. 13.1 Häufigkeit der gestellten Diagnosen (200 Patienten)

Gestellte Diagnose	Häufigkeit der Diagnose
CMD (kraniomandibuläre Dysfunktion)	113
Myoarthropathie	67
TMG-Arthrose	7
Arthropathie Costen-Syndrom	3
Arthralgie Diskopathie HWS-Syndrom	2
Bruxismus	1

13.3 Altersspektrum

Das Altersspektrum bei Patienten mit CMD ist, wie in Kap. **1.3** schon angedeutet, breit gefächert. Im zugrunde liegenden Datenmaterial finden sich Patienten im Alter von 10 bis 89 Jahren. Anhand der ausgewerteten Daten lassen sich die in der aktuellen Literatur gemachten Aussagen, nach denen hauptsächlich Patienten zwischen 18 und 42 Jahren betroffen sind, ebenfalls bestätigen. Die Prävalenz dieser Patientengruppe für durch eine CMD verursachte Beschwerden ist zwischen 20 und 69 Jahren deutlich erhöht. Signifikant sticht der Altersbereich von 40 bis 49 Jahren mit 39 Patienten (19,5 %) aus der Gesamtgruppe heraus (▸ Tab. 13.2).

Tab. 13.2 Altersspektrum (200 Patienten)

Alter bei Therapiebeginn (Jahre)	Anzahl der Patienten	Anteil an der Patientengruppe (%)
10–19	22	11
20–29	27	13,5
30–39	26	13
40–49	39	19,5
50–59	28	14
60–69	29	14,5
70–79	24	12
80–89	5	2,5

13.4 Kardinal- und Begleitsymptome

Die Symptome, die bei den 200 gelisteten Patienten am häufigsten auftraten, entsprechen den in Kap. **9** dargestellten Kardinalsymptomen. Schmerz am Kiefergelenk ist mit 71 % deutlich das häufigste Symptom, gefolgt von den 58 % der qualitativen Bewegungsstörungen. Knackgeräusche mit 56 % sowie die limitierte Mundöffnung mit 48,5 % sind durch die bestätigend dargestellten Patientendaten ebenso nicht zu vernachlässigen. Aus dieser Datenlage geht allerdings auch hervor, dass bei den meisten Patienten mit CMD nicht nur eines dieser Kardinalsymptome vorliegt, sondern meist zwei oder drei in Kombination auftreten (▸ Tab. 13.3).

Die klinisch relevante Begleitsymptomatik für eine geplante oder erforderliche zusätzliche Diagnostik zeigt ▸ Tab. 13.4. Das häufigste Begleitsymptom ist der Kopfschmerz, gefolgt von Bruxismus, HWS-Beschwerden, Ohr- und Augenproblemen. Auch bei diesen Begleitsymptomen ist eine Überschneidung der Symptomgruppen offensichtlich, was wiederum zeigt, dass es nicht nur ein Begleitsymptom gibt, sondern meist mehrere.

Tab. 13.3 Kardinalsymptome (200 Patienten)

Symptom	Häufigkeit	Anteil (%)
Schmerz	142	71
Qualitative Veränderung (Deviation, Deflexion)	116	58
Knackphänomene	112	56
Limitation der Mundöffnung	97	48,5

Tab. 13.4 Begleitsymptome bei Patienten mit persistenter CMD (200 Patienten)

Begleitsymptom	Häufigkeit	Anteil (%)
Kopfschmerz	100	50
Bruxismus	97	48,5
HWS-Beschwerden	72	36
Ohrprobleme (Geräusche, Druckgefühl)	28	14
Augenproblematik	3	1,5

Kapitel 14

Vier Kardinalsymptome – Führende Symptomkomponenten mit Behandlungsbeispielen

14 Vier Kardinalsymptome – Führende Symptomkomponenten mit Behandlungsbeispielen

Mit exemplarisch möglichen klinischen Herangehensweisen in der Therapie – Behandlungsstrecken klinisch bewährter Behandlungstechniken

14.1 Quantitative Bewegungsstörungen (am Beispiel „limitierte Mundöffnung")

Die Unterkieferbewegungen (Mundöffnung, Mundschluss, Laterotrusion nach rechts oder links, Protrusion und Retrusion) sind häufig, auch bei vorhandener CMD, in der Bewegungsamplitude eingeschränkt. Der therapeutische Fokus liegt dann auf der Mobilisation der eingeschränkten Bewegungsrichtung und der anschließenden Stabilisation des vergrößerten Bewegungsausmaßes. Im Folgenden wird eine mögliche Herangehensweise zur Mobilisation einer quantitativ eingeschränkten Mundöffnung vorgestellt. Zur Anwendung kommen hierbei klinisch erprobte und bewährte Behandlungstechniken, die je an die bestehende Limitation und die davon betroffene Phase der Mundöffnung angepasst wird. Auch weitere, evtl. sekundäre Symptome, wie z. B. Schmerz, Knackgeräusch oder neurale Störungen, müssen berücksichtigt werden und haben dadurch auch einen Einfluss auf die zur Auswahl stehenden möglichen Behandlungsinterventionen.

Die aktive Mundöffnung kann grundlegend in drei Phasen eingeteilt werden, die fließend ineinander übergehen. In diesen Phasen der Mundöffnung finden auch unterschiedliche mechanische Ereignisse statt, die auf die angrenzenden und umgebenden anatomischen Strukturen einwirken. Primär handelt es sich bei der Mundöffnung um eine Depression der Mandibula, die mit Rotation und Translation in der zweiten und dritten Phase der Mundöffnung gekoppelt abläuft. Somit werden in der jeweiligen Phase auch andere Strukturen einer höheren mechanischen Belastung ausgesetzt und erfahren während der normalen Bewegung auch unterschiedliche Deformationsreize. Diese Strukturen kommen dann auch kausal als Erklärungsmodell für die limitierte Mundöffnung infrage und sollten, nach einer eingehenden physiotherapeutischen Diagnostik, in die Therapie integriert werden.

14.1.1 Initiale Mundöffnung (0–25 mm)

Hier findet überwiegend eine rotatorische Bewegung um eine nahezu gehaltene Bewegungsachse des Caput mandibulae (Kondylus) statt. Dabei dreht sich der Kondylus im unteren Gelenkraum (diskomandibuläres Gelenk). Die dabei entstehenden mechanischen Kräfte, die an den entsprechenden Strukturen eine Deformation und Reformation des Gewebes auslösen, wirken hauptsächlich auf die chondrale Gleitfläche des Kondylus, auf die Gelenkkapsel und den zwischengelagerten Discus articularis. Die mechanischen Reize der angewandten Behandlungstechniken in der initialen Mundöffnungsphase entfalten somit ihre Wirkung besonders an den chondralen Gleitflächen (dem Gelenkknorpel) des Caput mandibulae, der Gelenkkapsel und dem Discus articularis.

14.1.2 Intermediäre Mundöffnung (20–35 mm)

In dieser zweiten Phase der Mundöffnung beginnt auch die translatorische Verschiebung des Kondylus und des daran befestigten Discus articularis im oberen Gelenkraum (diskotemporales Gelenk) nach ventral unter das Tuberculum articulare. Somit erhöht sich die mechanische Deformation für den Discus articularis, die Gelenkkapsel, das Lig. laterale und die chondralen Gleitflächen am Os temporale (Fossa articularis bis zum Tuberculum articulare). Bei Behandlungen in der intermediären Mundöffnungsphase ist von einer besonderen Therapiewirkung auf diese Strukturen und die chondralen Gleitflächen des Caput mandibulae auszugehen. Somit erweitern sich die mechanischen Effekte auch auf den Bereich der Gelenkpfanne (Fossa articularis).

14.1.3 Terminale Mundöffnung (30–55 mm)

Im letzten Drittel der Mundöffnung kommt es zunehmend zu einer Straffung der Gelenkkapsel und der ligamentären Führung des Kiefergelenkes – des Lig. laterale. Im dorsalen Bereich (bilaminäre

Zone: Stratum superius et inferius) sowie in den Faserzügen des M. masseter und des M. temporalis nehmen Spannungs- und Zugkräfte ebenfalls zu und begrenzen zunehmend die physiologisch endgradige Mundöffnung. Somit wirken die entstehenden mechanischen Deformationskräfte vornehmlich auch auf diese Strukturen und ergänzen das physiotherapeutische Wirkspektrum, im endgradigen Bereich, nun auch auf die ligamentären Strukturen.

14.1.4 Behandlungsbeispiele bei minimaler aktiver Mundöffnung (2–9 mm MÖ: sehr frühe Störung der initialen Mundöffnungsphase)

Limitierende Störungen der Mundöffnung, die sich bereits in der frühen Phase der Öffnung zeigen, sind ein bekanntes und verbreitetes Problem in der physiotherapeutischen Praxis. Dabei sind die Ursachen vielseitig und reichen von ruckartigen Bewegungen, wie z. B. einer schnellen Mundöffnung beim Gähnen oder Essen, zu klassischen Überbelastungen durch ungewohnte Tätigkeiten (z. B. langes Reden oder Kauen von harten Speisen, lang gehaltene Mundöffnung während einer Zahnbehandlung).

Die größte therapeutische Herausforderung bei Störungen der frühen Mundöffnung (initiale Phase) besteht meist darin, die Mundöffnung so weit zu verbessern, dass die Finger des Therapeuten (am besten der Daumen) zwischen die Zahnreihen passen. Sobald dieser erste Teilerfolg erreicht wurde, ergeben sich bessere Hebelverhältnisse für eine passive Mobilisation der Kiefergelenke, eine bessere Anpassungsmöglichkeit von Weichteiltechniken und somit auch mehr Variabilität der möglichen zielführenden Behandlungstechniken.

Nach einer eingehenden Befunderhebung, in der die Hauptproblematik und die verantwortlichen primär gestörten Strukturen bestmöglich lokalisiert wurden, kann folgendes klinisch erprobte Vorgehen zur Verbesserung einer limitierten Mundöffnung empfohlen werden:

1. Extraorale Techniken an den muskulären Strukturen (M. masseter, M. temporalis, mimische + suprahyoidale Muskulatur),
2. Mobilisation der kranialen neuralen Austrittspunkte am Gesichtsschädel (Foramen supra- und infraorbitale, Foramen mentale) – bei entsprechender Indikation auch mit Erweiterung auf den Hirnschädel,
3. extraorale passive Mobilisationstechniken,
4. Erweiterung durch aktive Spannungsübungen,
5. aktive Mobilisation mit passiver Vorpositionierung,
6. aktive Eigenübungen (Mobilisation, Widerstandsübungen, Übungen mit Holzmundspatel).

Extraorale Weichteiltechniken

Der naheliegende und einfachste Einstieg in die Therapie einer eingeschränkten Mundöffnung ist die Behandlung der umgebenden muskulären Weichteilregionen. So kann das Craniomandibuläre System (CMS), unabhängig vom Ausmaß der bestehenden Limitation, mit therapeutischen Reizen versorgt und zu ersten Anpassungsreaktionen gebracht werden, ohne dabei die kausal verantwortlichen Strukturen der eingeschränkten Mundöffnung stark zu irritieren. Zu den für das Kiefergelenk relevanten muskulären Systemen zählen die eigentliche Kaumuskulatur (vornehmlich bestehend aus M. masseter und M. temporalis), die suprahyoidalen Muskeln (Mundbodenmuskulatur), die infrahyoidalen Muskeln (vordere Halsmuskulatur) und die mimische Muskulatur. Die Behandlung der Mm. pterygoidei – für die eine größere Amplitude der Mundöffnung erforderlich ist – kann zu einem späteren Zeitpunkt in die Therapie integriert werden.

M. masseter

Der M. masseter, zuständig für die Elevation der Mandibula (aktiver Mundschluss) und damit auch für das Kauen und Sprechen, ist aufgrund seiner Lokalisation und seines Verlaufes geradezu prädestiniert für extraorale Behandlungen bei Limitationen der Mundöffnung.

Die Innervation durch den N. massetericus aus dem dritten Ast des N. trigeminus (V3 – N. mandibularis) ermöglicht zudem eine direkte Einflussmöglichkeit auf diese Nervenstrukturen durch Behandlungstechniken im versorgten Weichteilgebiet des M. masseter. Damit kommt der Weichteilbehandlung des M. masseter auch die Wirkung einer sogenannten „mechanical interface"-Technik zu. Dabei werden vornehmlich die Kontaktstellen der innervierenden Struktur (also des Nervs – hier: N. mandibularis) mit dem umliegenden Gewebe (Knochen, Ligamente, Sehnen oder auch Muskelgewebe) durch angepasste Anhebe-, Verdreh-, Massage- oder Mobilisationstechniken mobilisiert (▶ Abb. 14.1).

Der M. masseter erstreckt sich vom Os zygomaticum bis zur Tuberositas masseterica am Angulus mandibulae (dem hinteren Mandibulawinkel). Dabei werden zwei Muskelanteile, mit unterschiedlichem Faserverlauf, unterschieden. Der kräftigere Pars superficialis verläuft diagonal vom Arcus zygomaticus (medial am Processus zygomaticus gelegen) nach unten außen zum Angulus mandibulae, wohingegen der kleinere Pars profundus eine eher gerade Faserverlaufsrichtung von oben (Os zygomaticum) nach unten an den Angulus mandibulae aufweist. Diese anatomischen Gegebenheiten nehmen Einfluss auf die möglichen anzuwendenden Weichteiltechniken. Dabei ist zu entscheiden, ob die Weichteiltechniken im Faserverlauf oder verschränkt zum Faserverlauf der Muskelanteile angewandt werden sollen.

Häufig kommen in der Masseterregion extraorale Ausstreichungen im Längsverlauf der Muskelfasern am oberflächlichen und tiefen Blatt des M. masseter zum Einsatz. Auch Zirkelungen mit unterschiedlichen Druckintensitäten oder Ausstreichungen quer zum Faserverlauf (Querfriktionen) werden immer wieder in der extraoralen Behandlung angewandt, um die Tonusregulation zu beeinflussen und die neurofunktionelle Aktivierung der Muskelanteile wieder auf die biomechanischen Erfordernisse einzustellen. Letztlich ist immer auch die Reaktion des Gewebes, bzw. des Patienten, auf die angewandte Technik ausschlaggebend. Werden die gewünschten und anvisierten Reaktionen ausgelöst, kann mit der Behandlungstechnik weiterbehandelt werden. Gerade auch Trigger-Techniken oder intensive Druck-Techniken mit Hilfsmitteln, wie z. B. den Rock Blades oder einem einfachen Deuser-Stäbchen (Massagestäbchen), können hier zur extraoralen Behandlung der Muskelfasern und der faszialen Hüllstrukturen benutzt werden, da sie oftmals zu sehr positiven Ergebnissen führen.

M. temporalis

Der sehr starke Unterkieferheber M. temporalis verläuft vom Os temporale bis zum Processus coronoideus an der Mandibula. Sein sehniger Verlauf bis zum Ansatz an der Mandibula strahlt abwärts verlaufend in ein breites Ansatzgebiet bis zum Ramus mandibulae. Die Innervation erfolgt über die Nn. temporales profundi, was wiederum die Möglichkeit und die Vorteile der neurodynamischen Mobilisation an den mechanischen Kontaktstellen (mechanical interfaces), durch die Anwendung von Weichteiltechniken, bietet. Damit kann auch eine nicht unerhebliche Veränderung des Muskel-Nerv-Kontaktes – und damit einhergehend auch eine Veränderung der koordinativen Fähigkeiten (intra- und intermuskuläre Koordination) der behandelten Muskelgewebe – erreicht werden.

Die breite Ursprungsfläche des M. temporalis (Muskelbauch am Os temporale) kann sehr gut mit ausstreichenden Weichteiltechniken bearbeitet werden (▶ Abb. 14.2). Hierbei kommen sowohl Ausstreichungen in Faserrichtung als auch quer zur Faserrichtung der Muskelanteile infrage. Alternativ können auch Zirkelungen am Muskelbauch appliziert werden. Diese Techniken können bis zur knöchernen Begrenzung durch die Orbita und des Os zygomaticum angewandt werden. Da der M.

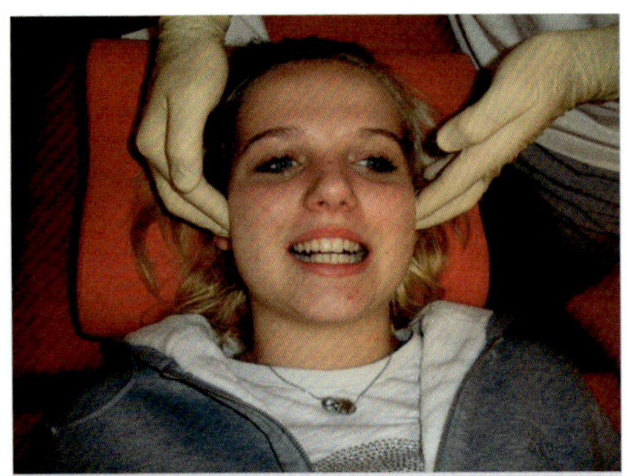

Abb. 14.1 Extraorale WTT M. masseter.

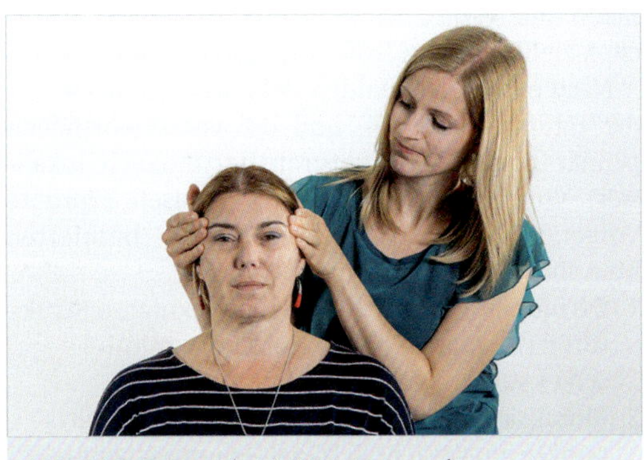

Abb. 14.2 Extraorale WTT M. temporalis.

temporalis danach hinter dem Os zygomaticum verläuft, sind die sehnigen Anteile nicht mehr extraoral zu erreichen.

Im breiten Muskelbauch können auch wieder Trigger-Techniken (Druckpunkt-Techniken) oder Release-Techniken zur Tonus- und Schmerzregulation angewandt werden.

Diese Techniken können im Gebiet des M. temporalis stets unilateral oder auch bilateral erfolgen. Da das Kiefergelenk auf funktioneller Ebene immer eine bilaterale Struktur darstellt (rechtes und linkes Kiefergelenk bewegen sich immer zeitgleich), sind bilaterale Behandlungstechniken, auch auf muskulärer Ebene, eine gute Option zur Mobilisation der Kiefergelenke.

Mimische Muskulatur

Die mimische Muskulatur ist als initiierende und unterhaltende Gewebegruppe klinisch für eine immense Anzahl von Dysfunktionen und Pathologien (z. B. verschiedene Kopfschmerzformen, Gesichtsschmerz, Kieferstörungen, muskuläre Störungen etc.) von großer Bedeutung. Nicht nur bei Kopfschmerzpatienten spricht man dieser Muskelgruppe eine große funktionelle Rolle zu, sondern auch bei Patienten, die an Symptomen in der Kieferregion (einer sog. CMD) leiden. Die mimische Muskulatur steht in direkter anatomischer und funktioneller Verbindung mit der dorsal gelegenen oberflächlichen Halsfaszie, dem ventral gelegenen Platysma und den oberflächlichen Muskeln des Kopfes. Die anatomische Kontinuität wird durch die Galea aponeurotica hergestellt, die diese Bereiche direkt miteinander verbindet. Veränderungen der Tonussituation dieser muskulären Bereiche haben einen direkten Einfluss auf den Spannungszustand der Galea aponeurotica und können so auch an verschiedensten Symptomen, wie zervikalen Bewegungsstörungen oder Schmerzen in den zervikalen Wirbelsäulenabschnitten, Kieferschmerzen, Schluckbeschwerden, Sehstörungen oder auch Kopfschmerzen, beteiligt sein.

Die mimische Muskulatur kann topografisch und funktionell in vier Bereiche gegliedert werden:

1. Muskeln auf dem Schädeldach (Kopfmuskeln)
   - M. frontalis
   - M. occipitalis
   - M. auricularis
2. Muskeln im Orbitabereich (Lidspalte/Auge)
   - M. orbicularis oculi (Pars orbitalis (Lidschluss), Pars palpebralis (Lidschlagreflex), Pars lacrimalis (Weitung und Auspressen des Tränensackes))
   - M. corrugator supercilii (zieht die Augenbraue nach medio-kaudal)
3. Muskeln im nasalen Bereich
   - M. procerus
   - M. nasalis – Pars transversa, pars alaris (zieht den Nasenflügel nach unten und hinten)
   - M. levator labii superioris alaeque nasi (hebt und weitet die Nasenflügel)
4. Muskeln im Mundbereich
   - M. orbicularis oris – Pars labialis, pars marginalis
   - M. buccinator
   - Mm. zygomaticus major et minor (ziehen die Mundwinkel nach oben außen)
   - M. risorius
   - M. levator labii superioris
   - M. levator anguli oris
   - M. depressor anguli oris
   - M. depressor labii inferioris
   - M. mentalis
   - Platysma

Je nach vorherrschender Problematik und Lokalisation dieser Symptome wird der Behandlungsfokus, mit der Anwendung der erforderlichen Weichteiltechniken, auf die entsprechende Muskelregion (Schädel-, Auge-, Nase- oder Mundregion) gelegt. Da sich die Regionen, durch die anatomische Verbindung über die Galea aponeurotica, funktionell gegenseitig beeinflussen, ist eine Ausweitung der Behandlung auf die angrenzenden Regionen meist auch sinnvoll. Zur Anwendung kommen klassische Weichteiltechniken – wie Ausstreichungen und Zirkelungen –, aber auch Abhebetechniken an Haut, Bindegewebe und Muskel (▶ Abb. 14.3). Da die mimische Muskulatur mit der oberflächlichen Faszie und der Haut direkt faserig verbunden ist, sind diese Behandlungstechniken auch sehr effektiv. Gerade auch Release-Techniken, wie z. B. Trigger-Techniken, können hierbei Erfolg versprechend eingesetzt werden.

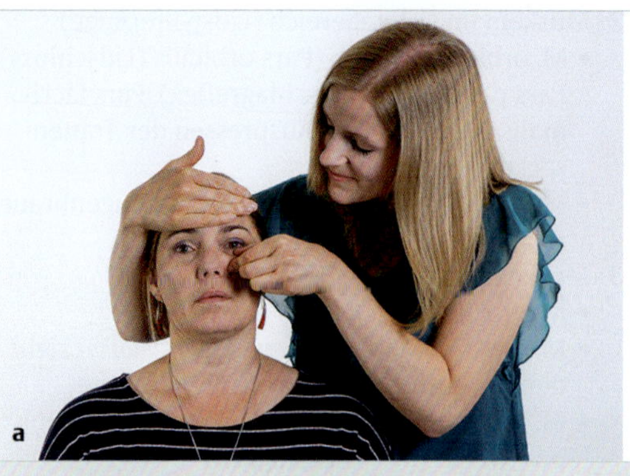

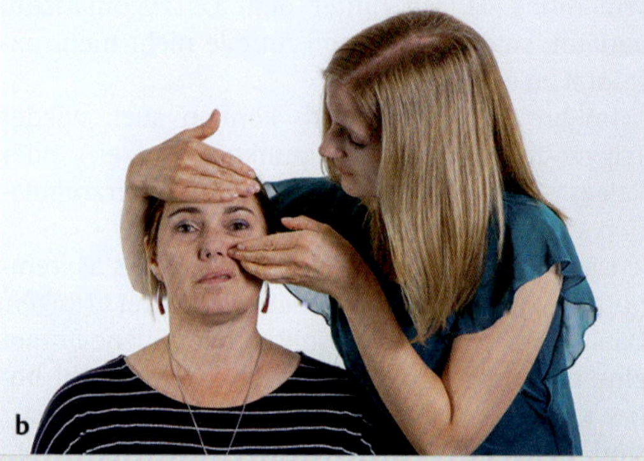

Abb. 14.3 Behandlung der mimischen Muskulatur – Weichteiltechniken und Aktivierung mit Bewegungsübungen/Grimassieren.

Clinical Reasoning 

Die Galea aponeurotica verbindet die muskulären Systeme Auge, Ohr und tiefe Halsmuskulatur miteinander. Diese Strukturen sind durch einen außerordentlich hohen Besatz an freien Nervenendigungen (Propriozeptoren und Muskelspindeln) gekennzeichnet. So ergeben sich auch klinisch immer wieder gegenseitige Symptombeeinflussungen, wie beispielsweise sensorische Überlagerung von vestibulären und posturalen Informationen. Somit kann auch auf muskulärer Ebene (Tonusveränderungen der tiefen Halsmuskulatur) eine Erklärung für Gleichgewichtsstörungen, Schwindel (auf der Basis von vestibulospinalen oder vestibulookkulären Informationsdefiziten) oder Nystagmusreaktionen gefunden werden.

Suprahyoidal (Mundboden)

Zur suprahyoidalen Muskelgruppe gehören die Muskeln des Mundbodens (M. digastricus venter anterior et posterior, M. mylohyoideus, M. stylohyoideus und M. geniohyoideus). Vor allem der M. digastricus ist mit beiden Anteilen an der aktiven Mundöffnung beteiligt.

Da die suprahyoidale Muskelgruppe, bei fixiertem Os hyoideum, die Mundöffnung aktiv unterstützt, ist eine Behandlung dieser durchaus empfehlenswert zur Verbesserung der limitierten Mundöffnung (► Abb. 14.4).

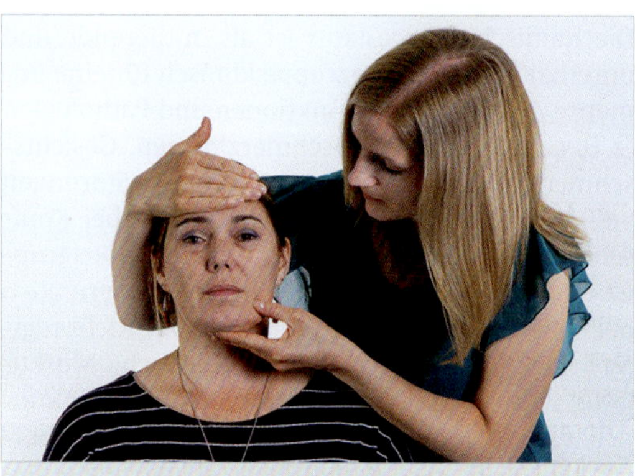

Abb. 14.4 Extraorale WTT suprahyoidale Muskulatur.

Die suprahyoidale Muskulatur ist von extraoral gut erreichbar und damit, gerade auch bei einer Störung der frühen (initialen) Mundöffnung, ein gangbarer Weg in der Therapie.

Bei der Behandlung der suprahyoidalen Muskulatur haben sich bevorzugt Ausstreichungen und Zirkelungen zu Beginn der Therapie bewährt. So kann ein „sanfter" Behandlungseinstieg gesichert werden. In der Mitte des Mundbodens kann der Therapeut vor allem die Muskelgewebe des M. mylohyoideus und M. geniohyoideus erreichen. Dabei kann der Mundboden sehr gut nach außen hin mit Ausstreichungen „ausgezogen" werden. An den knöchernen Innenrändern der Mandibula liegt beidseits der M. digastricus venter anterior. Dieser ist von extraoral ebenfalls sehr gut mit Ausstreichungen und Zirkelungen zu behandeln. Dorsal am Angulus mandibulae (Übergang zwischen querverlaufendem und aufsteigendem Mandibulaast) können der M. digastricus venter posterior und der M. stylohyoideus behandelt werden.

Clinical Reasoning 

Auch hier spielen wieder fasziale Kommunikationswege eine große Rolle in der Behandlung von komplexen Symptomen wie Schwindel, Sehstörungen oder Kopfschmerzen. Die suprahyoidale Muskelgruppe wird strukturell in den Faszienverbund des Schädels aufgenommen und steht damit auch mit den bereits bei der mimischen Muskulatur erwähnten Symptomgruppen und Muskelregionen in direktem Zusammenhang. Hier kommen noch die lokalen Symptome der ventralen Halsregion (Kloßgefühl, Schluckstörung, lokale Schmerzen) hinzu, die das Portfolio der Behandlungsmöglichkeiten und der Indikationen erweitern.

Intraoral: M. masseter in der Backentasche

Der M. masseter bietet sich, durch seine exponierte Lage in der Backentasche, auch für eine intraorale Behandlung an, selbst wenn die Mundöffnung bereits in der initialen Phase limitiert ist. Um den Masseter intraoral direkt zu therapieren, ist keine Mundöffnung erforderlich (▶ Abb. 14.5). Der Therapeut kann einfach mit dem Daumen in die Backentasche des Patienten greifen und so beide Anteile (pars superficialis und pars profundus) gezielt behandeln.

Der Vorteil dieser intraoralen Behandlung liegt sowohl in der direkteren und intensiveren Reizapplikation als auch in der Möglichkeit, die beiden Muskelanteile (pars superficialis und pars profundus) differenziert zu behandeln. So können auch die bindegewebigen Hüllstrukturen zwischen den beiden Masseteranteilen in die Therapie integriert und ein fasziales Release erreicht werden.

Bei der intraoralen Behandlung des M. masseter haben sich ebenfalls Ausstreichungen, Zirkelungen und Trigger-Techniken in der Behandlung bewährt. Dabei kann der oberflächliche Anteil vom tief liegenden Anteil des M. masseter differenziert bearbeitet werden. Dazu fährt der intraorale Finger (meist der Daumen) zwischen die bindegewebige Hüllschicht der zwei Muskelanteile. Bereits während dieser palpatorischen Orientierung können Verklebungen und hypertone Bereiche lokalisiert und gezielt behandelt werden.

Clinical Reasoning Weichteilbehandlung 

Die muskulären Behandlungsmaßnahmen können befundorientiert, mit dem Ziel einer Tonusregulation (durch den Einsatz von detonisierenden oder vermehrt aktivierenden Maßnahmen) und einer Optimierung der primären Erregungsleitung der neuromuskulären Systeme (Verbesserung der intra- und intermuskulären Koordination: Rekrutierung, Frequenzierung, Synchronisation von motorischen Einheiten), angewandt werden. Auch im Bereich der Schmerzwahrnehmung und -weiterleitung können Weichteiltechniken, im Sinne einer mechanorezeptiven Überlagerung der Erregungsleitung, durchgeführt werden.

Weichteilbehandlungen haben immer auch eine Wirkung auf die versorgenden Nervenstrukturen, die direkt im Behandlungsgebiet verlaufen und das Gewebe versorgen. Als sogenannte „mechanical interface"- Techniken bewirken sie eine direkte mechanische Veränderung der Kontakt- und Relationsbeziehung zwischen peripherem Nerv (auch der freien Nervenendigungen: Rezeptoren) und dem umgebenden Gewebe. Zudem wirken diese Techniken auch auf das fasziale System. So können die Fasziensysteme der kranialen Region und auch die benachbarten Symptomregionen (Auge, Ohr und zervikale Wirbelsäulenabschnitte) in der Therapie für eine Verbesserung der initialen Mundöffnung bestmöglich integriert werden.

Die mit den beschriebenen Techniken behandelten Muskelgruppen arbeiten am Kiefergelenk mit großer Synergie und Aktivitätsüberlagerung. Es kann davon ausgegangen werden, dass mit der Optimierung der Funktionsfähigkeit (Tonus- und Innervationsregulation) der Muskelsysteme auch eine mechanische Verbesserung der Unterkieferbewegungen stattfindet. So können auch mechanische Bewegungsstörungen oder -hindernisse durch eine Weichteilbehandlung eliminiert werden und somit dazu beitragen, die vorherrschenden Symptome des Patienten zu reduzieren und zu beseitigen.

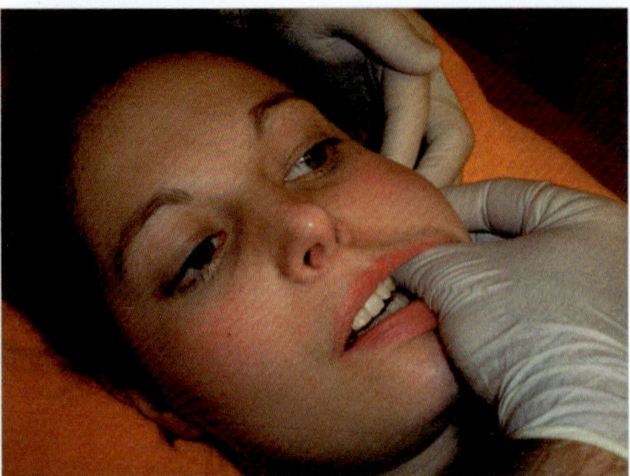

Abb. 14.5 Behandlung des M. masseter in der Backentasche ohne Mundöffnung.

Mobilisation der neuralen Austrittspunkte – neurodynamische Mobilisation

Eine motorische und/oder mechanische (neurodynamische) Beteiligung der versorgenden neuralen Strukturen findet man bei sehr vielen Dysfunktionen am Bewegungsapparat vor. Der Grad der Affektion und Beteiligung der neuralen Strukturen kann über eine gezielte Diagnostik (neurologische Untersuchung mit den Bestandteilen neurofunktionelle Untersuchung/Konduktionstests und der neuromechanischen Untersuchung, Test der Neurodynamik) ermittelt werden. Auch wenn es sich nicht um eine primär neurogene Störung mit den entsprechend typischen neurologischen Symptomen, wie z. B. Kribbeln, Taubheitsgefühl oder Ausstrahlungen (Dysästhesien, Anästhesien oder Hyp- bzw. Hyperästhesien), handelt, kann die Behandlung der neuralen Strukturen zu einer deutlichen Verbesserung der Symptomatik führen – gerade auch auf der mechanischen Ebene.

Bei Kieferstörungen mit einer limitierten Mundöffnung sind die folgenden neuralen Durchtrittspunkte am Kranium und die zugehörigen lokalen mechanischen Kontaktstellen, inklusive den umgebenden Gewebe, von größerer klinischer Relevanz:

1. Foramen supraorbitale – N. supraorbitalis
2. Foramen infraorbitale – N. infraorbitalis
3. Foramen mentale – N. mentalis
4. Nn. occipitalis major et minor
5. Nn. auricularis magnus et posterior

In der Untersuchung dieser neuralen Austrittsstellen können lokale Symptome wie Schmerzen, Taubheit oder auch ausstrahlende Schmerzen in die Kiefer-, Gesichts-, Kopf- oder Nackenregion ausgelöst werden. Ein Nerv fühlt sich dabei normalerweise strukturell an wie eine „Spaghetti al dente". Nerven können sich durch Druckeinwirkung gegen das umgebende Kontaktgewebe bewegen – sie rollen oder gleiten meist einfach vom Druck weg. Wirken zu hohe Spannungskräfte (z. B. durch Tonusdysregulation der umgebenden Muskulatur oder artikuläre Störungen) auf das Nervensystem ein, können dadurch auch die Mobilität und die Bewegungsanpassung des Nervensystems (das normale Weggleiten oder -rollen) eingeschränkt werden. Durch die angewandten Mobilisationstechniken werden diese Fähigkeiten der mechanischen Bewegungsanpassung wiederhergestellt und für ein reibungsfreies Funktionieren des Craniomandibulären Systems im Alltag optimiert.

Neurale Austrittspunkte am knöchernen Schädel (Gesichtsschädel)

Mobilisation des N. supraorbitalis am Foramen supraorbitale

Am oberen medialen Rand der Augenhöhle (auf der Höhe der Augenbraue) ist eine kleine, runde Vertiefung in der knöchernen Struktur der Orbita zu tasten. Dort verläuft der N. supraorbitalis außerhalb des knöchernen Schädels. Er ist palpabel und entlang seines oberflächlichen Verlaufs auch sehr gut lokal zu behandeln. Am einfachsten ertastet man den austretenden Nerv mit der Fingerkuppe oder dem Fingernagel (ähnlich den Zupfbewegungen beim Gitarrespielen) in horizontaler und/oder vertikaler Palpationsrichtung (je nach individuellem Verlauf des Nervs). So kann der Nerv mit der Fingerkuppe gegen das umgebende Kontaktgewebe verschoben und die Roll- und Gleitfähigkeit des neuralen Gewebes wiederhergestellt werden (▶ Abb. 14.6). Für eine intensivere Mobilisation kann der Nerv auch mit dem Fingernagel wie eine Gitarrensaite gezupft werden und so gegen sein mechanisches Gleitlager/Kontaktgewebe bewegt werden. Auch kreisende Bewegungen (Zirkelungen wie bei den Weichteilbehandlungen) am neuralen Austrittsbereich oder Ausstreichungen mit mehr oder weniger Druck (immer individuell angepasst

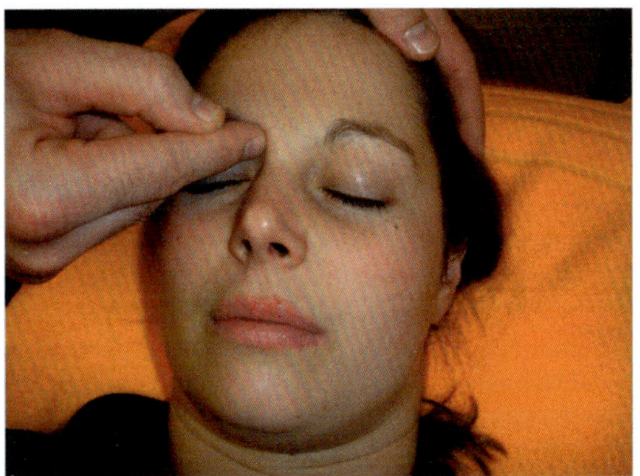

Abb. 14.6 MI-Technik an der knöchernen Austrittsstelle des N. supraorbitalis.

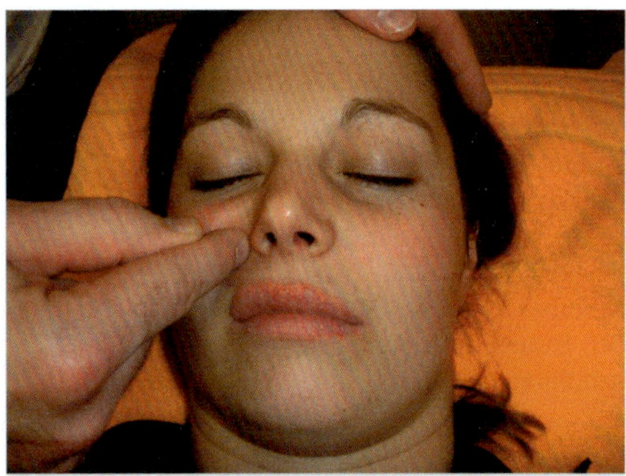

Abb. 14.7 MI-Technik an der knöchernen Austrittsstelle des N. infraorbitalis.

an die Symptomatik und Irritierbarkeit des Patienten) sind als effektive Behandlungstechniken hier anwendbar.

Mobilisation des N. infraorbitalis am Foramen infraorbitale

Der N. infraorbitalis tritt am unteren Orbitarand an die Oberfläche und ist durch horizontale und vertikale Palpationen (evtl. auch wieder mit dem Fingernagel zur exakten Lokalisation des Nervs) aufzufinden und im weiteren peripheren Verlauf zu behandeln (▶ Abb. 14.7). Der Palpationsfinger bewegt sich dabei am unteren Augenrand entlang nach medial und lokalisiert dabei sowohl lokale knöcherne Vertiefungen als auch den austretenden Nerv. Lokal an dieser Vertiefung können wieder die bewährten Mobilisationstechniken (Zirkelung, Ausstreichungen, Anhebetechniken, Zupfen, auch Kompression oder translatorische Mobilisation des Nervs gegen das Kontaktgewebe) zum Einsatz kommen. Ziel dieser Interventionen ist eine mechanische Stimulation und Mobilisation der neuralen Strukturen mit einer Verbesserung der konduktiven Fähigkeiten. Somit führt diese Behandlung auch zu einer besseren Innervation der an der limitierten Mundöffnung beteiligten Strukturen. Weiterhin wird auch die lokale Stoffwechselsituation durch die Behandlungsinterventionen positiv beeinflusst. Diese Prozesse betreffen die neuralen Strukturen, aber auch die Kontaktgewebe im Nervenverlauf. Die Stoffwechseloptimierung beeinflusst in der Folge auch einen ablaufenden Wundheilungsprozess.

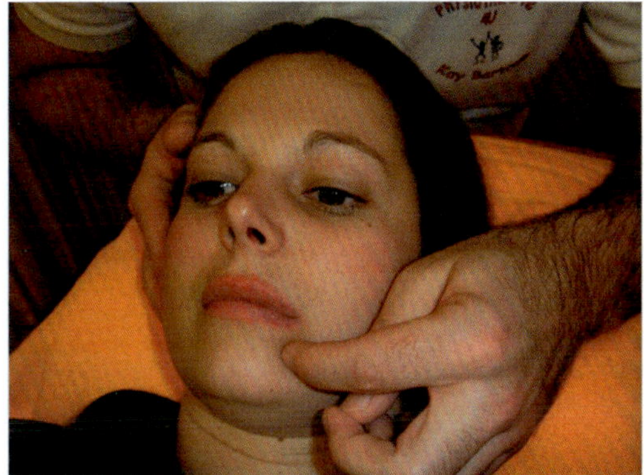

Abb. 14.8 MI-Technik an der knöchernen Austrittsstelle des N. mentalis.

Mobilisation des N. mentalis am Foramen mentale

Das an der lateralen Kinnregion gelegene Foramen mentale stellt ebenfalls eine knöcherne Austrittsstelle einer neuralen Struktur dar. An dieser Stelle wirkt häufig auch noch eine, beim Zahnarzt (im Zuge einer Zahnbehandlung am Unterkiefer) gelegte, Leitungsanästhesie anhaltend nach (pelzig taube Mundwinkel). Die palpatorische Lokalisation erfolgt mit der Fingerkuppe oder dem Fingernagel (▶ Abb. 14.8). Teilweise wird das Foramen mentale vom M. mentalis an der Kinnspitze bedeckt, was die Lokalisation erschweren kann. Zupfende Anhaktechniken mit dem Fingernagel haben an dieser Stelle hervorragende Effekte. Auch die translatorische Verschiebung der neuralen Strukturen gegen das Kontaktgewebe mit den Fingerkuppen löst den Nerv aus seiner steifen Spannungssituation und führt wieder zu einer verbesserten Bewegungskontrolle. Das weitere Innervationsgebiet des N. mentalis – die Mundwinkel und die Oberfläche des lateralen Drittels der Unterlippe – kann bei einer limitierten Mundöffnung (also bereits in der frühen Phase der Mundöffnung) in die Behandlung integriert werden.

Weitere neurale Austrittspunkte am knöchernen Schädel (Hirnschädel)

Auch Mobilisationstechniken an den kranialen Nervenaustrittspunkten für den N. auricularis posterior, N. auricularis magnus im aurikulären Bereich (postaurikulär) und des N. occipitalis major et minor im okzipitalen Bereich sind in der Behandlung nicht zu vernachlässigen und stellen weitere Erfolg versprechende Möglichkeiten zur Verbesserung der aktiven Mundöffnung dar (► Abb. 14.9). Diese Nerven entspringen der oberen Halswirbelsäule (aus dem Plexus zervicalis) und können in ihrem okzipitalen Verlauf (Nn. occipitales) und an ihrem Innervationsgebiet (Nn. auriculares) palpiert und behandelt werden. Vorzugsweise finden dieselben Techniken (Zirkelungen, Ausstreichungen und Hautabhebungen) wie bei den vorangegangenen Nervenaustritten Anwendung. Das Lösen von Verklebungen entlang der neuralen Strukturen und die Verbesserung der mechanischen Beweglichkeit am Kontaktgewebe stehen dabei im Vordergrund der Behandlung. Auch auf einen Seitenunterschied bei der Untersuchung, Behandlung und der durch die Therapie erzielten Veränderungen im Wiederbefund ist zu achten.

Clinical Reasoning 

Da Nervenstrukturen an der Sinneswahrnehmung und der Bewegungskoordination beteiligt sind (Nerven haben propriozeptive und motorische Aufgaben), wird sich jede Störung dieser Komponenten auch auf die steuernde Struktur der Nerven, und häufig auf deren mechanische Mobilität und Druckempfindlichkeit (Neurosensitivität), auswirken.

Nerven haben immer auch eine mechanische Komponente. Bei den Nerven handelt es sich um körperliche Strukturen. Sie unterliegen den Gesetzen der Mechanik und sind somit dem Einwirken innerer und äußerer Kräfte ausgesetzt. Diese gegenseitige Beeinflussbarkeit lässt sich optimal in der Behandlung einsetzen und für gute Effekte zur Reduktion von Symptomen (wie hier zur Verbesserung der quantitativen Mundöffnung) ausnutzen. Die sensorische Kommunikation der neuralen Strukturen wird auch durch die neuen Erkenntnisse aus der Faszienforschung und den gefundenen Zusammenhängen zwischen den Nackenrezeptorenfeldern und der mimischen Muskulatur bis zur vorderen Halsfaszie und dem Platysma verständlich. Das verbindende Element stellt hierbei die Galea aponeurotica als Faszienverbindung, mit einem sehr großen Anteil an sensorischen Elementen (freie Nervenendigungen zur Kommunikation: Bewegungskontrolle und -modulation, Tonusregulation, Propriozeption etc.), dar.

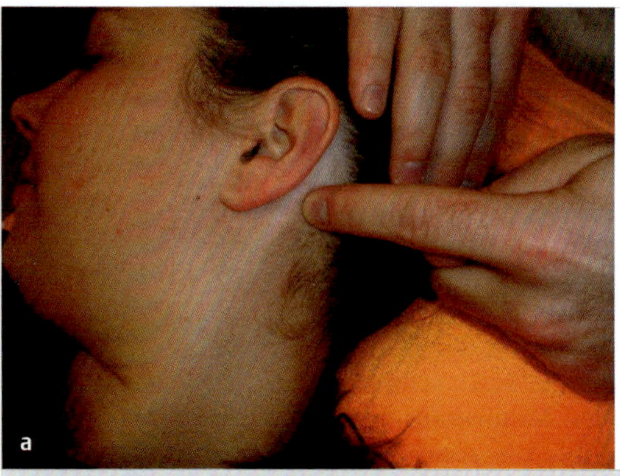

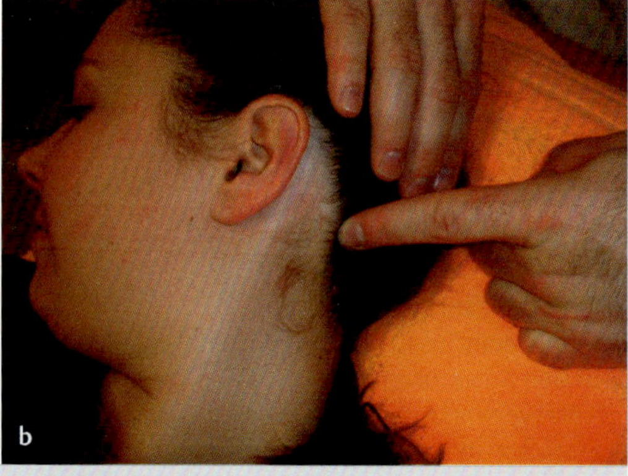

Abb. 14.9 MI-Technik an der knöchernen Verlaufsregion des N. auricularis magnus (li) und am N. occipitalis major et minor (re).

Aktivierungen der mimischen Muskulatur (hierfür vorzugsweise die mimischen Muskeln der Mundregion) können eine Lösung für Eigenübungen darstellen, mit denen der Patient konsequenterweise die gleichen Ziele wie der Therapeut mit der passiven Behandlung verfolgen kann.

14.1.5 Extraorale passive Mobilisationstechniken in der frühen Phase der Mundöffnung

Direkte Gelenkmobilisationstechniken können zu Beginn der Therapie auch extraoral appliziert werden, ohne dass dabei ein großes aktives Bewegungsausmaß der Mundöffnung benötigt wird. So können die Mobilisationseffekte unmittelbar auf die artikulären Strukturen (chondrale Gleitflächen und Gelenkkapsel, einschließlich der Führungsbänder) einwirken. Extraoral sind translatorische Mobilisationen nach ventral, lateral und medial gut möglich. Bei einem gelenknahen Greifen der Gelenkpartner können die Bewegungen in die Zusatzrichtung (sog. akzessorische Gleitbewegungen der Gelenkpartner) auch bestmöglich eingehalten werden.

Passive Mobilisation über den Angulus mandibulae als unmittelbare Gelenktechnik

Über eine Mobilisation am Angulus mandibulae (am aufsteigenden Ast der Mandibula) kann das Kiefergelenk, entlang dem horizontal verlaufenden Unterkieferast, nach ventral bewegt werden (▶ Abb. 14.10). Diese Bewegung ist bei jeder Mundöffnung mechanisch gefordert, wenn sich das Caput mandibulae im Gelenkraum nach ventral bewegt und sich so unter das Tuberculum articulare positioniert. Dadurch entsteht im Gelenkraum eine translatorische Bewegung nach ventral mit Entlastung des retrovaskulären Geflechtes dorsal des Discus articularis (Distraktion an der bilaminären Zone). Diese Mobilisationstechnik kann sowohl in Rückenlage als auch in einer sitzenden Ausgangsposition durchgeführt werden. Gegebenenfalls kann diese Mobilisation des Kiefergelenkes auch in Kombination mit zervikalen Bewegungen (z. B. mit zusätzlicher Rotation oder auch Lateralflexion) angewandt werden. So können bereits früh in der Therapie mechanische Mobilisationsreize an die Kiefergelenksstrukturen gebracht werden, ohne dass eine große Mundöffnung des Patienten notwendig ist.

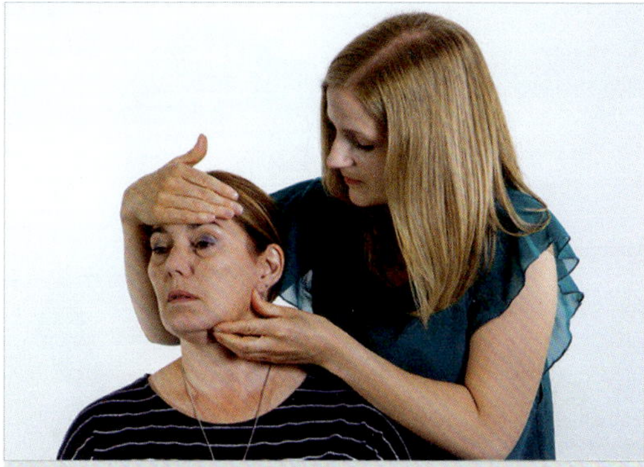

Abb. 14.10 Passive extraorale Mobilisation über den Angulus mandibulae.

Über den horizontalen Mandibulaast kann auch eine translatorische Mobilisation in mediale Bewegungsrichtung appliziert werden. Hierzu wird die therapeutische Schubrichtung nach transversal medial ausgeführt. Ebenso kann diese Bewegung direkt unterhalb des Gelenkspaltes (knapp unterhalb des Caput mandibulae) angewandt werden.

Passive Verlagerung des Os hyoideum

Die infra- und suprahyoidale Muskulatur moduliert die Beweglichkeit und die Stabilität des Os hyoideum während der aktiven Mundöffnung. Somit kommt diesem Strukturkomplex eine hohe funktionelle Beteiligung während der aktiven Mundöffnung zu, was eine Behandlung dieser Strukturen interessant macht. Das Os hyoideum liegt dorsal der suprahyoidalen Muskulatur (Mundbodenmuskulatur) im Mundboden. Dort ist es leicht palpabel und lässt sich in verschiedene Richtungen (nach rechts, links, ventral und dorsal) verschieben.

Bei gestörter Mundöffnung finden sich nicht selten Bewegungsauffälligkeiten des Os hyoideum in eine oder mehrere Richtungen. Oft bestehen diese motorischen Bewegungsstörungen auch aufgrund muskulärer Tonusdysregulationen, meist eine hypertone Lage der suprahyoidalen und infrahyoidalen Muskelgruppen. Die passive Mobilisation des Os hyoideum (▶ Abb. 14.11) kann sehr effektiv

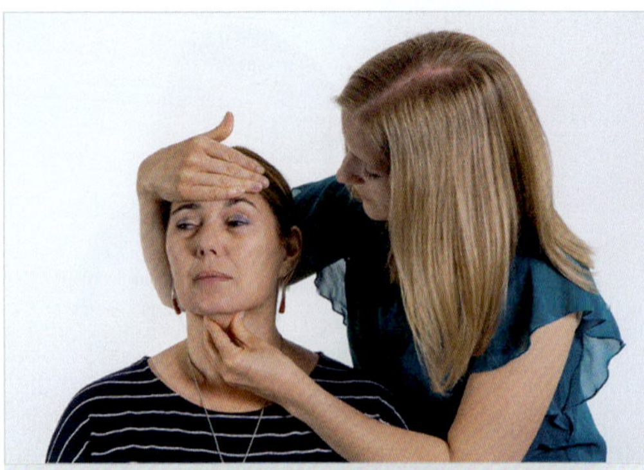

Abb. 14.11 Extraorale Mobilisation des Os hyoideum.

mit extraoralen Weichteiltechniken an der Mundbodenmuskulatur kombiniert werden. Tonusregulation und Os-hyoideum-Mobilisation verbessern die koordinative Steuerung während der Mundöffnung und führen so zu einem mechanisch besseren (geringere Reibung der Gewebeschichten untereinander), und vor allem motorisch kontrollierteren, Ergebnis dieser Bewegung. Auch Bewegungen der zervikalen Wirbelsäulenabschnitte und die aktive Mundöffnung können in die Mobilisation des Os hyoideum integriert und kombiniert angewandt werden. So kann oftmals eine bessere motorische Umsetzung der Mundöffnung erreicht werden.

Die Mobilisation des Os hyoideum kann sowohl im Sitzen als auch in Rückenlage durchgeführt werden. In sitzender Ausgangsposition muss lediglich der Kopf besser gestützt und fixiert werden, um eine möglichst entspannte Mobilisation zu gewährleisten. Für die Mobilisation nach rechts und links wird das Os hyoideum beidseits mit Daumen und Zeigefinger gegriffen. So kann eine modulierte Mobilisation in beide Richtungen durchgeführt werden. Für die dorsale und ventrale Mobilisationsrichtung müssen die Finger des Therapeuten entweder ventral (für die Bewegungsdurchführung nach dorsal) oder dorsal (für die ventrale Mobilisation) positioniert werden. Eventuell ist hierfür auch eine angepasste Ausgangsstellung der HWS und des Kopfes erforderlich (mehr oder weniger zervikale Extension).

14.1.6 Applikation von Zusatzbewegungen in der initialen Phase der Mundöffnung mit dem Holzmundspatel (als Griff- und Fixationshilfe)

Um eine möglichst effektive Anwendung der Mobilisationstechniken zu erreichen, ist es zielführend, wenn der Therapeut die Finger (am besten den Daumen) zwischen die Zahnreihen des Patienten positionieren kann. Dafür ist jedoch (je nach Daumenstärke) bereits eine größere Mundöffnung erforderlich. Bei Patienten mit einer Mundöffnung, die geringer als 10 mm ist, ist dieses Unterfangen (Therapeutendaumen zwischen die Zahnreihen führen) vorerst aussichtslos. Der Holzmundspatel stellt hierbei eine sehr gute Ersatzmöglichkeit für den Therapeutenfinger (oder Daumen) dar, denn er ist lediglich 2 mm breit. So können also sehr deutliche Mundöffnungsstörungen, mit einer Mundöffnung von lediglich 2 mm, direkt artikulär behandelt werden.

Mobilisation mit Holzspatel (als Finger-/Daumenersatz)

Bei einer unilateralen Mobilisation der Kiefergelenke wird der Holzmundspatel an einer Gelenkseite angebracht. Hierbei wird der Spatel zunächst als Palpationsinstrument benutzt. Er wird entlang der Kauflächen der unteren Backenzähne (Prämolaren und Molaren) nach retral geschoben. Dabei tastet der Therapeut mit dem Spatel die Kauflächen ab und sucht die hinterste Kontur des letzten Backenzahns oder den aufsteigenden Ast der Mandibula. Dort wird der Spatel nun auf der Kaufläche rutschsicher positioniert und durch den Therapeuten fixiert (► Abb. 14.12). Für eine effektive Fixation des Spatels auf der Kaufläche greift der Therapeut den Spatel dicht am Mund (zwischen Daumen und Zeigefinger). Durch ein sanftes Aufbiegen des Spatels entsteht ein Gegendruck (Spatel drückt auf die Kaufläche) auf die Zahnreihe, mit dem der Spatel letztlich für die Mobilisation fixiert wird.

Der Mittelfinger des Therapeuten umfasst nun das Kinn (Mandibula). Mit diesem Griff von Holzmundspatel und Therapeutenhand lässt sich nun das Kiefergelenk in verschiedene Bewegungsrichtungen (ventral, dorsal, lateral, medial, kaudal = Distraktionsrichtung, kranial = Kompressionsrichtung) mobilisieren. Hat der Therapeut etwas

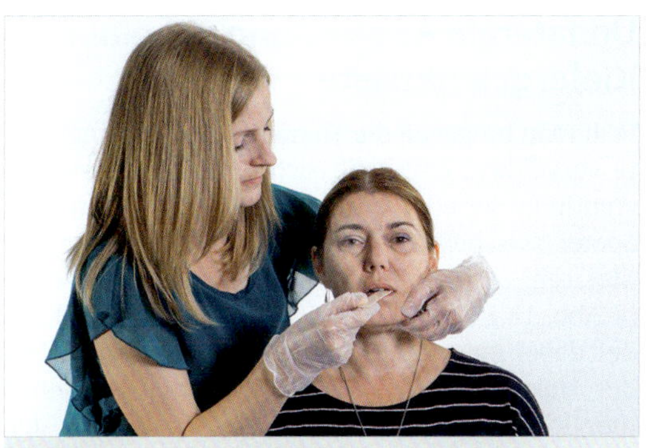

Abb. 14.12 Mobilisationshilfe Holzmundspatel bei sehr geringer aktiver Mundöffnung.

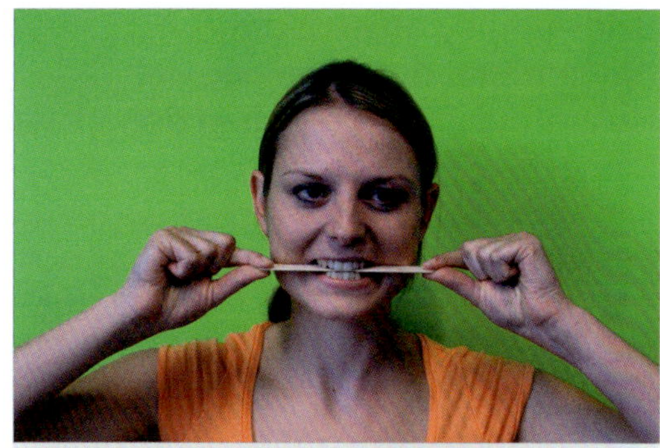

Abb. 14.13 Holzmundspatel zwischen den Zahnreihen mit bilateralem Druck nach kaudal.

Übung in dieser Mobilisationstechnik, lassen sich auch die Grade der passiven Bewegung problemlos auf die Gelenkmobilisation übertragen und anwenden. Diese Mobilisation in der frühen Mundöffnung kann in sitzender oder liegender Ausgangsposition ausgeführt werden. Liegt der Patient in Rückenlage, hat der Therapeut die zweite Hand für eine Palpation der Gelenklinie am zu mobilisierenden Kiefergelenk frei und kann so mehr Informationen während der Behandlung sammeln.

Das leichte Aufbiegen des Spatels führt zu einer guten Fixation auf der Zahnreihe. Durch den Griff um die Mandibula kann das Kiefergelenk in die Bewegungsrichtungen mobilisiert werden.

Bilateral symmetrische Mobilisation – Spatel zwischen den Front- und Eckzähnen

Wenn die Mobilisationsreize auf beide Kiefergelenke symmetrisch einwirken sollen, wird der Spatel bei den Schneide- und Eckzähnen frontal zwischen die Zahnreihen gebracht (▶ Abb. 14.13). So kann der therapeutische Mobilisationsdruck über die Spatelenden nach kaudal angebracht werden. Dadurch wirkt der Druck bilateral in die Mundöffnungsrichtung, bewirkt eine Distraktion zwischen Caput mandibulae und der Fossa articularis und hat auch deformierende Wirkung auf die kapsulären und ligamentären Anteile. Dabei ist ein aktiver Gegenhalt im Sinne einer Fixation an Stirn, Maxilla oder der oberen Zahnreihe hilfreich. So können die Therapiereize mit größerer Intensität appliziert werden.

Spateltechniken – auch als Eigenübung (mehrere Spatel ineinanderschieben: „Hebelwirkung“)

Konnte die aktive Mundöffnung auf 4–5 mm erweitert werden, kann auch eine spezielle Hebeltechnik, unter Einsatz von mehreren Holzmundspateln, zur weiteren Verbesserung der Quantität angewandt werden. Diese Technik eignet sich sowohl für die Anwendung während der Behandlung in der Praxis als auch als Eigenübung für die Patienten zu Hause. Es werden 4–5 mm Mundöffnung benötigt, um mindestens zwei Holzmundspatel zwischen die Zahnreihen positionieren zu können. So vorpositioniert kann dann immer ein weiterer Holzmundspatel zwischen diese zwei geschoben werden, um damit die Mundöffnung weiter zu vergrößern. Sukzessive kann damit der Unterkiefer weiter nach unten (in Depressionsrichtung) gebracht werden.

Beidseitig symmetrische Anwendung durch Anlage der Holzmundspatel zwischen den Front- und Eckzähnen

Zwei Holzmundspatel werden transversal zwischen die obere und untere Zahnreihe gebracht, sodass die Spatel möglichst flächig zwischen den Zähnen (Front- und Eckzähne) aufliegen. Nun kann von einer Seite aus immer ein zusätzlicher Spatel dazwischengeschoben werden, um einen größeren mechanischen Druck auf die Kiefergelenke in Richtung Mundöffnung auszuüben (▸ Abb. 14.14). Es werden so lange Spatel dazwischengeschoben, wie es die individuelle Spannungs- oder Schmerztoleranz des Patienten erlaubt. Zwischendurch kann auch mit Muskelspannungsübungen (im Sinne von postisometrischer Relaxation oder antagonistischer Hemmung) oder mit kleinen Unterkieferbewegungen in Laterotrusion oder Pro- bzw. Retrusion versucht werden, die Tonussituation und damit auch den mechanischen Druck an den Kiefergelenken zu beeinflussen. Man versucht dadurch ebenfalls die Spannungssituation an der umgebenden Kapsel zu modulieren und positiv, für eine Vergrößerung der aktiven Mundöffnungskapazität, zu verändern.

Unilaterale Anwendung auf einer Kiefergelenksseite

Will man hingegen die Therapiereize auf einer Seite verstärken, empfiehlt sich eine unilaterale Anwendung dieser Hebeltechnik. Dazu werden zwei Spatel zwischen die Backenzähne (Prämolaren und Molaren) auf einer Kiefergelenkseite geschoben (▸ Abb. 14.15). Der aufsteigende Mandibulaast bildet dabei die hintere Grenze für das Einschieben der Holzmundspatel. Es ist unbedingt auf einen möglichst flächigen Kontakt der Spatel mit den Zahnreihen achten, um eine ungünstige punktuelle Zahnbelastung zu vermeiden. So vorbereitet kann dann wieder immer ein weiterer Spatel zwischen die zwei vorpositionierten Spatel geschoben werden. Durch dieses Einschieben weiterer Spatel wird wiederum der mechanische Druck, in Richtung Mundöffnung, forciert und die umgebenden Strukturen mit Therapiereizen versorgt. Auch hier können wieder Muskelaktivierung oder kleine Bewegungsamplituden (Laterotrusion, Pro- und Retrusion) genutzt werden, um die Spannung zu reduzieren und für kurzfristige Entlastung zu sorgen.

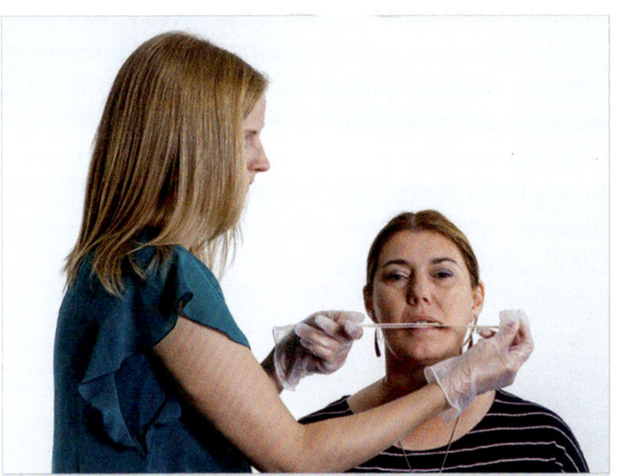

Abb. 14.14 Forcierte initiale Mundöffnung durch Spateltechniken.

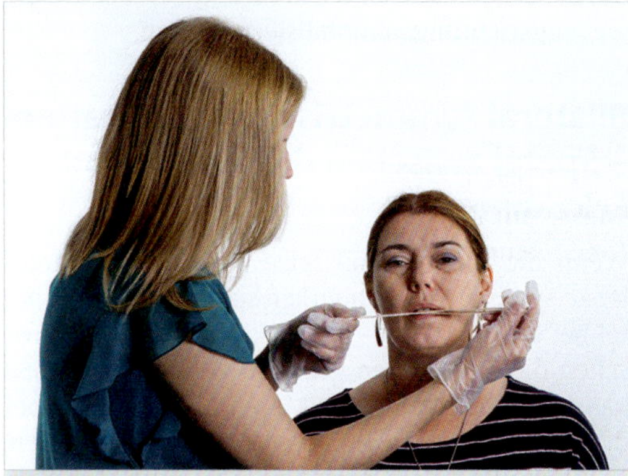

Abb. 14.15 Spatel auf einer Seite: unilaterale Anwendung.

Clinical Reasoning 

Eine direkte manualtherapeutische Behandlung der artikulären und periartikulären Strukturen bringt viele Vorteile mit sich. Zum einen kann damit eine mechanorezeptive Stimulation zur Überlagerung von eventuell bestehenden Schmerzen in der Kieferregion erreicht werden, zum anderen kommen die Effekte der passiven Mobilisation (Verbesserung des Roll-Gleit-Verhältnisses, vermehrte Produktion synovialer Flüssigkeit, gezielte Mobilisation über De- und Reformationsreize der Gelenkkapsel und der Führungsbänder sowie muskuläre Tonusregulation) direkt an den Strukturen zum Tragen. Die Gesamtheit dieser Positiveffekte führt in der Regel zu einer Verbesserung der Quantität und Qualität von aktiven Bewegungen – hier der aktiven Mundöffnung.

14.1.7 Diagonale Spannungsübungen an Mandibula (PIR/antagonistische Hemmung/ Steigerung der mechanorezeptiven Afferenz)

Im weiteren Verlauf der Therapieplanung, und im Sinne eines umfassenden Gesamtmanagements, ist es unerlässlich, den Patienten selbst, durch Eigenübungen, in die Verantwortung zu nehmen. Vorzugsweise sollten die Eigenübungen dasselbe Therapieziel wie die vorhergehende passive Therapie verfolgen, d. h., die Übungen sollten ähnliche Effekte am Zielgewebe auslösen wie alle anderen Therapieinterventionen. Von einfachen aktiven Bewegungsübungen für die Kiefergelenke (Bewegungsmöglichkeiten der Mandibula: Mundöffnung, Mundschluss, Laterotrusion nach rechts und links sowie Pro- und Retrusion) bis hin zu Bewegungsübungen mit Führungswiderständen zur besonderen Aktivierung der muskulären Strukturen kann eine Vielzahl funktioneller aktiver Übungen angeleitet und zur Verbesserung der quantitativen Mundöffnung eingesetzt werden. Auch isometrische Spannungsübungen können dazu beitragen, muskuläre Interferenzen zu beseitigen und somit auch die motorisch koordinative Bewegungsqualität zu verbessern. Eine sehr effektive Möglichkeit, die zentrische Kondylenposition der Kiefergelenke zu optimieren, stellt die isometrische Anspannung der kiefergelenkumgebenden Muskulatur, in leichter Mundöffnung (2–6 mm), dar. Dabei kann die Muskulatur multidirektional aktiviert werden, um eine möglichst vielfältige Kontraktionskontrolle der Muskulatur und eine Stellungskontrolle der Kieferposition zu erreichen. Diese isometrischen Spannungsübungen kann der Patient auch in das persönliche Übungsprogramm aufnehmen und in Eigenregie durchführen. Dabei ist auf eine exakte Instruktion der Ausgangsstellung zu achten. Diese sollte unter optischer Kontrolle vor einem Spiegel erfolgen. So kann der Patient den Unterkiefer zentrisch, anhand der Inzisallinien (die Linien zwischen den oberen und den unteren Schneidezähnen sollen bei symmetrischem Zahnbesatz möglichst übereinanderstehen), kontrollieren und die erforderlichen Widerstände über Hand und Finger am Unterkiefer anbringen. Zu beachten ist auch, dass der Widerstand langsam und kontrolliert auf- und abgebaut werden sollte. Hierbei muss der Patient ein gesteigertes Maß an Aufmerksamkeit und Kontraktionskontrolle aufbringen.

Widerstände als Eigenübung

Für die neuromuskuläre Aktivierung der Laterotrusion wird der Widerstand jeweils an der Außenseite der Mandibula angesetzt (lateral des Mentons). Für die Ausgangsstellung richtet der Patient den Unterkiefer in eine zentrische Position ein, hält den Mund so weit geöffnet, dass kein Zahnkontakt stattfindet, und versucht diese Position gegen den Widerstand von lateral zu halten (▶ Abb. 14.16). Zu Beginn ist es sinnvoll, das moto-

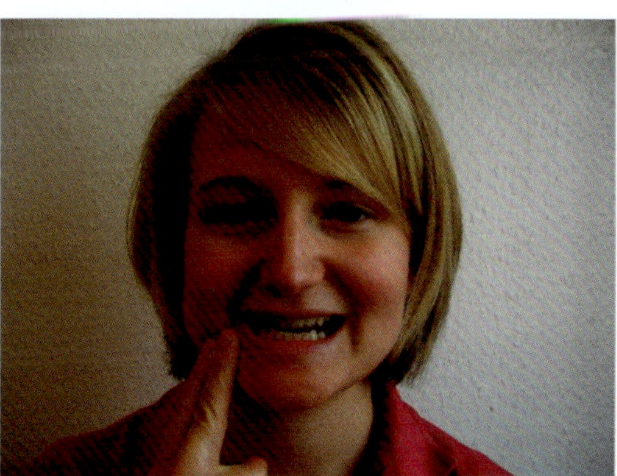

Abb. 14.16 Eigenübung: isometrische oder dynamische Spannungsübung durch unilateralen Widerstand an der Mandibula.

rische System mit einem langsam aufgebauten und sorgfältig gesteigerten Widerstand zu aktivieren. So kann kontinuierlich an der Rekrutierung, Frequenzierung und Synchronisation von motorischen Einheiten gearbeitet werden. Sind die Reaktionen des muskulären Systems mit der Zeit besser koordiniert, kann der Widerstand auch von der Richtung her verändert und angepasst oder schneller appliziert werden. Dadurch können Reaktionszeiten beschleunigt und koordinative Prozesse weiter gesteigert werden. Auch ist die Durchführung der Übungen in der gewählten Form der Muskelarbeit variabel zu gestalten. Zu Beginn ist eine isometrische Muskelarbeitsweise für die Patienten einfacher zu erlernen. Wenn die koordinativen Fähigkeiten verbessert werden konnten, kann auch eine dynamische Muskelarbeit vom CMS (craniomandibulären System) des Patienten gefordert werden. So können dynamisch konzentrische und dynamisch exzentrische Arbeitsweisen in die Übungsbehandlung integriert werden. Somit werden vielfältigere Therapiereize gesetzt, was zu weiteren Anpassungsprozessen der koordinativen motorischen Steuerung führt.

Widerstände als therapeutische Behandlungstechnik

Therapeutisch applizierte Widerstände können in der Bewegungsrichtung besser angepasst werden. Besonders haben sich dafür Widerstände von cranio-lateral nach caudo-medial am Unterkiefer bewährt. Diese diagonalen Muskelaktivierungen sind besonders effektiv, um die synergistische Funktionsausrichtung der Kiefermuskulatur zu unterstützen (► Abb. 14.17). Da den einzelnen Bewegungsrichtungen, aufgrund der sehr synergistischen Ausrichtung für die Kiefermuskulatur, nur schwer die entsprechenden Muskeln zugeordnet werden können, kommen komplexen Bewegungsbahnungen in diesem Kontext vielfältige Möglichkeiten zu. Gerade mehrdimensionale Widerstände in zwei oder drei Ebenen führen zu einer verbesserten neuromuskulären Bewegungskontrolle. Zudem entstehen häufig auch Überlagerungseffekte bezüglich der Schmerzwahrnehmung. Dabei sollte die Widerstandsrichtung auch immer wieder verändert und so die motorische Antwort variabel gehalten werden. Zunächst gilt es das vorhandene motorische Potenzial zu beurteilen: Welche Bewegungsrichtung fällt dem Patienten leichter? Welche motorische Antwort tritt stabiler und schneller ein? Dazu werden die vier diagonalen Widerstandsrichtungen am Unterkiefer getestet und nach dem bekannten Schema der Muskelfunktionswerte (MFW 0–6) beurteilt. Vor allem kommt dabei den Muskelfunktionswerten 4–6 eine besondere Bedeutung in der Auswertung zu. Zur Beurteilung, sowohl im Erstbefund als auch in den folgenden Wiederbefunden, stehen hauptsächlich die Parameter Reaktionsschnelligkeit der Kontraktionen, Kontraktionsreihenfolge, Stärke der Kontraktion und das daraus resultierende Maß der Stabilität des Unterkiefers beim Aufbau und Abbau der Muskelspannung im Fokus der therapeutischen Beobachtung. Auch die nachfolgende Entspannung der Muskulatur ist hierbei von Bedeutung: Wie kontrolliert (ruckartig oder gleichmäßig) lässt die Muskulatur die Kontraktion nach, bleibt der Unter-

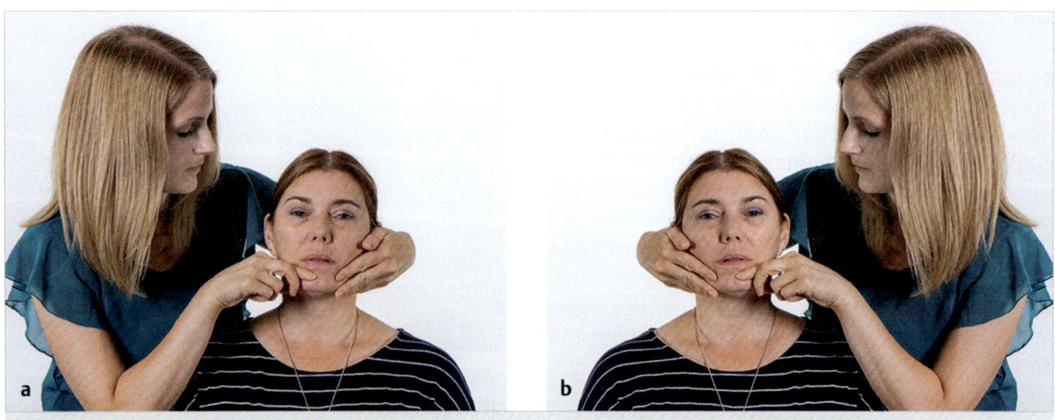

Abb. 14.17 Therapeutische Widerstandsübungen: diagonal gerichteter Widerstand über Mandibula.

kiefer auch während der Entspannungsphase kontrolliert in der Ausgangsposition oder bleibt die zentrische Stabilität der Kiefergelenke erhalten?

In der Anwendung können auch hierbei verschiedene Muskelarbeitsformen (isometrisch, dynamisch, konzentrisch, exzentrisch) gefordert werden.

14.1.8 Aktive Mobilisation mit passiver Vorpositionierung

Bereits in der frühen Phase der Mundöffnung kann mit Vorpositionierungen der Mandibula gearbeitet werden. Die Stellung der Gelenkpartner des Kiefergelenkes (Caput mandibulae und Fossa articularis des Os temporale) zueinander unterliegt vielfältigen Wechselbeziehungen. Dazu zählen unter anderem der Muskeltonus, kapsuläre und ligamentäre Spannung, faszialer Tonus, neurale Spannungssituation der neuralen Strukturen in Kiefergelenksnähe, allgemeiner Gewebetonus, motorische und mechanische Koordinationsfähigkeit von Bewegung, aktuelles motorisches Bewegungsprogramm und die intraartikuläre Situation (im Einzelnen betrifft dies den Zustand der chondralen Gelenkfläche, des Discus articularis und der bilaminären Zone). Jede dieser einzelnen Komponenten hat einen Einfluss auf die mechanische Bewegungsfähigkeit und auf die anatomische Position der Gelenkpartner zueinander. Daher ist es durchaus legitim, diesen Einfluss auch umgekehrt zu betrachten. Sprich: Die Position der Gelenkspartner zueinander hat über die situationsabhängige Mechanik auch einen direkten Einfluss auf diese Komponenten. Also kann mit einer anderen Gelenkposition mechanische Reibung verändert (reduziert oder gesteigert), der Muskeltonus angepasst und auch der Spannungszustand, der neuralen und faszialen Strukturen, beeinflusst werden. Die Vorpositionierung der Kiefergelenke kann über den aufsteigenden Mandibulaast, durch direkten translatorischen Druck über das Mandibulaköpfchen (Caput mandibulae) oder auch über die Zahnreihen vorgenommen werden. Grundlegend kann der Unterkiefer in Mundöffnung, Laterotrusion, Pro- und Retrusion vorgelagert werden. In jeder dieser Bewegungsrichtungen stehen die Gelenkspartner in einer neuen Relationsbeziehung zueinander. Dieser Umstand bewirkt auch eine individuelle mechanische Voraussetzung für die folgenden aktiven oder passiven Mobilisationen in der jeweiligen Vorlagerung. Um die Vorpositionierung noch feiner abstufen und anpassen zu können, werden auch Bewegungskomponenten in Zusatzbewegungsrichtungen eingesetzt. Diese fein abgestimmte translatorische Erweiterung ermöglicht es, symptomatische Bereiche der chondralen Gleitfläche so zu positionieren, dass die mechanische Belastung reduziert oder auch in bestimmten Situationen verstärkt werden kann. So können letztlich auch die therapeutischen Reize intensiviert oder reduziert werden.

Zur Mobilisationsverstärkung in der initialen Phase der Mundöffnung kann beispielsweise der Unterkiefer über das Caput mandibulae unilateral nach ventral oder dorsal vorpositioniert werden. Diese kleine Umpositionierung des distalen Gelenkpartners (der Mandibula) verändert die Relationsbeziehung zwischen Caput mandibulae, dem Discus articularis und der Fossa articularis. Dadurch ändern sich auch die kapsuläre Spannungs- und die Tonussituation für die weiteren umgebenden Strukturen (vornehmlich fasziale und neurale Einflussgrößen). Je nach quantitativer Mundöffnungskapazität kann der Mobilisationsimpuls durch einen Zug über die Inzisivi des Unterkiefers durchgeführt werden. Somit wird der Unterkiefer vom Therapeuten nach unten gezogen.

Alternativ kann der Mobilisationsschub auch über einen „Kreuzgriff“ mit Daumen und Zeige-, respektive Mittelfinger, geschehen. Hierbei positioniert der Therapeut seinen Daumen auf den Inzisivi des Unterkiefers und die Fingerkuppe des Zeige- oder Mittelfingers auf den Inzisivi des Oberkiefers. So können beide Finger nun über Kreuz gegeneinander verschoben werden und der Unterkiefer des Patienten wird im Wesentlichen mit dem Daumen des Therapeuten nach unten in die Mundöffnung (Depression der Mandibula) gedrückt.

Auch kann der Unterkiefer durch die fixierende Hand an den Inzisivi, je nach Mundöffnungskapazität, nach ventral (in die Protrusion) oder nach dorsal (in die Retrusion) vorpositioniert werden. In dieser mechanischen Vorposition können dann sowohl aktive Bewegungen in alle physiologischen Bewegungsrichtungen des Unterkiefers (Mundöffnung, Mundschluss, Laterotrusion nach rechts oder links, Pro- bzw. Retrusion) instruiert (► Abb. 14.18) als auch passive, translatorisch ausgerichtete, Bewegungen in Zusatzrichtung (ventral, dorsal, lateral, medial, kranial und kaudal) durchgeführt werden.

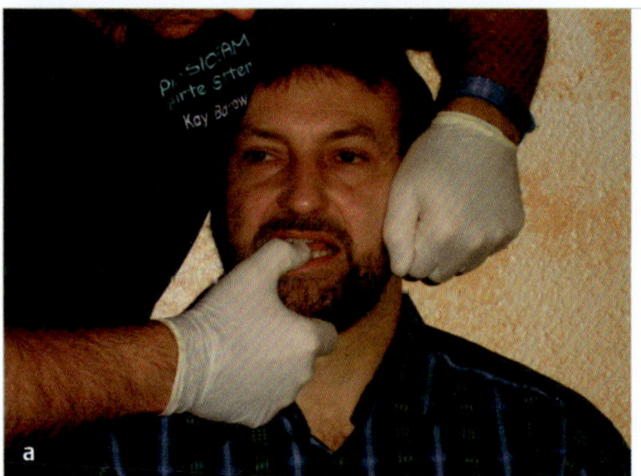

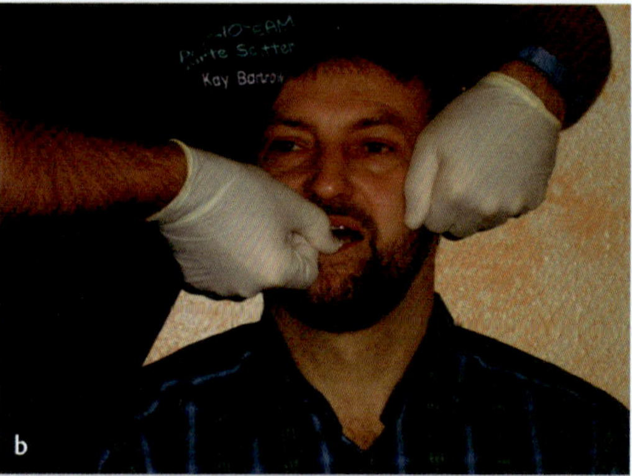

Abb. 14.18 Mobilisation durch aktive Bewegungen – hier MÖ – mit translatorischer Vorpositionierung der Mandibula.

Dynamische Kompression und dynamische Translation sind Bewegungsmanöver, die bevorzugt zur Differenzialdiagnostik von Gelenkgeräuschen am Kiefergelenk eingesetzt werden. Die mechanische Komponente dieser Verlagerung der Gelenkpartner in kompressiver oder translatorischer Bewegungsrichtung ermöglicht allerdings auch eine Veränderung des Gleitzonenkontaktes. Dadurch kann eine Modifikation der Therapiereize, während der Anwendung aktiver oder passiver Mobilisationstechniken, erreicht werden.

Die dynamische Kompression und Translation

(▸ Abb. 14.19)

Eine temporäre variable Applikation von Druck- und Zugreizen kann über eine dynamische Kompression, während aktiver oder passiver Mobilisationen, erreicht werden. Die dynamische Kompression wird durch einen bilateralen Druck unter dem Angulus mandibulae, über beide Mandibulaäste in kranialer Richtung, ausgeführt. Dabei verändern sich der intraartikuläre Abstand der Gelenkflächen sowie die Druckverhältnisse im Gelenk auf die diskale Struktur und die Knorpelzonen der Gelenkflächen. Auch eine strukturelle Entlastung der kapsulären Elemente ist während der Kompression anzunehmen. Bei einem rhythmischen Wechsel zwischen Druck- und Zugreizen kann von einer gesteigerten Produktion synovialer Flüssigkeit und dadurch auch von einem positiven Effekt auf die Stoffwechselsituation der chondralen Gleitflächen ausgegangen werden. Diese Auswirkungen können für eine Verbesserung der quantitativen Mundöffnung zielführend eingesetzt werden.

Eine dynamische Translation wird in laterotrusiver Richtung nach rechts oder links angewandt. Also wird dabei der Unterkiefer von rechts nach links oder von links nach rechts verlagert und an dieser Vorpositionierung für die folgenden Behandlungsinterventionen gehalten. Dabei ist mechanisch zu beachten, dass eine Laterotrusion des rechten Kiefergelenkes automatisch eine Mediotrusion des linken Kiefergelenkes nach sich zieht – und umgekehrt. Die dynamische Translation verändert wieder die Lagebeziehung zwischen den gelenkbildenden Strukturen (Caput mandibulae, Discus und Fossa articularis). Dies beinhaltet somit auch die Möglichkeit der Veränderung/Modifikation der einwirkenden mechanischen Kräfte auf diese Strukturen während einer aktiven oder auch passiven Bewegung.

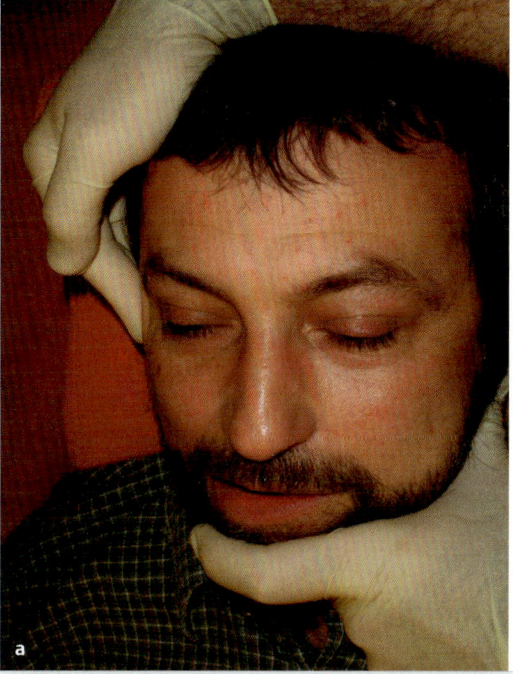

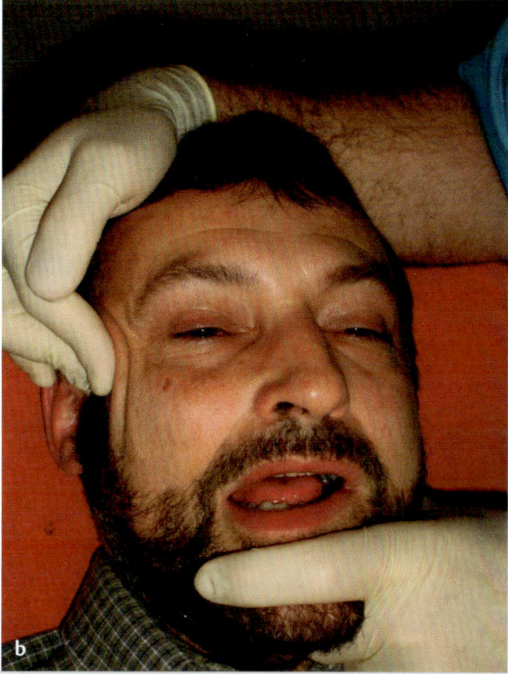

Abb. 14.19 Dynamische Verlagerung der Mandibula in translatorische Richtung nach medial oder lateral.

Clinical Reasoning

Je nach vorherrschender kausaler Problematik bei der limitierten Mundöffnung sollten die therapeutischen Reize und die angewandten Eigenübungen vorwiegend folgende Effekte bewirken:

- Kiefermuskulatur (Kaumuskulatur, mimische Muskulatur, intra- und suprahyoidale Muskulatur): Regulation des Muskeltonus
- Gelenkkapsel: Regulation von kapsulärer und ligamentärer Spannung (Lig. Laterale)
- Modulation faszialer Tonus
- Neutralisation der Spannungssituation der neuralen Strukturen in Kiefergelenksnähe (N. trigeminus, N. facialis)
- Regulation des allgemeinen Gewebetonus
- Verbesserung von motorischer und mechanischer Koordinationsfähigkeit von Bewegung
- Reaktionsfähigkeit und Automatismus des aktuellen motorischen Bewegungsprogrammes für Unterkieferbewegungen
- Regulation der intraartikulären Situation der Bestandteile des Kiefergelenkes (Zustand der chondralen Gelenkflächen an Caput und Fossa articularis, Lage und Zustand des Discus articularis und Zugbelastung der bilaminären Zone)

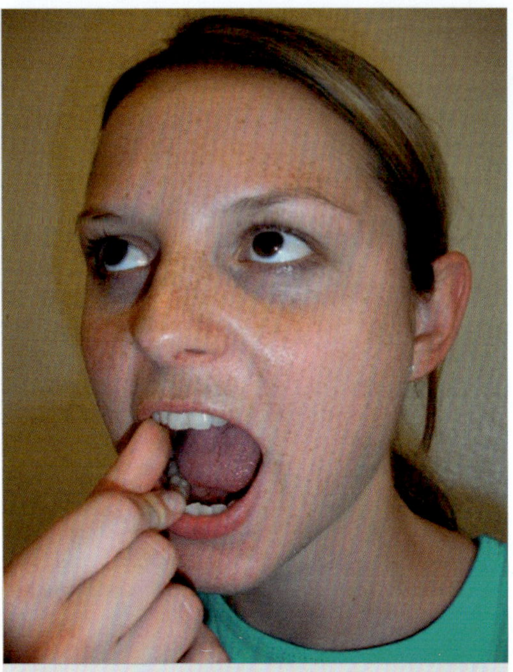

Abb. 14.20 Unilateraler Mobilisationsdruck zur Verbesserung der Mundöffnung.

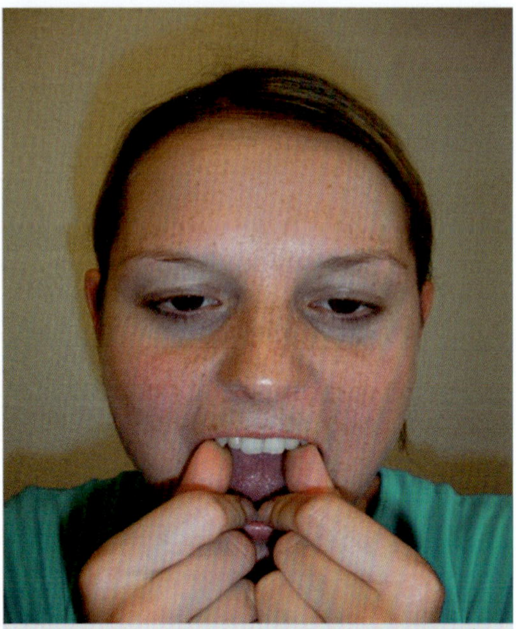

Abb. 14.21 Bilateraler Mobilisationsdruck zur Optimierung der Mundöffnungsamplitude.

14.1.9 Aktivierende Eigenübungen

Je nach Bewegungsamplitude der aktiven Mundöffnung können Übungen zur weiteren Verbesserung eingesetzt werden.

Unilaterale Mobilisation

Der Mobilisationsschub kann vom Patienten ebenfalls über einen „Kreuzgriff" mit Daumen und Zeigefinger geschehen: Dabei positioniert der Patient seinen Daumen auf den Schneidezähnen des Unterkiefers und die Fingerkuppe des Zeigefingers auf den Schneidezähnen des Oberkiefers auf einer Kieferseite (rechts oder links: bevorzugt die betroffene oder schmerzhaftere Seite). So können beide Finger nun über Kreuz gegeneinander verschoben werden und der Unterkiefer wird mit dem Daumen nach unten in die Mundöffnung (Depression der Mandibula) gedrückt (▶ Abb. 14.20).

Bilaterale Mobilisation

Bei der bilateralen Version dieser Mobilisationsübung werden einfach beide Hände auf beiden Kieferseiten für den Mobilisationsschub des Unterkiefers genutzt (▶ Abb. 14.21). So kann der Patient die passive Mundöffnung durch mehr Krafteinsatz forcieren.

Übungen gegen einen von außen selbst gesetzten Widerstand sind in alle Bewegungsrichtungen der Kiefergelenke möglich. Sie optimieren den Muskel-Nerv-Kontakt und helfen, die Tonussituation zu regulieren.

Widerstand gegen die Mundöffnung und Mundschlussbewegung

Der Patient greift mit Daumen und Zeigefinger das Menton (Kinn) von oben und unten. So können Widerstände gegen Mundöffnung und -schluss gegeben und angepasst werden (▶ Abb. 14.22).

Widerstand gegen die Pro- bzw. Retrusion

Den Widerstand gegen die Protrusion kann der Patient durch einen Druck frontal am Menton anwenden. Gegen die Retrusion wird der Widerstand beidseits am Angulus mandibulae (dem Unterkieferwinkel) gegeben (▶ Abb. 14.23).

Widerstand gegen die Laterotrusion

Der Widerstand gegen die Laterotrusionsbewegung wird an der Außenseite des Unterkiefers gegeben (▶ Abb. 14.24). So erschwert der Widerstand das Beibehalten der Ausgangsposition oder kann als Widerstand gegen eine dynamische Bewegung eingesetzt werden.

Übungen mit dem Holzmundspatel

Je nach Stabilität der Zahnsubstanz können auch Widerstandsübungen mit dem Holzmundspatel, der zwischen den Zahnreihen gehalten werden muss, zum Einsatz kommen. Mit dem Spatel als Hebel kann der Funktionskreis der zervikalen Wirbelsäule in die Stabilitätsanforderung während der Widerstandsübung einfach integriert werden.

Um dem Mundschluss einen Widerstand entgegenzubringen und die zuständigen Muskeln verstärkt zu aktivieren, wird der Holzmundspatel

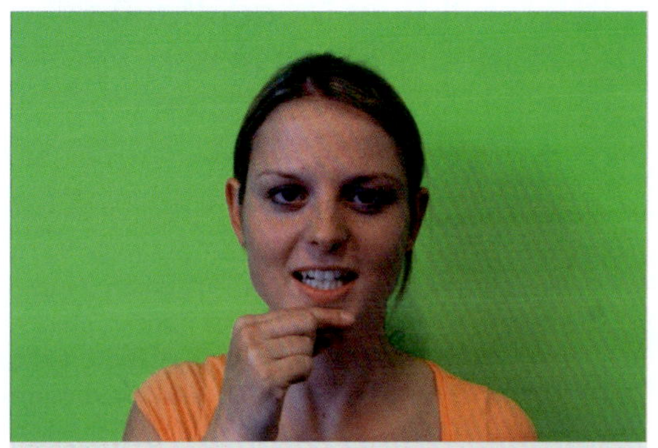

Abb. 14.22 Widerstand gegen Mundöffnung und Mundschluss.

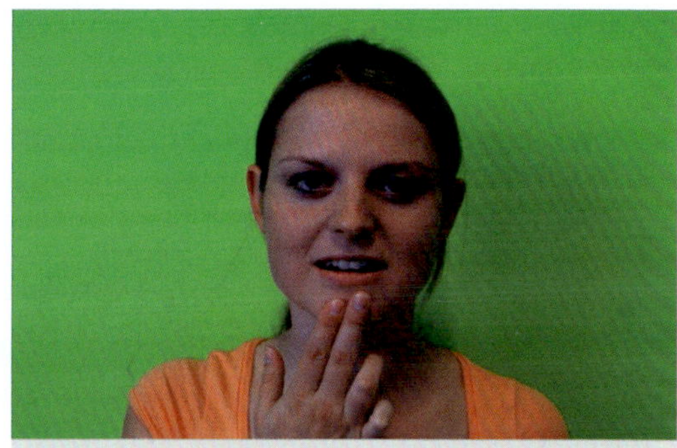

Abb. 14.23 Widerstand bei Pro- und Retrusion.

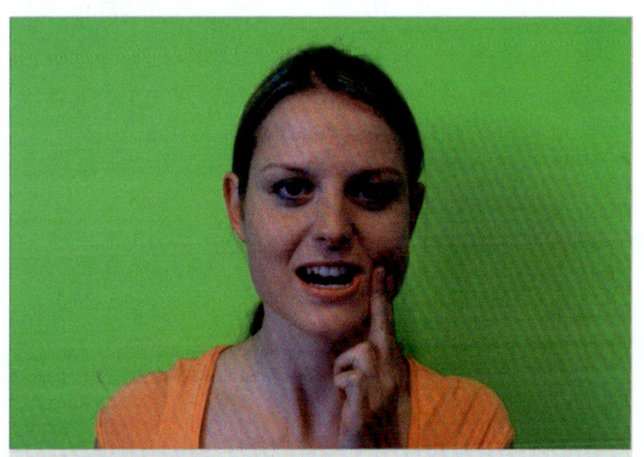

Abb. 14.24 Widerstand gegen die Laterotrusion.

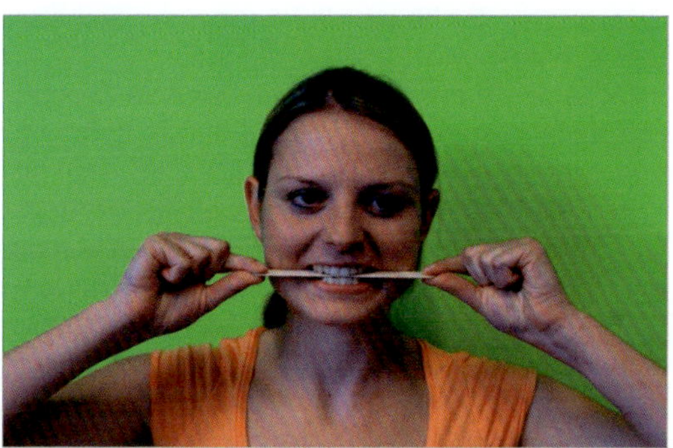

Abb. 14.25 Widerstand gegen Mundschluss.

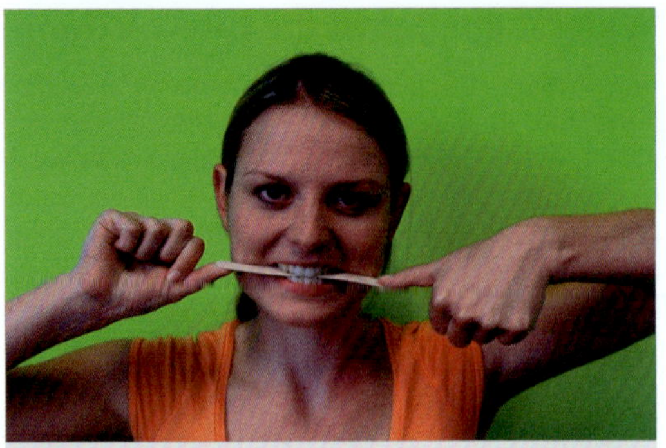

Abb. 14.26 Diagonaler Widerstand mit zusätzlicher zervikaler Stabilisationsforderung.

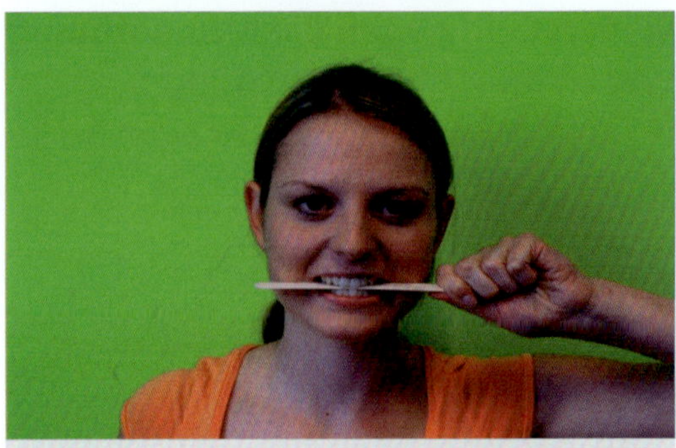

Abb. 14.27 Widerstand in Laterotrusion nach rechts bzw. links.

quer zwischen die Zahnreihen (Schneidezähne) gelegt. Zu beachten ist dabei stets, dass der Spatel möglichst flächig auf der Zahnreihe aufliegt und es nicht zu punktuellen vereinzelten Zahnhöckerkontakten kommt, die mit lokaler Spitzenbelastung sich negativ auswirken könnten. Die Enden werden von beiden Seiten gegriffen und der Spatel kann so gegen die Mundschlussbewegung nach unten gedrückt werden (▶ Abb. 14.25). Der Mundschluss wird erschwert.

Werden die Enden des Holzmundspatels entgegengesetzt nach oben und unten gedrückt, entsteht für die zervikale Wirbelsäule (obere Kopfgelenke) eine Tendenz in Lateralflexion und Rotation (▶ Abb. 14.26). Dies muss die Halswirbelsäule nun stabilisierend ausgleichen.

Auch die seitliche Zugbewegung nach rechts oder links aktiviert die Muskelgruppen der Halswirbelsäule zusätzlich und fordert Stabilitätsarbeit in rotatorischer Richtung mit einer Komponente der Lateralflexion (▶ Abb. 14.27). Zudem wird der Synergismus der Kaumuskulatur bei der Stabilisation gefordert.

Die Anwendung der hier vorgestellten Behandlungsmöglichkeiten, im Wechsel und in Kombination, führt in der Regel zu einer schnellen und anhaltenden Verbesserung der aktiven Bewegungsfähigkeit der Kiefergelenke. Alle Techniken können mit passiven Maßnahmen wie Elektrotherapie, Wärme- oder Kälteapplikation und natürlich auch anderen Behandlungstechniken ergänzt, erweitert und kombiniert werden. Hat sich die Mundöffnung dann im Laufe der Therapiesitzungen weiter verbessert, können andere Therapiemethoden und Behandlungsstrategien angewandt werden, um die Mundöffnung quantitativ auf das nächste Level zu bringen.

14.1.10 Behandlungsbeispiele bei mittlerer aktiver Mundöffnung (10–25 mm: Störung in der zweiten Hälfte der initialen Mundöffnungsphase)

Ist die aktive Mundöffnung nach den ersten Therapiesitzungen nun bereits quantitativ verbessert, können zunehmend manuelle Techniken eingesetzt werden, für die der Therapeut mindestens einen Finger oder eine Fingerkuppe zwischen die Zahnreihen bringen muss. Somit sind ab diesem Zeitpunkt auch intensivere Behandlungstechniken möglich.

Eine der bewährtesten manuellen Techniken zur passiven (oder im weiteren Verlauf auch zur aktiv assistiven) Mobilisation der Mundöffnung ist der sogenannte „Geldzählergriff" (▶ Abb. 14.28). Dabei wird der Therapeutendaumen auf den unteren Schneidezähnen und der Mittelfinger auf den oberen Schneidezähnen positioniert. So können mit dieser Technik beide Finger gegeneinander verschoben werden, sodass der Unterkiefer damit sukzessive nach unten in die Depression (also in die forcierte Mundöffnung) bewegt wird. Der Zeigefinger kann, an der Unterkante des Mentons positioniert, für eine passive Rückbewegung der Mandibula in Mundschlussrichtung genutzt werden. So können vom Therapeuten sowohl die Mobilisationsrichtung als auch der Rückweg in die Ausgangsstellung des Unterkiefers kontrolliert,

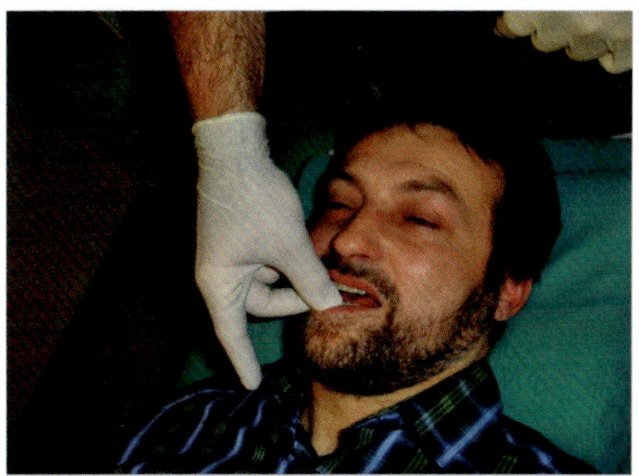

Abb. 14.28 Forcierte Mobilisation der Mundöffnung mit dem „Geldzählergriff" – einhändig.

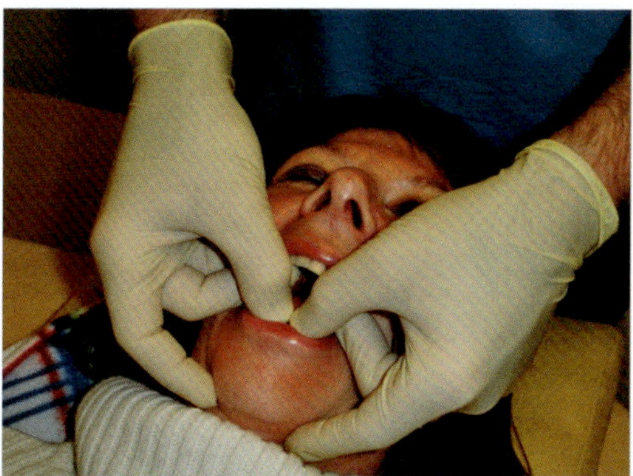

Abb. 14.29 Intraorale Mobilisation an den Inzisalkanten der oberen und unteren Zahnreihe.

und während der gesamten Intervention moduliert, werden. Die unilaterale Anwendung dieser Mobilisationstechnik erlaubt eine forcierte Mundöffnungsbewegung auf der betroffenen Kiefergelenkseite. So können die direkt betroffenen Strukturen unmittelbar mit Therapiereizen versorgt und entsprechende Anpassungsreaktionen ausgelöst werden.

Bimanuelle Mobilisationstechnik über die Inzisalkanten

Derselbe „Geldzählergriff" kann auch mit beiden Händen des Therapeuten bilateral angewandt werden. So können intensivere Therapiereize appliziert und die Anpassungseffekte ebenfalls gesteigert werden. Dazu werden nun beide Daumen auf die Schneidekanten der unteren Inzisivi gebracht, wogegen die beiden Mittelfinger des Therapeuten an der Schneidekante der oberen Inzisivi angelegt werden (► Abb. 14.29). Nun können auch beide Zeigefinger an der Unterkante des Mentons die passive Mundschlussbewegung (also die Rückbewegung aus der Mobilisationsrichtung) unterstützen. Die Vorteile dieser bimanuellen Technik liegen einmal in der höheren Druckkraft, zur intensiveren Versorgung mit Bewegungsreizen für die Mundöffnung, und zum anderen in der stabileren Bewegungsführung während der Mobilisation. Auch kann die HWS des Patienten durch die bimanuelle Technik stabiler gehalten werden und in der Folge auch eventuell auftretende Ausweichbewegungen besser kontrolliert werden.

Intraorale WTT bei mittlerer Mundöffnungskapazität

Die bisher durchgeführten Weichteiltechniken am M. masseter können bei mittlerer Mundöffnung ebenfalls erweitert und ergänzt werden. So können die rein passiven Maßnahmen der Massagetechniken nun auch durch größere aktive Unterkieferbewegungen, in Richtung einer Funktionsmassage, abgewandelt werden. Zudem sind mit der größeren Mundöffnung auch bessere Griffmöglichkeiten zur Bearbeitung der superfizialen und profunden Anteile des M. masseter gegeben. So können nun vor allem auch die medial gelegenen Muskelanteile vermehrt in die Therapie einbezogen werden.

M. masseter

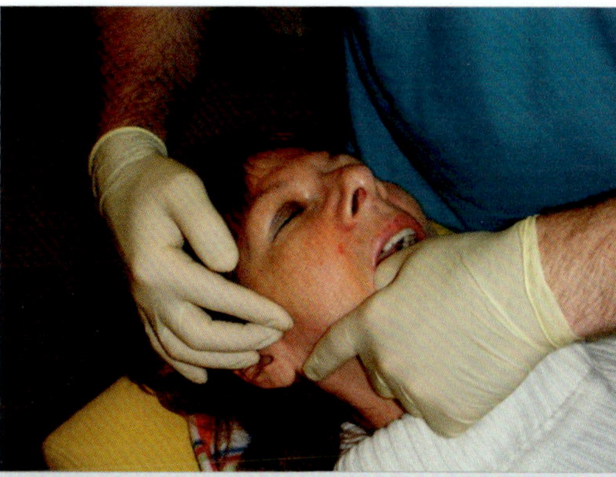

Abb. 14.30 Behandlung des M. masseter intraoral bei mittlerer aktiver Mundöffnung.

Suprahyoidal (Mundboden)

Gerade die Muskelbereiche des Mundbodens, die sog. suprahyoidale Muskelgruppe, ist für eine Behandlung nun besser zugänglich. Die Mundöffnung muss dafür mindestens so groß sein, dass der Daumen des Therapeuten (oder auch ein anderer Finger) zwischen den Schneidezähnen hindurchgeschoben und in den Mundraum (den Mundboden) gebracht werden kann. Die Muskelgruppe des Mundbodens kann somit Ausstreichungen, Zirkelungen oder auch mit lokalen Druckpunkten behandelt werden, sodass auf die Tonussituation Einfluss genommen werden kann und regulierende Effekte erzielt werden können.

In der Progression kommen dann auch intensivere Techniken wie Trigger- oder Release-Techniken zum Einsatz. Trigger-Techniken werden allerdings meist erst zu diesem späteren Zeitpunkt in der Therapie effektiv durchführbar, wenn die Mundöffnung bereits so weit verbessert wurde, dass der Therapeut einen Finger von innen in den Mundboden bringen kann. So ergibt sich ein optimaler Gegenhalt für die Trigger-Techniken, die ohne den inneren Finger gegen die knöcherne Struktur der Mandibula nicht optimal durchgeführt werden könnten.

Eine effektive Durchführung der Weichteiltechniken im Mundboden besteht darin, den Daumen zwischen den Schneidezähnen hindurch in den Mundboden zu bringen. Mit dem Mittel- und Ringfinger wird von außen der Gegendruck erzeugt und der Zeigefinger wird als Führung an der lateralen Mandibula angelegt (▶ Abb. 14.31). So können die Muskeln des Mundbodens effektiv bearbeitet und die Mandibula bei Ausweichbewegungen korrigiert und optimal geführt werden.

Mm. pterygoidei (M. pterygoideus medialis et lateralis)

Die Mm. pterygoidei nehmen durch ihre multidirektionale Aktivierungsfähigkeit und ihre Führungskontrolle bei allen Unterkieferbewegungen in der Behandlung von Kieferstörungen (CMD) eine besondere Rolle ein. Durch ihre vielfältigen Aufgaben und Funktionen am Kiefergelenk sind sie auch bei nahezu allen Störungen beteiligt und können durch gezielte Behandlung auch oftmals zur Beseitigung der Symptome beitragen.

Die Mm. pterygoidei liegen auf der medialen Mandibulaseite (Innenseite des Unterkiefers) und verlaufen von der Gelenkfläche bis zum Angulus mandibulae. Dabei ist der M. pterygoideus medialis einfacher zu palpieren und auch rein topografisch zugänglicher (▶ Abb. 14.32). Der schwieriger zugängliche M. pterygoideus lateralis liegt zwischen dem M. pterygoideus medialis und der Mandibula. Um ihn sicher zu lokalisieren, muss häufig durch den M. pterygoideus medialis hindurch palpiert werden – so können auch vermeintlich positive Palpationsbefunde des M. pterygoideus lateralis ein falsch positives Ergebnis sein, das vom M. pterygoideus medialis ausgeht.

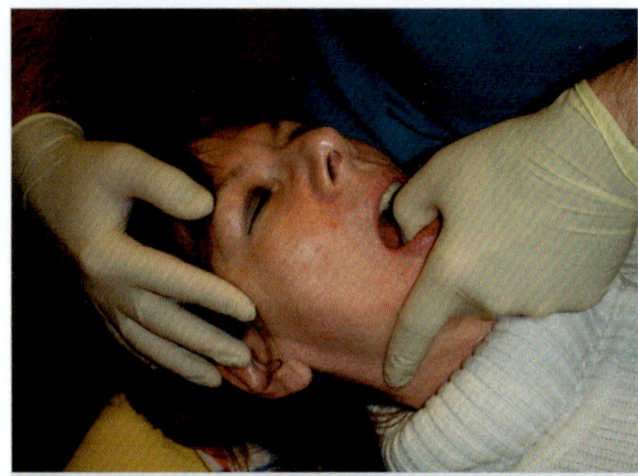

Abb. 14.31 Intraorale Behandlung der suprahyoidalen Muskelgruppe bei mittlerer Mundöffnung.

▶ Bei der Lokalisation des M. pterygoideus medialis, für Untersuchungs- und Behandlungszwecke, hat sich in der Praxis folgende Vorgehensweise bewährt:. Starten Sie die Palpation von der gegenüberliegenden Seite: Wollen Sie den M. pterygoideus auf der rechten Patientenseite palpieren, stehen Sie links vom Patienten. Führen Sie die Palpation mit der linken Hand durch: Dabei hat sich der kleine Finger bewährt, da sehr tief in den Mund hineingegriffen werden muss, um auf die entsprechende Palpationstiefe zu gelangen.

Legen Sie den Palpationsfinger (kleinen Finger) auf die Kaufläche der oberen Zahnreihe und fahren Sie mit dem Finger nach retral, bis sie am aufsteigenden Ast der Mandibula ankommen. Nun führen sie den Palpationsfinger an die Medialseite der Mandibula und fahren damit in die Tiefe auf den Angulus mandibulae zu. Von außen halten Sie einen Finger der anderen Hand an den Angulus mandibulae (als Kontaktpunkt). Wenn Sie nun versuchen den Palpationsfinger (intraoral) und den Kontaktfinger (extraoral) zusammenzubringen, liegt der M. pterygoideus genau dazwischen.

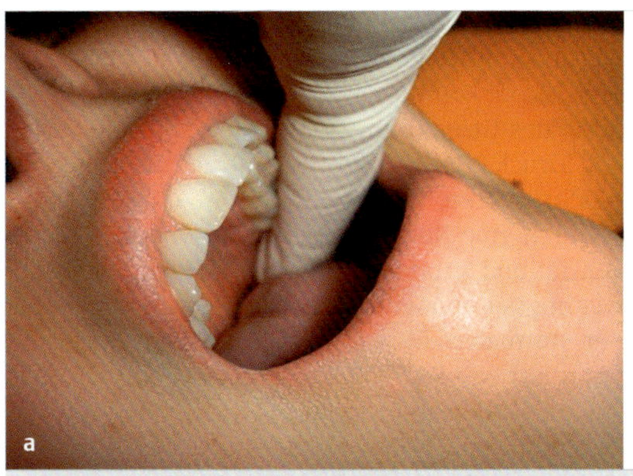
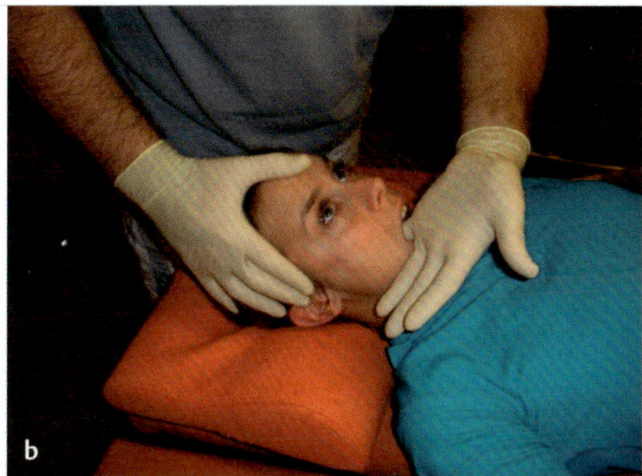

Abb. 14.32 M. pterygoideus medialis – Palpation und Behandlung.

Auch der M. pterygoideus medialis kann mit Ausstreichungen, Zirkelungen und Triggertechniken behandelt werden, um tonusregulierend einzugreifen.

In der Therapie können nun die Techniken aus der ersten Mundöffnungsphase in Kombination mit den Techniken der zweiten Mundöffnungsphase erweitert und ergänzt werden. Wenn die aktive Bewegungskapazität der Kiefergelenke wiederum verbessert werden konnte, erschließen sich dem Therapeuten in der nächsten, der terminalen Phase der Mundöffnung, erweiterte Behandlungsmöglichkeiten.

14.1.11 Behandlungsbeispiele bei größerer aktiver Mundöffnung > 25 mm MÖ: Störungen der intermediären bis terminalen Mundöffnungsphase)

Im Folgenden werden erweiterte Behandlungstechniken vorgestellt, die vor allem zur Erweiterung der terminalen Phase der Mundöffnung, der Optimierung der neuromuskulären Steuerprozesse und zur Verbesserung der mechanischen Voraussetzungen für eine optimale und normale Bewegungsfähigkeit geeignet sind.

Für intensivere Therapiereize hat sich in der Praxis die Anwendung von manuellen Techniken zur quantitativen Verbesserung der Bewegungskapazität bewährt. Damit kann auf die jeweils gestörten mechanischen Komponenten der Bewegung (und der Störung) eingegangen werden und Therapiereize zielgerichtet appliziert werden.

Sind die gestörten (dysfunktionalen) Bewegungskomponenten durch eine physiotherapeutische Befunderhebung lokalisiert, finden vor allem translatorische Mobilisationstechniken eine bevorzugte Anwendung zur Eliminierung dieser Dysfunktionen.

Griffanlage

Um möglichst viele translatorische Bewegungskomponenten und -richtungen flexibel anwenden zu können, hat sich in der Praxis folgende Griffanlage bewährt: Der Daumen des Therapeuten wird intraoral auf die Kaufläche der unteren Zahnreihe gebracht. Legen Sie den Daumen auf die Kaufläche der Prämolaren oder auf die Molarenfläche. Mittel- und Ringfinger greifen die Mandibula am Menton, der Zeigefinger wird entlang der lateralen Mandibulaseite angelegt und dient der Führung des Unterkiefers während der Anwendung der Mobilisationstechniken. Mit der zweiten Hand kann am Kopf (Os frontale/Os temporale) oder auch am Oberkiefer des Patienten ein Gegenhalt aufgebaut und damit das zu mobilisierende Gelenk fixiert werden.

Der Unterarm des Therapeuten wird in die zu mobilisierende Zug- oder Druckrichtung eingestellt. So können Achse und Ebene der Mobilisationsrichtung bestmöglich beibehalten werden.

Translatorische Mobilisationsimpulse entfalten ihre Effekte vor allem auf die umgebende Kapsel und die Führungsbänder sowie auf die chondrale Gleitfläche. So werden Deformations- und Anpassungsfähigkeiten der ligamentären und kapsulären Elemente im gleichen Maße verbessert wie die translatorische Gleitfähigkeit der Knorpelzone durch die vermehrte Produktion synovialer Flüssigkeit.

Daumen auf Prämolaren/Molaren – multidirektionale Mobilisation in Zusatzbewegungen

Für die Mobilisation des Caput mandibulae nach ventral oder dorsal (Protrusion oder Retrusion) steht der Unterarm des Therapeuten nach ventral, senkrecht zur Gesichtsebene des Patienten. So kann der Mobilisationszug des Unterkiefers gegen die Gelenkpfanne (Fossa articularis) nach ventral oder der Mobilisationsdruck, entsprechend nach dorsal, durchgeführt werden (▶ Abb. 14.33). Da die Mechanik bei der normalen Mundöffnung eine Bewegung des Caput mandibulae unter das Tuberculum articulare nach ventral vorsieht, ist diese Bewegungsrichtung besonders unter Berücksichtigung der biomechanischen Bewegungsvorgabe klinisch bedeutsam.

Wird der Unterarm des Therapeuten hingegen nach kaudal eingestellt – dabei öffnet sich der Winkel zwischen der Gesichtsebene des Patienten und dem Unterarm des Therapeuten auf über 90° –, kann die Mobilisation auch nach kaudal oder kranial durchgeführt werden (▶ Abb. 14.34). Der intraorale Griff bleibt dazu derselbe (Daumen liegt auf der Kaufläche der Molaren und der Prämolaren). Dabei kommt es zu einer mechanischen Öffnung des Gelenkraumes und zu einem Einwirken von Druck- und Zugkräften auf die intraartikulären Strukturen.

Durch eine Kombination der Bewegungen nach ventral und kaudal können die mechanischen Bewegungskomponenten des Caput mandibulae bei der normalen Mundöffnung nachvollzogen und optimiert werden.

Eine Mobilisation in laterotrusiver Bewegungsrichtung kann sowohl extra- als auch intraoral durchgeführt werden. Bei der intraoralen Anwendung bleibt der Daumen, wie bei der ventralen oder kaudalen Translation, im Mund des Patienten, verlagert sich aber an die mediale Seite der Zähne (Innenseite von Prämolaren und Molaren) zur Mobilisation des Unterkiefers nach lateral.

Bei der extraoralen Anwendung der Laterotrusion als Mobilisationsbewegung kann der Patient in eine zervikale Rotation voreingestellt werden (▶ Abb. 14.35). So kann der Laterotrusionsdruck einfach und gleichmäßig auf der lateralen Seite des gegenüberliegenden Mandibulaastes angebracht werden. Mechanisch ist immer daran zu denken, dass das Kiefergelenk aus zwei Gelenken besteht: dem rechten und linken Kiefergelenk, die in einer Einheit bewegen oder bewegt werden.

So führt eine Laterotrusion der linken TMG-Seite immer auch zu einer Mediotrusion der gegenüberliegenden Gelenkseite – und umgekehrt.

Zur besseren Führungskontrolle des Unterkiefers bei passiver Laterotrusion kann der Daumen des

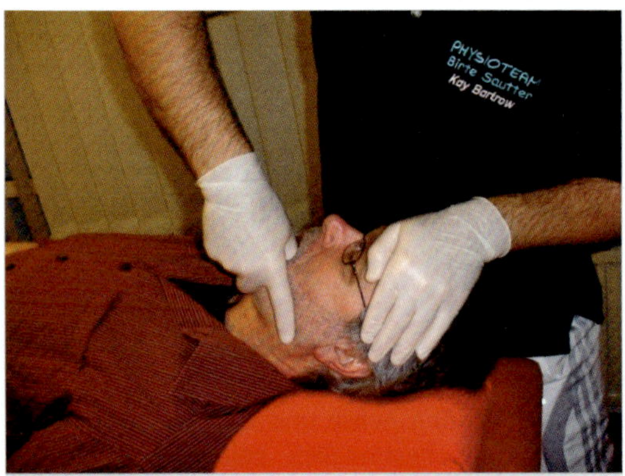

Abb. 14.33 Translatorische Mobilisation des TMG nach ventral – dorsale Distraktion.

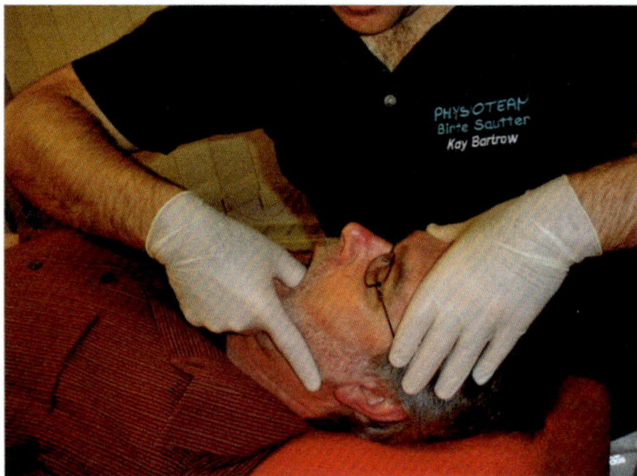

Abb. 14.34 Translatorische Mobilisation des TMG nach kaudal – kraniale Distraktion.

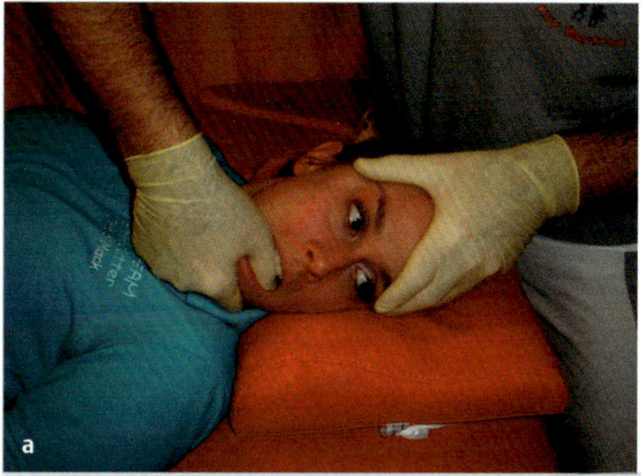
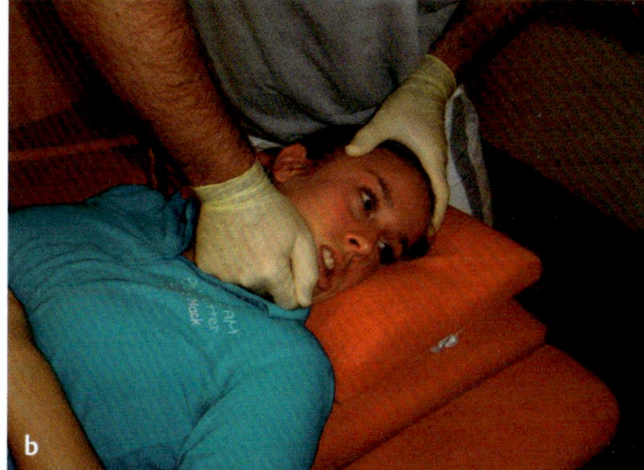

Abb. 14.35 Multidirektionale translatorische Mobilisation bei eingestellter Mundöffnung und Vorpositionierung der zervikalen Abschnitte und extraorale Laterotrusion bei Vorpositionierung der HWS in Rotation.

Therapeuten auch auf den unteren Schneidezähnen positioniert werden. Damit können eventuell auftretende Ausweichbewegungen korrigiert und die Bewegungsachse besser gehalten werden.

Forcierte passive Mundöffnung mit Gegenhalt

Zur weiteren Intensivierung der passiven Mobilisation der Mundöffnung kann auch mit direktem Gegenhalt an der oberen Schneidezahnkante gearbeitet werden. Dazu fixiert der Therapeut den Kopf des Patienten mit einer Hand maxillär an der oberen Inzisalkante, während die zweite Hand mit dem Daumen auf der unteren Inzisalkante zur Mobilisation der Mandibula in die Depression positioniert wird (▶ Abb. 14.36). Mit dieser Grifftechnik kann die Mundöffnung noch weiter mit größerer Intensität mobilisiert werden. Zusätzlich kann die Kopfposition, über eine voreingestellte zervikale Extension oder eine entsprechende Flexionsposition, für die Mobilisation genutzt werden. Auf die Positionierung der zervikalen Wirbelsäule hin verändert sich auch die Position der Mandibula: Bei vermehrter zervikaler Flexionsposition bewegt sich die Mandibula im Kiefergelenk nach ventral. Bei vermehrter zervikaler Extension kommt die Mandibula hingegen nach dorsal (retral). So können auch unterschiedliche Mobilisationseffekte an verschiedenen Stellen des Kiefergelenkes erzielt werden.

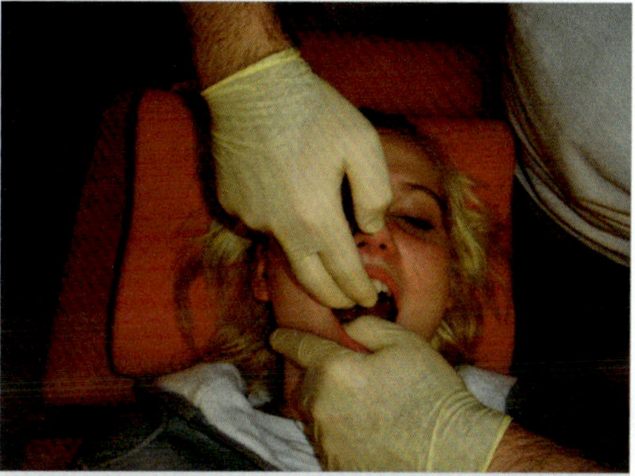

Abb. 14.36 Forcierte Mundöffnung über Inzisalkanten der oberen und unteren Zahnreihe.

14.2 Qualitative Bewegungsstörungen (Deviation/Deflexion)

14.2.1 Behandlungsbeispiele bei seitlicher Abweichung der Mandibula (Deviation) in exkursiver Bewegungsrichtung (Mundöffnung)

Qualitative Störungen beinhalten häufig Bewegungsauffälligkeiten oder -abweichungen, die vor allem motorische oder mechanische Probleme im Einhalten von Achsen und Ebenen offenbaren.

Auch zeitliche Koordinationsstörungen im Bereich von Rekrutierung, Frequenzierung und Synchronisation der motorischen Einheiten führen zu qualitativen Bewegungsauffälligkeiten.

Um Verbesserungen der Bewegungsqualität zu erreichen, ist es erforderlich, das sensomotorische System zu optimieren. Es geht dabei primär um eine bessere Aufnahme (periphere Wahrnehmung) von Reizen, um eine optimierte Weiterleitung und natürlich auch um eine adäquate Bewertung und Verarbeitung, inklusive einer angepassten Reaktion. Eine motorische Optimierung von Bewegungen kann über vielfältige therapeutische Reize, wie beispielsweise thermische oder elektrische, mechanorezeptive Aktivierung oder schlicht durch Eigenbeübung (damit Verbesserung der Propriozeption) optimal unterstützt werden. Bei einer Deviation des Unterkiefers in Mundöffnung verlässt die Mandibula in einer Phase (initial, intermediär oder terminal) die Mittellinie, vollführt eine Kurve zur Seite hin und kommt in endgradiger Mundöffnung in die Mittellinie zurück. Häufige Ursachen einer bestehenden Deviation bei Mundöffnung sind kapsuläre oder auch ligamentäre Veränderungen (also eine veränderte Zuggurtung oder -spannung am Kiefergelenk), intraartikuläre Veränderungen (Diskusverlagerungen oder Knorpelveränderungen – also mechanische Veränderungen der Gelenkflächen), aber auch Veränderungen der muskulären Kontrolle und Bewegungsführung sind möglich. Veränderungen im Zusammenspiel zwischen Nerv und Muskel können hier ebenfalls eine Rolle spielen.

Schulung der Körperwahrnehmung für das CMS

Die Wahrnehmung im Bereich des Craniomandibulären Systems kann durch Stimulation der lokalen Rezeptorenfelder in der Muskulatur, im faszialen System oder direkt im neuralen System erfolgen. Die einfachste Form der motorischen Schulung von Wahrnehmung besteht darin, mit der betreffenden Körperregion die Bewegungen durchführen zu lassen, die diese Körperregion auch durchführen kann. Für das CMS heißt das, die aktive Mundöffnung, den Mundschluss, die Laterotrusion nach rechts und links sowie die Pro- und Retrusion mit entsprechend ausreichender Wiederholungszahl im Rahmen eines Eigenübungsprogrammes durchführen zu lassen. Vorzugsweise sollten diese Bewegungen so modifiziert oder eventuell vorerst auch limitiert werden, dass die qualitative Auffälligkeit während der Übungsdurchführung deutlich reduziert – im besten Fall sogar komplett eliminiert – werden kann.

Thermische Reize

Thermische Reize, die in den Körperbereichen mit den wichtigen Rezeptoren für das CMS appliziert werden, können das System durch neuromuskuläre Bewegungsoptimierung unterstützen und so für eine qualitative Optimierung in der motorischen Kontrolle sorgen. In der Praxis haben sich dazu vor allem die Stimulation der paranasalen Region (► Abb. 14.37), der kapsulären Region des Kiefer-

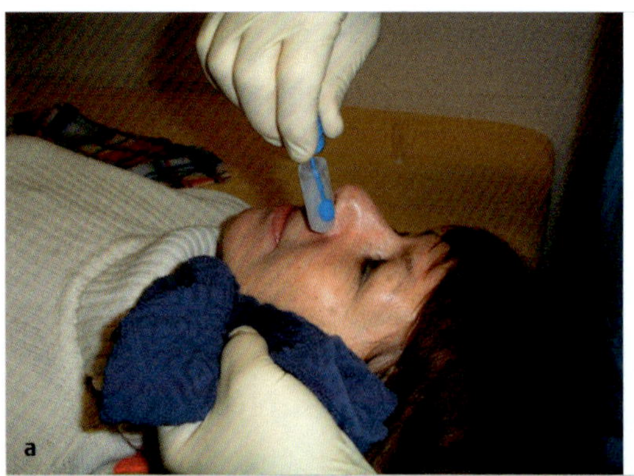

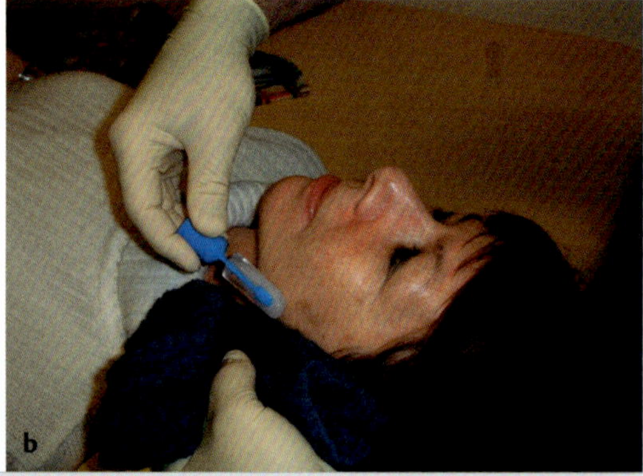

Abb. 14.37 Thermische Reize – Eisapplikation – paranasale und artikuläre Anwendung.

gelenkes direkt sowie der neuralen Austrittspunkte (supra- und infraorbital sowie mental) des Gesichtsschädels mit Kälte bewährt. So können die Reize an der mimischen Muskulatur und an den neuralen Strukturen ihre Effekte entfalten. Auch der Bereich um die Gelenkkapsel des Kiefergelenkes (lateral, ventral und dorsal) lässt sich sehr gut mit thermischen Reizen behandeln. Thermische Reize eignen sich effektiv:

- als Vorbehandlung – um die Schmerzschwelle anzuheben (Überlagerung der Afferenz),
- zur Stoffwechselsteigerung (Perfusionssteigerung und Schwellungsabbau),
- zur metabolischen Aktivierung bei entzündlichen Prozessen (Senkung der Temperatur zur Optimierung der Eiweißsynthese),
- zur Verbesserung der Propriozeption.

Elektrostimulation

Eine zusätzlich applizierte Elektrotherapie kann einen Wundheilungsverlauf optimal ergänzen und trägt dazu bei, die Therapieeffekte zu optimieren. Zu den vorteilhaften Wirkungen der Elektrotherapie gehören unter anderem:

- Aktivierung von motorischen Einheiten für mehr Bewegungskontrolle (Rekrutierung, Frequenzierung und Synchronisation),
- Senkung der individuellen Reizschwelle der Muskulatur (Einfluss auf das Innervationsschema und die Innervationsreihenfolge)
- und dieselben Effekte wie bei den thermischen Reizen.

Kontrolle der mechanischen Bewegungsbahn

Das Einhalten der rotatorischen Bewegungsachse der Kiefergelenke, mit zugehöriger Achsenverlagerung nach ventro-kaudal bei zunehmender Mundöffnung (wenn sich das Caput mandibulae unter das Tuberculum articulare schiebt), ist eine wichtige mechanische Grundkomponente bei der normalen Mundöffnung. Die Kongruenz der Gelenkflächen und das Einhalten der optimalen Bewegungsbahn werden im Wesentlichen von der chondralen Gleitfläche, der intraartikulären Struktur des Discus articularis, der knöchernen Form, der umgebenden Kapsel und den muskulären Zügen der Kaumuskulatur (und der angrenzenden muskulären Systeme) gewährleistet und gesichert. Dabei spielt die Relationsbeziehung zwischen Fossa articularis, Discus articularis und dem Caput mandibulae eine entscheidende Rolle. Eine kleine Abweichung eines Partners aus einer zentrischen Relationsbeziehung kann für eine Vielzahl klinischer Symptome (wie z. B. eine schmerzhaft limitierte Mundöffnung) mitverantwortlich sein. Eben diese Symptome können auch über eine Verbesserung dieser Relationsbeziehung (zentrische Ausrichtung beider Gelenkpartner) und eine Optimierung der neuromuskulären Ansteuerung, für eine bessere Bewegungskontrolle, sehr effektiv behandelt werden.

Verlagerung der Mandibula zur mechanischen Optimierung

Um einen Einfluss auf die Relationsbeziehung zwischen Fossa, Discus articularis und Caput mandibulae auszuüben, kann die Mandibula einfach manuell in verschiedene Richtungen verlagert werden. Am einfachsten sind die Verlagerungen nach ventral, dorsal, lateral rechts und lateral links. Diese Verlagerungen sind extraoral möglich und somit auch in frühen Phasen der Mundöffnung (respektive bei starker Limitation) durchführbar. Auch Verlagerungen nach kranial und kaudal sind sowohl extra- als auch intraoral durchführbar. Durch eine Lageveränderung der Mandibula verändern sich automatisch auch die mechanische Position der Bewegungsachse und die Relationsbeziehung zwischen Fossa, Discus und Caput – somit auch die interaktive Mechanik zwischen diesen drei Strukturen. Die Mandibula kann extraoral, über einen Druck an der lateralen Mandibulaseite, verlagert werden. Dies funktioniert natürlich auch über eine intraorale Grifftechnik, beispielsweise an den Schneidekanten der unteren Inzisivi, oder mit dem Daumen auf der Kaufläche der Prämolaren oder der Molaren. Je nach gewünschter Verlagerungsrichtung oder individueller Mobilität des Patienten (auch je nach sekundärer Symptomatik) bietet sich eine andere Grifftechnik zur Durchführung dieser mechanischen Verlagerung an. Über die Griffvariante an den Schneidekanten der Inzisivi (siehe ▶ Abb. 14.38) lässt sich die Mandibula besonders effektiv nach ventral (Protrusion) oder nach dorsal (Retrusion) verlagern. Diese Richtungen wirken mechanisch besonders effektiv auf den Discus articularis und die bilaminäre Zone im retralen Bereich.

Eine extraorale Griffvariante bietet sich an, wenn der Patient noch stark von einer limitierten

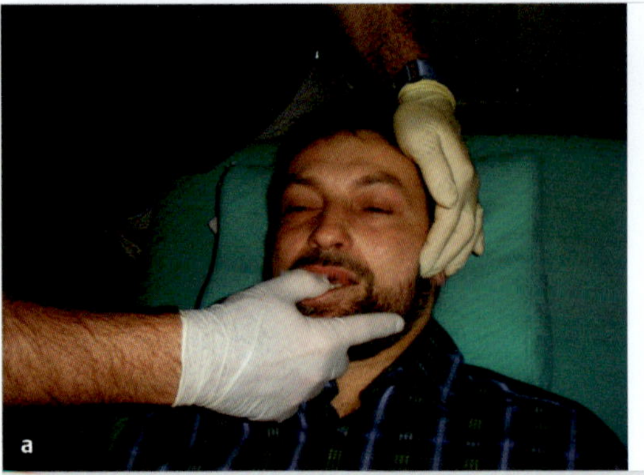

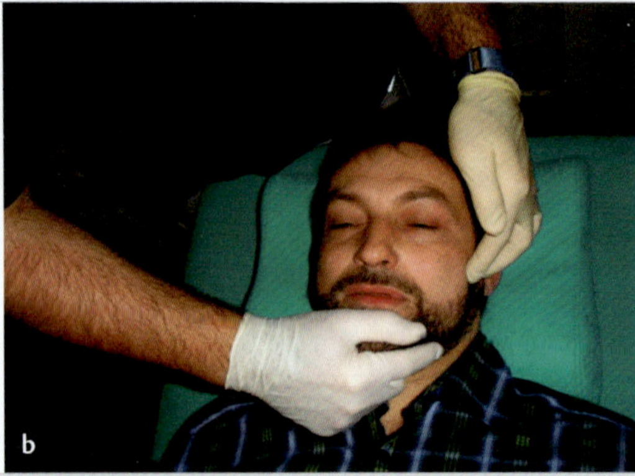

Abb. 14.38 Intra- oder extraorale Korrektur der Bewegungsachse für aktive Bewegungen.

Mundöffnung betroffen ist und die intraoralen Techniken noch nicht angewandt werden können, im Besonderen auch für die Verlagerung in laterotrusiver Richtung nach rechts oder links (siehe ▸ Abb. 14.38).

Multidirektionale Mobilisation der Zusatzbewegungen

Zur Verbesserung der mechanorezeptiven Wahrnehmung des Kiefergelenkes, also der umgebenden kapsulären, faszialen und muskulären Strukturen, können passive Mobilisationstechniken der Kiefergelenke (bevorzugt in Zusatzrichtung) appliziert werden. Grundlegend kann das Caput mandibulae nach ventral, dorsal, lateral, medial, kranial oder kaudal mobilisiert werden. Die dabei entstehenden mechanischen Effekte können durchaus auch zur Stabilisation der Gelenkachse eingesetzt werden. Dazu haben sich vor allem kurze, intensive und hochfrequente Therapieimpulse bewährt. Diese passiven Mobilisationstechniken können auch mit Weichteiltechniken an Muskeln, Faszien oder kapsulären Strukturen ergänzt werden. Konnte durch diese Behandlungsinterventionen die Afferenz gesteigert werden, ist es erforderlich, die Eigenaktivität zu erhöhen und die verbesserte Wahrnehmung und Rückmeldefähigkeit des CMS für mechanisch kontrollierte Bewegung auszunutzen. Bei vorherrschenden qualitativen Defiziten und Störungen ist die Aktivierung des neuromuskulären Systems unerlässlich für einen längerfristigen Therapieeffekt.

Aktivität

Um bei qualitativen Bewegungsstörungen mit den Eigenübungen bestmögliche Bedingungen zu schaffen, ist es manchmal erforderlich, die Mobilität auf den noch kontrollierbaren Bereich zu begrenzen. So kann beispielsweise die aktive Mundöffnung durch einen Zungenkontakt an den oberen Inzisivi, der während der Mundöffnung beibehalten werden muss, begrenzt werden. Oder der Unterkiefer kann durch einen Zungenkontakt an einem Eckzahn nach rechts oder links verlagert werden. Diese Vorpositionierungen und Limitationen sorgen für einen beherrschbaren Bewegungsbereich, in dem der Patient die Ausweichbewegungen (die qualitativen Mängel/Defizite) kontrollieren oder teilweise komplett eliminieren kann.

In dieser optimierten Ausgangsstellung können auch Übungen zur Verbesserung der Bewegungsqualität durchgeführt werden. In einem späteren Stadium wird diese Voreinstellung sukzessive in die normale habituelle Kieferposition zurückgeführt.

Eigenkorrektur in Kombination mit funktionellen Übungen

Durch Zungenkontakt an den Eck- oder Schneidezähnen kann eine reaktive Verlagerung der Mandibula nach rechts oder links ausgelöst und für Mobilisationsübungen genutzt werden.

Zungenkontakt an den Eckzähnen

Die Zunge wird an den zweiten Schneidezahn oder den Eckzahn gelegt und während der gesamten Bewegung dort belassen (► Abb. 14.39). Es ist darauf zu achten, dass der Druck der Zunge nicht zu stark forciert wird. Vielmehr geht es um den bloßen Kontakt der Zunge am Zahn und um die dezente Verlagerung der Mandibula. Mit dieser Vorposition können nun die Basisbewegungen des Kiefergelenkes (Mundöffnung, -schluss, Laterotrusion rechts/links, Pro- und Retrusion) repetitiv durchgeführt werden. Ein Wiederholungsgefüge von 4 × 20 Wdh. hat sich zu Beginn bewährt und kann auch ohne Weiteres auf bis zu 4 × 50 Wdh. gesteigert werden.

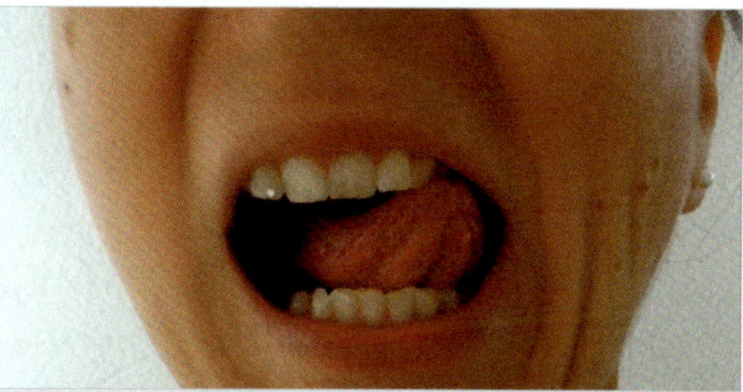

Abb. 14.39 Mobilisation mit Vorposition der Zunge – zur reaktiven Positionierung der Mandibula – an den Eckzähnen.

Zungenkontakt an den Prämolaren

Je weiter die Zunge in der Vorpositionierung auf die Prämolaren (die kleinen Backenzähne) verlagert wird, desto größer ist gewöhnlich auch die Vorpositionierung der Mandibula in dieselbe Richtung (► Abb. 14.40). Allerdings gilt es dabei auch zu bedenken, dass die Quantität der Bewegungsrichtung durch eine größere Vorpositionierung zunehmend reduziert wird.

Auch aus dieser Ausgangslage können alle Unterkieferbewegungen durchgeführt werden.

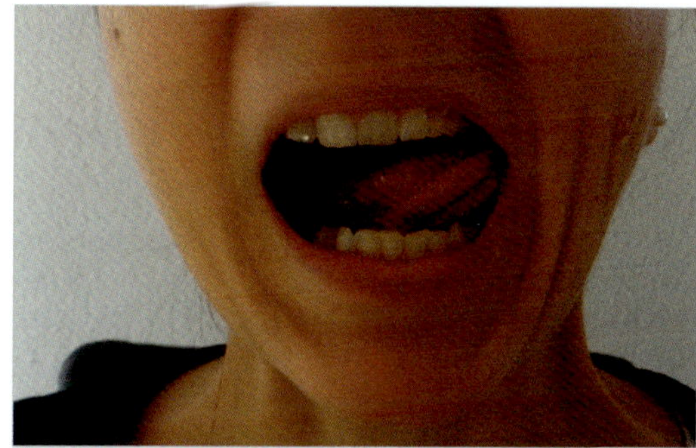

Abb. 14.40 Mobilisation mit Vorposition der Zunge – zur reaktiven Positionierung der Mandibula – an den Prämolaren.

Zungenkontakt an den Molaren

Bei einer Positionierung der Zunge an den Molaren oder den Weisheitszähnen ergibt sich meist auch die größte laterale Abweichung (Vorpositionierung zur Korrektur der Bewegungsachse) des Unterkiefers (► Abb. 14.41). Die Bewegungen des Unterkiefers können auch mit zusätzlichem Widerstand von außen (durch die Hand/Finger des Patienten an der Mandibula) erschwert werden. Durch den Einsatz von lokalem Widerstand, gegen die einzelnen Bewegungsrichtungen, kann der mechanische Kontrollinput nochmals gesteigert werden. Wird die Zunge an die Oberkieferzähne gelegt, limitiert sich zur seitlichen Verlagerung der Mandibula auch noch die Bewegungsamplitude der aktiven Mundöffnung. Wird die Zunge hingegen an die Unterkieferzähne angelegt, erfährt die Mandibula lediglich eine seitliche Verlagerung, während die Amplitude der aktiven Mundöffnung nahezu vollständig erhalten bleibt. In der Progression der Therapie kann die Zunge also durchaus auch an den Unterkieferzähnen vorpositioniert werden, um das aktive Bewegungsausmaß wieder in den normalen Bereich anzuheben und koordinativ höhere Ansprüche an die motorische Bewegungssteuerung zu stellen.

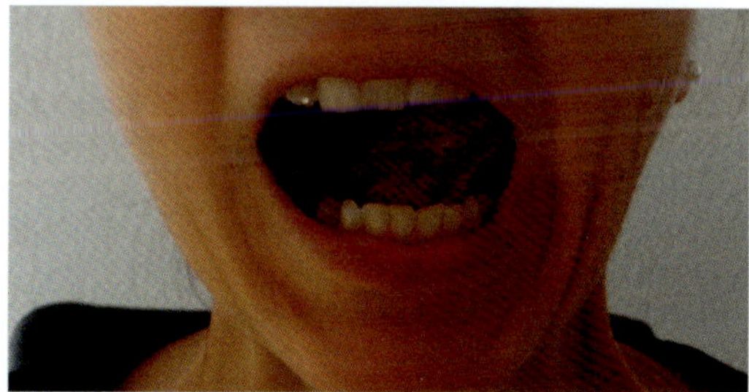

Abb. 14.41 Mobilisation mit Vorposition der Zunge – zur reaktiven Positionierung der Mandibula – an den Molaren.

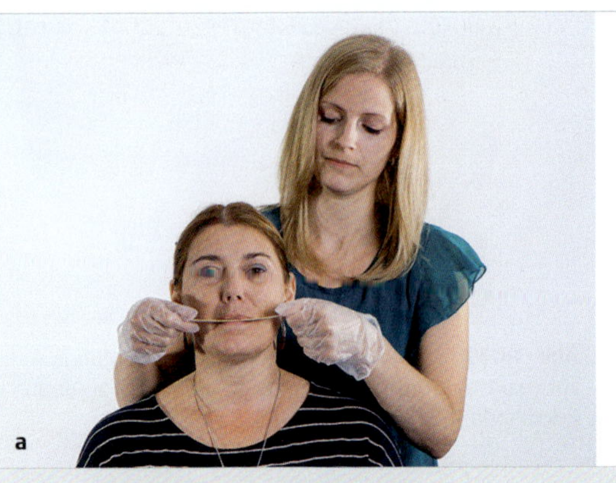

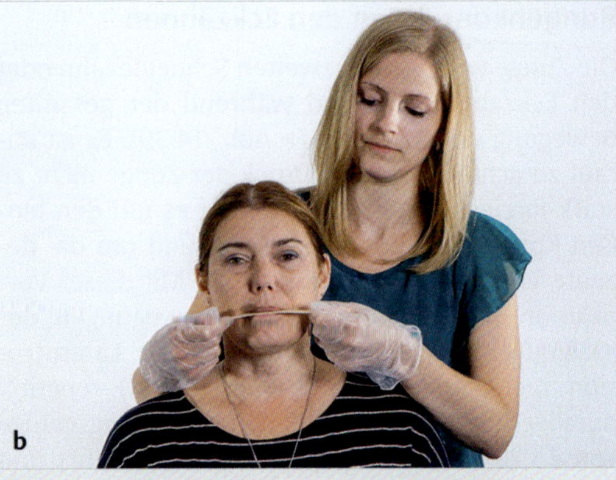

Abb. 14.42 Aktivierung von Mundöffnung und Mundschluss mit dem Holzmundspatel – auch als Eigenübung.

Verbesserung der Muskelkontrolle durch Spannungsübungen mit dem Spatel

Zur Muskelaktivierung können verschiedene Formen der Muskelarbeit eingesetzt werden (isometrisch, dynamisch konzentrisch und exzentrisch). Gerade die Mundöffnungs- bzw. auch die Mundschlussbewegung kann durch den Einsatz eines Holzmundspatels optimal mit Widerstand versorgt werden. Damit können auch verschiedene Formen der Muskelarbeit forciert werden. Die folgende Übung kann in der Therapie durch den Therapeuten oder vom Patienten selbst im Übungsprogramm durchgeführt werden. Der Patient nimmt den Holzmundspatel quer zwischen die Zahnreihen. Über die beiden Spatelenden kann nun der Widerstand in alle Bewegungsrichtungen aufgebaut werden (▸ Abb. 14.42). Zu Beginn kann der Spatel zwischen den Zahnreihen von Ober- und Unterkiefer durch einen Aufbiss fixiert werden. Sind die motorischen Einheiten später schneller und effizienter rekrutierbar, kann diese Übung auch mit leicht geöffnetem Mund (ohne Zahnaufbiss am Spatel) ausgeführt werden.

Beachten sie dabei unbedingt lose Zähne oder provisorischen Zahnersatz – dann sollte die Spannungsübung ohne Spatel durchgeführt werden.

Watteröllchen drehen (ohne Bissspuren)

Koordinativ anspruchsvoll sind auch Übungen mit einem Watteröllchen. Sie fördern die motorische Kontrolle bei Unterkieferbewegungen und reduzieren die bestehenden qualitativen Dysfunktionen. Dazu nimmt der Patient ein Watteröllchen zwischen die Zahnreihen. Das Röllchen wird so sanft von den Zähnen erfasst, dass sich keine Zahnabdrücke im Röllchen ergeben (▸ Abb. 14.43). So kann das Watteröllchen nach rechts oder links bewegt werden.

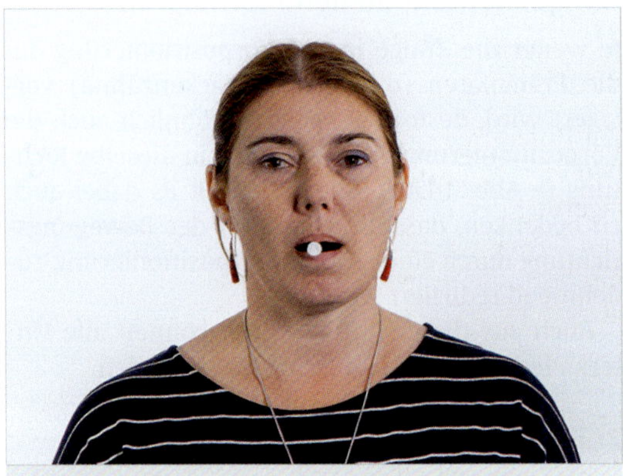

Abb. 14.43 Watteröllchen drehen ohne Zahnabdrücke zu hinterlassen.

14.3 Gelenkgeräusche (Knacken/Reiben)

Für die Einteilung, kausale Erklärung und Behandlung von Gelenkgeräuschen am Kiefergelenk ist zu Beginn eine einfache Unterscheidung zu treffen: Handelt es sich bei dem Gelenkgeräusch um ein Reiben (eher arthrotisch degenerative Ursache) oder um ein zeitlich und räumlich begrenztes Knackphänomen? Bei der Behandlung von Reibegeräuschen können arthrotisch dominante Therapieansätze eingesetzt werden: Traktion, um die chondralen Gleitflächen vorerst zu entlasten, und passive Mobilisationsmaßnahmen mit der Idee, die Produktion synovialer Flüssigkeit anzuregen und so die mechanische Friktion im Gelenkraum, während der Bewegung, zu minimieren.

Knackphänomene bedürfen bezüglich der kausalen Klärung einer weiteren Unterscheidung. Für die physiotherapeutische Prognose ist es ein gutes Zeichen, wenn sich das Gelenkgeräusch mechanisch beeinflussen lässt. Denn dann (Veränderung bedeutet: Das Geräusch wird lauter oder leiser oder setzt zu einem anderen Zeitpunkt in der Gelenkbewegung ein) stehen die Chancen auf ein positives Therapieergebnis ebenfalls sehr gut.

14.3.1 Zwei Wege der Differenzierung: Kompression und Translation

Zur Differenzierung dieser häufigen Ursachen können eine mechanische Zentrierung oder eine Verlagerung der Bewegungsachse, während der aktiven Bewegungen, eingesetzt werden. Die mechanische Verlagerung der Bewegungsachse kann sehr gut durch Translation (seitliches Bewegungsmanöver in Laterotrusion) während der dynamisch aktiven Unterkieferbewegung, bei der das Knacken auftritt (meist handelt es sich dabei um die Mundöffnung), ausgelöst werden. In der Zahnmedizin spricht man daher, im Zusammenhang mit diesen Differenzierungstests, auch von dynamischer Kompression und dynamischer Translation (nach rechts oder links). Lässt sich das Gelenkknacken durch diese Bewegungsmanöver verändern (Geräusch wird lauter oder leiser), kann die mögliche Ursache mit ▶ Tab. 14.1 ermittelt werden.

Differenzierte Vorgehensweise zur Unterscheidung von Kiefergeräuschen

1. Dynamische Kompression

Bei der dynamischen Kompression positioniert der Therapeut seine Hände im Bereich des Angulus mandibulae auf dem horizontalen Ast des Unterkiefers. Von hier aus übt der Therapeut einen Druck in kraniale Richtung aus und schiebt die Mandibula damit in die Fossa articularis. Dies verursacht eine kompressive Gelenkstellung – das Caput mandibulae wird forciert in die Fossa gedrückt und somit auch in zentrischer Position eingestellt. Mit diesem Bewegungsmanöver kann die Fossa-Diskus-Kondylus-Relation optimiert und so die Gelenkmechanik positiv unterstützt werden. Diese Position wird dann während der aktiven Mundöffnung des Patienten konstant beibehalten. Führt dies zu einer Veränderung des Gelenkgeräusches (lauter oder leiser), kann das Testergebnis in ▶ Tab. 14.1 abgelesen werden. Wird das Gelenkknacken durch die dynamische Kompression leiser oder kann es dadurch sogar komplett beseitigt werden, ist dies auch gleichzeitig eine Behandlungsoption: repetitive Mundöffnung mit gehaltener dynamischer Kompression (▶ Abb. 14.44).

Tab. 14.1 Differenzialdiagnostikschema Gelenkknacken TMG

Struktur/Ursache	Geräusch	Dyn. Kompression	Dyn. Translation
Lig. laterale	initial/intermediär	– (gleiche Stelle)	isq. (ohne Limitation)
Diskushypermobilität	MÖ intermediär/terminal	–	+
Partielle DV	initial/intermediär	+ (später)	– (unilateral)
Totale DV	kein Knacken = Limitation	+ (später)	isq. (wenn kein Knacken = Limitation)
DV mit Adhäsion	initial/intermediär bei MÖ/MS an gleicher Stelle	+ (gleiche Stelle)	+
Knorpelhypertrophie	je nach Lokalisation	+ (gleiche Stelle)	isq. (nicht lauter)
Kondylushypermobilität	Knacken nach max. MÖ	Inkursion ohne Druck (Distraktion) = kein Geräusch	

+ = Geräusch wird lauter; – = Geräusch wird leiser; isq. = in status quo = Geräusch bleibt unverändert; MÖ = Mundöffnung; DV = Differenzierte Vorgehensweise

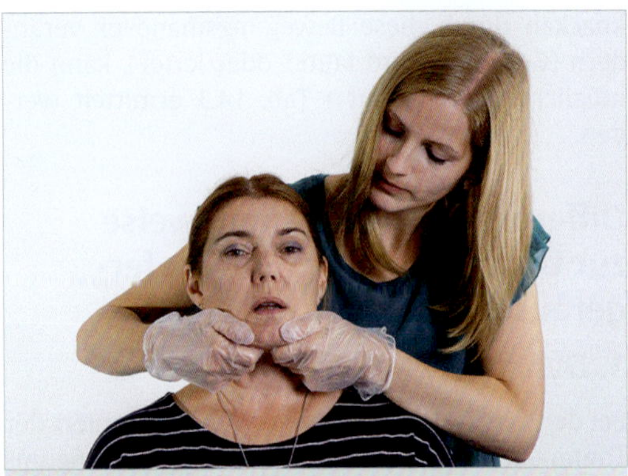

Abb. 14.44 Dynamische Kompression während der geräuschbehafteten Unterkieferbewegung – meist Mundöffnung.

2. Dynamische Translation nach rechts/links

Beim Test des Gelenkknackens mittels dynamischer Translation findet eine Verlagerung der Bewegungsachse, zur mechanischen Optimierung während der aktiven Mundöffnung, in Laterotrusion statt. Während auf der einen Seite am Os zygomaticus fixiert wird, verlagert der Therapeut mit der anderen Hand die Mandibula nach lateral (▸ Abb. 14.45). Dieser Test wird danach ebenfalls in die andere Richtung durchgeführt (dynamische Translation nach rechts und links). Diese Verlagerung bewirkt auf einer Seite immer eine Bewegung nach lateral, während sich die Gegenseite zeitgleich nach medial verlagert. Führt diese translatorische Verlagerung der Bewegungsachse zu einem veränderten (gesteigerten, reduzierten oder komplett eliminierten) Gelenkknacken, kann das Ergebnis in der ▸ Tab. 14.1 abgelesen werden. Daraus ergeben sich weitere Therapiemöglichkeiten. Kann das Knacken beispielsweise durch die dynamische Translation nach rechts eliminiert werden, kann diese Position während der aktiven oder passiven Mobilisation konstant gehalten werden. So kann der Patient in einen repetitiven Übungskontext gebracht werden, in dem er Bewegungen ohne permanentes Gelenkknacken durchführen kann. So kann die Ursache für das Gelenkknacken sukzessive abgebaut werden.

14.3.2 Differenzialdiagnostik: 7 klinisch häufige Ursachen für ein Knackphänomen des Kiefergelenkes

Um die Ursache eines Kiefergelenkknackens zu ermitteln, werden dynamische Kompression und Translation getestet und die Ergebnisse dokumentiert. Die Ergebnisse können dann mit der ▸ Tab. 14.1 verglichen werden.

Behandlungsbeispiele bei bestehendem Gelenkknacken

Sind in der Testreihe (dynamische Kompression und Translation) geräuschreduzierende mechanische Bedingungen gefunden worden, können diese auch in der Therapie entsprechend mandibulär vorpositioniert werden. In Vorposition des Kiefergelenkes haben sich translatorische Mobilisationen (translatorisch, kompressiv und distrahierend)

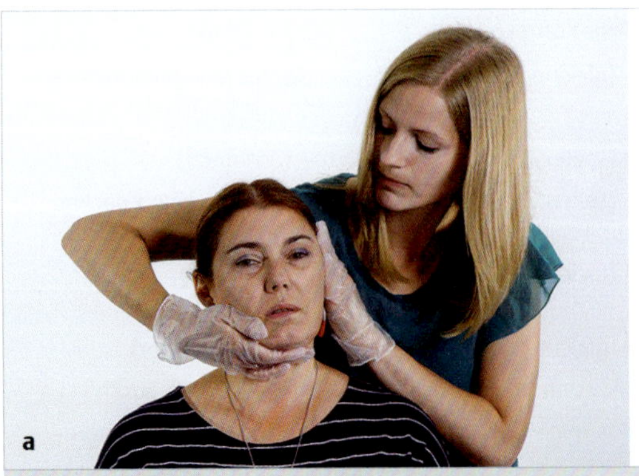

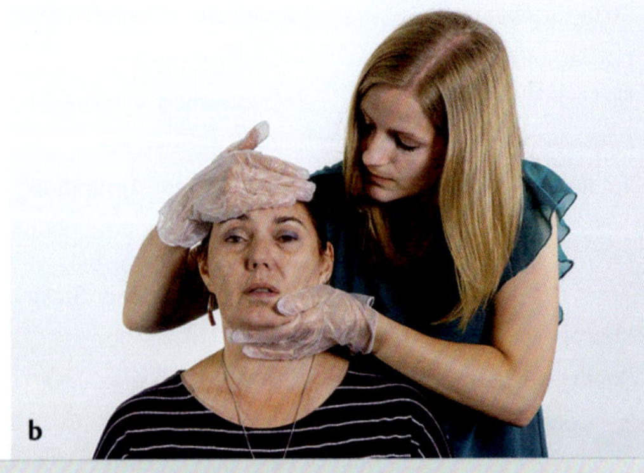

Abb. 14.45 Dynamische Translation zur Relationsmodulation Condylus – Diskus – Fossa.

bewährt, um die neue Gelenkstellung auch zu stabilisieren, etablieren, motorisch kontrollierbar zu machen und in der Wahrnehmung zu bestärken. Die eingestellte knackreduzierte oder knackfreie Position/Stellung sollte nun durch aktive Bewegungen des Unterkiefers stabilisiert werden.

Durch multidirektionale passive Mobilisationen der Zusatzbewegungen können die lokalen Rezeptoren zusätzlich aktiviert, Muskeln tonisiert und reguliert werden. Auch die kapsulären Strukturen können auf die neue (geräuschfreie) mechanische Situation eingestellt werden. Die Mobilisationstechniken in Zusatzbewegungsrichtung können dabei sowohl in sitzender als auch in liegender Ausgangsposition durchgeführt werden.

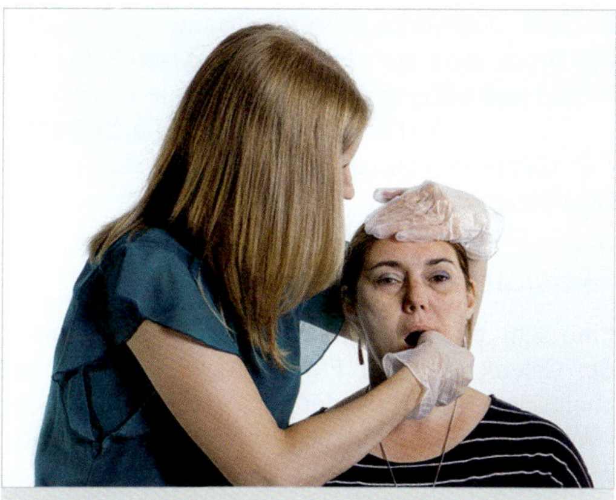

Abb. 14.46 Mobilisation in translatorischer Richtung nach kaudal.

Mobilisationsrichtung kaudal (Distraktion im oberen Gelenkraum des TMG)

Mit der Mobilisationsrichtung nach kaudal eröffnen sich die oberen Gelenkräume des Kiefergelenkes: diskomandibulärer Gelenkraum und diskotemporaler Gelenkraum. Es findet eine Verlagerung der Mandibula (Caput mandibulae) in Distraktionsrichtung nach kaudal statt, die dem Discus articularis mehr Bewegungsfreiheit verschaffen kann (▸ Abb. 14.46). Auch die Relationsbeziehung der artikulären, kapsulären und intrakapsulären Strukturen kann reguliert werden. Der Daumen der Mobilisationshand liegt dabei auf der Kaufläche der Prämolaren und Molaren. Mit Mittel- und Zeigefinger wird der Unterkiefer am Kinn gehalten.

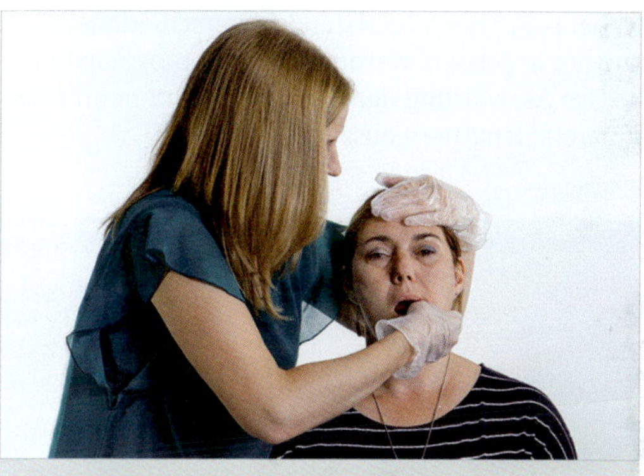

Abb. 14.47 Mobilisation in translatorischer Richtung nach ventral.

Mobilisationsrichtung ventral (dorsale Distraktion im TMG)

Die Mobilisation des Caput mandibulae nach ventral verschafft am hinteren Gelenkraum der bilaminären Zone Entlastung (▸ Abb. 14.47). Dort können das retrovaskuläre Geflecht sowie Stratum superior und inferior der bilaminären Zone davon profitieren.

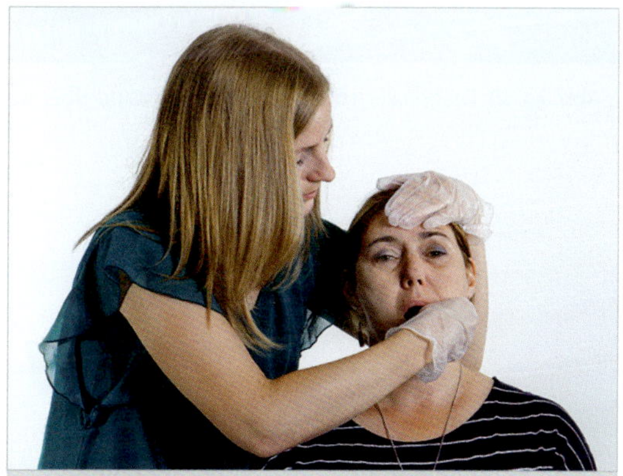

Abb. 14.48 Mobilisation in translatorischer Richtung nach lateral.

Mobilisationsrichtung lateral (mediale Distraktion auf einer Seite + mediale Kompression auf der Gegenseite des TMG)

Für die transversale Mobilisation des Kiefergelenkes nach lateral liegt der Daumen der mobilisierenden Hand an der Innenseite der Mandibula (▸ Abb. 14.48). Es ist darauf zu achten, dass der

Daumen unter dem Zahnfleischsaum liegt, sodass der Druck nicht ausschließlich über den Zahn aufgebaut und ausgeübt wird. Die laterale Translation entfaltet ihre Wirkung vor allem auf die chondrale Gleitfläche, den Discus articularis und die laterale Gelenkkapsel.

Aktivität mit Eigenübungen

Eine sehr effektive Übungsfolge zur Stabilisation der Gelenkachse, zur Etablierung der neuen mechanischen Kontrolle der knackreduzierten oder -freien Mobilität, ist im Folgenden mit einem Holzmundstäbchen dargestellt. Durchgeführt werden Spannungsübungen in die Bewegungsrichtungen der Mandibula. Diese Übungen können sowohl in der Therapiesitzung, vom Therapeuten angeleitet, durchgeführt werden als auch später in Eigenregie vom Patienten selbstständig absolviert werden. Dabei sollte der Widerstand in verschiedene Richtungen angepasst werden, um eine möglichst vielseitige Aktivierung der kapsulären und neuromuskulären Strukturen auszulösen.

Verbesserung der Muskelkontrolle durch Spannungsübungen mit dem Holzmundspatel

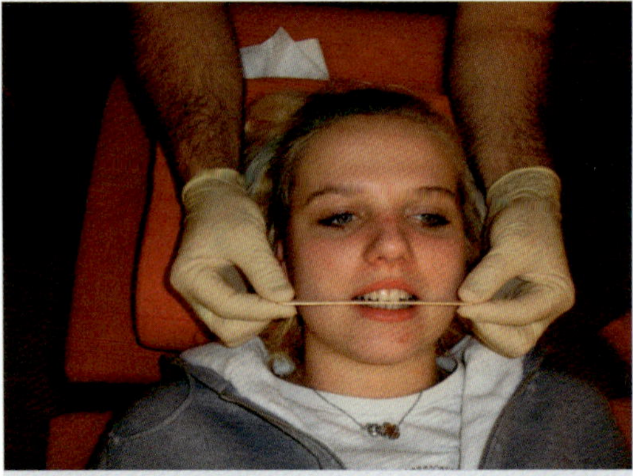

Abb. 14.49 Widerstand über den Holzmundspatel nach ventral/dorsal oder in Mundöffnung/Mundschlussrichtung.

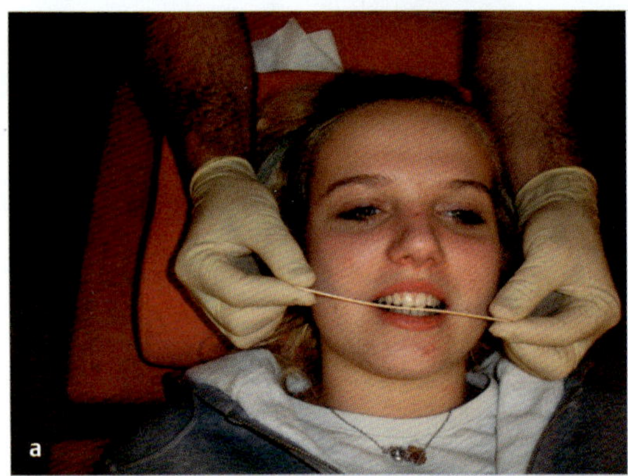

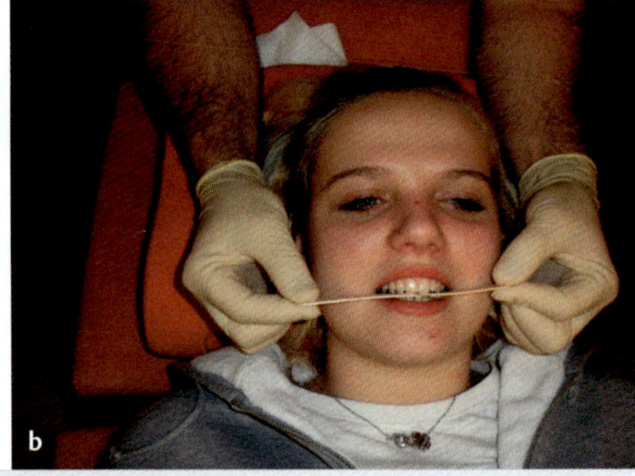

Abb. 14.50 Diagonaler/rotatorischer Widerstand über den Holzmundspatel.

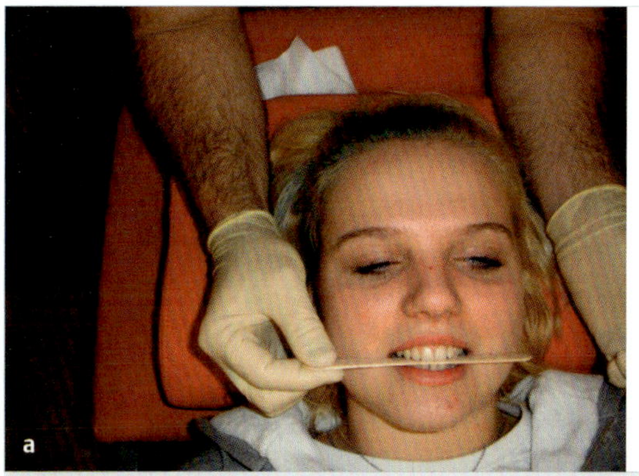
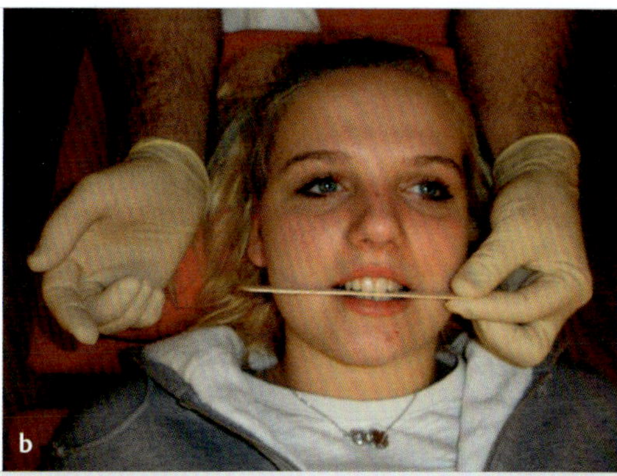

Abb. 14.51 Lateraler Widerstand über den Holzmundspatel – Laterotrusion.

Koordinationstraining/Propriozeptionstraining mit dem Holzmundspatel

Um den koordinativen Aspekt des Eigentrainings zu verstärken, eignet sich auch die folgende Spatelübung: Der Spatel wird quer auf der unteren Zahnreihe abgelegt und dort frei gelagert (ohne Aufbiss). Dabei haben die obere und untere Zahnreihe keinen Kontakt zueinander. Auch die obere Zahnreihe hat keinen Kontakt zum Spatel. Nun kann der Unterkiefer mit dem Spatel in verschiedene Richtungen bewegt werden (Mundöffnung, Mundschluss, Laterotrusion rechts oder links, Pro- bzw. Retrusion). Dabei sollte der Spatel stets auf der unteren Zahnreihe liegen bleiben und nicht über die Mundwinkel abgestreift oder verloren werden (▶ Abb. 14.52).

Zur Steigerung der koordinativen Fähigkeiten können auch Bewegungsfolgen zwischen Zunge und Unterkiefer genutzt werden. Eine einfache Version besteht in der Mundöffnung mit Zungenkontakt an den oberen Schneidezähnen (▶ Abb. 14.53). Dabei wird die Zunge, während der aktiven Mundöffnung, konstant in Kontakt mit den oberen Schneidezähnen gehalten. Diese Zungenposition limitiert die Mundöffnung und ermöglicht häufig eine geräuschfreie, oder zumindest eine geräuschreduzierte, Bewegung.

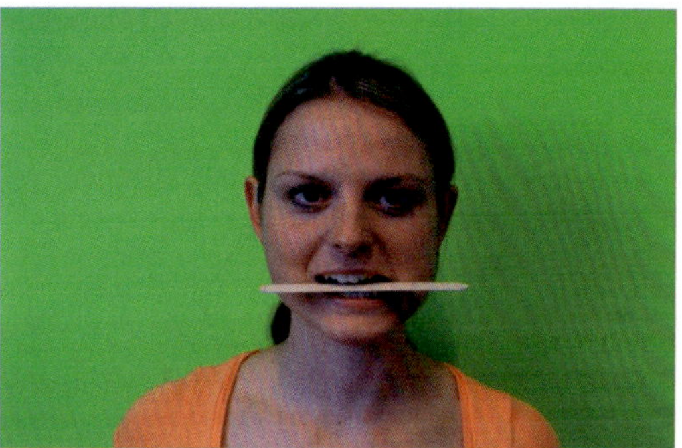

Abb. 14.52 Freies Halten des Holzmundspatels auf der unteren Zahnreihe – Bewegungen in alle Richtungen: Laterotrusion, Protrusion, Retrusion, MÖ, MS.

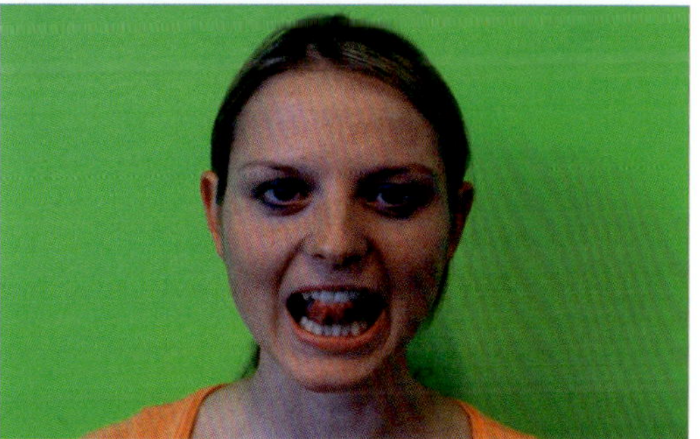

Abb. 14.53 Mundöffnung mit Zungenkontakt an den oberen Schneidezähnen.

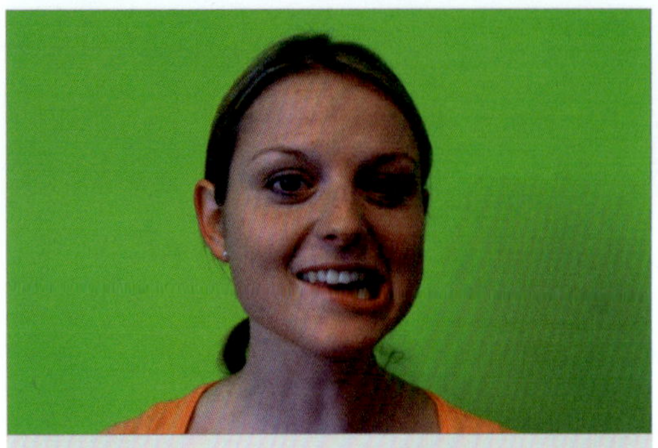

Abb. 14.54 Diagonale Bewegungskontrolle von Zunge gegen Unterkiefer.

In der diagonalen Version der Zungen-Unterkiefer-Motorik bewegt sich die Zunge an den linken oberen Eckzahn (▶ Abb. 14.54). Danach wird die Mandibula ebenfalls in dieselbe Richtung verlagert, sodass sie unter den Zungenkontakt gebracht wird. In dieser Stellung kurz innehalten.

Nun wird die Zunge an den rechten oberen Eckzahn gebracht – der Unterkiefer folgt wieder auf dieselbe Seite unter den Kontaktpunkt.

14.4 Schmerz

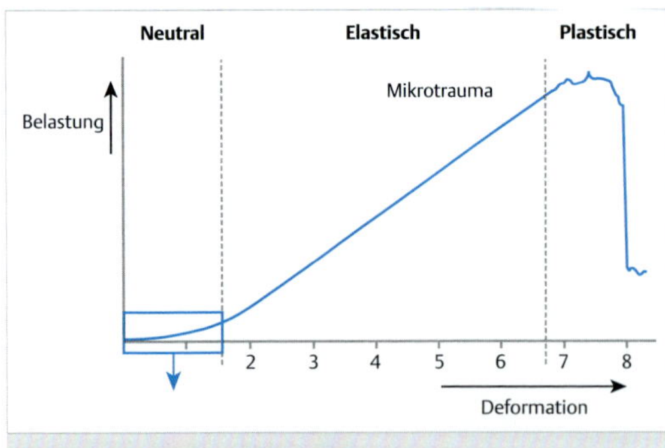

Abb. 14.55 Belastungs-Deformations-Kurve.

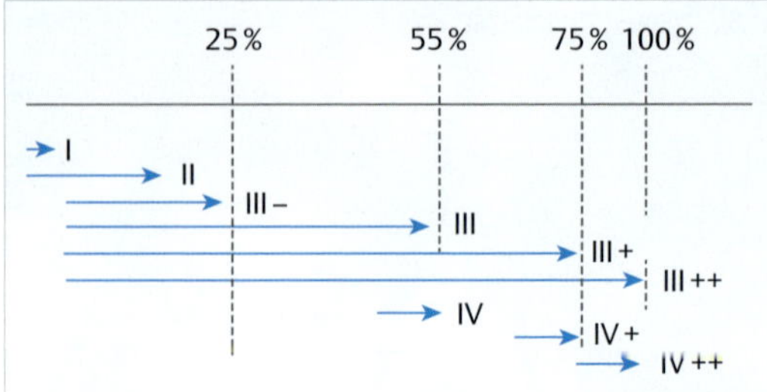

Abb. 14.56 Ableitung der Grade der passiven Bewegung (nach Maitland). Bewegungsgrade zur manuellen Mobilisation.

14.4.1 Behandlungsbeispiele bei bestehender Schmerzsymptomatik am TMG

Multidirektionale Mobilisation in die Bewegungsrichtungen von Zusatzbewegungen

Auf der Suche nach der symptomatischen Richtung (zur exakten Symptomreproduktion) können translatorische Mobilisationstechniken, vorzugsweise in der „neutralen Zone" der Belastungs-Deformations-Kurve und im Bewegungsgrad I oder II, sehr effektiv eingesetzt werden. Mobilisationen im Grad I und II können bereits mechanorezeptive Überlagerungen auslösen, ohne dabei die Strukturen zu starken mechanischen Reizen auszusetzen, die die Mechanosensitivität noch verstärken könnten.

Artikuläre Techniken

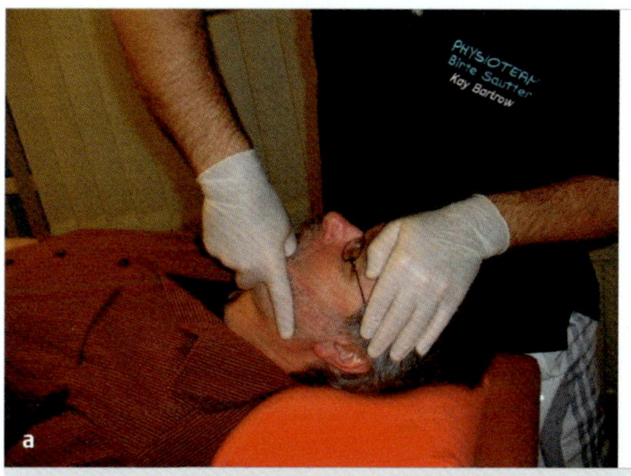

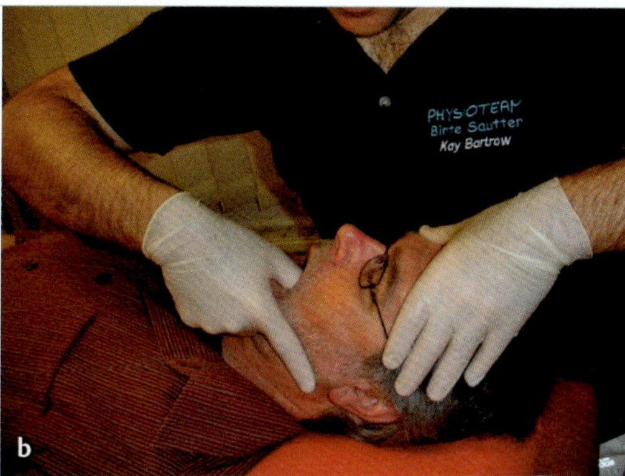

Abb. 14.57 Artikuläre Techniken im Bewegungsgrad I oder II zur mechanorezeptiven Überlagerung von Schmerzreizen.

Mobilisationstechniken am knöchernen Schädel

Schmerzgeschehen in der Kieferregion unterliegen häufig auch suturalen Einflussgrößen und können sehr effektiv über die manuelle Mobilisation der Schädelknochen beeinflusst werden. Prädestiniert für eine Behandlung im Kontext Kieferschmerzen sind vor allem diejenigen Schädelknochen, die unmittelbar um das Kiefergelenk lokalisiert sind.

Temporale Techniken

Am Os temporale haben sich vor allem die Mobilisationsrichtungen nach kranial und medial in der praktischen Anwendung bewährt. Das Os temporale kann unterhalb des Tuberculum articulare für die Mobilisation nach kranial gegriffen und nach kranial angehoben werden (▸ Abb. 14.58). Wird der Kopf nach lateral gedreht, kann das Os temporale auch sehr gut nach transversal medial mobilisiert werden. Beide Richtungen können bei lokalen Kiefergelenkschmerzen eingesetzt werden.

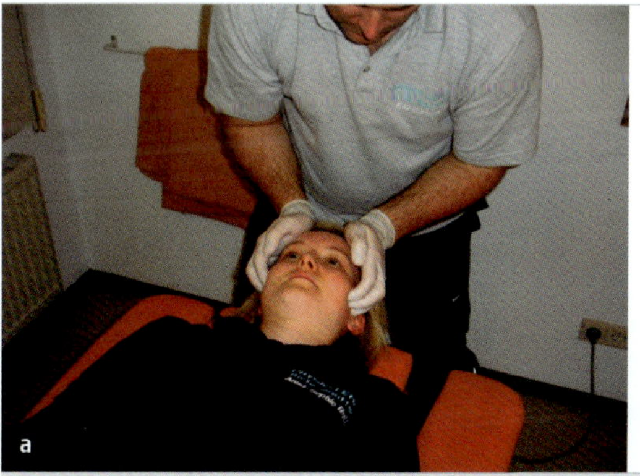

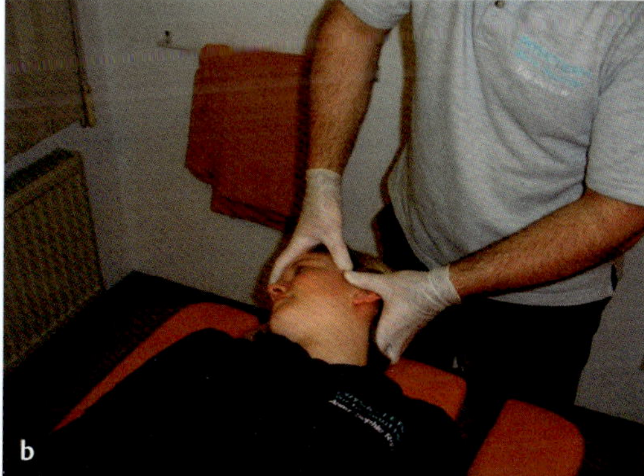

Abb. 14.58 Mobilisation über das Os temporale – kranial/translatorisch.

Os-zygomaticus-Techniken

Das Os zygomaticus kann zwischen Os temporale und Maxilla gegriffen und mobilisiert werden (▶ Abb. 14.59). Zur Reduktion von Kieferschmerzen haben sich hierbei vor allem die transversal gerichteten Mobilisationsrichtungen nach medial, in a-p (anterior-posteriore) und rotatorische Mobilisationsrichtungen bewährt.

Maxilläre Techniken

Die Maxilla, als direkt an das Kiefergelenk angrenzender Schädelknochen, kann sowohl extraoral als auch intraoral in die Mobilisation integriert werden (▶ Abb. 14.60). Dabei kann die Maxilla in a-p Richtung, nach transversal rechts bzw. links und in rotatorische Richtung mobilisiert werden.

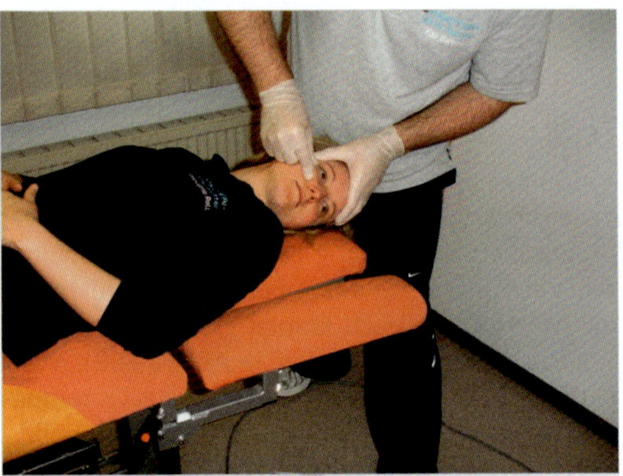

Abb. 14.59 Mobilisation des Os zygomaticus.

Neurale Techniken

Zur Mobilisation von neuralen Strukturen werden im Kontext zur Problemstellung „Kieferschmerzen" sogenannte „mechanical interface(MI)"-Techniken sehr effektiv eingesetzt. Dabei werden die bindegewebigen Anteile der Nerven in ihrem Gleitlager gegen das umliegende Kontaktgewebe bewegt. So kann die Mechanosensitivität der Neuralstruktur sukzessive reduziert werden. Dazu müssen die Nervenstrukturen an ihren knöchernen Austrittsstellen (Foramen supraorbitale, infraorbitale und mentale) palpiert und in ihrem Verlauf verfolgt werden. Als Behandlungstechniken kommen vor allem Zirkelungen, Ausstreichungen von Weichteilkontaktgewebe und Mobilisationen des knöchernen Kontaktgewebes infrage. Auch eine direkte Mobilisation der neuralen Struktur in ihrem Verlauf ist hierbei sehr erfolgversprechend und zielführend.

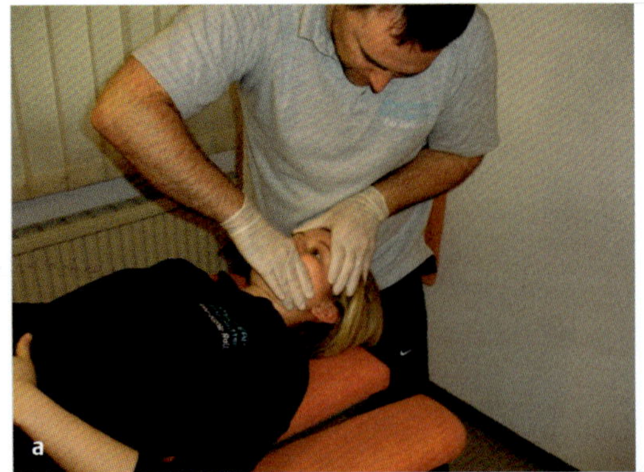

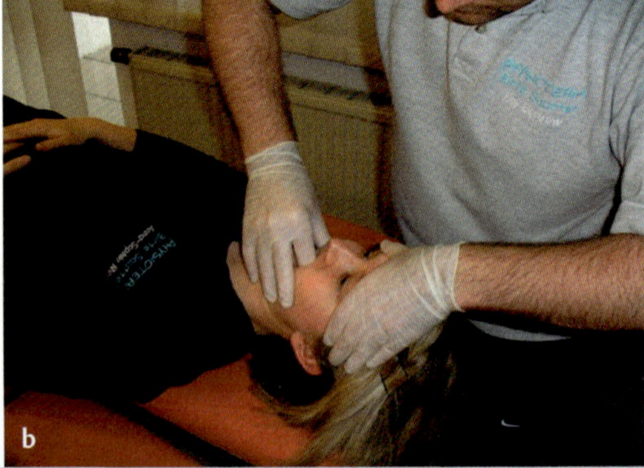

Abb. 14.60 Mobilisation der Maxilla – extra- und intraorale Anwendung.

Supraorbital

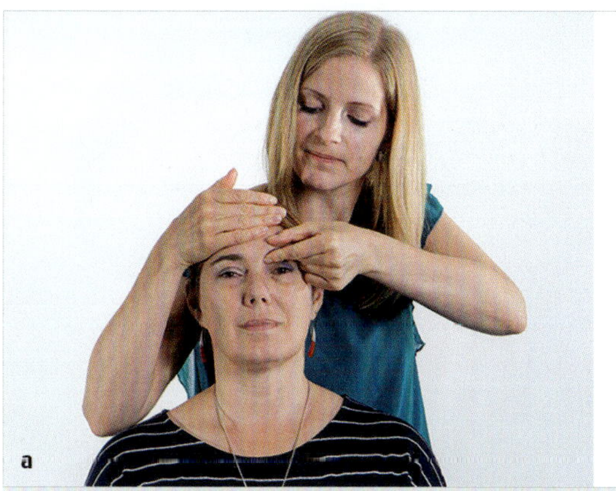

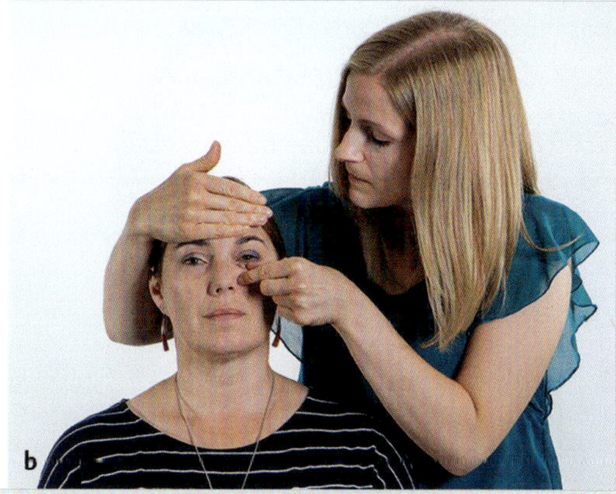

Abb. 14.61 MI-Techniken am Foramen supraorbitale und infraorbitale – Abhebetechnik.

Mental

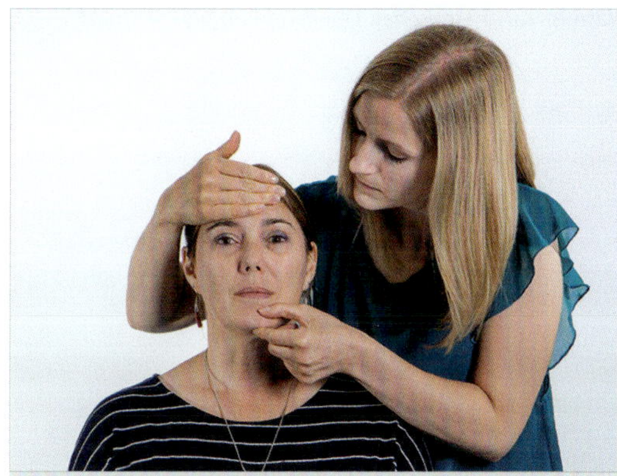

Abb. 14.62 MI-Techniken am Foramen mentale – Abhebetechnik.

14.4.2 Übungen und thermische Reize zur Reduktion von Schmerz

Thermische Reize sind meist sehr effektiv zur Überlagerung der Schmerzafferenz, steigern die lokale Stoffwechsellage und unterstützen damit beschleunigend die evtl. erforderliche Wundheilung (▶ Abb. 14.63).

Aktive Bewegungen können meist zur mechanorezeptiven Überlagerung von Schmerzafferenzen genutzt und innerhalb eines Trainingsprogramms von den Patienten eingenständig umgesetzt werden. Dabei gilt es als einfachste Regel, wenn das Gelenk – oder die Körperregion – die Bewegungen als Übung zugewiesen bekommt, die es normalerweise beherrschen sollte.

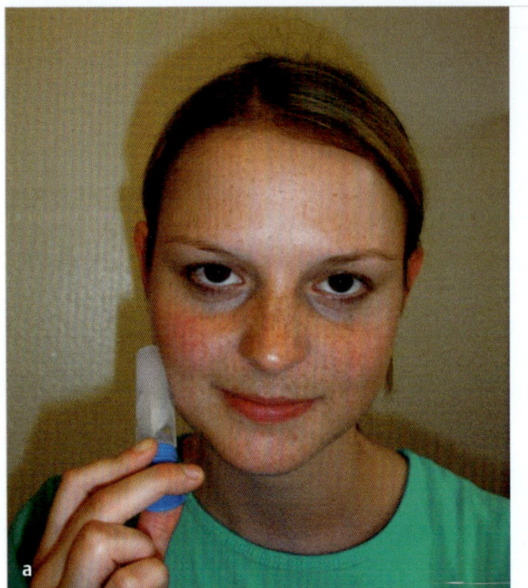

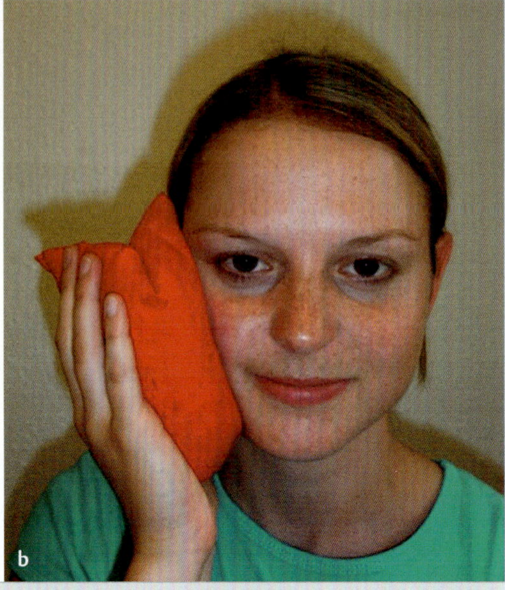

Abb. 14.63 Applikation von thermischen Reizen (Kälte oder Wärme) zur thermischen Überlagerung von Schmerzafferenzen.

Mundöffnung

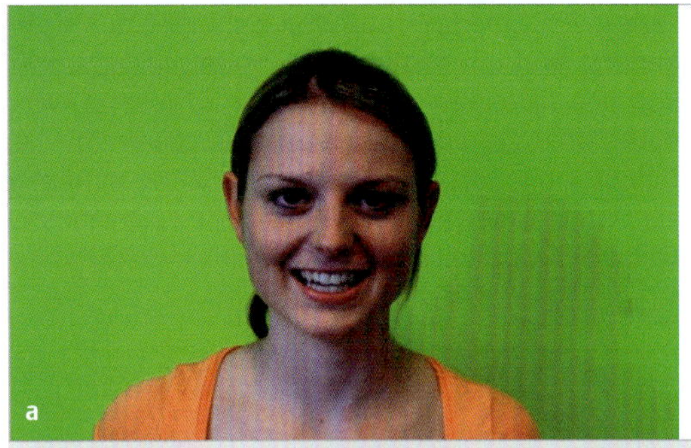

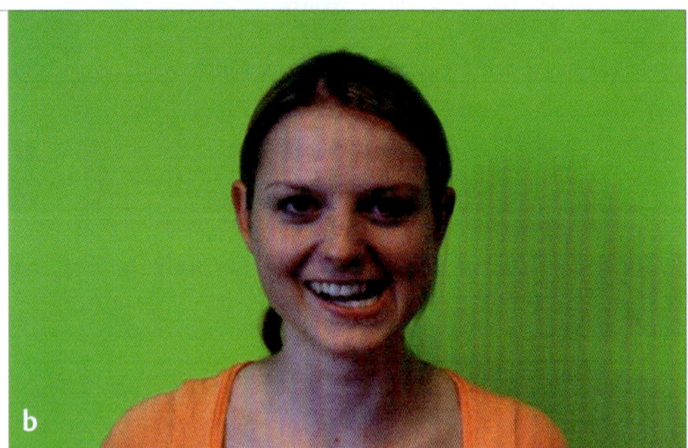

Abb. 14.64 Aktive/r Mundöffnung/Mundschluss und aktive Laterotrusion nach rechts/links.

Pro- und Retrusion

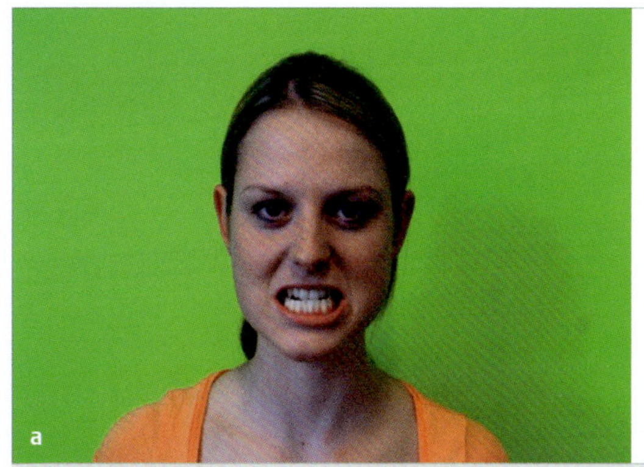

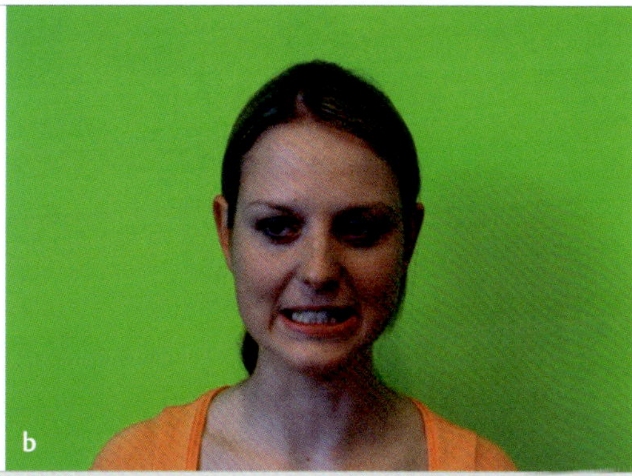

Abb. 14.65 Aktive Pro- und Retrusion.

14.4.3 Weichteiltechniken als Selbsttherapie zur mechanorezeptiven Überlagerung von Schmerzafferenzen

Massagetechniken zur Schmerzreduktion

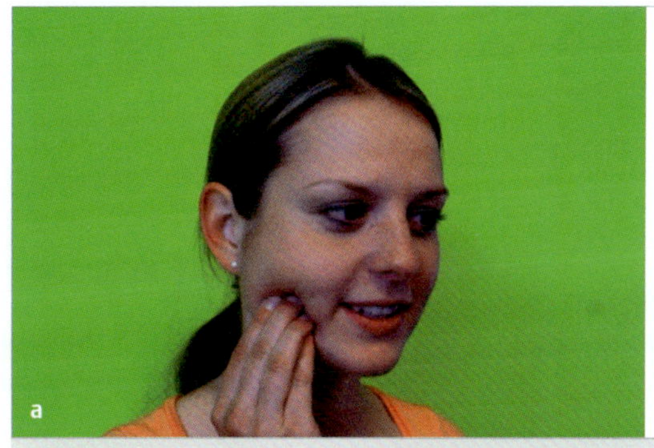

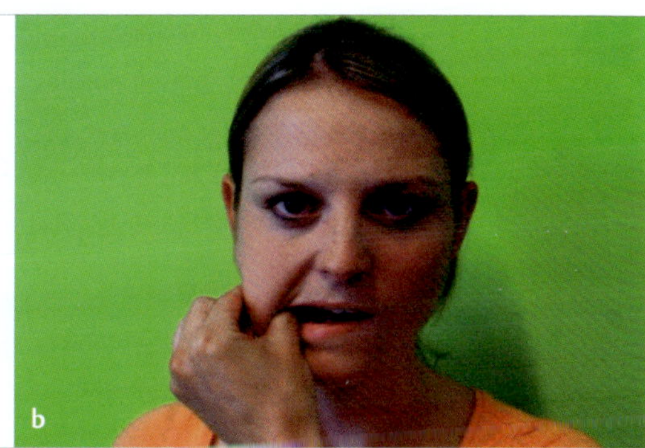

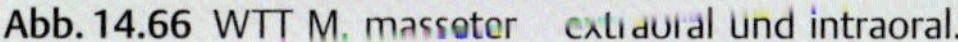

Abb. 14.66 WTT M. masseter extraoral und intraoral.

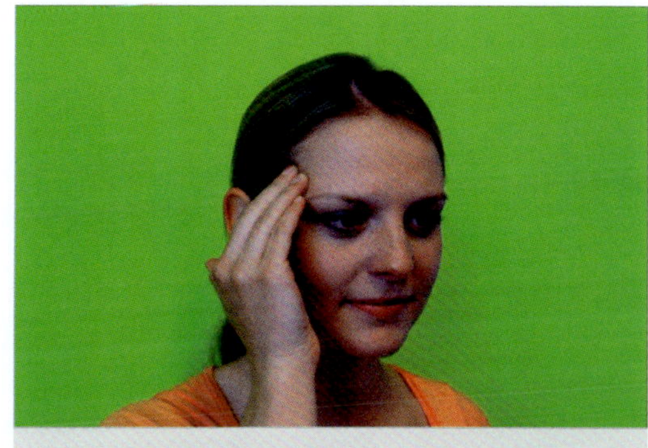

Abb. 14.67 WTT M. temporalis.

Kapitel 15

Fallbeispiele

15 Fallbeispiele

Im Fallbeispiel 1 geht es um einen Patienten, der unter den Folgen einer lang zurückliegenden Kriegsverletzung aus dem Zweiten Weltkrieg leidet. Therapeuten lernen immer wieder Menschen mit traumatischen Erlebnissen kennen, die neue (therapeutische) Herausforderungen an sie stellen. Die Fallbeispiele 2 und 3 stellen jeweils einen Patienten mit einer typischen akuten Störung des Kiefergelenks vor.

15.1 Fallbeispiel 1: Patient mit Z. n. Kriegsverletzung

Der Patient ist 83 Jahre alt, als ihn sein Kieferchirurg zur physiotherapeutischen Behandlung überweist. Aufgrund einer Kriegsverletzung im Zweiten Weltkrieg (offene Mandibulafraktur mit massiver großflächiger Weichteilzerstörung der Unterlippen-Kinn-Region) leidet er unter einer deutlichen Mundöffnungsstörung mit ausgeprägten Schon- und Ausweichmechanismen und einem starken Schmerz im rechten Temporomandibulargelenk beim Essen (Kauen und Zerbeißen).

15.1.1 Anamnese

Patientengeschichte

Die aktuelle Episode begann vor ca. drei Monaten während des Essens. Der Patient biss auf etwas Hartes, worauf er ein „Knacken" im rechten Kiefergelenk wahrnahm. Von diesem Moment an steigerten sich die Schmerzen auf dieser Seite stetig und die Mundöffnung reduzierte sich zusehends. Im weiteren Verlauf hatte der Patient mehrere Termine beim Zahnarzt und Kieferchirurgen, bis er schließlich zur Physiotherapie überwiesen wurde.

Die momentanen Beschwerden des Patienten begannen eigentlich im Dezember des Jahres 1944. Im Zweiten Weltkrieg geriet er in einen Hinterhalt und wurde von einem Schuss, durch den wahrscheinlich seine Waffe explodierte, verletzt. Dies führte zu einer offenen Mandibulafraktur mit großflächiger Weichteilverletzung der gesamten Unterkiefer-Kinn-Region (▶ Abb. 15.1).

Trotz der Verletzung gelang es dem geschockten Patienten, sich in Sicherheit zu bringen. Im hektischen Feuergefecht und den einsetzenden Wirren wurde er schließlich im Kofferraum eines Pkws entlang der Front in ein Lazarett zur Erstversorgung gebracht und von dort aus in eine entsprechende Klinik. In den Jahren 1944–1948 stellten unzählige Operationen die Versorgung der Verletzung von der primären Erstversorgung über eine Osteotomie, einen Knochenverbund mit offener Wundabdeckung mittels Thoraxstiel (▶ Abb. 15.2) bis zur Neuformung von Unterkiefer, Kinn und Lippen sicher.

Bei einigen dieser Operationen war der Patient (unter anderem aufgrund der spartanischen Klinikausstattungen und der hygienischen Verhältnisse in den Militärlazaretts) dem Tode näher als dem Leben. Er überlebte jedoch aufgrund seiner Widerstandskraft und der medizinischen Leistungen der Ärzte und Pfleger (▶ Abb. 15.3).

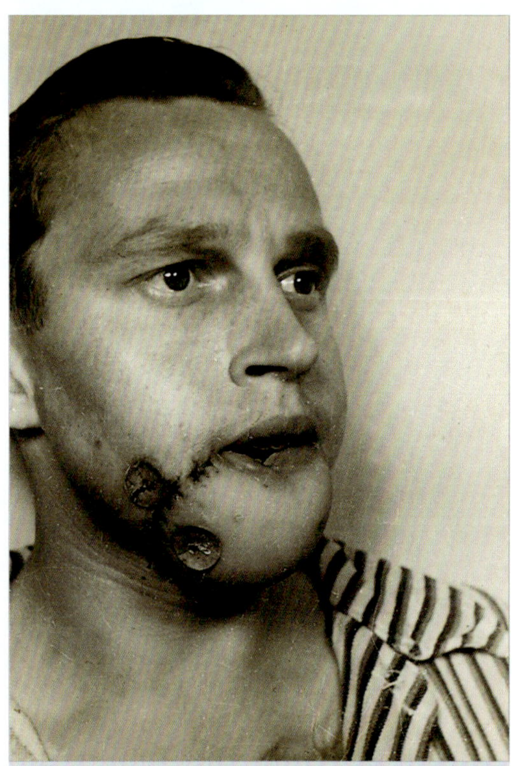

Abb. 15.1 Patient mit Zustand nach offener Mandibulafraktur, nach operativer Versorgung.

Seit dieser Verletzung und den darauffolgenden Operationen und Therapien leidet der Patient unter Schmerzen im Kieferbereich, veränderter und eingeschränkter Mandibulamobilität (Mundöffnung bleibt limitiert) und sporadischen Schmerzen im Gesichtsbereich. Durch die ausgedehnten Weichteilverletzungen und die Neuformung der Kinnpartie und Lippen sowie die daraus resultierenden muskulären Veränderungen ist die Kontrolle des Speichelflusses manchmal schwierig. Die Kommunikation ist nicht eingeschränkt. Bedingt durch den sporadisch verstärkten Speichelfluss und die anatomischen Veränderungen (aufgrund der Verletzung und der darauffolgenden Operationen), ist nur manchmal eine etwas „verwaschene" Aussprache zu bemerken. Dies ist jedoch für den Patienten kein Kommunikationshindernis, da er mittlerweile gelernt hat, mit dieser Situation entsprechend umzugehen.

Primäre Problematik

Wie eingangs beschrieben handelt es sich bei den momentanen Beschwerden um eine akute schmerzhafte Mundöffnungsstörung mit Schmerzen auf der rechten Seite beim Kauen, die primär auf eine spezifische Aktivität (mechanischer Auslöser: das Essen vor drei Monaten) zurückzuführen ist. Für die Therapie ist jedoch die gesamte Geschichte des Patienten, mit den tief greifenden Veränderungen der anatomischen Strukturen aufgrund einer massiven Traumatisierung des Kiefer-Gesichts-Bereiches, und demzufolge auch den funktionellen Zusammenhängen zu berücksichtigen.

Die erste Demonstration der Mundöffnung zeigt eine reduzierte Mobilität mit dem quantitativen Ergebnis von ca. eineinhalb Querfingern des Patienten (erste Möglichkeit für einen späteren Wiederbefund) als Schneidekantendistanz (SKD). Bei dieser Mundöffnung gibt der Patient einen Schmerz im rechten Temporomandibulargelenk

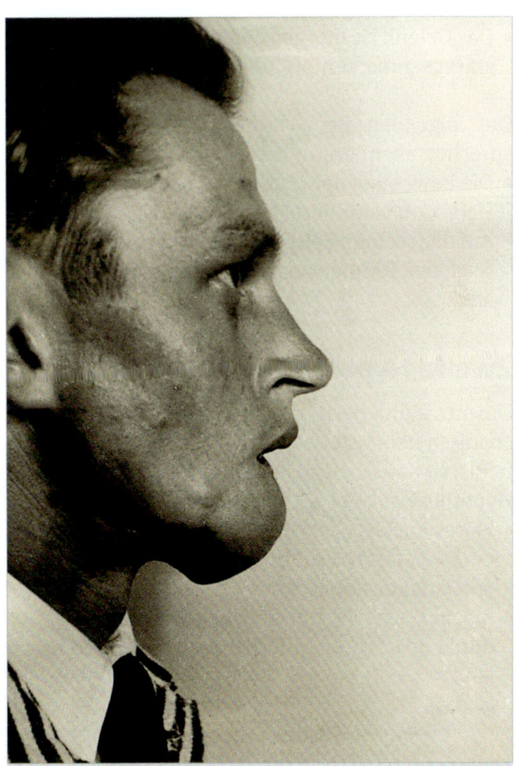

Abb. 15.2 Patient in Profilansicht von rechts.

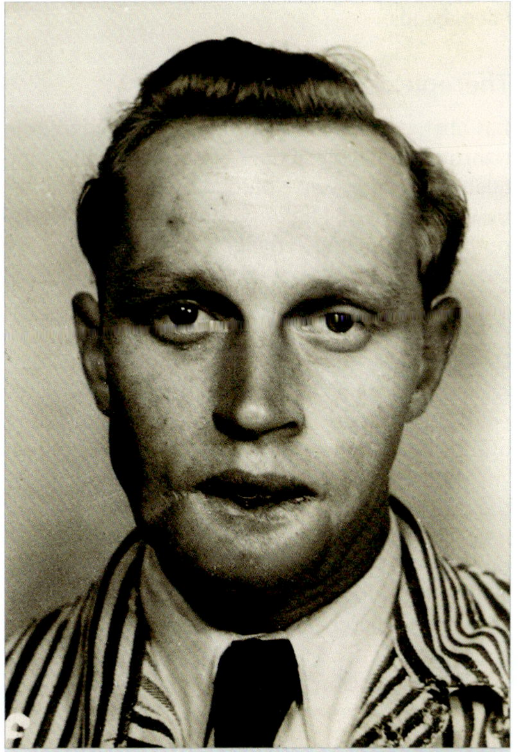

Abb. 15.3 Zustand nach einigen operativen Eingriffen – Frontalansicht.

mit einem Wert von 4 auf der visuellen Analogskala an (VAS: 4/10). Dieser Schmerzwert ist bei anderen Aktivitäten höher – z. B. Essen (VAS 6/10) und beim Gähnen (VAS 6/10).

Bei der Mundöffnung fällt zudem noch eine exkursive Laterotrusionstendenz (Deflexion) nach rechts von 2–3 mm auf, die der Patient nicht aktiv korrigieren kann. Passive Korrektur verursacht einen stärkeren Mundöffnungsschmerz (VAS 6/10).

Die Bewegungsabhängigkeit der Schmerzproblematik zeigt sich in den Kau- und Beißbewegungen, auf die der Patient mit zunehmendem Schmerz (VAS 6/10) reagiert und in der schmerzhaft limitierten Mundöffnung (VAS 4/10). In Ruhe reduziert sich der Schmerz auf (VAS 1–2/10), bleibt jedoch immer latent vorhanden. Dieser Dauerschmerz (VAS 1–2/10) ist seit Beginn der aktuellen Episode persistent.

24-h-Verhalten

Die Schmerzwerte verändern sich im Tagesverlauf. Morgens fühlt sich der Kieferbereich des Patienten subjektiv noch etwas unbeweglicher und schmerzempfindlicher an als beispielsweise nachmittags oder abends.

Therapieziele des Patienten

Das oberste Ziel des Patienten ist die schmerzfreie Nahrungsaufnahme. Damit verbunden sind eine quantitativ verbesserte Mundöffnung und qualitativ verbesserte „Funktionskontrolle“ der Muskulatur beim Kauen und Zerbeißen.

15.1.2 Clinical Reasoning

Damit die körperliche Untersuchung so zielgerichtet wie möglich ablaufen kann, sortiert der Therapeut zunächst die bisher bekannten Fakten und ordnet sie den entsprechenden klinischen Bildern zu. Mit dieser Methode können schon erste Hypothesen (Erklärungsversuche) gebildet werden, die möglichst viele Symptome respektive die Funktionsstörungen des Patienten erklären sollen. Durch die Hypothesenbildung kann die weitere Therapie vorbereitet, erleichtert und zielgerichtet geplant werden.

Die Vorgeschichte und die Geschichte der aktuellen Episode geben Anlass zu Hypothesen auf mehreren Ebenen bzgl. der Ursachen und der möglichen Auslöser der Funktionsstörungen. Unter Berücksichtigung der Vorgeschichte des Patienten ergeben sich die folgenden ersten Arbeitshypothesen aus der Anamnese.

Erste Hypothese

Es besteht eine aktivierte Arthrose des Temporomandibulargelenks, die unter anderem auch eine Spätfolge der Kriegsverletzung ist. Bestätigungen der Hypothese aus der Anamnese:

- Bei der Vorverletzung handelt es sich um eine sogenannte präarthrotische Deformität, die früher oder später weitere Veränderungen und Funktionsstörungen nach sich ziehen kann.
- In der Vorgeschichte der aktuellen Episode findet sich ein klarer Auslöser (das Essen vor drei Monaten) mit einem möglichen Überlastungsschaden (Knorpel, Diskus, Kapsel).
- Mechanische Auslöser (Kauen oder Gähnen) eines stärkeren Schmerzes sprechen für die Überlastung der artikulären, ligamentären oder auch der muskulären Strukturen.
- Der Ruheschmerz kann die eventuell vorhandene Entzündung erklären.
- Das Gelenk ist morgens unbeweglich und verstärkt schmerzempfindlich.

Die folgenden Beobachtungen des Therapeuten sprechen ebenfalls für diese Hypothese:

- Die Bewegung der Mundöffnung ist durch eine Deflexion verändert (Ausweichbewegung).
- Auf der rechten Seite sind die Weichteile im Bereich des Temporomandibulargelenks geschwollen.

Zweite Hypothese

Die intra- und periartikulären Strukturen sind mechanisch überlastet und akut entzündet (Discus articularis, Kapsel-Band-Apparat). Bestätigungen der Hypothese aus der Anamnese:

- klarer Auslöser (auf etwas Hartes gebissen), seitdem verstärkte Problematik,
- persistenter Ruheschmerz,
- mechanische Verstärkung der Symptomatik durch Bewegung (Mundöffnung, Kauen, Gähnen etc.)

Auch hier unterstützen die Beobachtungen des Therapeuten (siehe oben) die Hypothese.

Dritte Hypothese

Die gelenknahe Muskulatur ist überlastet (M. masseter, M. temporalis, M. pterygoideus medialis et lateralis). Bestätigungen der Hypothese aus der Anamnese:

- auslösende Kau- bzw. Bissbewegung vor drei Monaten,
- schmerzhaft limitierte Mundöffnung und Aufbissschmerz.

Die Beobachtungen des Therapeuten (siehe oben) stimmen mit der Hypothese überein.

Vierte Hypothese

Verletzungs- bzw. operationsbedingte Veränderung der neuralen Strukturen im Unterkieferbereich (N. trigeminus, N. mandibularis, N. alveolaris inferior). Bestätigungen der Hypothese aus der Anamnese:

- Die Art der Kriegsverletzung legt eine Veränderung der neuralen Strukturen nahe.
- Viele Operationen wurden über die Jahre verteilt durchgeführt – inklusive der dazugehörigen Nachbehandlungen.

Die Weichteilschwellung rechts und der beobachtete Ausweichmechanismus während der exkursiven Mandibulabewegung (im Sinne einer Schutzfunktion) sprechen ebenfalls für diese Hypothese.

Bei der Behandlung von Patienten mit neuromuskulo-skelettalen Beschwerden existieren häufig mehrere zutreffende Hypothesen nebeneinander, die sich aber auch gegenseitig beeinflussen und unterhalten. In diesem Fallbeispiel sind es vier Hypothesen, die sich halten lassen und somit in die Therapie integriert werden müssen.

15.1.3 Konsequenzen für die weitere Untersuchung (Planung derselben)

Unter Berücksichtigung der erarbeiteten Hypothesen wird nun die körperliche Untersuchung so aufgebaut bzw. durchgeführt, dass sich die Hypothesen entsprechend den Untersuchungsergebnissen bestätigen oder verwerfen lassen.

Während der *Planung der körperlichen Untersuchung* listet der Therapeut zunächst alle möglicherweise beteiligten Strukturen auf, um sie anschließend in der körperlichen Untersuchung gezielt zu testen. Unter Umständen betroffene bzw. beteiligte Strukturen, die die Symptome des Patienten erklären könnten, zeigt ▶ Abb. 15.4. Diese Planungsskizze hilft dem Therapeuten, Schwerpunkte zu setzen und den Faden nicht zu verlieren. Falls die aufgeführten Strukturen nicht alle Symptome erklären, stellt der Therapeut weitere Hypothesen für andere Strukturkomplexe auf und führt weitere Untersuchungen durch (▶ Abb. 15.1 „andere Strukturen“).

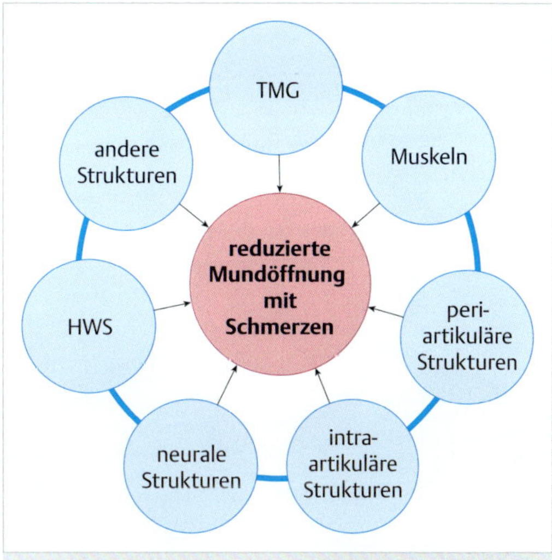

Abb. 15.4 Planung der körperlichen Untersuchung.

15.1.4 Inspektionsbefund

Extraorale Inspektion

Der Therapeut beginnt mit der ventralen Ansicht: Die Symmetrie des Gesichts und die Symmetrie der horizontalen Drittel-Einteilung sind verändert; außerdem ist eine Rechts-links-Asymmetrie vorhanden (▶ Abb. 15.5). Bei der extraoralen Inspektion fällt zunächst das Narbengewebe in den Bereichen Unterkiefer, Kinn und Unterlippe auf (▶ Abb. 15.6). Eine rechtsseitige Schwellung in der Unterkieferregion ist ebenfalls deutlich zu erkennen.

Des Weiteren sind eine leichte Lateralflexionshaltung der HWS nach rechts sowie eine geringgradige Rotation der HWS nach links festzustellen. Die generelle Körperhaltung des Patienten geht tendenziell in Richtung sternosymphysale Belastungshaltung, was weitreichende Konsequenzen

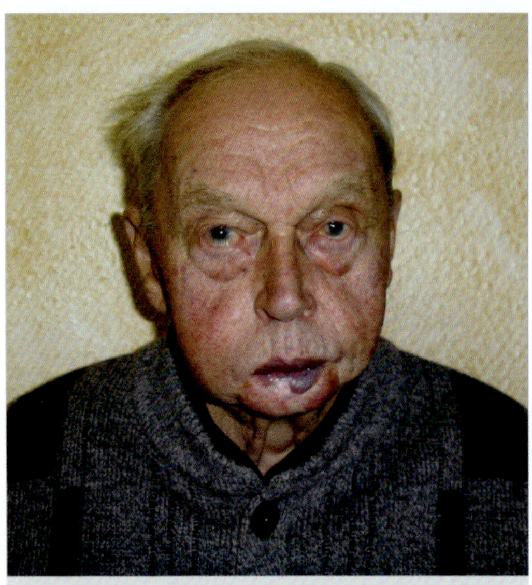

Abb. 15.5 Ventrale Ansicht.

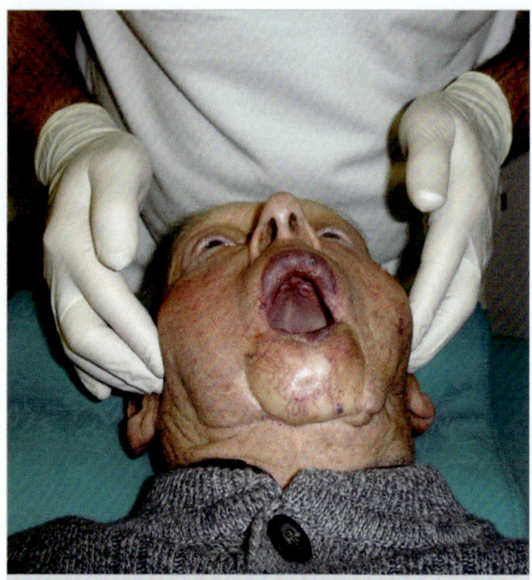

Abb. 15.6 Narbengebiet in der Ansicht von kaudal nach kranial.

(die Belastung der beteiligten bzw. funktionell verbundenen Strukturen betreffend) für die Region des temporomandibulären Gelenkes mit sich bringt.

Intraorale Inspektion

Intraoral zeigen sich der zahnlose Unterkiefer (der prothetisch versorgt wurde) und ein der Kriegsverletzung und den folgenden Operationen entsprechendes Narbengewebe im Unterlippenbereich. Die Unterkiefer-Zahnprothese wird vom Patienten nicht gerne getragen, da sie ihn unangenehm drückt. Das Wangengewebe der rechten Seite weist eine größere Schwellung auf, passend zum extraoralen Inspektionsbefund.

Ein weiterer Aspekt der intraoralen Inspektion ist der allgemeine Zustand der Mund- und Wangenschleimhaut, da viele intraorale Behandlungstechniken einen nicht unerheblichen mechanischen Reiz auf dieselbe ausüben. Diese Strukturen des Patienten sind ohne besondere Befunde. Das heißt, es sind keine offenen Verletzungen oder große entzündliche Prozesse oder andere chronische Veränderungen erkennbar.

15.1.5 Palpationsbefund

Extraorale Palpation

Das gesamte Weichteilgewebe und der Narbenbereich (Mandibularegion, Mentum/Kinn) sind gut verschieblich. Es sind keine Verhärtungen oder Verklebungen des Narbengewebes tastbar. Die rechte Wangenregion ist druckempfindlich und fühlt sich, im Vergleich zur linken Seite, kompakter und geschwollen an. Das Muskelgebiet ist druckempfindlich. Insbesondere M. masseter und M. temporalis (als die eigentlichen Kiefermuskeln) weisen eine starke Druckdolenz auf. Im weiteren Umfeld fällt die Druckschmerzhaftigkeit der folgenden Muskeln auf: M. orbicularis oculi, M. corrugator supercilii, M. orbicularis oris und M. zygomaticus major. Alle Palpationen sind für den Patienten beidseits schmerzhaft, jedoch ist rechts eine intensivere Schmerzreaktion zu verzeichnen. Visuelle analoge Schmerzskala (VAS): rechte Seite 2–3/10, linke Seite 1–2/10.

Die neuralen Austrittspunkte im Gesichtsbereich (N. supraorbitalis medialis et lateralis, N. infraorbitalis medialis et lateralis, N. mentalis) präsentieren sich ebenfalls mit einem Palpationsschmerz (VAS 2/10) beidseits (▸ Abb. 15.7).

Die Okzipitalregion weist beidseitige Druckdolenzen in der lokal gelegenen Muskulatur (kurze

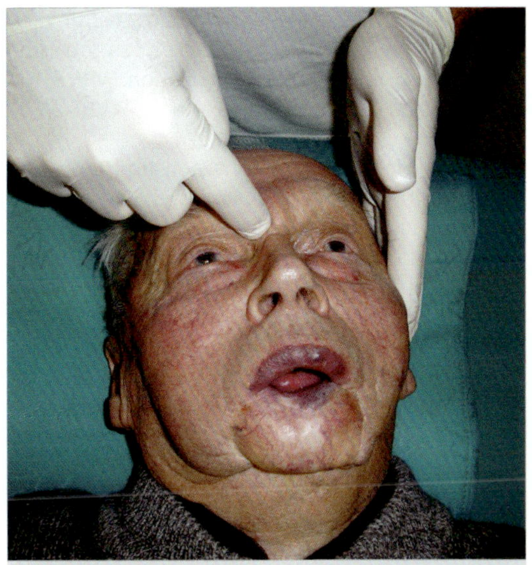

Abb. 15.7 Palpation der neuralen Austrittspunkte im Gesicht.

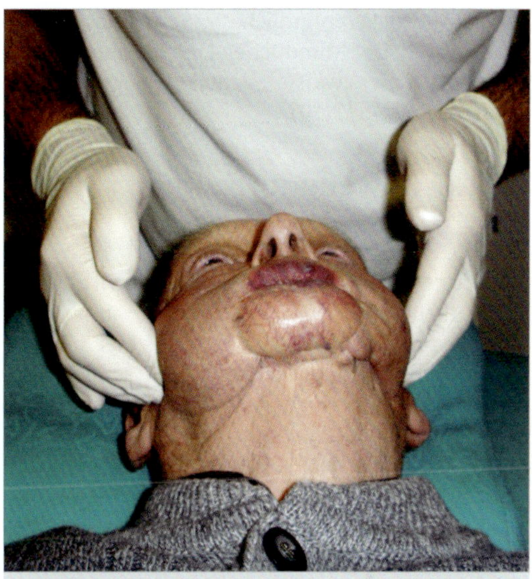

Abb. 15.8 Beidseitige Palpation der Temporomandibulargelenke.

Nackenmuskulatur: M. rectus capitis posterior major et minor, M. obliquus capitis superior et inferior) sowie den neuralen Austrittspunkten für die lokalen Nerven (N. occipitalis major et minor) und den etwas lateral hinter dem Ohr gelegenen N. auricularis magnus auf. Die Schmerzreaktion der Muskulatur ist rechts und links gleich: VAS 1–2/10. Jedoch zeigt sich die Schmerzreaktion der neuralen Austrittspunkte rechts intensiver (VAS 2–3/10) als auf der linken Seite (1/10).

Die Palpation und die Lateralverschiebung des Os hyoideum lösen bei dem Patienten ein unangenehmes Gefühl im ventralen Halsbereich aus, ähnlich einem „Kloßgefühl".

Deutliche Tonuserhöhungen sind auch im Bereich der Schulter-Nacken-Muskulatur (Pars descendens des M. trapezius, M. levator scapulae, M. omohyoideus, Mm. scaleni, M. sternocleidomastoideus) palpabel, sie sind mit Schmerzreaktion auf der rechten Seite (VAS 1–2/10) verbunden.

Bei der extraoralen Palpation der Kiefergelenke von lateral und von dorsal weist die rechte Seite eine subjektiv intensivere Schmerzreaktion auf (VAS 2/10), auf der linken Seite entsteht lediglich ein subjektiv unangenehmes Gefühl (► Abb. 15.8).

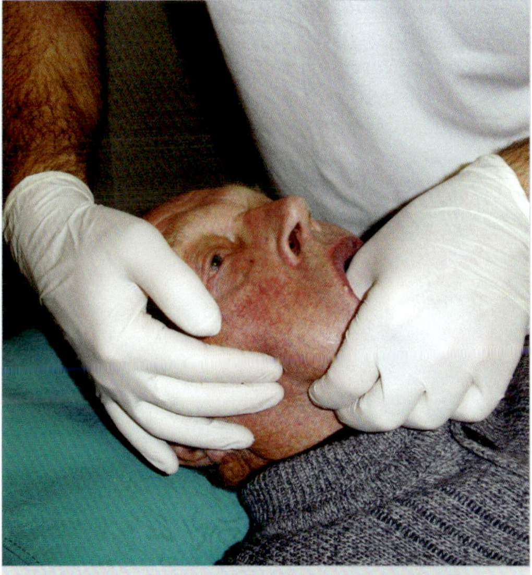

Abb. 15.9 Intraorale Palpation der Kaumuskulatur.

Intraorale Palpation

Intraoral bestätigen sich die Druckdolenzen des M. masseter in der Pars superficialis und profundus beidseits (VAS links 2/10, rechts 3/10), (► Abb. 15.9). Der M. pterygoideus medialis ist ebenfalls druckempfindlich; VAS: rechts 3–4/10, links 2–3/10. Der Mundboden (Venter anterior des M. digastricus) weist ebenfalls einen Druckschmerz auf VAS (2/10).

15.1.6 Bewegungsprüfung

Aktive Bewegungsprüfung

Die schmerzhaft limitierte *Mundöffnung* ist das offensichtlichste Symptom während der aktiven Bewegungsprüfung (▶ Abb. 15.10). Sie zeigt sich mit 23 mm deutlich reduziert und auch schmerzhaft (VAS 4/10). Das Bewegungsende der Mundöffnung fühlt sich für den Patienten hart an („Blockade"). Auffällig ist auch eine Deflexion von 2 mm nach rechts. Der Patient kann diese Ausweichbewegung aktiv nicht korrigieren. Die passive Korrektur der Deflexion ist nur am Ende der aktiven Bewegung (23 mm) mit vermehrter Schmerzprovokation (VAS 6/10) möglich. Bei dem Versuch, diese Deflexion schon zu Beginn der Mundöffnungsbewegung zu korrigieren, setzt das „Blockierungsgefühl" des Patienten früher ein, bei 15 mm Mundöffnung.

Die Laterotrusion ist durch die fehlenden Inzisivi inferiores nur schwer objektivierbar, sprich nicht messbar. Im Vergleich mit der Laterotrusion nach links zeigt sich jedoch die Laterotrusion nach rechts quantitativ reduziert. Grober Messwert mit einer schlecht sitzenden und unangenehm drückenden Unterkiefer-Zahnprothese: Laterotrusion rechts 6 mm mit Schmerzprovokation (VAS 3/10), Laterotrusion links 8 mm (VAS 2/10), (▶ Abb. 15.11).

Bei der Messung der Protrusion und Retrusion stellen sich dieselben Probleme (fehlende Inzisivi inferiores als Distanzpunkte) ein. Die Messungen (mit beschriebener schlecht sitzender Unterkiefer-Zahnprothese) sind daher nur als Richtwerte anzusehen. Die Protrusion ist mit 4 mm deutlich reduziert und zeigt eine Schmerzreaktion (VAS 4/10). Die Retrusion ist quantitativ mit < 1 mm ebenfalls deutlich vermindert. Der Patient empfindet während der Retrusion ein subjektiv unangenehmes Spannungsgefühl im Bereich der Kiefergelenke (rechts mehr als links).

Bei intermediär bis terminal exkursiver Mandibulabewegung (im momentanen Bewegungsspielraum der Mundöffnungsrichtung) ist ein dezenter *Krepitus* im rechten temporomandibulären Gelenk hörbar und palpabel. Dieser Krepitus lässt sich unter dynamischer Kompression bei Mundöffnung noch etwas verstärken. Bei dieser Verstärkung mittels Kompression tritt ein Schmerz (VAS 2–3/10) auf.

Im linken Temporomandibulargelenk ist ein Krepitus nur durch dynamische Kompression in terminal exkursiver Mandibulabewegung zu re-

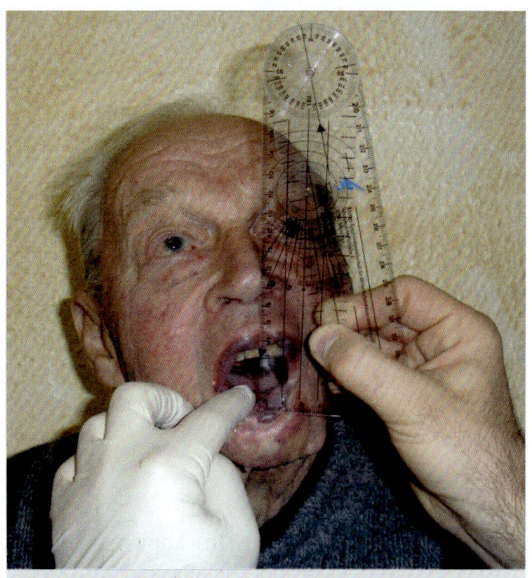

Abb. 15.10 Messung des Bewegungsausmaßes der Mundöffnung.

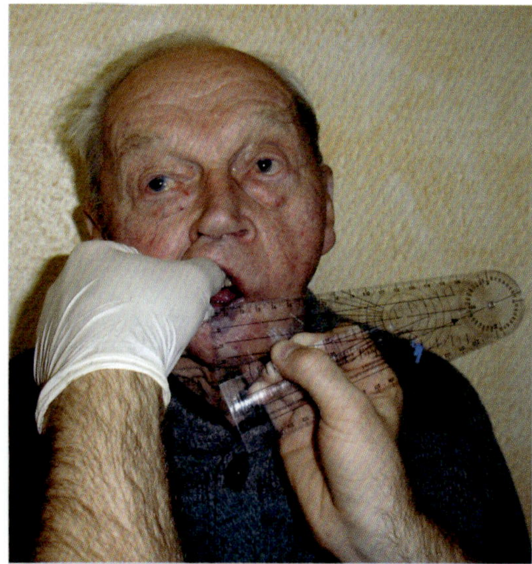

Abb. 15.11 Messung des Bewegungsausmaßes der Laterotrusion nach rechts.

produzieren. Jedoch bleibt der Krepitus im linken Gelenk ohne Schmerzprovokation.

Die angrenzenden Strukturen, *obere HWS und Kopfgelenke* (Art. atlantooccipitalis, Artt. atlantoaxiles), gehören bei diesem Patienten ebenfalls in die Kategorie „untersuchenswert". Als erste aktive Übersichtstests eignen sich hier die Translation des Kopfes nach ventral („Schwanenhals") zur Untersuchung der Extension in der oberen HWS und die Translation nach dorsal („Doppelkinn") zur Untersuchung der Flexion in der oberen HWS.

Beide Bewegungen sind für den Patienten schwer zu koordinieren und erfordern eine passive Führungskontrolle. Es ergeben sich jedoch keine relevanten lokalen Schmerzprovokationen und in Bezug auf das Temporomandibulargelenk ergeben sich ebenfalls keine neuen „Verdachtsmomente" im Sinne einer Symptomreproduktion.

Die Lateralflexion funktioniert nur mit passiver Führung (auch um die Bewegung tendenziell in der oberen Etage der HWS zu belassen). Die Mobilität ist in beide Lateralflexionsrichtungen (rechts und links) eingeschränkt, jedoch nicht symptomatisch – beide Richtungen ergeben keine Schmerzprovokation. Die Rotation der HWS bestätigt die Befunde der Lateralflexion. Beide Rotationsrichtungen sind quantitativ und qualitativ (dezente Ausweichmechanismen in Lateralflexion und in die Flexion) eingeschränkt, verursachen jedoch keine Schmerzen.

Neurologische Untersuchung

Eine neurologische Untersuchung ist eigentlich immer dann obligat, wenn der Patient neurologische Symptome (Kribbeln, ausstrahlende Schmerzen, pelziges Gefühl etc.) aufweist. Obwohl das hier nicht der Fall ist, führt der Therapeut aufgrund der Schwere der ursprünglichen Verletzung und der darauffolgenden Operationen eine neurologische Untersuchung zur Klärung durch.

Die Motorik im Gesichtsbereich (Mimik, Mundbewegungen etc.) ist intakt, wenn auch etwas unkoordiniert, doch die motorische Kontrolle ist eindeutig gegeben. Die verminderte Koordination führt der Therapeut einerseits auf die Verletzung und die Operationen und andererseits auf das Alter des Patienten zurück.

Für die sensible Versorgung des Gesichts ist im Wesentlichen der V. Hirnnerv (N. trigeminus) zuständig. Er teilt sich in die drei Äste auf:

- N. ophthalmicus: zuständig für die Region Augen aufwärts bis zur Stirn (V_1).
- N. maxillaris: für die Oberkieferregion (V_2).
- N. mandibularis: für den Unterkieferbereich (V_3).

In den oberen zwei Bereichen (N. ophthalmicus, N. maxillaris) sind keine Auffälligkeiten zu finden. Im Bereich um den Unterkiefer (N. mandibularis) sind geringe Veränderungen auf spitze und weiche Reize (Zahnstocher, Taschentuch) zu finden. Die rechte Seite reagiert schwächer auf diese Reize und der Patient gibt subjektiv eine geringere Empfindung (v. a. im Narbengebiet) an.

Diese Veränderungen sind dem Patienten zufolge aber schon längere Zeit (mehr als 45 Jahre) persistent, sodass der Therapeut diese Befunde eher im Zusammenhang mit den Verletzungs- und Operationsfolgen sieht. Die Veränderungen in der Funktion des Nervensystems (Sensibilität) müssen jedoch therapeutisch berücksichtigt werden. Aufgrund des Ausmaßes der Verletzung und der darauffolgenden Operationen ist mit weitreichenden Defiziten im Nervensystem (Neurofunktion und Neurodynamik) zu rechnen. Für die Therapie bedeutet dies: Der Therapeut wird die Auswahl der Techniken und die Intensität der Durchführung entsprechend anpassen (v. a. bzgl. der Adaptionsmöglichkeiten auf die Therapiereize).

Passive Bewegungsprüfung

Bei der Untersuchung des Kiefergelenkes ist es wie bei anderen Gelenken auch: In der passiven Bewegungsprüfung werden meist größere Amplituden (durch Ausschöpfen der passiven Reserve) erreicht. So auch bei diesem Patienten.

Die Mundöffnung ist passiv mit 26 mm um 3 mm größer als die aktive Bewegung – bei gleicher Schmerzreproduktion (VAS 4/10). Die Ausweichbewegung in Form einer Deflexion ist bei passiver Bewegungsdurchführung nicht zu sehen oder auch nur zu fühlen. Die exkursive Bewegung der Mandibula lässt sich passiv als regelgerecht beschreiben, bis auf die deutliche Reduktion des Bewegungsausmaßes. Durch die passive Bewegung der Mundöffnung tritt lediglich ein reduzierter Krepitus im rechten Temporomandibulargelenk auf.

Bei der passiven Laterotrusion bestätigen sich die Messwerte aus der aktiven Bewegungsuntersuchung (▶ Abb. 15.12).

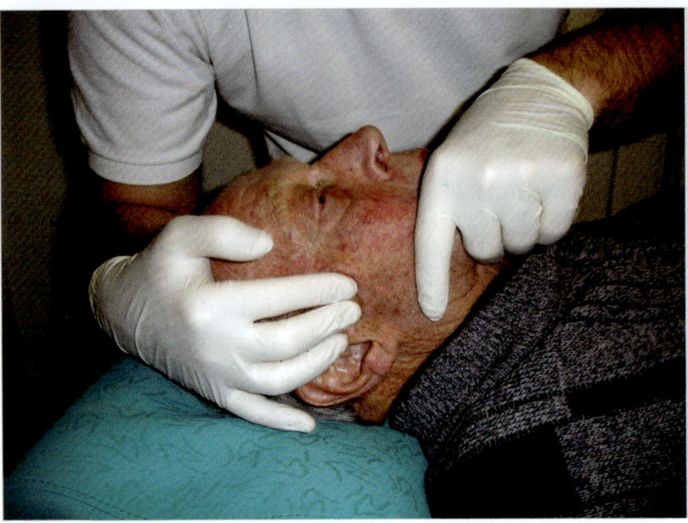

Abb. 15.12 Passive Laterotrusion nach rechts.

Die Laterotrusion nach rechts ist quantitativ mit einem harten, festen Bewegungsstopp und durch einen Schmerz VAS (3/10) bei 6 mm limitiert. Die Bewegung nach links zeigt einen limitierenden festen Bewegungsstopp mit Schmerzgefühl (VAS 2/10) bei 8 mm. Durch die passive Bewegungsdurchführung konnte hier kein Weggewinn verzeichnet werden. Beide Richtungen der Laterotrusion weisen einen festen, fast schon harten Anschlag auf.

Die Ergebnisse der aktiven Protrusion bestätigen sich ebenfalls. In der passiven Protrusion zeigt sich ein limitierter Bewegungsweg durch einen festen Stopp bei 5 mm, also gering vergrößert gegenüber einer aktiven Protrusion von 4 mm. Die passive Protrusion ist ebenso schmerzhaft wie die aktive (VAS 4/10).

Die Retrusion ist passiv auch nur gering vergrößert (mit < 2 mm Bewegungsamplitude) gegenüber der aktiven Testung (< 1 mm). Auffallend ist jedoch ist die Reaktion des Patienten auf die passive Retrusion in Form eines Schmerzes am rechten Temporomandibulargelenk (VAS 2–3/10). Da das aktive Pendant der Bewegung keinen Schmerz provozierte, muss der Therapeut erneut seine Hypothesen überprüfen. Der hier ausgelöste Schmerz könnte für eine Kompression der bilaminären Zone sprechen. Und da diese Struktur (gebildet aus Stratum superius et inferius) auch mit dem Discus articularis verbunden ist, bleibt eine Diskusproblematik als mögliche pathomechanische Problematik weiterhin als Hypothese bestehen.

Der nächste Strukturkomplex, den es noch zu untersuchen gilt, ist die HWS – respektive vorerst die obere HWS und das Atlantookzipitalgelenk. Deutlich auffallend ist das Segment C2/3 mit einem veränderten Rotationsverhalten. Die segmentale Rotation von C2 auf C3 nach rechts zeigt ein quantitativ verringertes Bewegungsausmaß im Vergleich zur Rotation nach links. Außerdem ist das Bewegungsgefühl bei dieser Rotation nach rechts endgradig etwas „gespannter" und „fester" als bei der Rotation nach links. Der Patient gibt bei der Rotation nach rechts ein subjektiv unangenehmes lokal begrenztes „Ziehen" im Bewegungssegment an. Da während der extraoralen Inspektion die Schonhaltung der oberen HWS auffiel, ergibt sich hier eventuell ein weiterer (Be-)Handlungsbedarf.

Isometrische Muskelfunktionsprüfung

Die isometrische Muskelfunktionsprüfung ist für den Kieferkomplex eher ein schneller Übersichtstest, um beitragende Faktoren/Störgrößen aus dem muskulären Bereich zu finden. Da es für das Kiefergelenk nicht praktisch durchführbar ist, jeden Muskel manuell selektiv zu testen, muss dieser Übersichtstest genügen, um die Beweiskette zu stützen.

Die manuelle isometrische Muskelfunktionsprüfung wird in einer mittleren Mundöffnung durchgeführt und diese Ausgangsposition sollte so

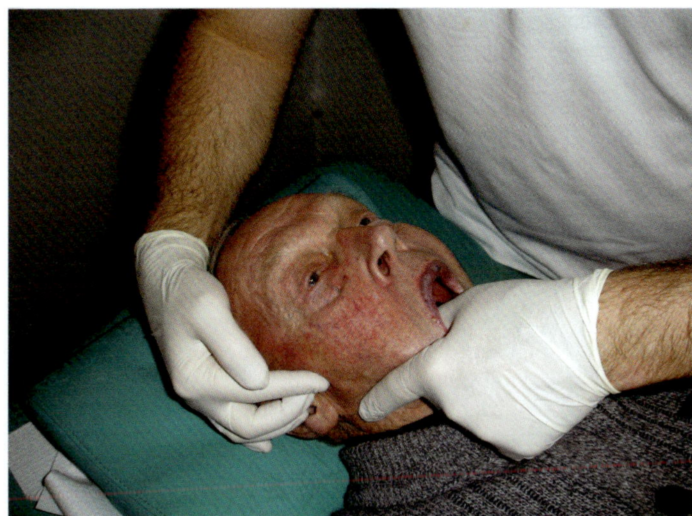

Abb. 15.13 Isometrische Muskelfunktionsprüfung der Kaumuskulatur.

schmerzfrei wie möglich sein (► Abb. 15.13). Der Therapeut wählt als Ausgangsposition für die Mundöffnung ca. 15 mm. In dieser Stellung sind noch keine Schmerzen vorhanden, die die Testergebnisse schon im Vorfeld (im Sinne von Spannungs- bzw. Kontraktionsunwilligkeiten oder Schonmechanismen) beeinträchtigen könnten.

Die Widerstandsprüfung in die Mundöffnung weist eine deutliche Schmerzreproduktion auf (VAS 3/10). Der isometrische Widerstand in den Mundschluss ist als deutlich schmerzhafter zu bezeichnen (VAS 4/10). Auch der Widerstand in die Laterotrusion nach rechts zeigt einen Schmerz (VAS 3–4/10). Der Widerstand gegen die Laterotrusion nach links ist für den Patienten mit den geringsten Schmerzen verbunden (VAS 1–2/10).

Während der Protrusion reagiert er auf den Widerstandsstress mit einer mäßigen Schmerzreaktion (VAS 1–2/10); die Retrusion weist wieder, passend zur passiven Bewegungsprüfung, einen verstärkten Schmerz auf (VAS 2–3/10).

Aufgrund dieser Ergebnisse lässt sich auf jeden Fall schon mal eine Aussage über die Beteiligung der Muskulatur an der Funktionsproblematik machen. Da die getesteten Muskeln in den verschiedenen Bewegungsrichtungen einen Schmerz reproduzieren, steht eine muskuläre Beteiligung an der Symptomatik zweifelsfrei fest.

Aufgrund der Symptome in den untersuchten Bewegungsrichtungen ist die Muskulatur wie folgt beteiligt:

- suprahyoidale Muskulatur, d. h. M. digastricus, M. mylohyoideus und M. geniohyoideus (Mundöffnung),
- M. masseter, M. temporalis und M. pterygoideus medialis (Mundschluss),
- jeweils kontralateral M. masseter und M. pterygoideus medialis (Laterotrusion),
- M. masseter, M. temporalis (Pars anterior) und Mm. pterygoideus medialis et lateralis (Protrusion),
- M. temporalis (Pars posterior) und Mm. suprahyoidales (Retrusion).

Bei dieser Zusammenstellung fällt die gehäufte Nennung des M. masseter und des M. pterygoideus medialis auf, was eine Beteiligung dieser zwei Muskeln nahelegt.

15.1.7 Zusammenfassung aller relevanten Befunde aus der körperlichen Untersuchung

► **Inspektionsbefunde extraoral:**

- Narbengewebe in der Unterkiefer-Kinn-Region,
- Schwellung im Bereich des rechten Temporomandibulargelenks,
- leichte Gesichtsasymmetrie im Rechts-links-Vergleich und in der horizontalen Drittel-Einteilung,
- zervikale Ausweichmechanismen (AWM) in Rotation nach links und Lateralflexion nach rechts,
- Tendenz zur sternosymphysalen Belastungshaltung.

▸ Inspektionsbefunde intraoral:. Narbengewebe und Schwellungsneigung auf der Seite des rechten Kiefergelenks.

▸ Neurologische Untersuchung:. Die Auffälligkeiten, die veränderte Sensibilität betreffend, sind eher auf die Traumatisierung und die Operationsfolgen zurückzuführen. In diesem Zusammenhang ist es eher fraglich, ob sich die Sensibilitätsdefizite durch die Therapie verändern lassen. Nach dieser langen Zeit eher nicht.

▸ Palpationsbefunde extraoral:. Druckschmerzhafte Muskeln und neurale Austrittspunkte (▸ Tab. 15.1). Die transversale Verschiebung des Os hyoideum löst beim Patienten ein unangenehmes „Kloßgefühl" im Hals aus.

▸ Palpationsbefunde intraoral:. Druckdolenz des M. masseter und des M. pterygoideus medialis (jeweils beidseits); Druckdolenz des Mundbodens (M. digastricus).

▸ Mobilitätsbefunde:. Aus den erhobenen Mobilitätswerten bei der aktiven und passiven Bewegungsprüfung zeigt sich ein mechanisch geprägtes Dysfunktionsproblem. Die ermittelten aktiven und passiven Werte passen in dieses Bild und bestätigen diese mechanische Hypothese (▸ Tab. 15.2).

▸ Isometrische Muskelfunktionsprüfung:. Auffallend sind die schmerzhaften Kontraktionen des M. masseter und des M. pterygoideus medialis in den entsprechenden Bewegungsrichtungen (Mundschluss, Laterotrusion nach links, Protrusion).

15.1.8 Kontrolle der aufgestellten ersten Hypothesen

Die anfangs aufgestellten Hypothesen lassen sich nach der körperlichen Untersuchung halten und mit den gefundenen Beweisen vertreten. Das ausgedehnte Wundgebiet mit der alten Mandibulafraktur und der langen operativen Vorgeschichte erklärt mögliche Veränderungen der artikulären, muskulären und neuralen Situation, was wiederum eine aktivierte Arthrose im Temporomandibulargelenk erklären kann. Solche Verletzungen sind in der Regel präarthrotisch, d. h., sie führen über kurz oder lang zu einer degenerativen Gelenkveränderung. Hinzu kommt das Alter des Patienten, das eine arthrotisch-degenerative Veränderung wahrscheinlicher macht. Die gefundenen Bewegungseinschränkungen bestätigen diese Hypothese ebenfalls.

Für die Erklärung der akuten Episode über entsprechende Veränderungen der periartikulären, neuralen und den muskulären Strukturen sprechen die Ergebnisse der körperlichen Unter-

Tab. 15.1 Extraorale Palpationsergebnisse

Druckdolenzen muskulärer Strukturen	Druckdolenzen neuraler Austrittspunkte
• Kaumuskulatur (v. a. M. masseter) • Mimische Muskulatur (M. orbicularis oculi, M. corrugator supercilii, M. orbicularis oris, M. zygomaticus major) • Kurze Nackenmuskulatur (M. rectus capitis posterior major et minor, M. obliquus capitis inferior et superior) • Schulter-Nacken-Muskulatur (M. trapezius, M. sternocleidomastoideus, M. omohyoideus)	• N. supraorbitalis medialis et lateralis • N. infraorbitalis medialis et lateralis • N. mentalis • N. occipitalis major et minor • N. auricularis magnus

Tab. 15.2 Vergleich aktiver vs. passiver Mobilitätswerte

Bewegungsrichtung	Aktiv (mm)	VAS	Passiv (mm)	VAS
Mundöffnung	23	4/10	26	4/10
Laterotrusion rechts	6	3/10	6 (hart)	3/10
Laterotrusion links	8	2/10	8 (hart)	2/10
Protrusion	4	4/10	5 (fest)	4/10
Retrusion	< 1	–	< 2	2–3/10
VAS = visuelle Analogskala				

suchung ebenso, wie aus der oben dargestellten Zusammenfassung hervorgeht.

Auch die Hypothese einer mechanischen Funktionsstörung konnte über die körperliche Untersuchung bestätigt werden, da klare Auslöser für die Beschwerden gefunden wurden (On-off-Mechanismen), wie z. B. die schmerzhaft limitierte Mundöffnung, eingeschränkte Laterotrusion und die Schmerzverstärkung durch die Korrektur der exkursiven Deflexion.

Die Präsentation der Funktionsbefunde lässt folgenden Schluss zu: Im vorliegenden Fall handelt es sich um eine degenerativ bedingte Funktionsstörung – ausgelöst durch die zurückliegende Kriegsverletzung und die daraufhin folgenden Operationen – mit akuter Überlastungssymptomatik der intra- und periartikulären Strukturen. Da die anfangs aufgestellten Hypothesen bestätigt wurden, richtet der Therapeut die Therapie entsprechend aus.

Aufgrund dieser Erkenntnisse formuliert er für diesen Patienten konkrete *Behandlungsziele*: Primär steht die Schmerzreduktion (evtl. bis zur Schmerzfreiheit) im Vordergrund. Weiterhin ist eine Mobilisation der limitierten Mundöffnung vorrangig. (Dadurch werden auch verbesserte Bedingungen beim Essen und Kauen und somit auch eine Steigerung der Lebensqualität erreicht). Beitragende Behandlungsfaktoren wie neurale (neuromechanische) Dysfunktionen oder auch muskuläre Tonusproblematiken werden in die Therapie durch entsprechende Behandlungstechniken integriert.

Um die Planung der Therapie vollständig abzuschließen, stellt der Therapeut noch einige Überlegungen bezüglich weiterer, eventuell beteiligter Strukturen an:

- Mittlere und untere HWS: aufgrund der lokalen Nähe der umgebenden Muskulatur und eventueller neuraler Beteiligungen.
- Obere BWS: vegetatives Nervensystem.
- 1. und 2. Rippe: Die Ursprünge des M. omohyoideus, der Mm. scaleni etc. liegen im Bereich der oberen Thoraxapertur.

Im weiteren Verlauf der folgenden Behandlungen ist es sinnvoll, diese Strukturen bzw. Funktionskomplexe noch genau zu untersuchen, um weitere Beteiligungen auszuschließen oder aufzudecken.

15.1.9 Behandlungssitzungen

Durch die Ergebnisse der körperlichen Untersuchung stehen zwei therapeutische Aspekte primär im Vordergrund:

- *Therapie der auffälligen Muskeln* (M. masseter, M. pterygoideus medialis): Für diese beiden Muskeln haben sich die meisten Befunde angesammelt, was darauf hindeutet, dass durch die Behandlung dieser Strukturen eine Verbesserung der Symptomatik zu erreichen ist.
- *Verbesserung der Gelenkmechanik des Temporomandibulargelenks*: Der deutlichste Befund ist nach wie vor die schmerzhaft limitierte Mundöffnungsstörung mit Deflexion, was eine artikuläre Störung nahelegt. Deshalb ist auch hier, durch eine Behandlung der artikulären Struktur, eine Verbesserung der Symptomatik anzunehmen.

Basierend auf den bisherigen Überlegungen setzt sich die erste Therapiesitzung aus einer Kombinationsbehandlung dieser Strukturen zusammen. D. h., der Therapeut benutzt Weichteiltechniken (WTT) für den M. masseter und M. pterygoideus medialis als vorbereitende Maßnahme für die anschließend geplante artikuläre Behandlungstechnik zur Mobilisation des Temporomandibulargelenks.

Behandlung 1

► **Status vor der Therapie:**

- Aktive Mundöffnung: 23 mm (VAS 4/10) mit Deflexion nach rechts (2 mm).
- Druckdolenz: rechts, M. masseter (VAS 3/10) und M. pterygoideus medialis (VAS 3–4/10).
- Schmerzhaftes Kauen (VAS 6/10).

► **Vorbereitende Behandlungstechniken:.** Sanfte Weichteiltechniken (hauptsächlich sanfte Massagetechniken, ► Abb. 15.14) zur Detonisierung der Kaumuskulatur und zur Steigerung des lokalen Stoffwechsels (gesteigerter Abtransport lokal gelagerter Stoffwechselendprodukte sowie verstärkte Versorgung mit Nährstoffen).

► *Technik* **(artikuläre Mobilisationstechnik):.** ventrale Translationsmobilisation des rechten Temporomandibulargelenks in 18–20 mm Mundöffnung (► Abb. 15.15).

Ausgangsstellung: Patient in Rückenlage (RL), Kopfkissen und Knierolle zur Lagerung.

Frequenz: zu Beginn 1 Hz (d. h. eine Bewegung pro Sekunde).

Amplitude: Mobilisationsgrad II (ohne Widerstand – vor allem ohne Schmerz). Bei dieser niedrigen Amplitude stoppt der Therapeut noch vor dem ersten Gewebewiderstand. Dadurch wird sichergestellt, dass es zu keiner extremen Gewebereaktion auf die Intervention kommt bzw. eine Verschlechterung ausgelöst wird.

Wiederholungen: 60.

Wiederbefund: Nach diesen ersten Behandlungsinterventionen zeigen sich folgende Veränderungen:

- Aktive Mundöffnung: 27 mm (VAS 4/10) mit Deflexion nach rechts 2 mm.
- Druckdolenz: rechts M. masseter (VAS 2/10) und M. pterygoideus medialis (VAS 2–3/10).
- Kauen: keine Veränderungen (VAS 6/10).

Durchgänge: Diese Behandlungstechnik wird nun in dieser Ausführung (Ausgangsstellung, Technik, Frequenz, Amplitude und Wiederholungen) viermal wiederholt.

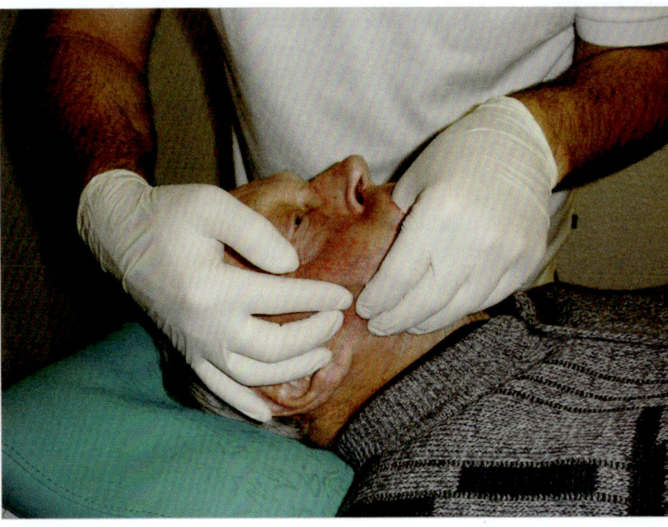

Abb. 15.14 Weichteiltechnik im Bereich der Kaumuskulatur.

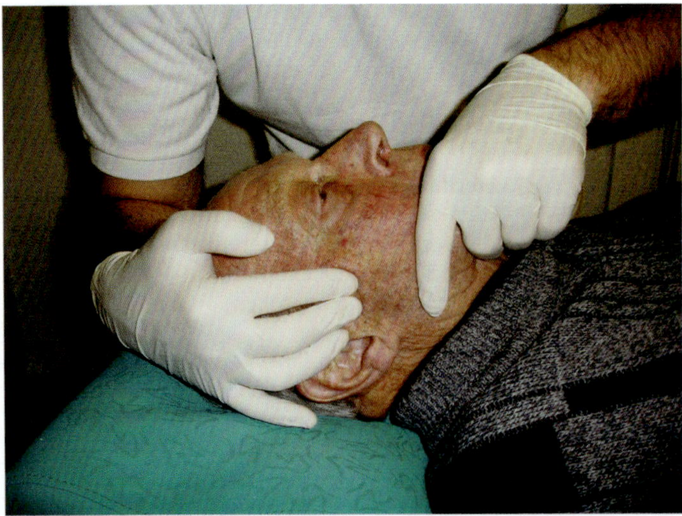

Abb. 15.15 Passive ventrale Translation der Mandibula.

Wiederbefund: Alle Parameter der Behandlung (aktive Mundöffnung mit Deflexion, Druckdolenz rechts, Kauen) sind unverändert; siehe oben erster Wiederbefund.

Eigenübung: Aktive Mundöffnung unter visueller Kontrolle vor einem Spiegel – mit Zungenkontakt an den Inzisivi superiores (für verbesserte muskuläre Kontrolle bei der Mundöffnungsbewegung) und bei gleichzeitiger Korrektur (soweit aktiv möglich) der Deflexion. Diese Übung soll zweimal täglich mit jeweils 4 × 20 Wiederholungen durchgeführt werden.

Behandlung 2

Die zweite Behandlung findet drei Tage nach der ersten Sitzung statt. Zuerst erhebt der Therapeut einen retrospektiven Wiederbefund, der die eventuellen Veränderungen durch die erste Behandlung erfasst und dokumentiert.

Der Patient gibt eine subjektive Erleichterung nach der ersten Behandlung an, die für ca. 4 h andauerte. In dieser Zeit war der Schmerz deutlich reduziert: Ruheschmerz (VAS 0–1/10), limitierte Mundöffnung (mit etwa gleicher Bewegungsamplitude von ca. 27 mm, VAS 2–3/10). Dann habe sich der ursprüngliche Zustand mit den vorher persistenten Schmerzen wieder eingestellt. Die Kontrolle der Eigenübung zeigt eine noch etwas unkoordinierte Mundöffnung trotz Zungenkontakts, weshalb diese Übung noch genauer instruiert wird.

► **Status vor der Therapie:**

- Aktive Mundöffnung: 25 mm (VAS 3–4/10) mit Deflexion < 2 mm.
- Druckdolenz: rechts, M. masseter (VAS 1–2/10) und M. pterygoideus medialis (VAS 1–2/10).
- Schmerzhaftes Kauen (VAS 4–5/10).

► **Untersuchung der mittleren und unteren HWS:**. Die Funktionsuntersuchung zeigt eine rotatorische Einschränkung in beide Richtungen mit ebenfalls gleichseitig eingeschränkter Lateralflexion. Über die HWS lassen sich jedoch keine Symptome im Kiefergebiet auslösen.

Ausgangsstellung: Rückenlage (Kissen, Knierolle).

► **Techniken:**

1. Passive Mundöffnung (Grad II–III) bis ans aktuelle Limit mit gehaltener Translation nach ventral (► Abb. 15.16).
2. Ventrale Translation rechtes Temporomandibulargelenk (Grad IV) in 20 mm Mundöffnung.

Weichteiltechniken: M. masseter, M. pterygoideus medialis. Um eine verstärkte Stoffwechselreaktion zu erhalten, können auch Querfriktionen und intensive Trigger-Techniken eingesetzt werden.

Frequenz: 1 Hz.

Amplitude:

1. Bewegungsgrad II–III bei Schmerzreproduktion für die Mundöffnung (VAS 4–5/10).
2. Bewegungsgrad IV (VAS 1/10).

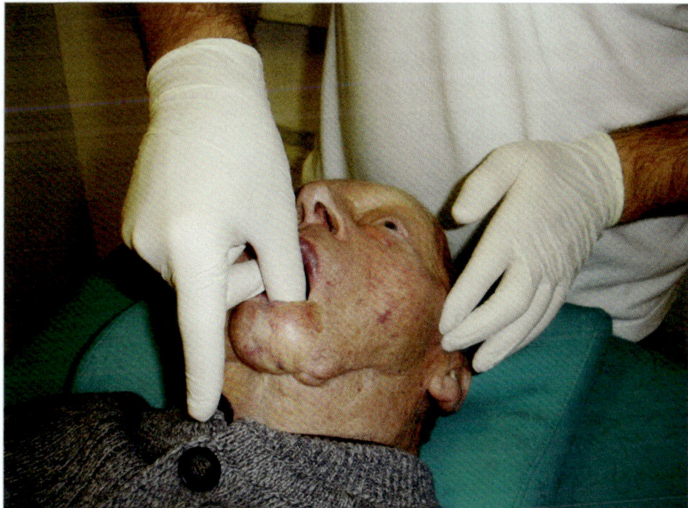

Abb. 15.16 Passive Mundöffnung als Behandlungstechnik.

Durchgänge/Wiederholungen: 1. 4 × 60 Wdh.; 2. 4 × 60 Wdh.

► **Wiederbefund:**

- Aktive Mundöffnung: 29 mm (VAS 1/10) mit Deflexion < 1 mm.
- Druckdolenz: rechts, M. masseter (VAS 0–1/10), M. pterygoideus medialis (VAS 1/10).
- Schmerzhaftes Kauen (VAS 2–3/10).

Behandlung 3

Zwischen der zweiten und dritten Behandlung liegen 4 Tage. Der Patient gibt subjektiv ein angenehmeres, mit weniger Schmerzen verbundenes Gefühl bei der Mundöffnung und beim Essen (Kaubewegung) an. Diese Verbesserung hält mittlerweile bis zur nächsten Therapiesitzung an. Die Mundöffnung ist zwar immer noch limitiert, jedoch weniger schmerzhaft (VAS 1–2/10). Auch der Schmerz bei der Kaubewegung ist mit (VAS 2/10) deutlich reduziert. Zu Beginn kontrolliert der Therapeut die Eigenübung und erarbeitet gemeinsam mit dem Patienten notwendige Korrekturen der Übung.

► **Untersuchung der BWS:**. Auch die thorakale Wirbelsäulenregion weist Einschränkungen der Mobilitätswerte (für die Extension und Rotation in beide Richtungen) auf. Die Bewegungen reproduzieren jedoch keine Symptome in der Kieferregion.

► **Status vor der Therapie:**

- Aktive Mundöffnung: 28 mm (VAS 1/10) mit Deflexion < 1 mm.
- Druckdolenz: rechts, M. masseter (VAS 0–1/10), M. pterygoideus medialis (VAS 1/10).
- Schmerzhaftes Kauen (VAS 2/10).

Ausgangsstellung: Rückenlage (Kopfkissen, Knierolle)

► **Techniken:**

1. Forcierte passive Mundöffnung (Grad III) bis in den Schmerzbereich hinein (VAS 5/10).
2. Ventrale Translation rechtes Temporomandibulargelenk (Grad IV) in 25 mm Mundöffnung (VAS 1/10).
3. Laterotrusion rechtes Temporomandibulargelenk (Grad IV) in 25 mm Mundöffnung (VAS 1/10), (► Abb. 15.17).

Weichteiltechniken: M. masseter, M. pterygoideus medialis; extraorale Eisbehandlung des Muskelgebietes. Die Eisapplikation dient hier zur Anhebung der Schmerzschwelle und zur Stoffwechselsteigerung (verstärkte Zufuhr von Nährstoffen und gleichzeitig verstärkter Abtransport von Stoffwechselendprodukten).

Frequenz: 1 Hz.

Amplitude: siehe Techniken.

Durchgänge/Wiederholungen: 1. 4 × 60 Wdh., 2. 4 × 60 Wdh., 3. 2 × 30 Wdh.

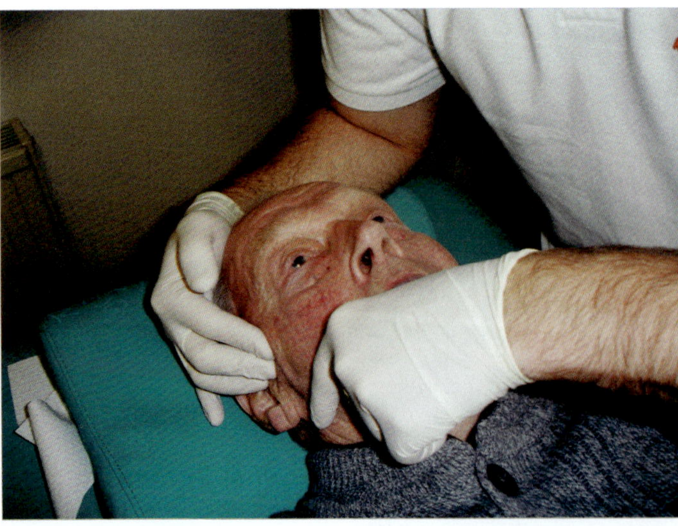

Abb. 15.17 Passive Laterotrusion nach rechts als Mobilisationstechnik für das rechte Temporomandibulargelenk.

► **Wiederbefund:**
- Aktive Mundöffnung: 32 mm (VAS 1–2/10) mit Deflexion < 1 mm.
- Druckdolenz: rechts, M. masseter (VAS 0–1/10), M. pterygoideus medialis (VAS 0–1/10).
- Schmerzhaftes Kauen (VAS 2/10).

Erweiterung der Eigenübung: Die bereits instruierte Übung wird durch eine weitere zur Mobilisation des Temporomandibulargelenks ergänzt. Der Patient führt eine Protrusion unter visueller Kontrolle vor dem Spiegel aus. Dabei ist die Mundöffnung minimal (5–7 mm bzw. gerade so viel Mundöffnung, dass die Frontzähne nicht aneinanderstreifen).

Durchgänge/Wiederholungen: 4 × 20 Wdh.

Behandlung 4

Die vierte Behandlungssitzung liegt zeitlich zwei Tage nach der dritten Therapiesitzung. Der Patient gibt weitere Verbesserungen in der Mundöffnung mit reduziertem Schmerzempfinden an. Auch das Kauen bzw. Essen ist schmerzreduziert. Die Behandlung beginnt wiederum mit einer erneuten Kontrolle der instruierten Eigenübungen, die er inzwischen korrekt ausführt.

► **Untersuchung der 1. und 2. Rippe:**. Keine Symptome, keine außergewöhnlichen Befunde.

► **Status vor der Therapie:**
- Aktive Mundöffnung: 30 mm (VAS 1/10) mit Deflexion < 1 mm.
- Druckdolenz: rechts, M. masseter (VAS 0–1/10), M. pterygoideus medialis (VAS 0–1/10).
- Schmerzhaftes Kauen (VAS 1/10).

Ausgangsstellung: Rückenlage (Kissen, Knierolle).

► **Techniken:**
1. Forcierte passive Mundöffnung (Grad III) bis in den Schmerzbereich hinein (VAS 3–4/10).
2. Ventrale Translation rechtes Temporomandibulargelenk (Grad IV) in 25 mm Mundöffnung (VAS 0–1/10).
3. Laterotrusion rechtes Temporomandibulargelenk (Grad IV) in 28 mm Mundöffnung (VAS 0–1/10).
4. Laterotrusion linkes Temporomandibulargelenk (Grad IV) in 28 mm Mundöffnung (VAS 1/10).

Weichteiltechniken: M. masseter, M. pterygoideus medialis und extraorale Eisbehandlung des Muskelgebietes. Als Weichteiltechniken kommen in dieser Therapiesitzung Massagetechniken und Trigger-Techniken zum Einsatz.

Frequenz: 1 Hz.

Amplitude: siehe Technik.

Durchgänge/Wiederholungen: 1. 5 × 60 Wdh., 2. 5 × 60 Wdh., 3. 3 × 30 Wdh., 4. 3 × 30 Wdh.

► **Wiederbefund:**
- Aktive Mundöffnung: 35 mm (VAS 1/10) mit Deflexion < 1 mm.
- Druckdolenz: rechts, M. masseter (VAS 0–1/10), M. pterygoideus medialis (VAS 0–1/10).
- Schmerzhaftes Kauen (VAS 1–2/10).

Erweiterung der Eigenübungen: Der Patient übt wie bisher die Mundöffnung mit Zungenkontakt an den oberen Schneidezähnen (4 × 20 Wdh.) und die Protrusion ohne Schneidezahn-Kontakt (4 × 20 Wdh.). Neu hinzu kommt die Protrusion mit aufgelegtem Holzmundspatel auf den unteren Schneidezähnen (4 × 15 Wdh.). Der Patient weiß, dass er alle Übungen immer nur unter visueller Kontrolle vor einem Spiegel durchführt.

Behandlung 5

Der Patient kommt 5 Tage nach der vierten Behandlung zur fünften Sitzung in die Praxis. Weitere Verbesserungen, die Bewegungsqualität und die schmerzhafte Mundöffnung betreffend, sind zu verzeichnen. Die Mundöffnung ist laut Patient fast wieder im normalen Bereich. Der Schmerz und das Spannungsgefühl haben sich nochmals reduziert.

► **Status vor der Therapie:**
- Aktive Mundöffnung: 34 mm (VAS 0–1/10) mit Deflexion < 1 mm.
- Druckdolenz: rechts, M. masseter (VAS 0–1/10), M. pterygoideus medialis (VAS 0–1/10).
- Schmerzhaftes Kauen (VAS 0–1/10).

Ausgangsstellung: Rückenlage (Kissen, Knierolle).

► **Techniken:**
1. Forcierte passive Mundöffnung (Grad III) bis in den Schmerzbereich hinein (VAS 3–4/10).
2. Ventrale Translation rechtes Temporomandibulargelenk (Grad IV) in 25 mm Mundöffnung (VAS 0–1/10).

3. Laterotrusion rechtes Temporomandibulargelenk (Grad IV) in 28 mm Mundöffnung (VAS 0–1/10).
4. Laterotrusion linkes Temporomandibulargelenk (Grad IV) in 28 mm Mundöffnung (VAS 1/10).

Schwerpunkt Weichteiltechniken: Da sich die Mundöffnung in dieser deutlichen Form gebessert hat, liegt heute der Fokus der Behandlung auf den beteiligten Weichteilstrukturen (Kaumuskulatur, mimische Muskulatur) mittels Massagetechniken, Triggerpunkt-Behandlungen und Querfriktionen.

Frequenz: 1 Hz.

Amplitude: siehe Techniken.

Durchgänge/Wiederholungen: 1. 2 × 60 Wdh., 2. 2 × 60 Wdh., 3. 2 × 30 Wdh., 4. 2 × 30 Wdh.

Weichteiltechniken: 15 min.

► **Wiederbefund:**

- Aktive Mundöffnung: 36 mm (VAS 0–1/10) mit Deflexion < 1 mm.
- Druckdolenz: M. masseter und M. pterygoideus medialis nahezu schmerzfrei.
- Schmerzhaftes Kauen (VAS 0–1/10).

Behandlung 6

► **Status vor der Therapie:**

- Aktive Mundöffnung: 35 mm (VAS 0–1/10) mit Deflexion < 1 mm.
- Druckdolenz: M. masseter und M. pterygoideus medialis rechts sind nahezu schmerzfrei.
- Schmerzhaftes Kauen (VAS 0–1/10).

Ausgangsstellung: Rückenlage (Kissen, Knierolle).

► **Techniken:**

1. Forcierte passive Mundöffnung (Grad III) bis in den Schmerzbereich hinein (VAS 1/10).
2. Ventrale Translation rechtes Temporomandibulargelenk (Grad IV) in 25 mm Mundöffnung, VAS ohne Schmerz.
3. Laterotrusion rechtes Temporomandibulargelenk (Grad IV) in 32 mm Mundöffnung ohne Schmerz.
4. Laterotrusion linkes Temporomandibulargelenk (Grad IV) in 32 mm Mundöffnung ohne Schmerz.
5. Kaudale Mobilisation am rechten Temporomandibulargelenk (Grad IV) in 35 mm Mundöffnung ohne Schmerz (► Abb. 15.18).

Frequenz: 1–2 Hz.

Amplitude: siehe Techniken.

Durchgänge/Wiederholungen: 1. 2 × 60 Wdh., 2. 2 × 60 Wdh., 3. 2 × 30 Wdh., 4. 2 × 30 Wdh., 5. 4 × 40 Wdh.

► **Wiederbefund und Abschlussbefund:**

- Aktive Mundöffnung: 38 mm (VAS 0–1/10) mit Deflexion < 1 mm.
- Druckdolenz: M. masseter und M. pterygoideus medialis sind nahezu schmerzfrei.
- Kauen und Aufbiss: fast vollständig schmerzreduziert (VAS 0–1/10).

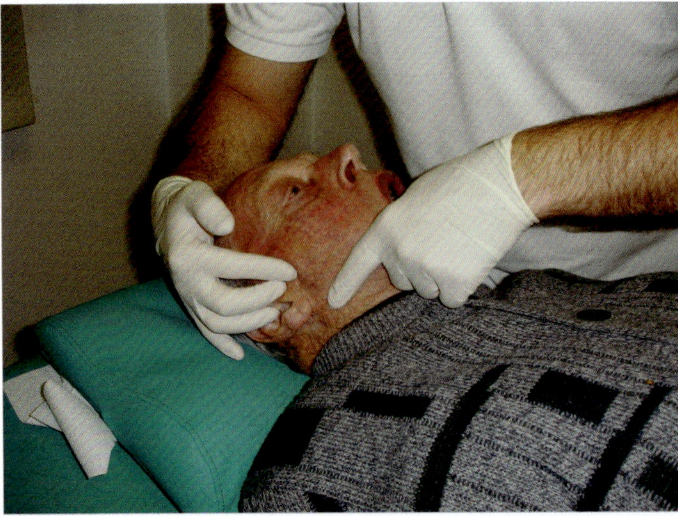

Abb. 15.18 Passive kaudale Mobilisation der Mandibula als Behandlungstechnik für das rechte Temporomandibulargelenk.

Tab. 15.3 Bausteine der Behandlung

Muskuläre Techniken (Weichteiltechniken)	Artikuläre Techniken	Eigenübungen
• Massagetechniken längs im Faserverlauf • Querfriktionen • Entstauende Massagetechniken (Drainage) • Trigger-Behandlungen (Halten der Druckpunkte)	• Passive Mundöffnung • Ventrale Translation der Mandibula • Kaudale Mobilisation der Mandibula • Laterotrusion nach rechts • Laterotrusion nach links	Mit visueller Kontrolle (Spiegel): • Mundöffnung mit Zungenkontakt an den oberen Schneidezähnen • Protrusion ohne Schneidezahn-Kontakt • Protrusion mit aufgelegtem Holzmundspatel auf den unteren Schneidezähnen

Am Ende der Therapie ist die Mundöffnung deutlich vergrößert (Aussage des Patienten: „Besser als zuvor."); der Schmerz während der Mundöffnung und bei Kaubewegungen ist nahezu beseitigt. Das Eigenprogramm wird nochmals kontrolliert und die Ausführung ist weiterhin korrekt. Der Therapeut empfiehlt dem Patienten, bei rezidivierenden Beschwerden die Therapie möglichst zeitnah erneut aufzunehmen. Die abschließende ▶ Tab. 15.3 beinhaltet eine Zusammenstellung aller Behandlungstechniken und alle Eigenübungen.

15.2 Fallbeispiel 2: Patientin mit akut traumatisiertem Kiefergelenk

Die Patientin ist Torwartin in einer Handballmannschaft und bekam während eines Spiels einen Handball seitlich an den Kopf geworfen. Der Aufprall des Balls verletzte die Kapsel des rechten Kiefergelenkes. Seitdem klagt die Patientin, in deren Vorgeschichte es bereits eine dezente Kiefergelenkproblematik gab, über eine schmerzhaft limitierte Mundöffnung.

15.2.1 Anamnese

Patientengeschichte und primäre Problematik

Die Patientin (17 Jahre) stellt sich in einer Praxis zur Therapie der Kiefergelenke vor. Die Patientengeschichte teilt sich in eine frühere und eine aktuelle Geschichte:

Vorgeschichte

Seit 4–5 Jahren bestehende rezidivierende Mundöffnungsstörungen in Form von Limitationen, sporadischen Knackphänomenen oder auch schmerzhafter Mundöffnung. Des Öfteren, so gibt die Patientin an, ist das Kauen von Brotkrusten oder festem Fleisch (härtere, festere Lebensmittel) schmerzhaft. Vor diesen Episoden hat sie 3–4 Jahre eine feste Zahnspange zur Zahnregulation getragen.

Aktuelle Geschichte

Vor drei Wochen bekam die im Tor stehende Patientin einen Handballtreffer rechts an den seitlichen Kopf. Seitdem klagt sie über eine akute, schmerzhaft limitierte Mundöffnung. Der Schmerz lässt sich im rechten Kiefergelenk lokalisieren. Die linke Seite weist lediglich ein unangenehmes Ziehen während der Mundöffnung auf, sie ist jedoch schmerzfrei. Direkt nach dem Trauma reagierte das rechte Gelenk mit einem akuten Schmerz und einer leichten, lokal begrenzten Schwellungsneigung auf der rechten Seite. Die Mundöffnung ist zu diesem Zeitpunkt noch nicht beeinträchtigt. Die Patientin konnte das Spiel zu Ende spielen. Im Laufe der folgenden drei Tage nahmen die Schmerzen und die Limitation der Mundöffnung stetig zu. Drei Wochen später konsultierte die Patientin einen Zahnarzt, der ihr Physiotherapie verordnete. Die Patientin nimmt trotz persistenter Beschwerden weiterhin am Handballtraining und auch an Punktspielen teil (keine verminderte Partizipation).

24-h-Verhalten der Symptome

Die Beschwerden sind in den Morgenstunden etwas schwächer und nehmen im Tagesverlauf je nach Beanspruchung der Kiefergelenke zu.

Provokation, Inhibition und momentane Beschwerden

In Ruhe hat die Patientin keine Schmerzen. Der Schmerz am rechten temporomandibulären Gelenk tritt bei der Mundöffnung (VAS 5/10) auf, die auch limitiert wird (Mundöffnungsschmerz) oder während der Aktivität Essen, d. h. beim Kauen von festen Lebensmitteln (VAS 3–4/10) (dabei handelt es sich um einen Aufbissschmerz). Während normaler (moderater) Kaubewegungen treten keine Schmerzreaktion auf.

Der Schmerzcharakter ist lokal stechend und ziehend, sporadisch auch bohrend. Manchmal strahlen die Schmerzen in den rechten, präaurikulären Bereich aus und unter Umständen bis an das Foramen mentale der Mandibula.

Therapieziele der Patientin

Der Patientin ist am wichtigsten, dass die Mundöffnung wieder größer wird und dass der damit verbundene Schmerz nachlässt („der Schmerz muss weg"). Ein weiteres Ziel ist, dass die Kaubewegungen wieder schmerzfrei funktionieren sollen.

15.2.2 Clinical Reasoning

Bei der Patientin liegt ein akutes Trauma des rechten Kiefergelenkes vor, wobei anscheinend auch die Vorgeschichte als zusätzlicher auslösender Faktor therapierelevant ist. Die Beschwerden sind exakt seit dem traumatischen Auslöser zum ersten Mal aufgetreten und haben zugenommen. Dem Therapeuten fällt auf, dass z. B. auch die Körperhaltung wahrscheinlich eine Rolle spielt (sternosymphysale Haltung mit thorakaler Flexionsneigung und zervikaler Extensionsposition). Aus der Anamnese ergeben sich die ersten Hypothesen (► Abb. 15.19).

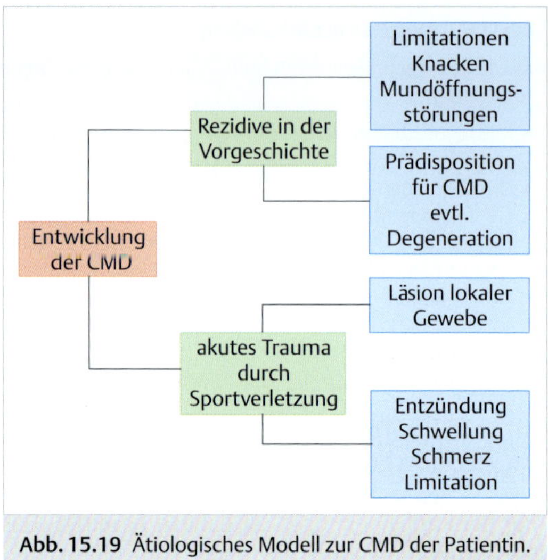

Abb. 15.19 Ätiologisches Modell zur CMD der Patientin.

Erste Hypothese

Sehr wahrscheinlich ist eine traumatisch bedingte kapsuläre Verletzung. Bestätigungen der Hypothese aus der Anamnese:

- Art der Verletzung (der Handballtreffer am seitlichen Kopf spricht für eine lokale Traumatisierung des umgebenden Gewebes bzw. der Gelenkkapsel),
- schmerzhaft limitierte Mundöffnung,
- Kauschmerzen (Druckerhöhung im kapsulären Bereich der Kiefergelenke),
- bewegungsabhängige Beschwerden,
- „On-off Mechanismus" (spricht für ein akutes mechanisches Problem).

Zweite Hypothese

Eine muskuläre Verletzung könnte ebenfalls möglich sein. Die folgenden Aspekte aus der Anamnese bestätigen die Hypothese:

- bewegungsabhängige Beschwerden (je nach Aktivitätsniveau verstärken sich die Schmerzen),
- Hauptschmerz während der Mundöffnung (verletzter Muskel wird sich dem Bewegungsweg bzw. der Verlängerung widersetzen, Hypertonus als Schutzmechanismus),
- beim Kauen von festen Lebensmitteln verstärkt sich der Schmerz (mehr Aktivität der Muskulatur erforderlich).

Dritte Hypothese

Eine intraartikuläre Störung (Diskusproblematik) ist ebenfalls nicht auszuschließen. Bestätigungen der Hypothese aus der Anamnese:

- Die Mundöffnung ist schmerzhaft limitiert.
- Das Trauma (der Aufprall des Balls) kann eine Diskusverletzung verursacht haben.

Vierte Hypothese

Eine Läsion des Gelenkknorpels ist auch denkbar. Die folgenden anamnestischen Aspekte bestätigen diese Hypothese:

- Limitation der Mundöffnung,
- Kauschmerzen bei festen Lebensmitteln (erhöhter intraartikulärer Druck),
- Art des Traumas.

15.2.3 Inspektionsbefund

Extraorale Inspektion

Hier fällt zuerst eine dezente Schwellungsneigung der rechten temporomandibulären Gelenkregion auf. Beim Sprechen ist eine „Schonhaltung" der Region zu erkennen (Mundöffnung wird mit Vorsicht benutzt), wodurch sich die Sprache etwas gedämpft anhört (Folge: Verminderung der Aktivität Kommunizieren). Die Körperhaltung des oberen Abschnitts (Kopfregion, zervikothorakaler Übergang und Schultergürtel) weist eine deutliche Haltungsinsuffizienz auf, die mit der CMD im Sinne einer Prädisposition in Verbindung gebracht werden kann. Die Patientin zeigt deutliche muskuläre Defizite im Bereich der thorakalen Extensoren (Kraft- und Koordinationsverlust durch permanente Haltungsinsuffizienz sowie im Bereich der zervikalen Flexoren (hypertone Extensoren bei gleichzeitiger passiver Insuffizienz der tiefen HWS-Flexoren). Diese muskuläre Dysfunktion entspricht dem klinischen Bild der sternosymphysalen Belastungshaltung, die bei der Patientin deutlich erkennbar ist (► Abb. 15.20).

Intraorale Inspektion

Sehr auffallend ist die veränderte Okklusion. Die Inzisivi stehen nicht symmetrisch aufeinander (Hinweis: Zahnregulation mittels fester Zahnspange vor Jahren). Weiterhin fallen Wangen- und Zungenimpressionen beidseits auf. Die Schwellungsneigung der rechten temporomandibulären Gelenkregion ist auch intraoral sichtbar (► Abb. 15.21). Diese Befunde zeigen eine persistente okklusale Maladaption und weisen somit auf eine schon seit Längerem bestehende Parafunktionen hin. Diese können eine permanente Fehlbelastung der Kiefergelenke sowie der umgebenden

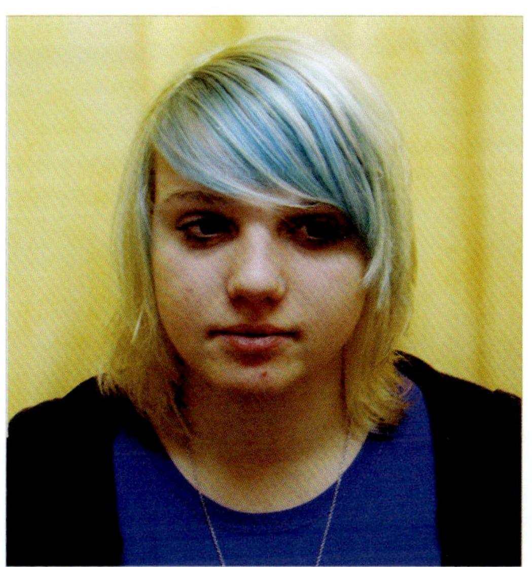

Abb. 15.20 Extraorale Inspektion: sternosymphysale Belastungshaltung.

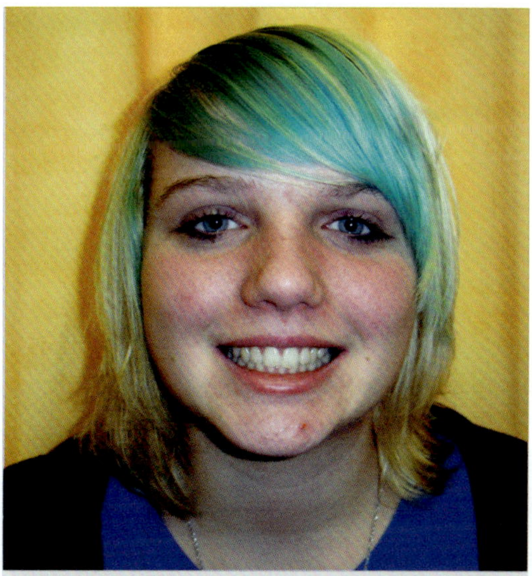

Abb. 15.21 Inspektion von ventral.

Weichteilstrukturen (Kapsel-Band-Apparat) und eine damit einhergehende Prädisposition für CMD erklären. Ebenfalls lässt sich mit diesem Wissen eine signifikant leichtere Verletzungsanfälligkeit der Kieferregion vermuten.

15.2.4 Palpationsbefund

Extraorale Palpation

Bei der *Gelenkpalpation* von lateral und dorsal lässt sich am rechten temporomandibulären Gelenk der Schmerz reproduzieren. Auf der linken Seite empfindet die Patientin lediglich einen unangenehmen Druck.

Die beteiligten Muskeln der rechten Seite (M. masseter, M. temporalis, Venter anterior und posterior des M. digastricus) zeigen eine deutliche Druckdolenz (▶ Tab. 15.4). Der Therapeut vermutet: Die neuralen Strukturen (N. mandibularis, N. alveolaris inferior) können in diesem Fall zur deutlich gesteigerten Mechanosensitivität beitragen. Dies lässt wiederum die Muskulatur auf Druck schmerzhaft reagieren.

Die Untersuchung der Muskulatur bestätigt die zuvor aufgestellten Hypothesen über die Muskeln und den Beitrag der Körperhaltung. Anhand der Ergebnisse lässt sich die Beteiligung der zervikothorakalen Übergangsregion (der Aspekt der sternosymphysalen Körperhaltung) mit den zuvor lediglich vermuteten Muskelbefunden bestätigen. Auch ist eine deutliche nozizeptive Reizung der rechten temporomandibulären Region belegbar, was die mechanische Reaktion auf das Trauma bestätigt. Auch die neuromechanischen Befunde (▶ Tab. 15.5) zeigen das klinische Bild einer mechanischen Reizung des neuralen Kontaktgewebes. Die Druckdolenz der Nervenaustrittspunkte und des umliegenden Gewebes bestätigen nun auch diese nach der Anamnese aufgestellte Hypothese.

Tab. 15.4 Extraorale Muskelbefunde

Muskel	Palpation rechts	VAS	Palpation links	VAS
M. temporalis	1	–	1	–
M. masseter	2	3/10	1	–
M. digastricus (Venter anterior)	2	1–2/10	0	–
M. sternocleidomastoideus	2	2/10	1	–
M. trapezius (Pars descendens)	2	4/10	2	1/10
M. levator scapulae	2	2–3/10	1	–
kurze Nackenextensoren	1	–	1	–

0 = normal, 1 = unangenehm, 2 = schmerzhaft
VAS = visuelle Analogskala

Tab. 15.5 Neuromechanische Befunde (Palpation der neuralen Austrittspunkte)

Nerv	Palpation rechts	VAS	Palpation links	VAS
N. supraorbitalis medialis	2	2/10	1	–
N. supraorbitalis lateralis	2	1–2/10	1	–
N. infraorbitalis medialis	2	2/10	0	–
N. infraorbitalis lateralis	1	–	0	–
N. mentalis	2	2–3/10	0	–

0 = normal, 1 = unangenehm, 2 = schmerzhaft
VAS = visuelle Analogskala

Tab. 15.6 Intraorale Muskelbefunde

Muskel	Palpation rechts	VAS	Palpation links	VAS
M. masseter (Pars superficialis)	2	3–4/10	1	–
M. masseter (Pars profundus)	2	5/10	1	–
M. pterygoideus medialis	2	5–6/10	2	2/10
M. digastricus (Venter anterior)	2	3/10	1	–

0 = normal, 1 = unangenehm, 2 = schmerzhaft
VAS = visuelle Analogskala

Intraorale Palpation

Die extraoralen Palpationbefunde bestätigen sich auch intraoral und lassen sich um ein paar zusätzliche Muskelbefunde erweitern (▶ Tab. 15.6).

Zusätzliche Informationen erhält der Therapeut durch die Palpation des M. pterygoideus medialis und die exaktere Zuordnung der M.-masseter-Anteile (profundus und Ssuperficialis) zur Symptomatik. Die schmerzhafte Reaktion dieser Muskeln zeigt, dass sich das klinische Bild auf den gesamten Kaumuskelapparat ausweitet, und bestätigt somit die zuvor aufgestellten muskulären und artikulären Hypothesen. Bei solch einer umfassenden muskulären Symptomatik, wie sie hier zu finden ist, lässt sich eine weitreichende Störung am Arthron und auch an den neuralen Strukturen verstärkt vermuten. Dies wird allerdings noch durch weitere Untersuchungen und Tests in der Bewegungsprüfung zu bestätigen sein.

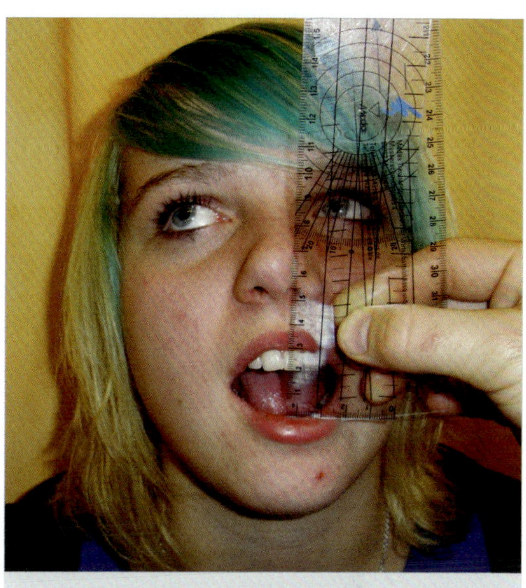

Abb. 15.22 Anfängliche Mundöffnung 20 mm.

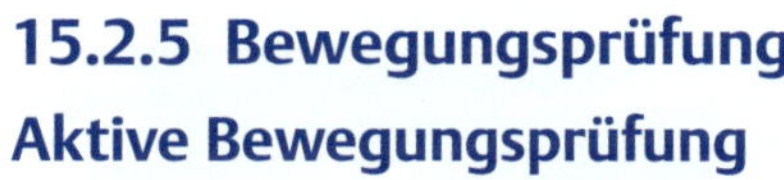

15.2.5 Bewegungsprüfung

Aktive Bewegungsprüfung

Die deutlich limitierte Mundöffnung (Normwert für die Mundöffnung > 38 mm) in Kombination mit der vorherrschenden asymmetrischen Laterotrusion sind eindeutige Indikatoren für eine gestörte (dysfunktionale) Gelenkmechanik (▶ Abb. 15.22). Das Auftreten eines Bewegungsschmerzes in die Richtungen Mundöffnung, Laterotrusion links und Protrusion zeigen das klinische Bild einer artikulären Dysfunktion deutlich (▶ Tab. 15.7).

Tab. 15.7 Aktive Bewegungsprüfung

Bewegung	Bewegungsumfang (mm)	Bewegungsempfinden rechts	VAS	Bewegungsempfinden links	VAS
Mundöffnung	20	2	5/10	1	–
Laterotrusion rechts	12	1	–	0	–
Laterotrusion links	7	2	5/10	1	–
Protrusion	6	2	3/10	1	–
Retrusion	1	1	–	0	–

0 = normal, 1 = unangenehm, 2 = schmerzhaft
VAS = visuelle Analogskala

Passive Bewegungsprüfung

Bei der passiven Prüfung der Beweglichkeit fühlt der Therapeut während der Mundöffnung, Laterotrusion nach links und Protrusion eine deutliche kapsuläre Gegenspannung (▶ Tab. 15.8). Diese Gegenspannung kann als Schutzmechanismus interpretiert werden, der die mechanische Belastung der kapsulären Strukturen reduzieren soll. Auch das verstärkte Auftreten der Bewegungsschmerzen (im Vergleich zu den aktiven Bewegungsprüfungen) belegt die artikuläre Hypothese aus der Anamnese.

Untersuchungsschema für die traumatisierte Gelenkkapsel

Um den posttraumatischen Zustand der Gelenkkapsel zu beurteilen, setzt der Therapeut spezielle Tests ein, die die Elastizität und die Deformationstoleranz der kapsulären und intraartikulären Strukturen prüfen. Die Protrusion (▶ Abb. 15.23) verlagert die Mandibula nach ventral und setzt damit den dorsalen Kapselapparat unter Zugspannung. Diese überträgt sich auf die bilaminäre Zone (Stratum superius und inferius), wodurch sich ein funktioneller Zusammenhang mit dem Discus articularis herstellen lässt, der an der bilaminären Zone befestigt ist.

Tab. 15.8 Passive Bewegungsprüfung

Bewegung	Bewegungsumfang (mm)	Bewegungsempfinden rechts	VAS	Bewegungsempfinden links	VAS
Mundöffnung	25	2	6–7/10	1	–
Laterotrusion rechts	14	1	–	0	–
Laterotrusion links	9	2	6–7/10	1	–
Protrusion	7	2	5/10	1	–
Retrusion	3	1	–	0	–

0 = normal, 1 = unangenehm, 2 = schmerzhaft
VAS = visuelle Analogskala

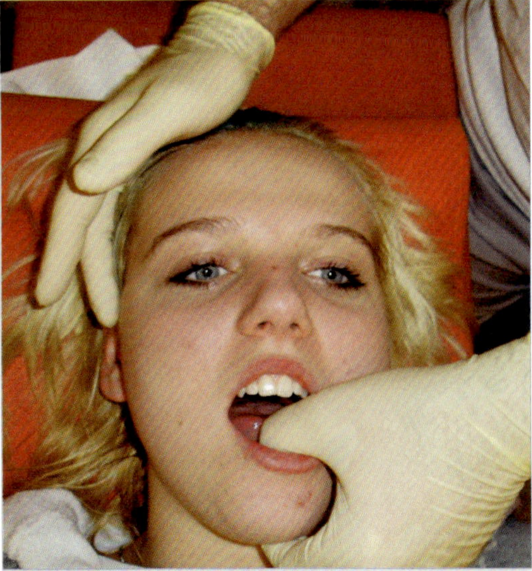

Abb. 15.23 Test der Protrusion.

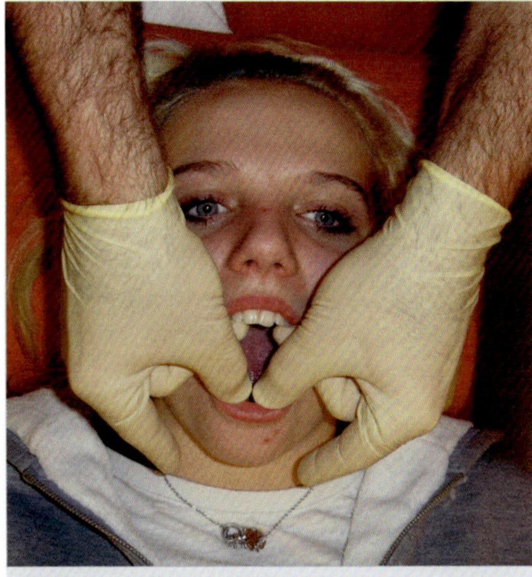

Abb. 15.24 Test der Mundöffnung mit Überdruck.

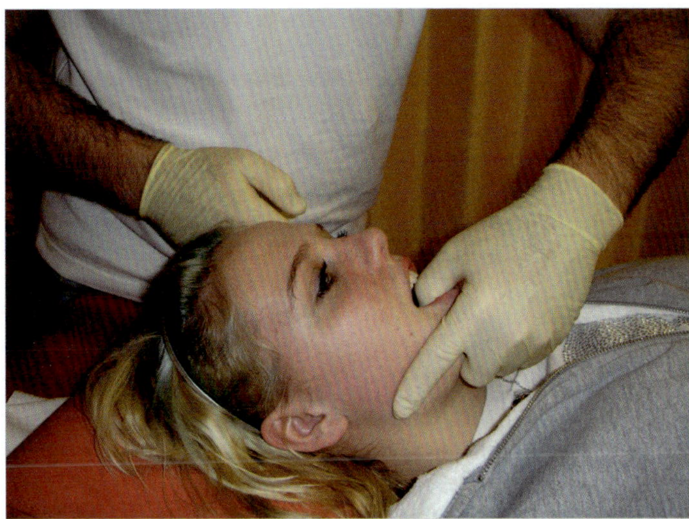

Abb. 15.25 Test der Laterotrusion nach links.

Tab. 15.9 Isometrische Muskelfunktionsprüfung (MFP)

Bewegungsrichtungen	MFP rechts	VAS	MFP links	VAS
Mundöffnung	2	4/10	0	–
Mundschluss (Biss)	2	2–3/10	0	–
Laterotrusion nach rechts	1	–	0	–
Laterotrusion nach links	2	4/10	0	–
Protrusion	2	3/10	0	–
Retrusion	1	–	0	–

0 = normal, 1 = unangenehm, 2 = schmerzhaft
VAS = visuelle Analogskala

Die endgradige Mundöffnung (▶ Abb. 15.24) strapaziert v. a. die lateralen und ventralen Kapselanteile (inkl. Lig. laterale) und testet die Elastizität dieser Strukturen. Die mechanischen Konsequenzen der Laterotrusion nach links (▶ Abb. 15.25) erstrecken sich nicht nur auf das linke Temporomandibulargelenk. Laterotrusion nach links bedeutet für das linke Temporomandibulargelenk eine Laterotrusion und für das rechte eine Mediotrusion. Somit ergeben sich mechanische Veränderungen (und somit Belastungsspitzen) für beide Gelenke.

Isometrische Muskelfunktionsprüfung

Bei dieser Muskelfunktionsprüfung der Kaumuskulatur werden die Funktionen und Fähigkeiten der Muskulatur überprüft und eingeteilt. Im Wesentlichen geht es dem Therapeuten darum, die Kraftentwicklung zu beurteilen und eine evtl. vorhandene schmerzhafte Reaktion auf eine Kontraktion zu entdecken. Auch mandibuläre Ausweichbewegungen oder Schonhaltungen sollen registriert werden. Der Innervationsweg und damit auch die Rekrutierungsfähigkeit sollen, soweit möglich, ebenfalls beurteilt werden. Es geht also darum zu entdecken, ob die getestete Muskulatur in der Lage ist, ausreichend Kraft – in angemessener Geschwindigkeit und Qualität – für bestimmte Bewegungen zu rekrutieren, ohne Symptome zu reproduzieren.Das Ergebnis der Muskelfunktionsprüfung zeigt ein deutliches klinisches Bild einer rechtsseitigen muskulären Funktionsstörung. Mundöffnung und Laterotrusion nach links zeigen die deutlichste Reproduktion der Schmerzsymptomatik und belegen damit die eingangs aufgestellten muskulären Hypothesen (▶ Tab. 15.9).

15.2.6 Kontrolle der aufgestellten ersten Hypothesen

Nach der körperlichen Untersuchung lassen sich die anfangs aufgestellten Hypothesen halten, d. h., die Patientin hat eine Kapselverletzung, die Muskulatur, der Diskus und der Gelenkknorpel des Kiefergelenks sind ebenfalls verletzt.

Vor allem die Untersuchungsergebnisse aus der Bewegungsprüfung weisen auf eine akute Kapselverletzung hin, da alle Bewegungen, die die Kapselspannung erhöhen, mit zunehmenden Schmerzen verbunden sind.

Aus diesen Erkenntnissen lassen sich die Behandlungsziele ableiten, die den akuten kapsulären posttraumatischen Zustand betreffen. Charakteristisch für kapsuläres Gewebe ist die reduzierte Regenerationsfähigkeit bzw. -freudigkeit, da es ein schlecht vaskularisiertes Gewebe ist, das für einen Reparations- und Regenerationsvorgang entsprechend viel Zeit und gezielte therapeutische Reize benötigt. Die *Therapieziele* und Maßnahmen lassen sich wie folgt zusammenstellen:

- Reduktion der Schmerzsymptomatik (steht primär im Vordergrund),
- Stoffwechselsteigerung durch passive Maßnahmen (Kryotherapie, Elektrotherapie evtl. auch Ultraschall-Therapie),
- Verbesserung der Mundöffnung durch moderate Mobilisationsreize.

Die Mobilisationsreize bewirken gleichzeitig eine gesteigerte Regenerationsförderung der kapsulären Strukturen. Diese brauchen zyklische Zugreize, um eine optimale Belastbarkeit in der Regeneration zu erhalten.

Der Therapeut schätzt den Therapiebedarf prognostisch als eher länger ein. Das klinische Bild einer kapsulären Verletzung mit der verlängerten Regenerationszeit der Kapselstrukturen und die beteiligten mechanischen und neuromuskulären Dysfunktionen deuten darauf hin.

15.2.7 Behandlungsbeispiele

Da das verletzte Kiefergelenk der Patientin sich in einer akuten Phase befindet, entscheidet sich der Therapeut für begleitende Maßnahmen wie Elektrotherapie (Regenerationsförderung) und Kryotherapie (Entzündungsdämpfung), durch die sich akute Verletzungsfolgen verbessern lassen. Zur Verbesserung der Mundöffnung setzt er manuelle Techniken ein:

- **Ventrale Translation:** Die Mundöffnung bereitet ab 20 mm massive Beschwerden. Das ist der klassische Bereich (20–25 mm), in dem die Rotation des Kondylus in eine Translation nach ventral übergeht (vor das Tuberculum articulare). Deshalb ist eine bessere Therapiewirkung von der ventralen Translation zu erwarten (► Abb. 15.26).

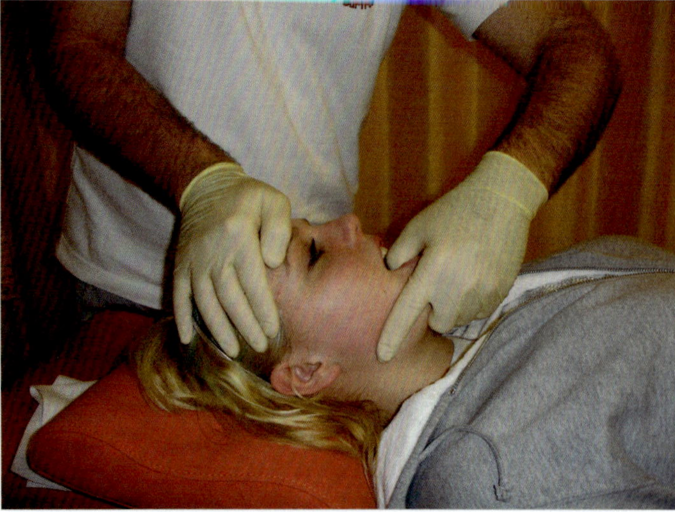

Abb. 15.26 Mundöffnung mit Protrusion.

- **Laterotrusionsmobilisation nach links**: Die Bewegung ist limitiert und löst Schmerzen aus. Durch die Laterotrusion nach links wird die rechte Gelenkkapsel gedehnt und gereizt, deshalb kann diese Technik für eine Verbesserung der Mobilitätstoleranz der rechten Gelenkkapsel benutzt werden (► Abb. 15.27).
- **Weichteiltechniken (WTT):** Da der Schmerz durch die isometrischen Muskeltests reproduzierbar war, ist eine Behandlung der muskulären Strukturen obligat (► Abb. 15.28). Außerdem kann so nochmals die Gelenkkapsel über neuromuskuläre Zusammenhänge (auch über eine verbesserte Repräsentation) positiv beeinflusst werden (M. masseter, M. pterygoideus medialis et lateralis).
- **Eigenübungsprogramm**: Alle in der Amplitude reduzierten Bewegungen werden durch aktive Übungen verbessert. Vor allem die exkursive Mandibulakoordination mittels Kontaktübungen. (Der Patient legt die Zunge an die oberen Schneidezähne, um die Leitung afferenter Impulse zu erhöhen – und verbessert so die neural gesteuerte Muskelkontrolle).

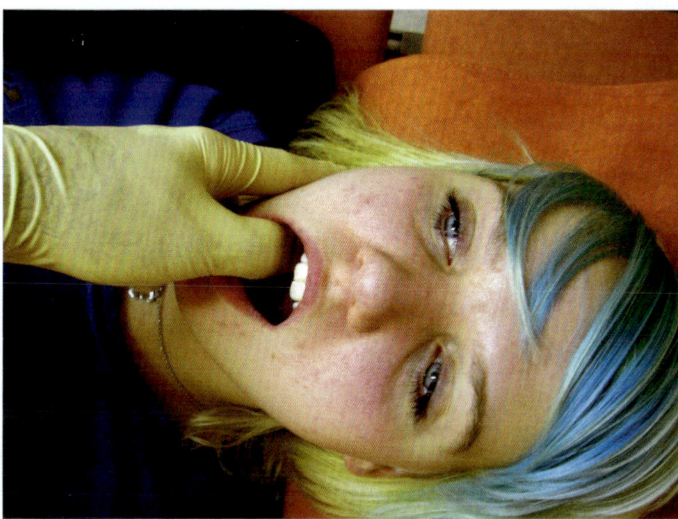

Abb. 15.27 Laterotrusion nach links.

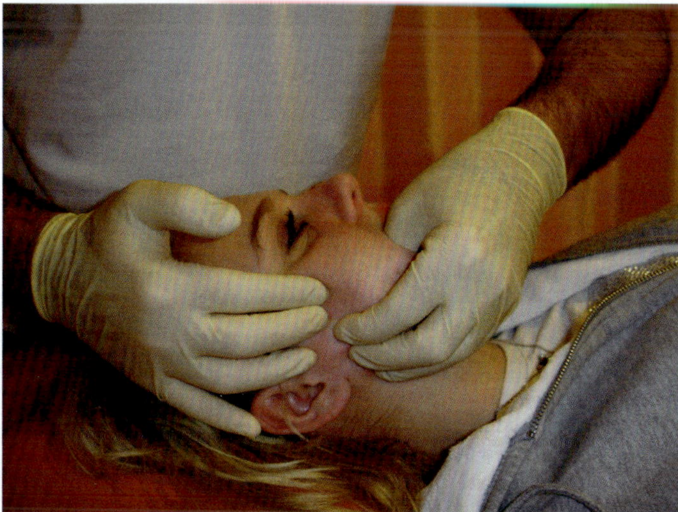

Abb. 15.28 Weichteiltechnik im Bereich der Kaumuskulatur rechts.

15.2.8 Behandlungsverlauf und Ergebnisse

Durch den initialen Einsatz von physikalischen Maßnahmen (Eisapplikation, Ultraschall und Elektrotherapie) zusätzlich zu der manuellen Mobilisation der Kiefergelenke wird eine deutliche Verbesserung der Schmerzsymptomatik erzielt. In den ersten drei Behandlungssitzungen kann so die Schmerzsymptomatik reduziert und die Mobilität deutlich gesteigert werden (Mundöffnung nach drei Sitzungen: 42 mm; VAS rechtes Temporomandibulargelenk 2/10). Zwischen den Therapieeinheiten liegen jeweils zwei Tage (Montag – Mittwoch – Freitag). Im weiteren Verlauf setzt der Therapeut zunehmend Weichteiltechniken (Massagetechniken, Querfriktionen und Trigger-Techniken) mit dem Ziel der Stoffwechselsteigerung und der Detonisierung ein. Insgesamt erstreckte sich die Therapie über einen Zeitraum von ca. drei Monaten und beinhaltete 18 Therapiesitzungen (3 × 6 Einheiten). Von diesen 18 Sitzungen finden 9 in den ersten 4 Wochen (in der Akutphase) zur Schmerzlinderung und zur Mobilisation statt. Die weiteren 9 Behandlungen werden auf die verbleibenden 8 Wochen verteilt. In dieser Zeit führt die Patientin intensive Eigenübungen durch, die den lokalen Stoffwechsel im Bereich des Kiefergelenks steigern und die Belastungstoleranz der Strukturen (Muskeln, Kapsel-, Band- und Nervengewebe) gegenüber mechanischen Reizen erhöhen. Der Abstand der einzelnen Sitzungen wird sukzessive gesteigert, um die anhaltenden Effekte (Schmerzreduktion und Bewegungserweiterung) der Therapieinterventionen zu überprüfen. Am Ende der Therapie ist aktive Mundöffnung von 50 mm schmerzfrei – bei deutlich verbesserter Bewegungskoordination in alle Richtungen.

15.3 Fallbeispiel 3: Patient mit Z. n. Wurzelresektion

Im Mittelpunkt dieses Fallbeispiels steht ein Patient mit akuter, schmerzhaft limitierter Mundöffnung nach kieferchirurgischer Wurzelspitzenresektion links. Nach dem operativen Eingriff zeigte sich die Mundöffnung zunehmend limitiert mit steigendem Schmerzniveau.

15.3.1 Anamnese

Patientengeschichte und primäre Problematik

Der 57-jährige Patient kommt vier Wochen nach dem Eingriff mit einer deutlich limitierten Mundöffnung von 7 mm mit zunehmenden Schmerzen zur Behandlung in die physiotherapeutische Praxis. Die Beschwerden waren zu Beginn (postoperativ) noch im normalen Rahmen, zeigten jedoch schnell einen progredienten Verlauf mit steigendem Schmerz und deutlicher Reduktion der aktiven Mundöffnungskapazität. Der Schmerz zeigt sich nun v. a. während der Mundöffnung und beim Kauen, d. h. während der Aktivitäten zur Selbstversorgung: Essen und Trinken. Dabei entsteht ein deutliches Druckgefühl im linken Kiefergelenk mit Schwellungsneigung und einem Kribbeln im linken Mandibulabereich. Vor der Operation hatte der Patient keine Beschwerden am oder im Kiefergelenk.

24-h-Verhalten der Symptome

Die Schmerzen des Patienten bei aktiver Mundöffnung sind eher konstanter Natur – d. h., vor allem bewegungsabhängig zeigen sich verstärkte Schmerzreaktionen. Nachts stellen sich sporadisch ziehende Schmerzspitzen ein, die aber wieder abklingen.

Im Tagesverlauf hat der Patient keine besonderen Zeiten mit erhöhtem Schmerz festgestellt – die Schmerzen sind bewegungsabhängig. Das Essen bereitet dem Patienten, durch die mechanische Mehrbelastung des Kauapparates, deutlich höhere Schmerzen, die auch nach dem Essen noch etwa 1–2 Stunden bestehen bleiben Auch die Schwellungsneigung sowie die Irritation in der Mandibula sind nach einer Mahlzeit persistent.

Provokation und Inhibition

Als deutlichste Provokationsbewegungen gibt der Patient die Mundöffnung und Kaubewegungen an. Erleichterung erfährt der Patient durch Ruhigstellung oder geringen Gebrauch (wenig Essen und v. a. weiche Nahrung aufnehmen) und Kühlung des linken Kiefergelenkes.

Momentane Beschwerden

Die aktuellen Beschwerden des Patienten sind: persistenter Schmerz in der temporomandibulären Gelenkregion, die schmerzhaft limitierte Mundöffnung, v. a. beim Essen und Kauen (bei 7 mm) und deutliche Ausweichbewegungen bei jeglichen Unterkieferbewegungen. Der Patient beschreibt dies so: „Mein Kiefer macht komische Bewegungen. Manchmal habe ich das Gefühl, der Unterkiefer macht, was er will, und gehört nicht mehr zu mir." Die linke Kiefergelenkregion ist druckempfindlich.

Therapieziele des Patienten

Der Patient gibt klar vor: Als erstes Ziel muss die Mundöffnung besser (wieder normal) werden, damit eine normale Nahrungsaufnahme möglich ist. Dem Patienten ist außerdem wichtig, dass er wieder schmerzfrei essen bzw. kauen kann.

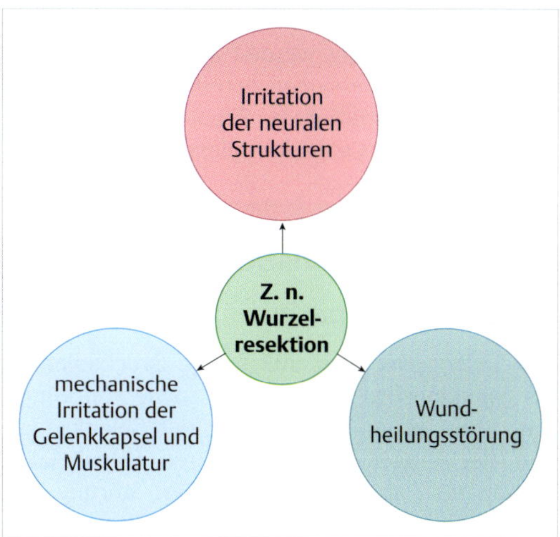

Abb. 15.29 Hypothesen: die Mundöffnungsstörung verursachende Zusammenhänge.

15.3.2 Clinical Reasoning

Arbeitshypothesen, die sich zunächst aus der Anamnese ergeben:

Erste Hypothese

Mechanische Überreizung der artikulären Strukturen, der Gelenkkapsel und der muskulären Strukturen durch die lange Mundöffnung und die Art des kieferchirurgischen Eingriffs – der Wurzelresektion. Die folgenden anamnestischen Aspekte bestätigen die Hypothese:

- schmerzhaft limitierte Mundöffnung,
- Schwellungsneigung,
- lokale Druckempfindlichkeit am linken Kiefergelenk.

Zweite Hypothese

Irritation der neuralen Strukturen (N. mandibularis – N. alveolaris inferior) durch den operativen Eingriff bzw. durch die Leitungsanästhesie im Foramen mandibulae. Die folgenden anamnestischen Aspekte bestätigen die Hypothese:

- schmerzhaft limitierte Mundöffnung,
- Irritationen im linken Mandibulabereich,
- Schwellungsneigung.

Dritte Hypothese

Postoperative Wundheilungsstörung oder zumindest Wundheilungskomplikationen. Die folgenden anamnestischen Aspekte bestätigen die Hypothese (► Abb. 15.29):

- steigendes Schmerzniveau,
- progrediente Limitation der Mundöffnung im Heilungsverlauf,
- Kribbeln im Unterkieferbereich,
- rezidivierende Schwellungsneigung,
- nächtliche Schmerzspitzen.

15.3.3 Inspektionsbefund

Extraorale Inspektion

Auffallend sind eine dezente Schwellungsneigung am linken temporomandibulären Gelenk sowie eine deutlich reduzierte Mundöffnungskapazität. Der Patient hält die Mandibula in einer Laterotrusion nach links (um ca. 1 mm versetzt), was auf einen Ausweichmechanismus aufgrund einer mechanischen Dysfunktion schließen lässt.

Intraorale Inspektion

Intraoral tragen ein seitlich offener Biss (linksseitig) sowie versetzte Zahnpositionen zu der entsprechenden okklusalen Interferenz bei. Schliffacetten sind deutlich zu erkennen. (Anmerkung:

Im weiteren Verlauf der Behandlung (bei vergrößerter Mundöffnung werden auch noch Zungen- und Wangenimpressionen deutlich erkennbar, die auf eine parafunktionale Situation des temporomandibulären Gelenkkomplexes schließen lassen).

15.3.4 Palpationsbefund

Extraorale Palpation

Das *Kiefergelenk* zeigt linksseitige Druckdolenzen bei Palpationsdruck von lateral sowie von dorsal. Dies weist auf eine Beteiligung der Gelenkkapsel und der umgebenden Strukturen (Muskulatur, Nerven etc.) an der mechanischen Störung hin. Des Weiteren ist ein dezentes „Kondylusschnappen" (linksseitig) bei exkursiver Mandibulabewegung zu fühlen, was die mechanische Hypothese ebenfalls stützt.

Die Palpation der *Muskulatur* belegt, wie in ▸Tab. 15.10 ersichtlich, eine deutliche Schmerzreaktion der linken Kiefergelenkseite. Die Kontraktion der Kau- und Schultergürtelmuskulatur ist schmerzhaft und die Funktionen dieser Muskelgruppen sind eingeschränkt. Damit ist die anhand der Anamnese bereits aufgestellte muskuläre Hypothese durch einen objektiven Muskeltest belegt. Daraus ergibt sich konsequenterweise ein Behandlungsbedarf der untersuchten Muskulatur zur Verbesserung der vorherrschenden muskulären Symptome.

Die Palpation der *neuralen Austrittspunkte* (▸Tab. 15.11) zeigt links das klinische Bild einer neuromechanischen Dynamikstörung. Die neuralen Strukturen und ihr umliegendes Gewebe reagieren druckempfindlich, was die eingangs aufgestellten neuralen Hypothesen bestätigt und den Behandlungsbedarf der untersuchten Austrittsregionen verdeutlicht. Hier zeigt sich v. a. eine gesteigerte Schmerzempfindlichkeit in der Region des linken Kiefergelenks (N. mentalis und N. infraorbitalis lateralis).

Intraorale Palpation

Die Aussagen der intraoral erhobenen Muskelbefunde passen zu den bereits extraoral erhobenen Befunden. Der Patient reagiert auf den intraoralen Palpationsdruck des Therapeuten bei denselben

Tab. 15.10 Extraorale Muskelbefunde

Muskel	Palpation rechts	VAS	Palpation links	VAS
M. temporalis	1	–	2	2/10
M. masseter	1	–	2	5/10
M. digastricus (Venter anterior)	1	–	2	3/10
M. sternocleidomastoideus	0	–	1	–
M. trapezius (Pars descendens)	2	1–2/10	2	4/10
M. levator scapulae	1	–	2	3/10
Kurze Nackenextensoren	1	–	1	–

0 = normal, 1 = unangenehm, 2 = schmerzhaft
VAS = visuelle Analogskala

Tab. 15.11 Neuromechanische Befunde (Palpation der neuralen Austrittspunkte)

Nerv	Palpation rechts	VAS	Palpation links	VAS
N. supraorbitalis medialis	0	–	2	2/10
N. supraorbitalis lateralis	0	–	2	3/10
N. infraorbitalis medialis	1	–	2	3/10
N. infraorbitalis lateralis	0	–	2	4/10
N. mentalis	1	–	2	5/10

0 = normal, 1 = unangenehm, 2 = schmerzhaft
VAS = visuelle Analogskala

Tab. 15.12 Intraorale Muskelbefunde

Muskel	Palpation rechts	VAS	Palpation links	VAS
M. masseter (Pars superficialis)	2	3–4/10	2	5/10
M. masseter (Pars profundus)	2	5/10	2	6/10
M. pterygoideus medialis	2	1–2/10	2	2/10
M. digastricus (Venter anterior)	2	3/10	2	5/10
0 = normal, 1 = unangenehm, 2 = schmerzhaft VAS = visuelle Analogskala				

Muskeln mit Schmerzen, wobei die linke Seite durch eine signifikant höhere Schmerzreaktion auffällt (▶ Tab. 15.12). Die Übereinstimmung der Befunde aus den einzelnen Untersuchungsgängen belegt die anfangs anhand der Patientenbefragung aufgestellten Hypothesen. Je mehr positive und übereinstimmende Befunde erhoben werden können, desto sicherer sind die aufgestellten Hypothesen.

15.3.5 Bewegungsprüfung

Aktive Bewegungsprüfung

Die aktive Bewegungsprüfung bestätigt das klinische Bild einer akuten Bewegungsstörung (▶ Abb. 15.30). Die deutlichen Einschränkungen der mandibulären Mobilitätswerte belegen zudem objektiv eine artikulär bedingte Dysfunktion, wie sie auch schon nach der Anamnese hypothetisch angenommen wurde (▶ Tab. 15.13). Auch die asymmetrische Laterotrusion, die eine mechanische oder neuromuskulär bedingte Inkongruenz andeutet, lässt auf eine artikuläre Dysfunktion schließen.

Passive Bewegungsprüfung

Die passiven Mobilitätswerte zeigen eine um 2–3 mm vergrößerte Amplitude im Vergleich zu den aktiven Werten (▶ Tab. 15.14). Dies entspricht grundsätzlich der zu erwartenden passiven Vergrößerung des Bewegungsausmaßes. Jedoch liegen die erreichten Bewegungswerte noch deutlich unter dem Normbereich und die Bewegungen sind links wiederum mit deutlichen Schmerzreaktionen verbunden. Diese Ergebnisse sind somit objektive Beweise für die aufgestellten Hypothesen (kapsuläre und artikuläre Dysfunktion).

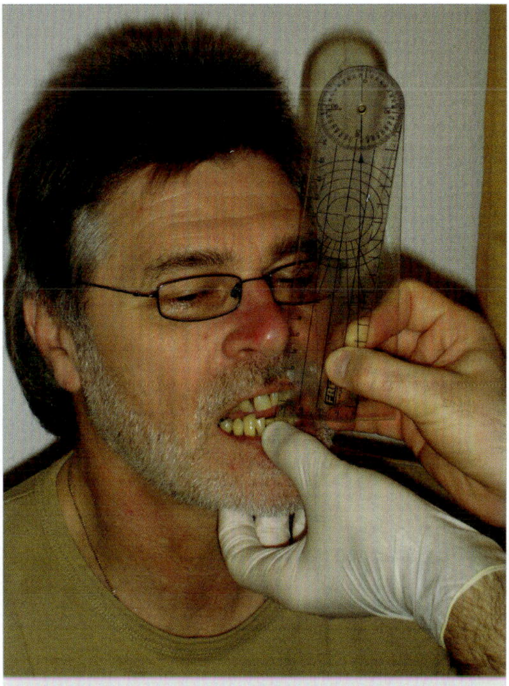

Abb. 15.30 Schmerzhaft eingeschränkte aktive Mundöffnung bei 7 mm.

Isometrische Muskelfunktionsprüfung

In der Prüfung der Bewegungsrichtungen der Kaumuskulatur sind die Schmerzen linksseitig bei allen Richtungen reproduzierbar. Die Muskeldysfunktionen sind hier bei allen Muskeln eindeutig lokalisierbar. Durch die positive Reproduktion der spezifischen Symptome des Patienten durch die Muskelfunktionsprüfung kann die muskuläre Hypothese bestätigt werden (▶ Tab. 15.15).

Tab. 15.13 Aktive Bewegungsprüfung

Bewegung	Bewegungsumfang (mm)	Bewegungsempfinden rechts	VAS	Bewegungsempfinden links	VAS
Mundöffnung	7	1	–	2	5/10
Laterotrusion rechts	2	1	–	2	3/10
Laterotrusion links	6	1	–	2	2/10
Protrusion	3	1	–	2	3/10
Retrusion	0	0	–	1	–

0 = normal, 1 = unangenehm, 2 = schmerzhaft
VAS = visuelle Analogskala

Tab. 15.14 Passive Bewegungsprüfung

Bewegung	Bewegungsumfang (mm)	Bewegungsempfinden rechts	VAS	Bewegungsempfinden links	VAS
Mundöffnung	9	1	–	2	6–7/10
Laterotrusion rechts	5	1	–	2	3/10
Laterotrusion links	8	1	–	2	3/10
Protrusion	5	1	–	2	2/10
Retrusion	1	1	–	1	–

0 = normal, 1 = unangenehm, 2 = schmerzhaft
VAS = visuelle Analogskala

Tab. 15.15 Isometrische Muskelfunktionsprüfung (MFP)

Bewegungsrichtung	MFP rechts	VAS	MFP links	VAS
Mundöffnung	1	–	2	5/10
Mundschluss/-biss	1	–	2	3–4/10
Laterotrusion nach rechts	1	–	1	–
Laterotrusion nach links	1	–	2	2–3/10
Protrusion	0	–	2	2/10
Retrusion	1	–	2	2/10

0 = normal, 1 = unangenehm, 2 = schmerzhaft
VAS = visuelle Analogskala

Bei neuro-muskulo-skelettalen Beschwerden im Bereich des Temporomandibulargelenks ist es häufig der Fall, dass mehrere der aufgestellten Hypothesen zutreffen. Dies bestätigt auch die funktionellen Zusammenhänge der einzelnen Gewebe und Strukturen.

15.3.6 Kontrolle der aufgestellten ersten Hypothesen

Nach der körperlichen Untersuchung lassen sich die eingangs gemachten Hypothesen bestätigen. Es wurden deutliche mechanische Auslöser (dramatisch eingeschränkte Mobilitätswerte mit entsprechender Schmerzreproduktion, schmerzhafte

Muskel- und Gelenkpalpationen sowie schmerzhafte neurale Austrittspunkte) für die Symptome gefunden. Diese Befunde auf der körperlichen Ebene weisen darauf hin, dass es primär um eine traumatisch bedingte mechanische Dysfunktion mit neuraler Beteiligung (schmerzhafte neurale mechanische Kontaktflächen) geht.

15.3.7 Behandlungsbeispiele

Primäres Therapieziel ist das Verbessern der Mandibulamobilität – insbesondere die Verbesserung der Mundöffnung. Zur Mobilisation der massiv eingeschränkten Mundöffnung eignen sich Techniken aus der Manuellen Therapie. Das erste Ziel ist es, die Mundöffnung so weit zu erweitern, dass der Therapeut wenigstens mit einem Finger zwischen die Zahnreihen greifen kann. Nur so kann er die für eine möglichst effektive Mobilisation des temporomandibulären Gelenks notwendige Hebelwirkung ausüben. Ist dieses Teilziel mittels unterschiedlicher, an die aktuelle Situation des Patienten angepasster, manueller Techniken erreicht, können weitere manuelle Techniken effektiv eingesetzt werden (▶ Abb. 15.31, ▶ Abb. 15.32). Eisapplikation und Elektrotherapie unterstützen die

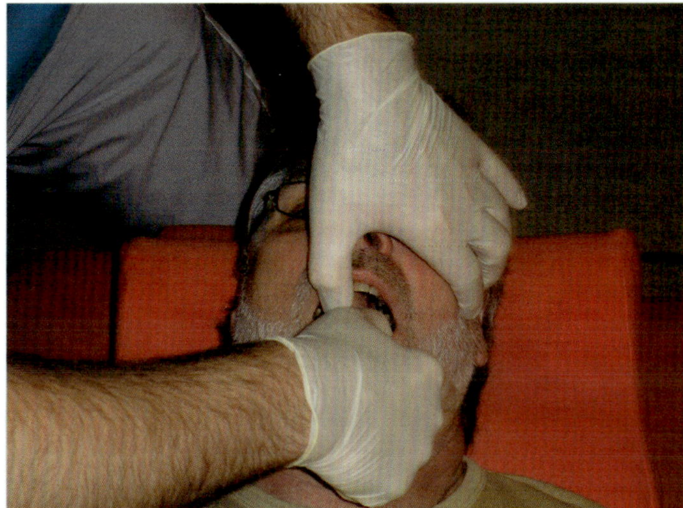

Abb. 15.31 Der Therapeut forciert die passive Mundöffnung, bis er seinen Finger intraoral einsetzen kann.

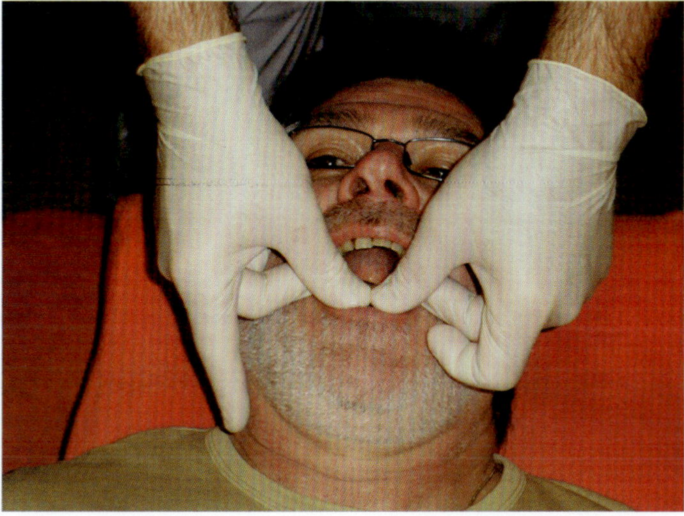

Abb. 15.32 Ist die Mundöffnung so weit mobilisiert, dass der Therapeut seine Finger als Hebel zwischen die Zahnreihen bringen kann, sind alle manuellen Mobilisationstechniken einsetzbar.

Mobilisationen optimal. Diese Zusatzleistungen bzw. unterstützenden Heilmittel sind vorteilhaft, weil sie die umgebende Muskulatur detonisieren und die Schmerzschwelle anheben.

Wie aus den Befunden der körperlichen Untersuchung hervorgeht, ist das irritierte neurale Gewebe (N. mandibularis – N. alveolaris inferior) ein *beitragender Faktor*, d. h., dass die schmerzhaft limitierte Mundöffnung des Patienten eine deutliche neurale Beteiligung hat. Deshalb liegt ein wesentlicher Behandlungsaspekt auf der Mobilisation des neuralen Gewebes und seiner Kontaktflächen. Daraus soll eine reduzierte mechanische Beeinflussung der Strukturen des temporomandibulären Gelenks resultieren. Der Therapeut mobilisiert das mechanische Kontaktgewebe der neuralen Strukturen mittels Gelenk- und Weichteiltechniken (▶ Abb. 15.33). Beispielsweise indem er zunächst die HWS des Patienten flektorisch und lateralflektorisch einstellt und anschließend eine passive Laterotrusion der Mandibula durchgeführt: zur Verbesserung des mechanischen Bewegungsverhaltens des N. mandibularis in seinem Gleitlager (▶ Abb. 15.34).

Da die Beteiligung der muskulären Strukturen bei dieser Mundöffnungsstörung nicht von der

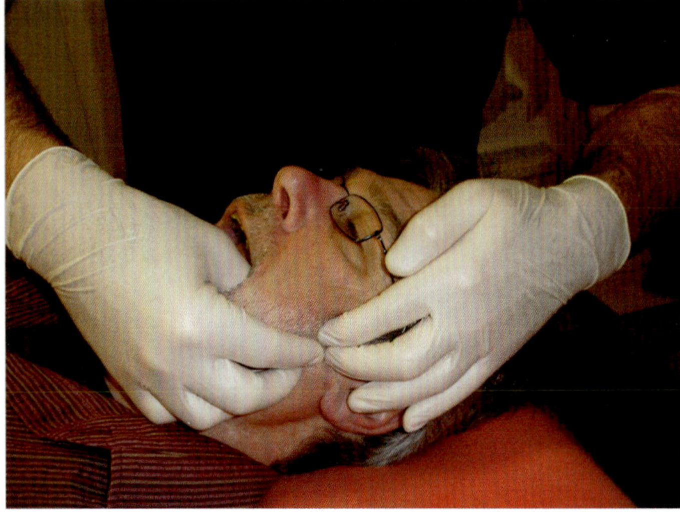

Abb. 15.33 Behandlung der mechanischen neuralen Kontaktflächen des N. mandibularis (N. alveolaris inferior) mittels Weichteiltechnik.

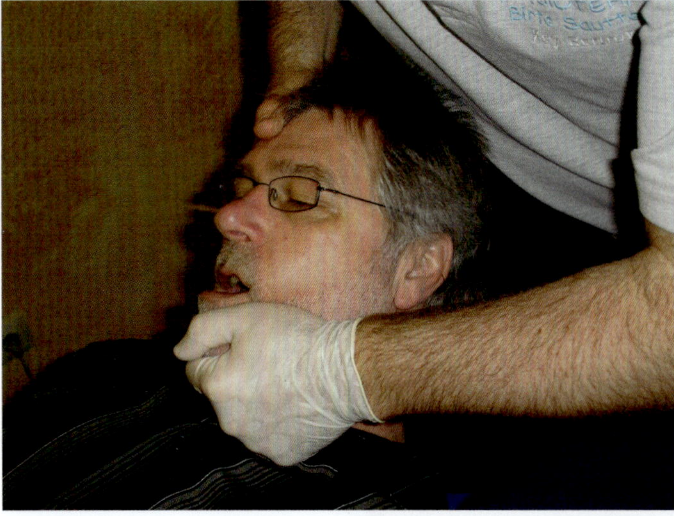

Abb. 15.34 Gelenktechnik zur neurodynamischen Mobilisation des N. mandibularis.

Hand zu weisen ist, ist die Behandlung der Muskulatur ein Schwerpunkt der Therapie (▶ Abb. 15.35).

- Der M. digastricus ist für die koordinative Führung der Mandibulabewegungen wesentlich. Deshalb ist es sehr wichtig, auf evtl. vorhandene Aktivierungsprobleme dieses Muskels in der Therapie von Patienten mit Mundöffnungsstörungen einzugehen (auch bei Patienten mit persistenten qualitativen Bewegungsstörungen).
- Der M. pterygoideus medialis ist ebenfalls ein Führungsmuskel für die Mandibulakoordination. Deshalb gelten hier dieselben Therapieansätze wie bei der Behandlung des Mundbodens (▶ Abb. 15.36).

15.3.8 Behandlungsverlauf und Ergebnisse

Nach der ersten Behandlungssitzung ist die aktive Mundöffnung auf 13 mm vergrößert. Zu Beginn des zweiten Termins beträgt sie 10 mm. Mit dem Einsatz der hier beschriebenen und weiterer Techniken sind 10 Behandlungen nötig, um die Mundöffnung auf über 40 mm zu verbessern. Mit der

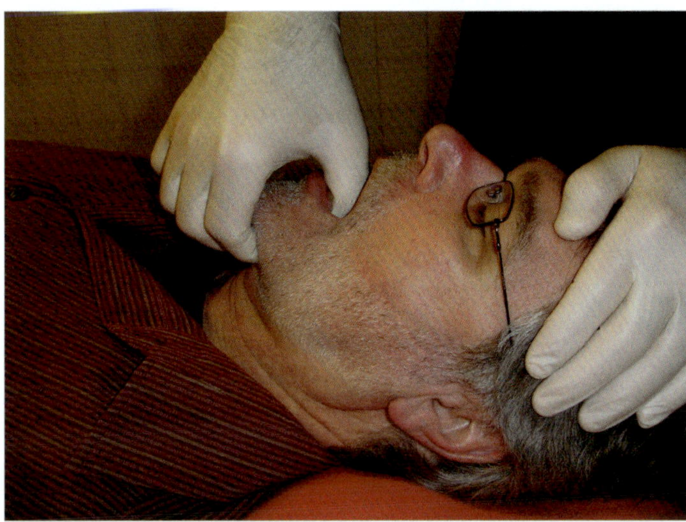

Abb. 15.35 Weichteiltechniken am Mundboden: Mm. suprahyoidales.

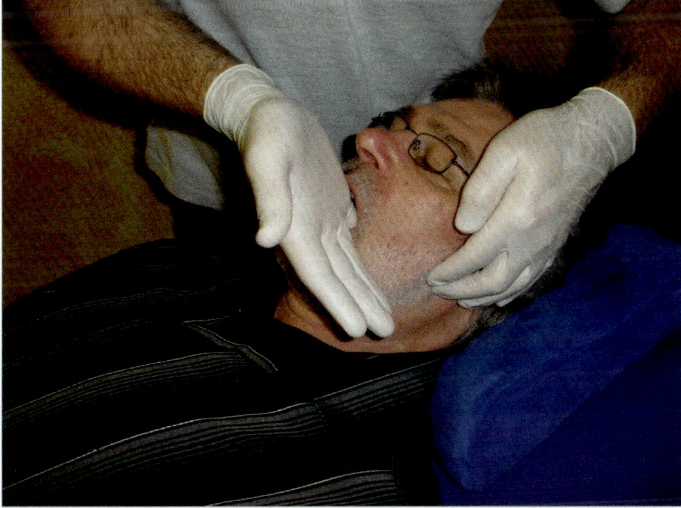

Abb. 15.36 Weichteiltechniken am M. pterygoideus medialis.

kontinuierlichen Vergrößerung der Mundöffnungsamplitude nimmt das Schmerzniveau stetig ab. Während der Behandlungssitzungen wird ein umfassendes Eigenbeübungsprogramm mit dem Patienten entwickelt, das dieser auch nach Beendigung der Therapie noch weiterführen sollte. Nach insgesamt 24 Behandlungssitzungen ist die normale aktive Bewegungsamplitude der Mundöffnung mit 46 mm ohne Schmerz wieder gegeben. Die Aktivitäten zur Selbstversorgung (Essen und Trinken) sind laut dem Patienten (trotz leichter Einschränkungen) wieder schmerzfrei möglich.

15.4 Fallbeispiel 4: Patient mit Knackphänomen

15.4.1 Anamnese

Patientengeschichte und primäre Problematik

Eine 47-jährige Patientin wird mit Kiefergelenkknacken und einer starken Kopfschmerzneigung zur physiotherapeutischen Behandlung in der Praxis vorstellig. Die Patientin gibt an, dass das Gelenkknacken bereits seit etwa 4 Jahren besteht und die Kopfschmerzneigung (2 Tage pro Woche) seit etwa 10 Jahren konstant vorhanden ist. Das Gelenkknacken trat nach einem ruckartigen Gähnen zum ersten Mal auf und hat sich seitdem zu einem konstanten Begleiter entwickelt, der mittlerweile bei jeder Kaubewegung vorhanden ist.

Momentane Beschwerden

Die Patientin gibt das nahezu permanent bestehende Knackphänomen des rechten Kiefergelenkes bei der Mundöffnung (v. a. beim Kauen) als Hauptproblem an. Zudem ein Spannungsgefühl der Kaumuskulatur, das vor allem morgens nach dem Aufstehen auftritt. Sporadisch sind auch starke Schmerzen in der TMG-Region (präauriulär bis paranasal) vorhanden – unabhängig von Tageszeit oder Aktivität. Zeitweise treten starke Kopfschmerzen (2x pro Woche für 4–8 Stunden mit einer Schmerzintensität bis zu VAS 6/10 – mit okzipitofrontaler Ausbreitung) auf, die die Patientin jeweils für einen halben Tag außer Gefecht setzen (sie braucht Ruhe und muss sich hinlegen). Zudem klagt die Patientin über beidseitige Schulter-Nacken-Verspannungen (muskulärer Hypertonus) mit schmerzhaften Bewegungseinschränkungen der zervikalen Wirbelsäulenabschnitte, v. a. in Rotation.

15.4.2 Clinical Reasoning: 3 Pfeiler der Therapie bei persistentem Kiefergelenksknacken

Pfeiler 1: Gelenktechniken

Artikuläre Behandlungstechniken können das Roll-Gleit-Verhalten der Kiefergelenke optimieren, verbessern die Relationsbeziehung zwischen Fossa – Diskus – Caput mandibulae und es können Bewegungshindernisse an der chondralen Gleitfläche beseitigt werden. Zudem kann mit endgradigen Bewegungen auch das Elastizitätsverhalten der kapsulären und ligamentären Strukturen verbessert werden.

Pfeiler 2: Muskeltechniken

Da die Patientin auch über muskuläre Beschwerden klagt, muss in den Behandlungen auf muskuläre Dysbalancen und hypertone Muskelbereiche eingegangen werden. Sie führen, über die Steuerung der artikulären Strukturen, zu mechanischen Veränderungen und tragen somit auch zum primären subjektiven Hauptproblem – dem Gelenkknacken – bei. Muskuläre Veränderungen in der Haltungskaskade (posturale Kontrollmechanismen) können zu Fehlbelastungen von artikulären und neuralen Strukturen führen und so zahlreiche Symptome erklären.

Pfeiler 3: Übungsbehandlung

Eine funktionelle Übungsbehandlung, die die Patientin zu Hause in Eigenregie und -verantwortung durchführt, ist für ein bleibendes Therapieergebnis ebenso wichtig wie variable, individuell angepasste, effektive passive Interventionen in den Therapiesitzungen. Die einfachste Form der Übungsbehandlung ist immer noch die Nutzung der physiologischen Bewegungen eines Gelenkes zu Trainingszwecken bzw. zur Übung. Für das Kiefergelenk bedeutet dies in der motorischen Konsequenz, dass wir die physiologische Mundöffnung, Laterotrusion, Protrusion und Retrusion zur Entwicklung von passenden Übungen nutzen.

Bei der Problemstellung müssen die Übungen so arrangiert werden, dass während der Übung möglichst kein oder wenn überhaupt ein reduziertes Gelenkgeräusch entsteht. Dabei sollten die Übungen permanent an den aktuellen Stand der Therapie und damit an die Bedürfnisse des Patienten angepasst werden.

15.4.3 Inspektionsbefund

Extraorale Inspektion

Keine klinisch relevanten Auffälligkeiten erkennbar.

Intraorale Inspektion

Es sind deutliche Zahnimpressionen an Wange und Zunge zu erkennen.

15.4.4 Palpationsbefund

Extraorale Palpation

Es ist eine starke Druckempfindlichkeit der Mm. Masseter pars profundus et superficialis beidseits sowie des M. pterygoideus medialis beidseits festzustellen (▶ Tab. 15.16).

Auffällig sind auch subokzipitale Druckschmerzen im Bereich der neuralen Austrittspunkte des N. occipitalis major et minor und des N. auricularis magnus (▶ Tab. 15.17). Die Nackenmuskulatur ist stark hyperton. Deutlich aktivierte Triggerpunkte (mit Irritation in die jeweilige Referenzzone) befinden sich im M. levator scapulae, M. trapezius pars descendens, in den Mm. scaleni sowie auch im Bereich der Mm. rhomboidei und M. teres major et minor beidseits.

Die Palpation der kranialen neuralen Austrittsstellen (N. mentalis, N. supra- und infraorbitalis) in der TMG-Region beidseits zeigt signifikante Druckdolenzen mit Reproduktion der typischen Schmerzen der Patientin auf, was auf eine auffällige neurodynamische Situation mit Beteiligung an der Schmerzproblematik der Patientin hinweist.

Clinical-Reasoning-Gedanken 

Die Palpation der neuralen Strukturen am knöchernen Schädel ist bei der Behandlung von CMD-Patienten im physiotherapeutischen Gesamtmanagement ein wichtiger Teilaspekt. Die Irritabilität der neuralen Strukturen an den knöchernen Austrittspunkten liefern dem Therapeuten wichtige Informationen über das Schmerzverhalten der neuralen Strukturen selbst und über das mechanische Bewegungsverhalten dieser peripheren Nervenäste gegenüber den umgebenden Kontaktgeweben. Lassen sich an diesen Stellen Symptome in der Kieferregion reproduzieren, so ist auch eine Behandlung der entsprechenden Strukturen (Nerven und umliegende Kontaktstrukturen) äußerst sinnvoll.

Tab. 15.16 Palpationsergebnisse der TMG-Muskeln und der neuralen Austritte fazial

Region/Struktur	Rechts	Links
M. temporalis	1	1
M. masseter pars profunda	2	2
M. masseter pars superficialis	2	2
Regio submandibularis	2	2
Regio postmandibularis	2	2
Occipitalregion/kurze Nackenmuskeln	2	2
Mandibula/Foramen mentale	1	1
Mundboden (M. digastricus venter anterior)	2	2
Foramen supraorbitale	2	1
Foramen infraorbitale	2	1
M. pterygoideus medialis	2	2
Nasalbereich	0	1

0 = keine Beschwerden; 1 = unangenehmes Empfinden; 2 = Schmerz

Tab. 15.17 Palpationsergebnisse der neuralen Strukturen des Plexus zervicalis und der mimischen Muskulatur

Region/Struktur	Rechts	Links
N. occipitalis major	2	2
N. occipitalis minor	2	2
N. auricularis magnus	2	2
M. zygomaticus major	1	1
M. corrugator supercilii	2	1
M. orbicularis oculi	2	1
M. orbicularis oris	1	1

0 = keine Beschwerden; 1 = unangenehmes Empfinden; 2 = Schmerz

Intraorale Palpation

Der Mundboden (M. digastricus venter anterior et posterior, M. mylohyoideus) ist beidseits deutlich druckempfindlich und schmerzhaft.

15.4.5 Bewegungsprüfung

Aktive und passive Bewegungsprüfung

Bei der Funktionsuntersuchung zeigt sich eine asymmetrisch eingeschränkte Laterotrusion nach links (7 mm) und nach rechts (13 mm). Die exkursive Mandibulabewegung ist schlecht koordiniert

Tab. 15.18 Mobilitätswerte

Bewegungsrichtung	mm	rechts	links
Mundöffnung aktiv	44	0	0
Mundöffnung passiv	48	1	1
Laterotrusion rechts	13	0	0
Laterotrusion links	7	0	0
Protrusion	9	0	0
Retrusion	2	0	0

0 = keine Beschwerden; 1 = unangenehmes Empfinden; 2 = Schmerz

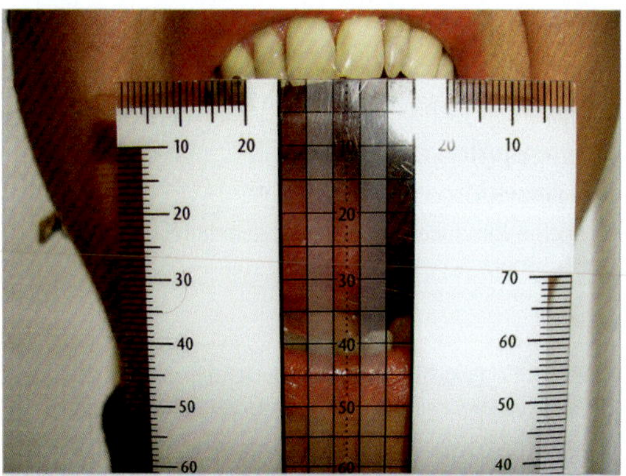

Abb. 15.37 Manuelle Vermessung der Mundöffnung mit Kontrolle der Deviationsneigung.

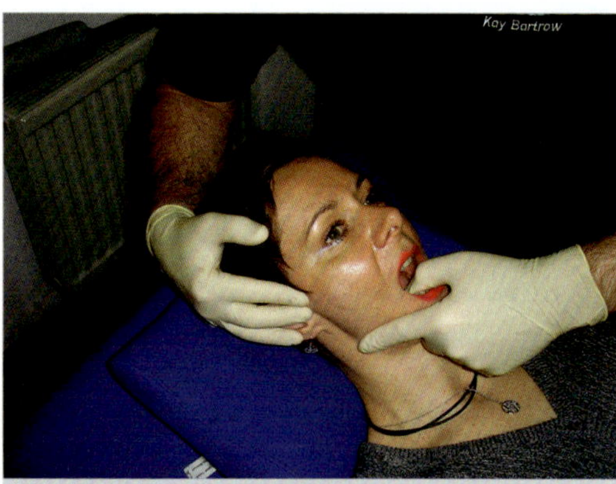

Abb. 15.38 Passive Bewegungsprüfung des Kiefergelenkes – Test der Unterkiefergrenzbewegungen: Seitenvergleich und Vergleich mit den Normwerten der Mobilität.

Tab. 15.19 Muskelfunktionstest

MFT	MFW	Schmerzverhalten rechts	Schmerzverhalten links
Mundöffnung	5	2	0
Mundschluss	5	1	0
Laterotrusion rechts	4	1	1
Laterotrusion links	4	1	0
Protrusion	5	1	0
Retrusion	5	0	0

MFW: Muskelfunktionswerte 0–6;
0 = keine Beschwerden; 1 = unangenehmes Empfinden; 2 = Schmerz

und zeigt intermediär bis terminal eine Deviationsneigung (Testung siehe ▶ Abb. 15.37) nach rechts und links. Sehr auffällig sind auch die rotatorischen Mobilitätseinschränkungen der oberen HWS (C 0–C 3) in beide Richtungen.

Isometrische Muskelfunktionsprüfung

Die muskuläre Sicherung der TMG-Region ist v. a. in den Funktionswerten 5 und 6 signifikant unkoordiniert (v. a. bei der Laterotrusion des Unterkiefers nach rechts und links). Die Exzentrik während den exkursiven Mandibulabewegungen ist vermindert (▶ Tab. 15.19). Dies führt zu Ausweichmechanismen im Sinne einer Deviation nach rechts und links.

15.4.6 Differenzialdiagnostik des Gelenkgeräusches

Das Gelenkknacken tritt zuerst in exkursiver Bewegungsrichtung auf – intermediärer bis terminaler Bewegungsabschnitt der Mundöffnung – und es existiert ein Mundschließungsknacken (reziproker Knack). Dieser mechanische Umstand weist auf eine Diskusproblematik hin. Eine dynamische Kompression bei exkursiver Mandibulabewegung verstärkt das Knackgeräusch und lässt es etwas später in der Bewegungsrichtung auftreten (Verdacht auf partielle oder totale Diskusvorverlagerung). Bei dynamischer Translation nach rechts verändert sich das Gelenkgeräusch nicht. Bei der dynamischen Translation nach links limitiert die weitere Mundöffnung bei ca. 28 mm (spricht eher für eine totale Diskusvorverlagerung). Ein Watteaufbiss in der Zahnregion 5/6 (Prämolar/Molar) eliminiert das Knackgeräusch.

Clinical-Reasoning-Gedanken 

Diese mechanischen Veränderungen und Testergebnisse erhärten den Verdacht auf eine anteriore Diskusvorverlagerung (ADV).

15.4.7 Neurologische Untersuchung

Der Masseter- und Cornealreflex zeigen sich beidseits unauffällig.

15.4.8 Behandlungsbeispiele

Zur Anpassung der Tonussituation im TMG-System, in der Nackenregion und der zervikothorakalen Übergangsregion werden manuelle Weichteiltechniken (Trigger-, Faszien- sowie Massagetechniken) mit dem Ziel der Tonusregulation durchgeführt. Für das Kiefersystem liegt der Fokus insbesondere auf der Kaumuskulatur (▶ Abb. 15.39, ▶ Abb. 15.40), der infrahyoidalen und suprahyoidalen Muskelgruppe. Die Therapieziele – Verbesserung von mechanischer Gelenkbeweglichkeit, motorischer Bewegungskontrolle und Optimierung der myogenen Gelenkzentrik zur Reduktion eines Gelenkgeräusches – stellen Indikationen zur Behandlung mit Manueller Therapie dar. Mit translatorischen Mobilisationstechniken sollen vor allem die chondralen Gleitflächen so verändert werden, dass sie bei aktiver Bewegung geringere Reibewerte entwickeln. Dies kann zu einer Reduktion des Gelenkgeräusches beitragen. Zur Optimierung des exkursiven Bewegungsverhaltens und zur Reduktion des bestehenden Gelenkknackens sind intensive koordinative Übungen notwendig, um eine verbesserte und individuell angepasste Myozentrik herzustellen (v. a. exzentrische Koordinationsübungen zur Verbesserung der exkursiven mandibulären Bewegungskontrolle und zur Verbesserung der Deviationsneigung in exkursive). Zur mechanozeptiven Überlagerung – und somit zur Schmerzkontrolle – der sporadisch auftretenden Schmerzproblematik im Kopf- und Nackenbereich werden mechanische (Manuelle Therapie), elektrische (Elektrostimulation) und thermische (Eisapplikation) Therapiereize appliziert.

Zur Verbesserung der Mobilität (Anpassungsfähigkeit auf externe Bewegungsanforderungen) von neuralen Strukturen im Bereich der knöchernen Austrittspunkte werden neurale Mobilisationstechniken für das extra- und intraneurale Kontaktgewebe und die neuralen Hüllstrukturen in die Behandlung integriert. Die verminderte Mobilität der zervikalen Wirbelsäulenabschnitte sowie der Hypertonus der kurzen Nackenmuskulatur zeigen deutlich einen zusätzlichen Therapiebedarf der HWS-Region auf.

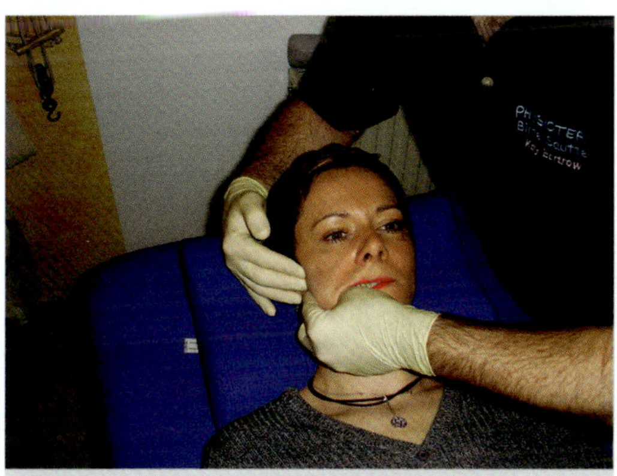

Abb. 15.39 Weichteiltechniken am M. masseter – pars superficialis et profundus.

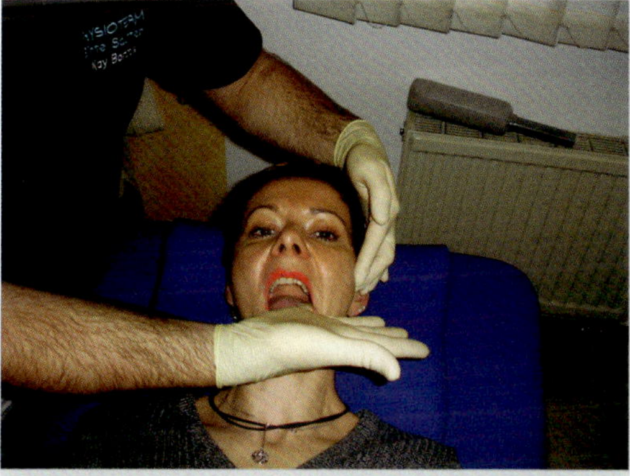

Abb. 15.40 Palpation und Behandlung des M. pterygoideus medialis.

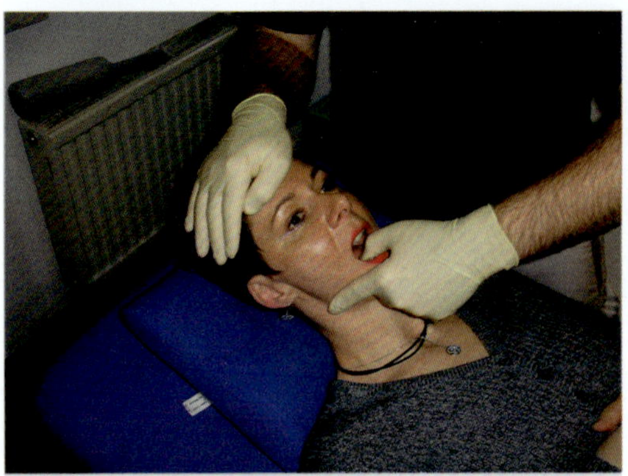

Abb. 15.41 Forcierte Mundöffnung zur Verbesserung des Joint Play.

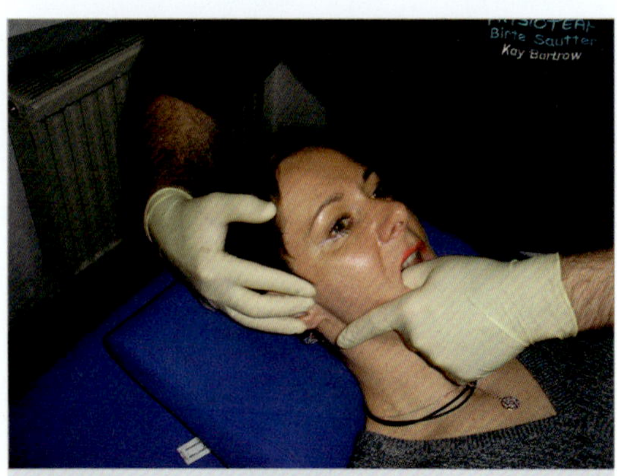

Abb. 15.42 Passive Mobilisation des TMG zur Optimierung der chondralen Gleitflächen.

15.4.9 Behandlungsverlauf und Ergebnisse

Therapiesitzung 1

Nach der Aufklärung über die physiotherapeutische Vorgehensweise (Untersuchung und Behandlung betreffend) folgen zunächst die Anamnese und die körperliche Untersuchung der Kieferregion (CMS: Kiefergelenke, Kaumuskulatur, supra- und infrahyoidale Muskulatur) bezüglich des persistenten Knackphänomens und auf die Beteiligung am Kopfschmerz und an der hypertonen Nackenmuskulatur. Zudem werden die neuralen Austrittspunkte okzipital, aurikulär und orbital beurteilt sowie die Weichteilregion des zervikcothorakalen Übergangsbereichs und der Nackenregion.

In der ersten Therapiesitzung werden lokale Symptome der Kiefergelenke und beitragende Faktoren zu Kopfschmerz und Nackenproblematik gesucht. Danach erfolgen die erste Behandlung der Kieferregion und die Instruktion der ersten Eigenübung (aktive Mundöffnung mit Zungenkontakt an den oberen Inzisivi: 4 x 30 Wdh.).

Therapiesitzung 2

Nach dem Wiederbefund der TMG-Region (Veränderungen gegenüber der ersten Therapiesitzung) werden die zervikalen Wirbelsäulenabschnitte auf lokale und beitragende Symptome hin untersucht und in das Gesamtmanagement integriert. Dann folgen die Behandlungen der HWS- und TMG-Region.

Therapiesitzung 3

Wiederum wird die dritte Sitzung mit dem Wiederbefund von TMG und HWS eröffnet. Danach folgt die differenzierende Untersuchung der thorakalen Abschnitte, inklusive der 1. und 2. Rippe, und der Schulter.

Stand der Therapie (nach 18 Behandlungssitzungen über einen Zeitraum von 12 Wochen)

Es konnte eine anhaltende Detonisierung der Kaumuskulatur und der suprahyoidalen Muskelgruppe erreicht werden, was sich vor allem auf die Eigenübungen für die Kiefermuskulatur und Nackenregion zurückführen lässt. Auch die Deviationen bei exkursiver Mandibulabewegung konnten verbessert und reduziert werden. Das Gelenkgeräusch wurde mithilfe der Übungsbehandlung und der passiven Mobilisationstechniken signifikant reduziert, jedoch nicht behoben (noch bei manchen Kaubewegungen hörbar). Auch die Kopfschmerzneigung gab die Patientin als subjektiv geringer an (keine Kopfschmerzen mehr in den letzten 4 Wochen). Im momentanen Stadium wurde eine weiterführende Therapie abgesprochen und durchgeführt. Nach 30 Behandlungen war die Patientin nahezu komplett beschwerdefrei. Auch das seit über 4 Jahren persistente Knackgeräusch konnte komplett behoben werden.

15.5 Fallbeispiel 5: Lokale Kieferschmerzen nach Prämolarenextraktion

15.5.1 Anamnese

Patientengeschichte und primäre Problematik

Eine 43-jährige Patientin wird mit starken, irritierenden Kiefergelenksschmerzen (VAS 6/10) zur physiotherapeutischen Behandlung in der Praxis vorstellig. Sie gibt an, dass die Schmerzen seit einer Prämolarenextraktion, die vor 4 Wochen durchgeführt wurde, bestehen. Bereits während der Injektion der Leitungsanästhesie am Foramen mandibulae nahm die Patientin einen elektrisierenden Schmerz auf der rechten Unterkieferseite war, der bis an die Kinnspitze (Foramen mentale) nach vorne zog. Der Schmerz wurde in der Folge von Tag zu Tag stärker, entwickelte sich zu einem Dauerschmerz und strahlt mittlerweile in die Ohrregion und die Schläfe der rechten Seite aus. Der Schmerz wird zudem bei Kaubewegungen deutlich stärker. Auch klagt die Patientin über eine zunehmende Schwellungsneigung der rechten Kieferregion, die zeitweise bis an die Nase reicht. Zusätzlich entwickelte das rechte Kiefergelenk ein Knackgeräusch, das teilweise bei schnellen und ruckartigen Unterkieferbewegungen (in einen Apfel beißen, Gähnen etc.) auftritt.

15.5.2 Clinical Reasoning Vorgehensweise: Mechanorezeptive Überlagerung von Schmerzreizen – afferente Blockierung an den Kiefergelenksstrukturen

1. Gelenktechniken

Artikuläre Behandlungstechniken haben nicht nur eine lokale Wirkung auf die mechanischen Gegebenheiten der beteiligten Gelenkflächen. Sie aktivieren ebenfalls vielfältige Rezeptoren von Gelenken, umgebenden kapsulären und ligamentären Strukturen und eignen sich daher hervorragend zur mechanorezeptiven Überlagerung von Schmerzreizen.

2. Weichteiltechniken

Auch gerade Weichteile (Muskeln, Sehnen, Bänder, Faszien etc.) besitzen eine hohe Rezeptorendichte, die für ein Schmerzgeschehen klinische Relevanz aufzeigen. Besonders das fasziale Gewebe (Hüllgewebe) ist durch einen etwa sechsmal höheren Besatz an Rezeptoren gekennzeichnet als beispielsweise das Muskelgewebe. Daher sind gerade diese Strukturen sehr empfänglich für mechanische (auch thermische oder elektrische) Überlagerungsreize. Diese Behandlungstechniken sind sehr effektiv bei der Überlagerung von Schmerzreizen.

3. Übungsbehandlung

Gerade bei Dauerschmerzen ist eine Versorgung mit adäquaten Eigenübungen für das Selbstbild und die Eigenverantwortung des Patienten ein wichtiger Baustein der gesamten Therapieplanung. Patienten müssen wieder an ihrer Belastungs- und Bewegungstoleranz arbeiten und diese mit positiven Erfahrungen ausbauen. Daher ist eine sorgfältige Auswahl der Eigenübungen von großer Bedeutung. Diese müssen an den aktuellen Leistungsstand der Patienten angepasst sein.

15.5.3 Palpationsbefund

Extraorale Palpation

Es ist eine starke Druckempfindlichkeit der Mm. Masseter pars profundus et superficialis beidseits sowie des M. pterygoideus medialis beidseits festzustellen (▶ Tab. 15.20).

Sehr auffällig sind subokzipitale Druckschmerzen im Bereich der neuralen Austrittspunkte des N. occipitalis major et minor sowie dem N. auricularis magnus rechtsseitig (▶ Tab. 15.21).

Die Palpation der kranialen neuralen Austrittsstellen (N. mentalis, N. supra- und infraorbitalis) auf der rechten Seite der Patientin zeigt signifikante Druckdolenzen mit Reproduktion der typischen Schmerzen.

Tab. 15.20 Palpationsergebnisse TMG-Muskeln und neurale Austritte fazial

Region/Struktur	Rechts	Links
M. temporalis	2	1
M. masseter pars profunda	2	1
M. masseter pars superficialis	2	2
Regio submandibularis	2	1
Regio postmandibularis	2	1
Okzipitalregion/kurze Nackenmuskeln	1	1
M. mylohyoideus	2	1
M. digastricus venter anterior	2	2
M. pterygoideus medialis	2	2
Foramen infraorbitale	2	1
Foramen supraorbitale	2	1
Foramen mentale	2	1
Nasalbereich	2	0

0 = keine Beschwerden; 1 = unangenehmes Empfinden; 2 = Schmerz

Tab. 15.21 Palpationsergebnisse neurale Strukturen Plexus zervicalis und mimische Muskulatur

Region/Struktur	Rechts	Links
N. occipitalis major	2	1
N. occipitalis minor	2	1
N. auricularis magnus	2	1
M. zygomaticus major	1	1
M. corrugator supercilii	1	1
M. orbicularis oculi	1	1
M. orbicularis oris	1	1

0 = keine Beschwerden; 1 = unangenehmes Empfinden; 2 = Schmerz

Intraorale Palpation

Der Mundboden (M. digastricus venter anterior et posterior, M. geniohyoideus, M. genioglossus und M. mylohyoideus) ist auf beiden Seiten deutlich druckempfindlich und schmerzhaft.

15.5.4 Bewegungsprüfung (TMG-Screening)

Aktive und passive Bewegungsprüfung

In der Funktionsuntersuchung (siehe ▶ Tab. 15.22, ▶ Abb. 15.44, ▶ Abb. 15.45, ▶ Abb. 15.46, ▶ Abb. 15.47, ▶ Abb. 15.48) zeigt sich eine asymmetrische Laterotrusion mit einer 13-mm-Amplitude nach links und 11-mm-Amplitude nach rechts. Die Koordination der exkursiven Mandibulabewegung ist vermindert und zeigt intermediär eine deutliche Deflexion von 3 mm nach rechts.

Tab. 15.22 Mobilitätswerte und Symptome

Bewegungsrichtung	Mm	Rechts	Links
Mundöffnung aktiv	50	2	2
Mundöffnung passiv	51	2	2
Laterotrusion rechts	11	2	0
Laterotrusion links	13	2	1
Protrusion	4	2	0
Retrusion	2	1	0

0 = keine Beschwerden; 1 = unangenehmes Empfinden; 2 = Schmerz

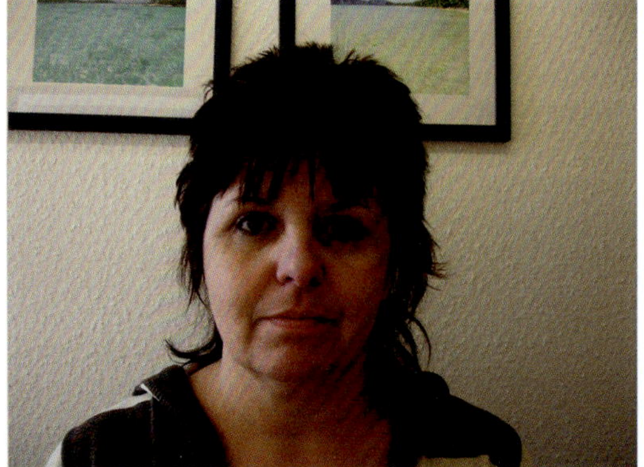

Abb. 15.43 Sichtbefund – Patientin mit rechtsseitigen Kieferschmerzen nach Prämolarenextraktion und Leitungsanästhesie am Foramen mandibulae.

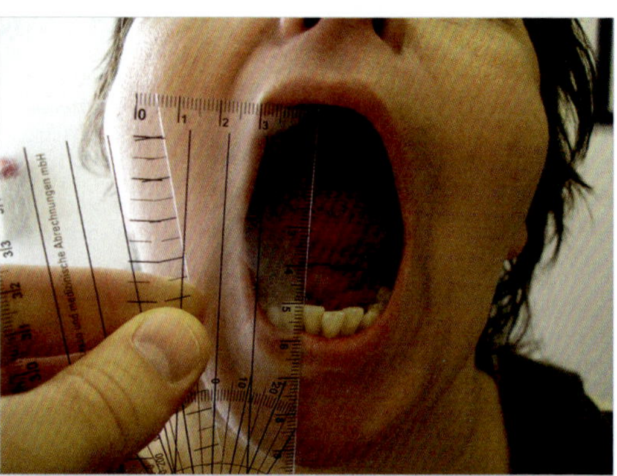

Abb. 15.44 Aktive Mundöffnung mit Messung – Vergleich mit den Normwerten der Mobilität des Kiefergelenkes.

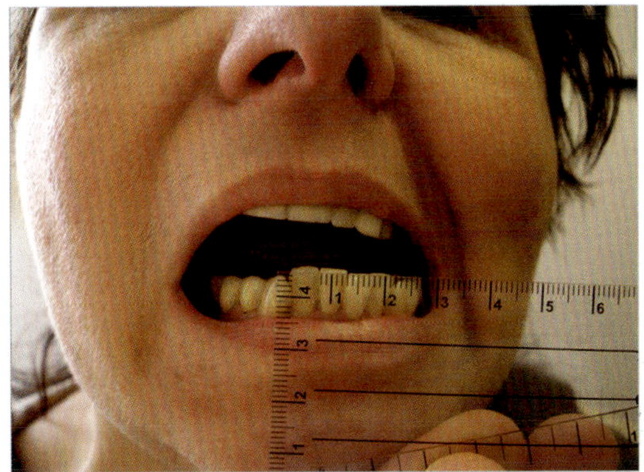

Abb. 15.45 Messung der Laterotrusion nach links.

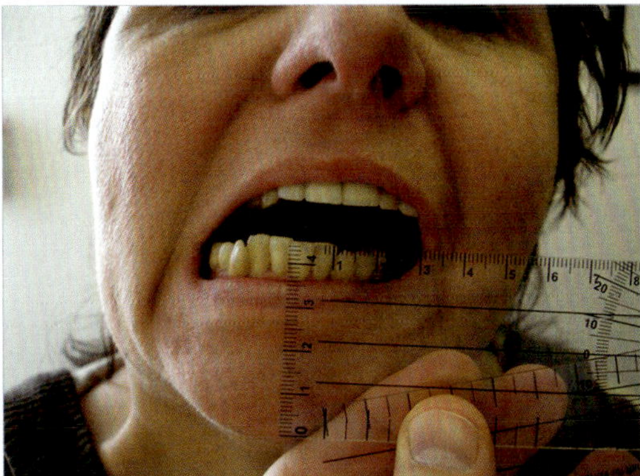

Abb. 15.46 Messung der Laterotrusion nach rechts.

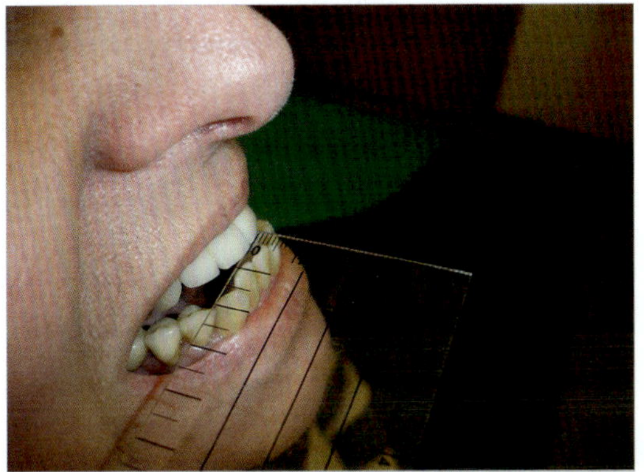

Abb. 15.47 Messung der aktiven Protrusionsamplitude

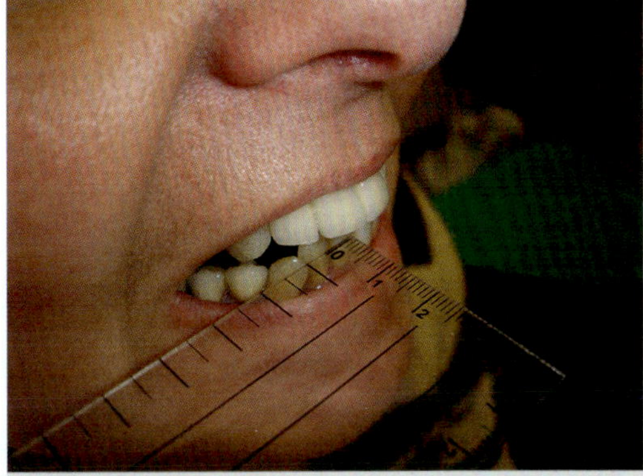

Abb. 15.48 Messung der aktiven Retrusion.

Bei exkursiver Mandibulabewegung treten auch unkontrollierbare Kontraktionen (Spasmus) des M. masseter rechts auf. Diese verstärken einen rhythmischen Schmerz an der rechten Kieferregion. Das Gelenkknacken an der rechten Seite kann durch Gähnen ausgelöst werden. Bei langsamer kontrollierter Mundöffnung bleibt das Knacken aus.

Isometrische Muskelfunktionsprüfung

Die muskuläre Sicherung der TMG-Region ist deutlich unkoordiniert. Die exzentrische Kraftanforderung wird nur ungenügend während den exkursiven Mandibulabewegungen erbracht und führt, in Kombination mit dem Koordinationsdefizit und einer unzureichenden mechanischen Führungskontrolle, zu Ausweichmechanismen im Sinne einer Deflexion nach rechts (▸ Tab. 15.23).

Tab. 15.23 Muskelfunktionstest

MFT	MFW	Rechts	Links
Mundöffnung	4	2	1
Mundschluss	4-	2	1
Laterotrusion rechts	4-	2	1
Laterotrusion links	4	2	1
Protrusion	5	1	1
Retrusion	5	1	1

Muskelfunktionswert 0–6;
0 = keine Beschwerden; 1 = unangenehmes Empfinden; 2 = Schmerz

15.5.5 Neurologische Untersuchung

Die Konduktionstests (Sensibilität, Masseterreflex und Cornealreflex) zeigen sich beidseits unauffällig.

15.5.6 Behandlungsbeispiele

Eine akute Ätiologie liegt nahe. Es gibt einen klaren Auslöser für die Symptome: die Zahnextraktion mit der iatrogenen Verletzung des N. mandibularis bei der Leitungsanästhesie. Aus dieser Entstehung heraus lassen sich kapsuläre und diskale (durch die ungewohnte Mundöffnung während der Zahnextraktion) Hypothesen aufstellen und untermauern, genauso wie neurale (Leitungsanästhesie mit Injektionstraumatisierung des N. mandibularis). Basierend auf diesen Hypothesen gestaltet sich die Therapie entsprechend mit den passenden Therapieinterventionen.

Zu Beginn der Therapie stehen vor allem schmerzreduzierende Maßnahmen im Vordergrund. Hierzu werden sanfte Weichteiltechniken in der Kieferregion, subokzipital und an der mimischen Muskulatur angewandt (siehe ▸ Abb. 15.49). Unterstützt werden diese Techniken durch aktive Eigenübungen (multidirektionale Mobilisationen in physiologischer Bewegungsrichtung: Mundöffnung, Mundschluss, Laterotrusion, Pro- und Retrusion im schmerzfreien Bereich). Zur Anpassung der Tonussituation im TMG-System werden im späteren Stadium auch Triggertechniken und Faszientechniken (Releasetechniken), sowohl lokal am Kiefergelenk (Kaumuskulatur, Mundbodenmuskeln) als auch in den angrenzenden Regionen subokzipital und infrahyoidal, durchgeführt. Dadurch können die Tonussituation und die Schmerzleitung positiv beeinflusst werden.

Mit translatorischen Mobilisationstechniken sollen vor allem die Gelenk- und Kapselrezeptoren zur Überlagerung aktiviert werden. Hierbei kommt vor allem die passive Mobilisation in den Graden I und II zum Einsatz – um Exazerbationen zu vermeiden. Zur Optimierung des exkursiven Bewegungsverhaltens und der exzentrischen Kontraktions- und Koordinationsfähigkeit der Kaumuskeln werden koordinative Übungen mit dem Holzmundspatel (siehe ▸ Abb. 15.51), in Kombination mit manuellen Muskelaktivierungen (siehe ▸ Abb. 15.50), angeleitet. Damit soll vor allem die Myozentrik wiederhergestellt werden, um auch die Deflexion (siehe ▸ Abb. 15.52) zu reduzieren.

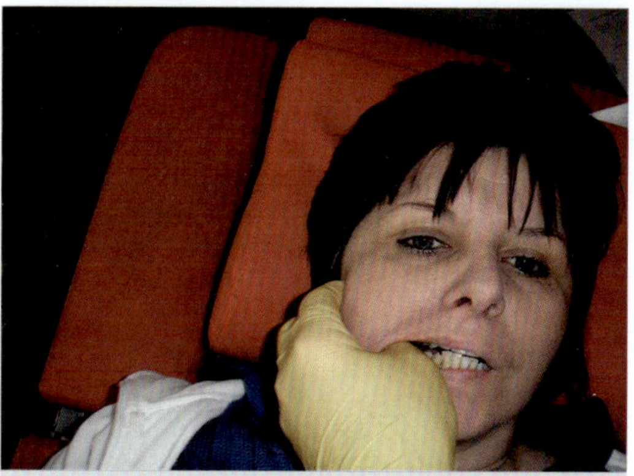

Abb. 15.49 Weichteiltechniken am M. masseter – pars superficialis et profundus.

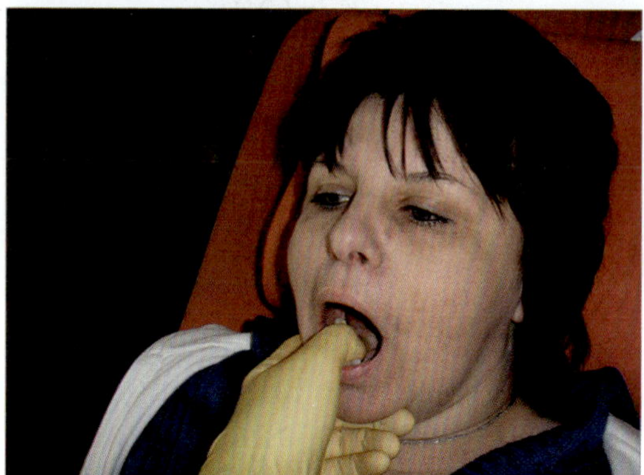

Abb. 15.50 Exzentrische Aktivierung der Kaumuskulatur.

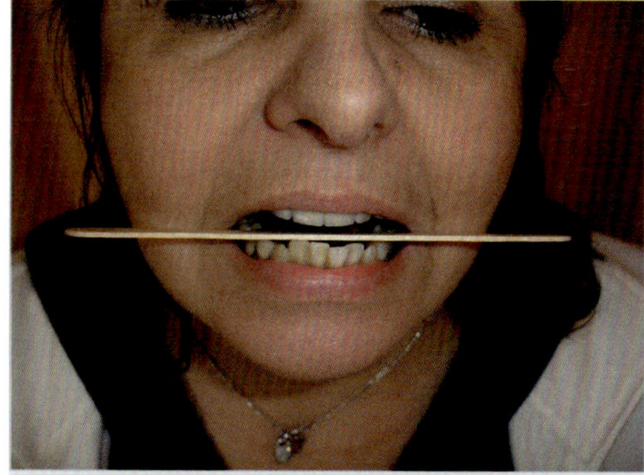

Abb. 15.51 Koordinationstraining mit Holzmundspatel – Pro- bzw. Retrusion oder Laterotrusion.

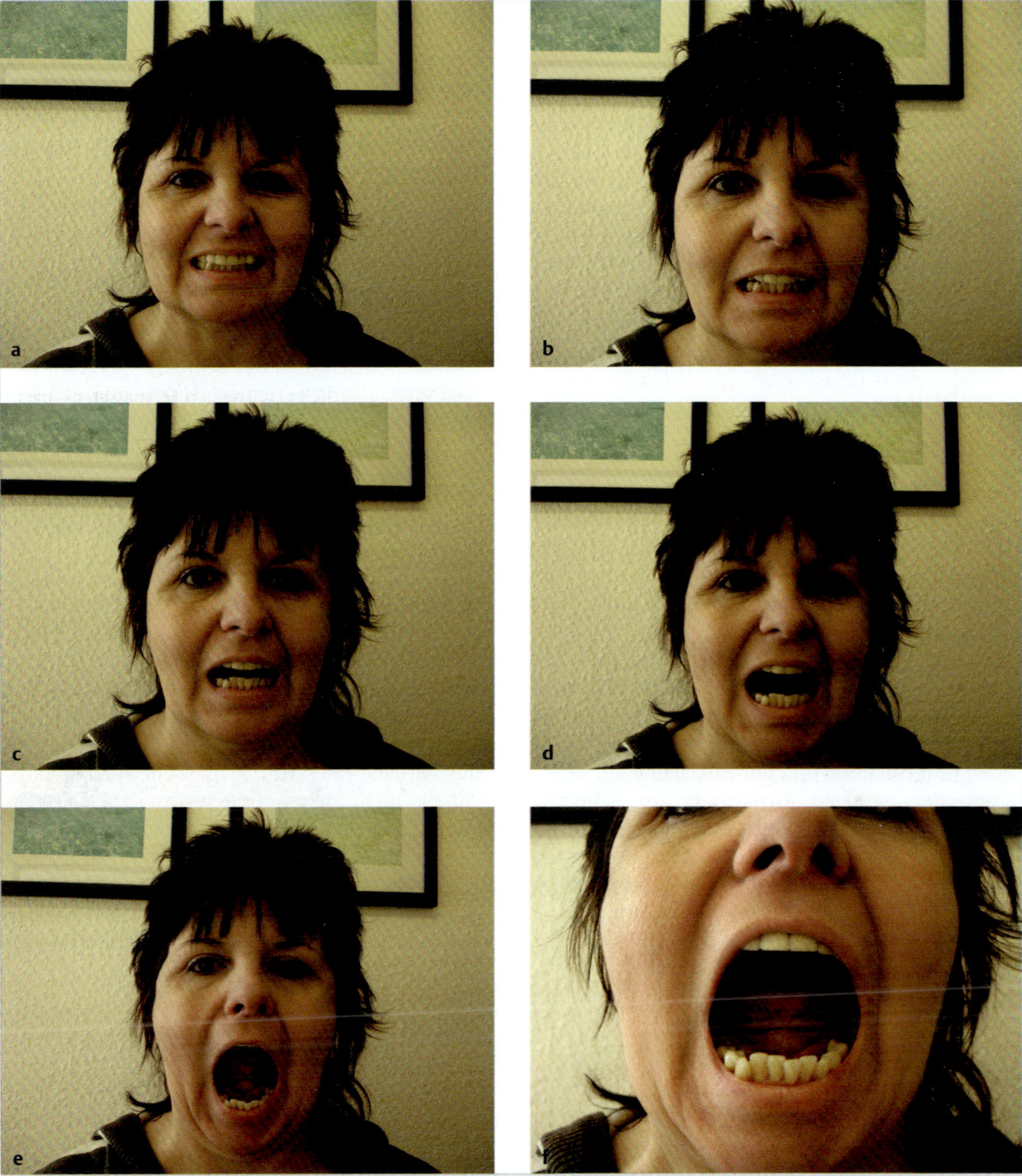

Abb. 15.52 Beurteilung der Deflexion bei exkursiver Mandibulabewegung.

Wenn die Schmerzen reduziert werden konnten, kommen zudem noch endgradige Mobilisationstechniken zum Einsatz.

Die Behandlung des intra- und extraneuralen Hüllgewebes sowie der mechanischen Kontaktgewebe der neuralen Strukturen an den peripheren Austrittsstellen des knöchernen Schädels (Gesichtsschädel) mit sogenannten „mechanical interface"-Techniken ist eine effektive Möglichkeit, auf die Gewebesensitivität einzuwirken und lokale Schmerzreize zu überdecken.

15.5.7 Behandlungsverlauf und Ergebnisse

Therapiesitzung 1

Nach der Aufklärung über die physiotherapeutische Vorgehensweise (Untersuchung und Behandlung betreffend) folgen zunächst die Anamnese und die körperliche Untersuchung der Kieferregion (CMS: Kiefergelenke, Kaumuskulatur, supra- und infrahyoidale Muskulatur, neurale Austrittsregionen) und vor allem der schmerzempfindlichen Strukturen. Bei der aktuellen Symptompräsentation der Patientin, und unter Berücksichtigung der Geschichte der Beschwerden, wird der neurologischen Untersuchung und der Abklärung der Beteiligung der neuralen Strukturen am Schmerzgeschehen eine große Bedeutung zugesprochen. Danach erfolgen die erste Behandlung der Kieferregion und die Instruktion der ersten Eigenübung.

Therapiesitzung 2

Nach dem Wiederbefund der TMG-Region (Veränderungen gegenüber der ersten Therapiesitzung) werden die zervikalen Wirbelsäulenabschnitte auf lokale und beitragende Symptome hin untersucht und in das Gesamtmanagement integriert. Dann folgen die Behandlungen von HWS- und TMG-Region.

Therapiesitzung 3

Ab der dritten Sitzung werden die Behandlungstechniken hinsichtlich der Schmerzreduktion weiter ausgebaut und verfeinert. Hinzu kommen weitere Eigenübungen zur Schmerzreduktion.

Stand der Therapie (nach 18 Behandlungssitzungen über einen Zeitraum von 6 Wochen)

Durch die Anwendung der beschriebenen Behandlungstechniken in Kombination mit einem Übungsprogramm (das die Patientin konsequent täglich anwandte) konnten die Beschwerden nach 18 Therapiesitzungen deutlich reduziert werden. Die Schmerzen ließen sich um ca. 2/3 lindern – auf eine aktuelle VAS von 2/10. Zudem strahlt der Schmerz nicht mehr auf die rechte Kieferseite aus, sondern hält sich lokal am Unterkiefer. Die Schwellungsneigung ist nahezu beseitigt und die Mundöffnung ist zunehmend besser kontrolliert – die Deflexion konnte auf 1 mm reduziert werden. Nach weiteren 12 Behandlungen war die Patientin komplett beschwerdefrei.

Kapitel 16

Repetitorium

16 Repetitorium

Nr.	Fragen und Antworten
Kapitel 1	
1.	Nennen Sie eine Definition der CMD. *Antwort:* Funktionsstörung zwischen Ober- und Unterkiefer
2.	Mit welchen Fachdisziplinen kommen Patienten mit CMD primär in Berührung? *Antwort:* Zahnarzt – Zahntechniker – Orthopäde
3.	Erläutern Sie die multikausale Ätiologie einer CMD. *Antwort:* Es gibt okklusale, neuromuskuläre, artikuläre und psychosoziale Faktoren, die das Entstehen einer CMD begünstigen können
4.	Benennen Sie drei mögliche ätiologische Punkte einer funktionellen CMD. *Antwort:* Okklusale Störungen – muskuläre Störungen – artikuläre Störungen
5.	Welche zwei ursprünglichen Klassifikationssysteme für eine CMD gibt es? *Antwort:* Helkimo-Index – RDC/TMD nach Dworkin und LeResche
6.	Durch welches Kriterium unterscheiden sich diese Klassifikationssysteme? *Antwort:* Der Erklärungsansatz der RDC/TMD berücksichtigte zum ersten Mal auch psychosoziale Faktoren
7.	Nennen Sie drei epidemiologische Fakten der CMD. *Antwort:* Frauen sind häufiger betroffen – Symptomatik lässt im Alter nach – Altersgruppe der 18–45-Jährigen ist bevorzugt betroffen
8.	Nennen Sie vier primäre Symptome der CMD. *Antwort:* Zahnschmerz – Kieferschmerz – Mundöffnungsstörung – Gelenkgeräusche
9.	Nennen Sie vier sekundäre Symptome der CMD. *Antwort:* Kopfschmerz – Gesichtsschmerz – Tinnitus – Sehstörungen – Schluckbeschwerden
10.	Welche drei Risikofaktoren für die Entwicklung einer CMD gibt es generell? *Antwort:* Prädisponierende, initiierende und unterhaltende Faktoren
11.	Nennen Sie mögliche Begleitfaktoren einer CMD. *Antwort:* Psyche – Stress – Parafunktionen – Zahnfehlstellungen – Muskelverspannungen
12.	Welche Diagnosen im Komplex der CMD sind noch bekannt? *Antwort:* Myoarthropathie (MAP) – Diskopathie – Costen-Syndrom – Kiefergelenkstörung – Bruxismus
13.	Welche Fachdisziplinen können an der Therapie eines Patienten mit CMD beteiligt sein? *Antwort:* Augenarzt – HNO-Arzt – Hausarzt – Orthopäde – Zahnarzt – Kieferorthopäde – Kieferchirurg – Neurologe – Physiotherapeut
14.	Benennen Sie drei klassische Aufgabengebiete des Physiotherapeuten bei der Therapie einer CMD. *Antwort:* Befund – Behandlung – physiotherapeutisches Gesamtmanagement
15.	Welche Inhalte hat ein multimodales Patientenmanagement mindestens? *Antwort:* Ergonomie – Stressreduktion – Schlafverhalten modifizieren – Übungsprogramm
Kapitel 2	
16.	Benennen Sie die ossären Gelenkpartner des Kiefergelenkes. *Antwort:* Mandibula: Caput mandibulae – Os temporale: Fossa mandibularis
17.	Welche vier Hauptmuskelgruppen arbeiten in der Kiefergelenkregion zusammen? *Antwort:* Kaumuskulatur – mimische Muskulatur – infrahyoidale Muskulatur – suprahyoidale Muskulatur
18.	Welche Kaumuskeln kennen Sie außerdem? Benennen Sie diese. *Antwort:* M. masseter – M. temporalis – M. pterygoideus medialis et lateralis – M. digastricus
19.	Erklären Sie das klinische Bild einer muskulären Störung der Kiefergelenke. *Antwort:* Druckschmerz der Muskulatur – Bewegungsstörung – Limitation – Kraftdefizite
20.	Nennen Sie die Innervation: M. masseter, M. temporalis, M. pterygoideus medialis und M. pterygoideus lateralis. *Antwort:* N. trigeminus – N. mandibularis
21.	Benennen Sie die suprahyoidalen Muskeln. *Antwort:* M. digastricus – M. stylohyoideus – M. mylohyoideus

Nr.	Fragen und Antworten
22.	Welche Hauptfunktion haben die suprahyoidalen Muskeln? *Antwort:* Mundöffnung bei fixiertem Os hyoideum
23.	Nennen Sie die Muskeln, die eine Verbindung vom Os hyoideum zur Skapula und zum Sternum herstellen. *Antwort:* M. omohyoideus – M. sternohyoideus
24.	Welche Hauptaufgabe haben die infrahyoidalen Muskeln? *Antwort:* Fixation des Os hyoideum bei Mundöffnung
25.	Nennen Sie zwei anatomisch funktionelle Besonderheiten des M. omohyoideus, die klinisch bedeutsam sind. *Antwort:* Direkte Verbindung zur Skapula – Verbindung zur V. jugularis interna – Nähe zum Plexus brachialis
26.	Woher wird die infrahyoidale Muskulatur innerviert? *Antwort:* Aus der Ansa cervicalis (Zervikalnerven C 1–C 3 und N. hypoglossus)
27.	Nennen Sie vier mimische Muskeln. *Antwort:* M. orbicularis oculi – M. depressor anguli oris – M. levator anguli oris – M. orbicularis oris
28.	Nennen Sie die Funktionen der vier mimischen Muskeln. *Antwort:* Augenschluss – Mundwinkel senken – Mundwinkel heben – Lippenformer
29.	Welcher Nerv versorgt die mimische Muskulatur? *Antwort:* N. facialis
30.	Welche vier Hirnnerven versorgen primär das kraniomandibuläre System? *Antwort:* N. trigeminus – N. facialis – N. glossopharyngeus – N. hypoglossus
31.	Nennen Sie die drei Anteile des V. Hirnnervs. *Antwort:* N. mandibularis – N. maxillaris – N. ophthalmicus
32.	Nennen Sie die drei Hauptfunktionen des N. facialis und beschreiben Sie diese genauer. *Antwort:* Versorgung der mimischen Muskulatur – Innervation der Tränendrüsen – Innervation des Innenohr (N. stapedius)
33.	Benennen Sie die intraartikulären Strukturen des Temporomandibulargelenks. *Antwort:* Discus articularis – Gelenkknorpel – bilaminäre Zone
Kapitel 3	
34.	Beschreiben Sie die drei Phasen der Mundöffnung. *Antwort:* Initial (Rotation des Kondylus) – intermediär (Translation des Kondylus) – terminal (Translation des Kondylus unter das Tuberculum articulare)
35.	Beschreiben Sie die drei Phasen des Mundschlusses. *Antwort:* Initial (Translation des Kondylus zurück in die Fossa mandibularis) – intermediär (Translation des Kondylus) – terminal (Rotation des Kondylus)
36.	Benennen Sie alle aktiven Bewegungsrichtungen des Kiefergelenkes *Antwort:* Mundöffnung – Mundschluss – Laterotrusion rechts/links – Protrusion – Retrusion
37.	Nennen Sie die Normwerte der Mobilität des Kiefergelenks für die aktiven Bewegungsrichtungen. *Antwort:* Mundöffnung > 40 mm – Laterotrusion 11–15 mm – Protrusion 7–10 mm – Retrusion 0–3 mm
38.	Welche Bewegung findet überwiegend im diskotemporalen Gelenk statt? *Antwort:* Translation
39.	Beschreiben Sie die Diskusverlagerung bei einer physiologischen Mundöffnung. *Antwort:* Der Diskus verlagert sich aus der Fossa mandibularis heraus unter das Tuberculum articulare
40.	Welche klinischen Folgen kann eine Diskopathie auslösen? *Antwort:* Knackgeräusche – Schmerzen – Knorpelschädigung – Limitation – Deviationen – Deformation
41.	Welche Folgen kann eine totale anteriore Diskusverlagerung haben? *Antwort:* Funktionsverlust – Formveränderungen des Kondylus – Limitation – Geräusche – Ruptur

Nr.	Fragen und Antworten
Kapitel 4	
42.	Nennen Sie fünf Symptombereiche bei einer CMD. *Antwort:* Ohr – Auge – HWS – BWS – Schultergürtel – Kopf – Gesicht – Kiefergelenk
43.	Welche Symptome sind im Bereich des Kiefergelenks zu erwarten? *Antwort:* Schmerz – Bewegungsstörung – Kraftverlust – Ausweichbewegungen – Kribbeln
44.	Nennen Sie vier Arthropathien des Kiefergelenkes. *Antwort:* Arthrose – Arthritis – Diskusverlagerung – Formabweichung
45.	Nennen Sie fünf Symptome im Zahnbereich. *Antwort:* Zahnschmerz – Zähnepressen – Bruxismus – Abrasion – Zahnlockerung
46.	Nennen Sie zwei Funktionsstörungen im Zahnbereich. *Antwort:* Frühkontakte – Zahnverlust
47.	Nennen Sie mögliche Symptome der Kaumuskulatur. *Antwort:* Spannung – Verhärtung – Druckschmerz – Limitation – Kauschmerz
48.	Welche Myopathien sind im Bereich des Kiefergelenks anzutreffen? *Antwort:* Myositis – myofasziale Schmerzen – Myospasmus – Myalgie – Kontraktur
49.	Welche Symptome sind im Ohrbereich möglich? *Antwort:* Tinnitus – Druckerhöhung – Hörminderung – Entzündung – Schwindel
50.	Erläutern Sie zwei Pathogenesemodelle für Ohrbeschwerden bei vorherrschender CMD. *Antwort:* Kapselschwellung führt zu Belüftungsstörungen, Talgablagerung, Entzündung. Verspannte bzw. fehlinnervierte Gaumensegelmuskeln – fehlender Druckausgleich – Belüftungsstörung – Entzündung
51.	Nennen Sie Symptome im Stirn- und Schläfenbereich. *Antwort:* Kopfschmerz – empfindliche Hautareale – druckempfindliche Muskeln
52.	Mögliche Symptome in der Augenregion wären: *Antwort:* Augenschmerz – Flimmern – Doppelbilder – Druckgefühl – verstärkte Tränensekretion
53.	Welche Symptome verbinden die ventrale Halsregion mit einer CMD? *Antwort:* Halsschmerz – Heiserkeit – Kloßgefühl – Schluckbeschwerden – Stimmveränderungen
54.	Warum können Kopfschmerzen oder andere Kopfsymptome mit einer CMD in Verbindung stehen? *Antwort:* Aufgrund der lokalen Nähe der anatomischen Strukturen und einer gegenseitigen funktionellen Beeinflussung
55.	Beschreiben Sie die direkte neurofunktionale Verbindung der oberen HWS mit der Kieferregion. *Antwort:* Ansa cervicalis – Kerngebiet des Ncl. spinalis n. trigemini (C 1–3)
56.	Welche Muskeln gehören zu den kurzen Nackenmuskeln? *Antwort:* M. obliquus capitis superior et inferior und M. rectus capitis major et minor
57.	Welche zwei Muskeln verbinden die Kieferregion mit dem Schultergürtel und dem Thorax? *Antwort:* M. omohyoideus und M. sternohyoideus
Kapitel 5	
58.	Welche Formen des Clinical Reasonings kennen Sie? *Antwort:* Diagnostisches, theoretisches, praktisches, prozedurales Clinical Reasoning
59.	Beschreiben Sie das prozedurale Clinical Reasoning. *Antwort:* Es wird ein standardisiertes Untersuchungsschema angewandt, um die gesammelten Informationen in eine effektive Therapie zu integrieren. Die Therapieinterventionen werden permanent auf Effektivität hin geprüft
60.	Was bedeutet „Entscheidungsfindungsprozess“ während des Clinical Reasonings? *Antwort:* Anhand der Untersuchungsergebnisse wird der Patient beurteilt und es werden aufgrund der Beurteilung Therapiemaßnahmen ergriffen, um die Situation des Patienten zu verbessern. In diesem Kontext (Infos – Beurteilung – Handeln) sind verschiedene Entscheidungen zu treffen, die die Effektivität der Therapie beeinflussen
61.	Was wird in einem Clinical-Reasoning-Prozess beurteilt? *Antwort:* Situation des Patienten (sozial, emotional, physisch etc.), Geschichte des Patienten, Krankheitsverlauf, Prognose, Therapieziele etc.

Nr.	Fragen und Antworten
62.	Welche Entscheidungen müssen in einem Clinical-Reasoning-Prozess getroffen werden? *Antwort:* Differenzialdiagnostik, andere Fachbereiche hinzuziehen, Intensität der Interventionen festlegen, Häufigkeit der Anwendungen, Nahziele, Fernziele etc.
63.	Welche Ebenen der ICF werden im Clinical-Reasoning-Prozess berücksichtigt? *Antwort:* Körperstruktur- und Körperfunktionsebene – Aktivitätsebene – Partizipationsebene?
64.	Was bedeutet, „Das eigene Handeln kritisch hinterfragen"? *Antwort:* Die Wirksamkeit der angewandten Therapieinterventionen und die Bereiche des Gesamtmanagements (Übungen, Ergonomie etc.) müssen permanent durch Wiederbefunde geprüft und bei Bedarf angepasst werden
65.	Zeigen Sie ein mögliches prozedurales Clinical-Reasoning-Schema auf. *Antwort:* Infos sammeln (Anamnese) – Hypothese evaluieren – Beweisführung über körperliche Untersuchungen – Ziele benennen – Interventionen auswählen – Wiederbefunde durchführen
66.	Welche Kategorien von Einflussfaktoren gibt es in Bezug auf das Clinical Reasoning? *Antwort:* Therapeutenseite: Fachwissen – klinische Erfahrung – Kognition – Metakognition; Patientenseite: Persönlichkeit – Lebenserfahrung – Wissen – Umgang mit Krankheit – Motivation
Kapitel 6	
67.	Was beinhaltet die subjektive Ebene der physiotherapeutischen Diagnostik? *Antwort:* Die Anamnese bzw. Problematik wird vom Patienten (aus seiner Sichtweise) geschildert
68.	Welche andere Ebene gibt es noch? *Antwort:* Die objektive Ebene – sie entspricht der körperlichen Untersuchung
69.	Was beinhaltet diese Ebene? *Antwort:* Inspektion – Messungen – Bewegungs- und Funktionstests – neurologische Tests – Palpation – Muskelfunktionsprüfungen
70.	Zeigen Sie ein kurz gefasstes Untersuchungsschema der Physiotherapie auf. *Antwort:* Anamnese – Hypothese – körperliche Untersuchung – therapeutische Interventionen – Wiederbefund
71.	Nennen Sie die Inhalte der körperlichen Untersuchung bei Patienten mit CMD. *Antwort:* Inspektion – aktive Bewegungsprüfung – neurologische Untersuchung (wenn nötig) – Palpation – passive Bewegungsprüfung – spezielle Tests – Muskelfunktionsprüfungen
Kapitel 7	
72.	Was bedeutet der Begriff „Anamnese"? *Antwort:* Patientenbefragung – Schilderung der Funktionsstörung aus der Sicht des Patienten
73.	Welche Kategorien sollten in der Anamnese eines Patienten mit CMD evaluiert werden? *Antwort:* Primäre Problematik – momentane Beschwerden – Begleitbeschwerden – Vorgeschichte des Patienten – Geschichte der akuten Episode – Reproduktion von Symptomen durch Aktivitäten des Patienten – Inhibition von Symptomen – Verhalten der Beschwerden im Tagesverlauf – bisherige Therapie – bisherige Diagnostik – bildgebende Diagnostik und Berichte
74.	Welches Hauptziel verfolgt eine Anamnese? *Antwort:* Informationen sammeln und die Situation des Patienten beurteilen – Hypothesen aufstellen – Diagnostik und Therapie planen
75.	Warum sollte eine Untersuchung geplant werden? *Antwort:* Geplantes Vorgehen verhindert viele Fehler – hilft, ein vollständiges Diagnoseschema durchzuziehen – und beinhaltet viele Lernmöglichkeiten für den Therapeuten
76.	Worauf stützt sich die Planung der körperlichen Untersuchung? *Antwort:* Auf die Basis der Evaluation von Hypothese(n), die anhand der Anamnese generiert wurden

Nr.	Fragen und Antworten
Kapitel 8	
77.	Welche Hauptziele verfolgt die körperliche Untersuchung? *Antwort:* Symptome reproduzieren, begleitende Faktoren und klinische Zeichen finden – aufgestellte Hypothesen prüfen
78.	Benennen Sie die lokalen Untersuchungskomplexe bei einem Patienten mit persistenter CMD. *Antwort:* Kiefergelenk – Kaumuskeln – mimische Muskeln – Augenbereich – Ohrbereich – neurale Strukturen
79.	Nennen Sie benachbarte Untersuchungsregionen bei einem Patienten mit CMD. *Antwort:* HWS – BWS – ventrale Halsregion – Schultergürtel
80.	Was wird durch die Inspektion bei Patienten mit CMD hauptsächlich beurteilt? *Antwort:* Beurteilt werden Symmetrie und Proportionen der Gesichts- und Schädelregion – des Weiteren auch die Körper- bzw. Kopfhaltung sowie intra- und extraorale Strukturen
81.	Welche bei einer CMD relevanten Haltungskomponenten sind für die Inspektion zu beachten? *Antwort:* Gewohnheitshaltung – Arbeitshaltung – Sport- bzw. Freizeitaktivitäten – Schlafposition
82.	In welche zwei Bereiche kann der Schädel eingeteilt werden? *Antwort:* Gesichts- und Hirnschädel
83.	Erklären Sie die Beurteilung der Lippentreppe in der Profilansicht. Welche Rückschlüsse lassen sich daraus evtl. ziehen? *Antwort:* Zur Beurteilung der Lippentreppe wird eine Verbindungslinie zwischen Kinn- und Nasenspitze gezogen – beurteilt wird die Kontur der Lippen zu dieser Linie. Eine bestehende positive oder negative Lippentreppe lässt Rückschlüsse auf die Zahnstellung oder Mandibulaposition zu
84.	Welche evtl. biomechanischen Konsequenzen lassen sich aus einer prognathen Mandibulaposition ableiten? *Antwort:* Erhöhte Spannung der Gelenkkapsel und der bilaminären Zone
85.	Welche biomechanischen Konsequenzen können sich aus einer retrognathen Position ergeben? *Antwort:* Eventuell bestehende Schmerzen postmandibulär durch Kompression der bilaminären Zone
86.	Welche zwei mechanischen Komponenten hat die sternosymphysale Belastungshaltung? *Antwort:* 1. obere HWS-Extension (Reklinationsposition des Kopfes) und 2. eine Thoraxsenkung (BWS-Hyperkyphose)
87.	Erläutern Sie die mechanischen Konsequenzen der oberen HWS-Extension für das Kiefergelenk. *Antwort:* Ventrale Translation – suprahyoidale Verlängerung – Mandibularetraktion – resultierender Rückbiss – mechanisch erschwerte ventral-kaudale Translation bei Mundöffnung – Diskusvorverlagerung – Kondylus wird nach dorsal verlagert – Kompression der bilaminären Zone – reflektorischer Hypertonus der Schulterelevatoren zum Schutz der ligamentären bzw. kapsulären Strukturen
88.	Erklären Sie die mechanischen Konsequenzen der Thoraxsenkung für das Kiefergelenk. *Antwort:* Infrahyoidale Verlängerung – Os hyoideum wird nach kaudal verlagert – reflektorische Reklination positioniert das Kinn nach ventral-kranial – suprahyoidale Verlängerung – kompensatorische Mundöffnung als Schutzreaktion – permanente Translations-/Rotationsbewegung des Kondylus – mechanische Überlastung – Kondylus wandert dauerhaft an das Tuberculum articulare – Diskusvorverlagerung
89.	Was ist das „obere gekreuzte Syndrom“? *Antwort:* Ein haltungsinduziertes muskuläres Ungleichgewicht mit mechanischer Fehlbelastung der beteiligten Gelenkkomplexe – resultierend aus permanenter Bewegungs-/Belastungseinseitigkeit
90.	Welche Symptome können beim oberen gekreuzten Syndrom auftreten? *Antwort:* Kopf- bzw. Gesichtsschmerz – Schulter-, Nackenschmerz und Ausstrahlungen in die Arme treten häufig auf
91.	Benennen Sie die Extensoren der oberen HWS. *Antwort:* M. rectus capitis posterior major et minor – M. obliquus capitis superior et inferior
92.	Welche lokalen Veränderungen ergeben sich für das Kiefergelenk durch die Einwirkung des oberen gekreuzten Syndroms? *Antwort:* Tonusveränderungen der lokalen Muskulatur (Kau-, Infrahyoidal- und Suprahyoidalmuskulatur) – mechanische Dysbalance des Kiefergelenks – Prädisposition für eine ADV

Nr.	Fragen und Antworten
93.	Erklären Sie die Schultergürtel-Dysbalance beim oberen gekreuzten Syndrom. *Antwort:* Es handelt sich um eine Tonusdysregulation zwischen Hebern und Senkern des Schultergürtels mit mechanischer Konsequenz (Fehlpositionierung und daraus resultierende Fehlbelastung) für das Kiefergelenk
94.	Nennen Sie fünf Parafunktionen. *Antwort:* Zähnepressen – Bruxismus – permanentes Kaugummikauen – Wangeneinsaugen – permanentes Bonbonlutschen – Fingernägelkauen
95.	Welche Zahnfehlstellungen kennen Sie noch? *Antwort:* Vorderer bzw. seitlich offener Biss – Deck- bzw. Tiefbiss – Kreuzbiss – Hyper- bzw. Hypodontie
96.	Nennen Sie vier Gründe für eine aktive Bewegungsprüfung. *Antwort:* Sie zeigt die Bewegungsbereitschaft bzw. -fähigkeit des Patienten – Ausweichmechanismen können erkannt werden – Limitationen und Schmerzen werden erkannt – Sicherheit für die weitere Untersuchung und Therapie
97.	Welche drei Kategorien werden bei einer aktiven Bewegungsprüfung beurteilt? *Antwort:* Quantität – Qualität – Schmerz
98.	Nennen Sie die Normwerte der Mobilität für die Mandibulabewegungen. *Antwort:* Mundöffnung: > 40 mm – Laterotrusion rechts/links: 11–15 mm – Protrusion: 7–10 mm – Retrusion: 0–3 mm
99.	Was ist eine Deviation? *Antwort:* Seitliche Verschiebung der Mandibula bei Mundöffnung mit Rückkehr in die Mittellinie
100.	Erklären Sie den Begriff Deflexion. *Antwort:* Seitliche Verschiebung der Mandibula bei Mundöffnung ohne Rückkehr in die Mittellinie
101.	Was bedeutet Variabilität der aktiven Bewegungsprüfung? *Antwort:* Alle aktiven Bewegungen können in verschiedenen Ausgangsstellungen oder Positionen der angrenzenden Regionen getestet werden
102.	Was gehört zu einer neurologischen Untersuchung bei einem Patienten mit CMD? *Antwort:* Kraft – Sensibilität – Reflexe – Neurodynamik
103.	Beschreiben Sie den Sensibilitätstest bei einem Patienten mit CMD. *Antwort:* Im Dermatom V_1, V_2 und V_3 (N. trigeminus) wird mit unterschiedlichen Materialien (Watte, Tuch, Stift, Zahnstocher etc.) die Empfindsamkeit getestet
104.	Welche Reflexe sind bei neurologischen Patienten mit CMD zu testen? *Antwort:* Masseterreflex – Kornealreflex
105.	Nennen Sie die ventralen neuralen Austrittspunkte am knöchernen Gesichtsschädel. *Antwort:* Foramen supraorbitale – Foramen infraorbitale – Foramen mentale
106.	Nennen Sie mögliche Gründe für mechanische Einschränkungen des neuralen Gewebes. *Antwort:* Traumatisierung – Adhäsionen in den Hüllstrukturen oder Verklebungen mit mechanischem Kontaktgewebe – mechanischer Druck – Schwellung im Nervengebiet
107.	Beschreiben Sie den neurodynamischen Spannungstest für den N. mandibularis. *Antwort:* HWS-Flexion – HWS-Lateralflexion von der Testseite weg – Laterotrusion von der Testseite weg
108.	Benennen Sie fünf palpable intraorale Strukturen. *Antwort:* M. masseter – M. pterygoideus medialis – Mundboden – Zähne – Mundschleimhaut
109.	Nennen Sie fünf Bereiche für die extraorale Palpation. *Antwort:* Mimische Muskulatur – Kaumuskulatur – obere HWS – Schulter – ventraler Hals – neurale Austrittspunkte
110.	Welche Kriterien werden bei der Palpation beurteilt? *Antwort:* Gewebekonsistenz – Verschieblichkeit – Mobilität – Schmerz – Spannung
111.	Wie kann eine passive Bewegung eingeteilt werden (ABC)? *Antwort:* A = Start der Bewegung – B = physiologisches Bewegungsende – C = anatomisches Bewegungsende – AB = physiologische Bewegungsgrenze – BC = anatomische Bewegungsgrenze
112.	Benennen Sie die passiv-physiologischen Bewegungen des Kiefergelenkes. *Antwort:* Mundöffnung – Mundschluss – Laterotrusion rechts/links– Protrusion – Retrusion

Nr.	Fragen und Antworten
113.	Nennen Sie die passiven Zusatzbewegungen des Kiefergelenkes. *Antwort:* A/p – p/a – transversal medial/lateral – longitudinal kranial/kaudal
114.	Was bedeutet „Variabilität der passiven Bewegungsprüfung“? *Antwort:* Die passiven Bewegungen können in verschiedenen Ausgangsstellungen oder voreingestellten Positionen der benachbarten Regionen durchgeführt werden (progressive Untersuchung)
115.	Welche drei neuralen Funktionsbereiche testet die Muskelfunktionsprüfung? *Antwort:* Rekrutierung – Frequenzierung – Synchronisation
116.	Nennen Sie drei Symptome einer CMD, die auf eine muskuläre Beteiligung schließen lassen. *Antwort:* Bewegungsschmerz – limitierte Mundöffnung – Druckdolenz der Muskulatur
117.	Nennen Sie die drei Arbeitsweisen der Muskulatur. *Antwort:* Konzentrisch – exzentrisch – isometrisch
118.	Welche muskulären Funktionskriterien werden bei einer Muskelfunktionsprüfung beurteilt? *Antwort:* Kraftaufbau – erreichtes Kraftniveau – Kraftausdauer – Kraftabbau
119.	Beschreiben Sie konzentrische Muskelarbeit. *Antwort:* Muskuläre Kraftentwicklung, die mit einer Muskelverkürzung verbunden ist; Ansatz und Ursprung nähern sich an
120.	Beschreiben Sie exzentrische Muskelarbeit. *Antwort:* Muskuläre Kraftentwicklung, die mit einer Muskelverlängerung verbunden ist; Ansatz und Ursprung entfernen sich voneinander
121.	Von welchen Faktoren können Knackgeräusche abhängig sein? *Antwort:* Bewegungsrichtung – Tempo – Bewegungsabschnitt – Aktivität
122.	Welche drei Testverfahren eignen sich, um ein Knackgeräusch zu untersuchen? *Antwort:* Watteaufbiss – dynamische Translation – dynamische Kompression
123.	Welche Veränderungen eines Knackgeräusches können klinisch auftreten? *Antwort:* Zeitliche bzw. räumliche Veränderung des Geräusches – akustische Veränderungen – Bewegungslimitation – Schmerz
124.	Nennen Sie drei mögliche Strukturen für Knackgeräusche des Kiefergelenkes. *Antwort:* Mandibuläre Veränderungen – ADV – Lig. laterale
125.	Welche drei Stadien der ADV können unterschieden werden? *Antwort:* Partielle ADV – totale ADV ohne Limitation – totale ADV mit Limitation
126.	Erläutern Sie den Begriff „Screening-Test“ *Antwort:* (Im engeren Sinne ein) Schnelltestverfahren zur Beurteilung der klinischen Beteiligung einer Struktur an einem Krankheitsgeschehen
127.	Welche Elemente umfasst der Screening-Test bei Patienten mit einer potenziellen CMD? *Antwort:* Mundöffnung – Laterotrusion – Deviation/Deflexion – Geräusche – Palpationsschmerz – Muskelfunktionsprüfung (MFP) – Translation
128.	Welche drei Körperregionen sind bei einem Patienten mit CMD noch zusätzlich zu „screenen“? *Antwort:* Obere HWS – obere BWS – Schultergürtel
129.	Beschreiben Sie den oberen Quadranten für die HWS. *Antwort:* Progressive Untersuchungstechnik zum Ausschluss einer HWS-Beteiligung bestehend aus Extension der oberen HWS und Rotation zum Therapeuten hin – Lateralflexion zum Therapeuten hin
Kapitel 9	
130.	Nennen Sie die Kardinalsymptome einer CMD. *Antwort:* Limitation der Mundöffnung – Qualitative Veränderungen der Kieferbewegungen – Gelenkgeräusche – Schmerz
131.	Welche Ursachen sind für eine Limitation der Mundöffnung denkbar? *Antwort:* Lokale Überlastung – Verletzung – Degeneration – Haltungsveränderungen
132.	Nennen Sie mögliche Ursachen für Kiefergelenkgeräusche. *Antwort:* Totale oder partielle ADV – Diskushypermobilität – Kondylushypermobilität – Knorpelhypertrophie – Veränderungen des Lig. laterale
133.	Nennen Sie vier schmerzempfindliche Strukturen des Kiefergelenkes. *Antwort:* Gelenkkapsel – Kaumuskulatur – bilaminäre Zone – neurale Strukturen

Nr.	Fragen und Antworten
Kapitel 10	
134.	Nennen Sie vier Hauptursachen einer CMD. *Antwort:* Myopathie – Neuropathie – Arthropathie – Diskopathie
135.	Benennen Sie vier Myopathien. *Antwort:* Myalgie – Myositis – Myospasmus – Kontraktur
136.	Nennen Sie vier Arthropathien. *Antwort:* Arthrose – Arthritis – Formveränderung – Positionsveränderung des Kondylus?
137.	Erklären Sie den Funktionskreis des nozizeptiven Schmerzes. *Antwort:* Lokales Trauma – Nozizeption – Modulation der Efferenz – Entzündung – Schmerzwahrnehmung
138.	Erläutern Sie den neuropathischen Schmerzkreis. *Antwort:* Nervenschädigung – Entzündung – neurale Symptome – Adaption – neuropathischer Schmerz
Kapitel 11	
139.	Nennen Sie fünf aktive physiotherapeutische Therapiemöglichkeiten. *Antwort:* Manuelle Therapie – funktionelle Übungsbehandlung – Triggerpunkt-Therapie – Weichteiltechniken – PNF – neurale Techniken
140.	Nennen Sie vier passive physiotherapeutische Behandlungsmöglichkeiten. *Antwort:* Wärme – Eis – Elektrotherapie – Ultraschall
141.	Welche lokalen Gewebeadaptionen lassen sich durch Gelenktechniken am Kiefergelenk erreichen? *Antwort:* Stoffwechselsteigerung (bessere Durchblutung des umgebenden Gewebes) – Anregung des Knorpelstoffwechsels (vermehrte Diffusion) – Wachstumsreize an ligamentären Strukturen durch vermehrte Deformation – Abbau von Schwellungen – Tonusregulation – Entzündungsmodulation
142.	Auf welche Arten können schmerzlindernde Effekte erklärt werden? *Antwort:* Mechanozeptive Überlagerung (Gate-Control-Theorie) – Ausschüttung endogener Opiate – Ausschüttung von Serotonin und Noradrenalin
143.	Welche Parameter können vom Therapeuten bei der Applikation von passiven Mobilisationen angepasst werden? *Antwort:* Amplitude – Frequenz – Rhythmus der passiven Bewegung
144.	Beschreiben Sie die Bewegungsgrade nach Maitland. *Antwort:* Grad I: kleine Amplitude – Grad II: große Amplitude ohne Gewebewiderstand – Grad III: große Amplitude im Widerstand – Grad IV: kleine Amplitude am Ende der Bewegung
145.	Was unterscheidet physiologische von akzessorischen Bewegungen? *Antwort:* Physiologische Bewegungen kann der Patient auch selbst durchführen und kontrollieren
146.	Nennen Sie primäre Effekte von Weichteiltechniken. *Antwort:* Mechanische – biochemische – neuroreflektorische Effekte
147.	Wie ist ein Triggerpunkt definiert? *Antwort:* Lokaler Muskelpunkt mit bindegewebiger Verhärtung, der sich durch Druckschmerz oder auch Ausstrahlungsschmerz in seine Referenzzone auszeichnet
148.	Nennen Sie generelle Triggerpunkt-Techniken. *Antwort:* Spray and Stretch – Muskeldehnungen – Dry Needling – manuelle Techniken
149.	Nennen Sie manuelle Triggerpunkt-Techniken. *Antwort:* Gehaltener Druck ohne Bewegung – gehaltener Druck mit Bewegungsdurchführung – gehaltener Druck mit Bindegewebsdehnung – generelle Dehnung des Muskels mit Faszie und Triggerpunkt
150.	Welche PNF-Pattern (mit potenzieller Irradiation in den temporomandibulären Komplex) können bei einer CMD eingesetzt werden? *Antwort:* Nackenpattern – Skapula-Pattern – Pattern mit Irradiation auf den oberen Rumpf (Chopping und Lifting)

Nr.	Fragen und Antworten
151.	Nennen Sie die relevanten Irradiationsbereiche bei der Anwendung von Skapula-Pattern bei Patienten mit persistenter CMD. *Antwort:* HWS-Nacken Muskulatur – infra- und suprahyoidale Muskulatur – Kopfposition/-haltung – Plexus cervicalis – Ansa cervicalis
152.	Nennen Sie mögliche Behandlungstechniken an mechanischen Kontaktflächen der neuralen Strukturen. *Antwort:* Weichteiltechniken zum Lösen von Adhäsionen – Gelenkmobilisationen – detonisierende Techniken – Lymphdrainage – Manuelle Therapie – PNF – FBL etc.
153.	Welche Bewegungskomponenten können zur neurodynamischen Mobilisation des N. mandibularis genutzt werden? *Antwort:* HWS-Flexion – HWS-Lateralflexion von der Testseite weg – Mandibula Laterotrusion von der Testseite weg
154.	Welche Behandlungseffekte (Behandlung der mechanischen Kontaktflächen) ergeben sich auf das neurale Gewebe? *Antwort:* Mobilitätsgewinn – reduzierte mechanische Friktion an den Kontaktstellen – verbesserte Eigendynamik der neuralen Struktur – Schmerzreduktion – Stoffwechselsteigerung
155.	Welche Behandlungseffekte stellen sich durch direkte neurale Mobilisation an der neuralen Struktur ein? *Antwort:* Verbesserung der Mobilität der neuralen Hüllstruktur durch: Glätten, Gleiten und Spannen der Gewebe der Hüllstrukturen gegeneinander – Beseitigung von Bewegungshindernissen, Lösen von Adhäsionen – Stoffwechselsteigerung
156.	Was passiert mit den okklusalen Kontaktbeziehungen bei HWS-Lateralflexion oder -Rotation? *Antwort:* Die okklusalen Kontaktbeziehungen verändern sich – der erste Zahnkontakt verändert sich
157.	Welche Vorteile bringen kombinierte Ausgangspositionen für eine Behandlung von Patienten mit CMD? *Antwort:* Gleichzeitige Behandlung zweier Körperregionen – Ausnutzen von neuraler, kapsulärer und ligamentärer gegenseitiger Beeinflussung
158.	Beschreiben Sie die Adaptionen im Temporomandibulargelenk durch eine HWS-Flexions-Extensions-Modulation. *Antwort:* Die HWS-Flexion bewirkt eine mechanische Retrusionstendenz der Mandibula – die HWS-Extension eher eine mandibuläre Protrusionstendenz
159.	Wie ist die Mobilität der Schädelknochen manualtherapeutisch zu beurteilen? *Antwort:* Durch die Anwendung von Zusatzbewegungen an den jeweiligen Schädelknochen zur Untersuchung der vorhandenen Mobilitätskapazität
160.	Welche Schädelknochen weisen eine anatomische Nähe zum Kiefergelenk auf? *Antwort:* Os temporale – Os sphenoidale – Os occipitale – Os parietale – Os frontale – Maxilla – Os zygomaticum
161.	Welchen besonderen biomechanischen Effekt kann man durch die Anwendung von Techniken an den Schädelknochen für das Kiefergelenk erzielen? *Antwort:* Die Umkehr von Punctum fixum und Punctum mobile durch manualtherapeutische Mobilisation des Os temporale als proximalen Gelenkpartner
162.	Welche Effekte haben Eigenübungen in der physiotherapeutischen Behandlung? *Antwort:* Sie verstärken den Therapieeffekt der aktiven Maßnahmen – sie fördern die Eigenverantwortlichkeit des Patienten – sie fördern weiterhin ausgelöste Adaptionsvorgänge auf die Therapiereize und unterstützen eine positive Stoffwechselbilanz
163.	Nennen Sie Arten der Eigenübungen. *Antwort:* Mobilisationsübungen – Koordinationsübungen – Stabilisationsübungen – Kräftigungsübungen
Kapitel 12	
164.	Nennen Sie eine reversible zahnärztliche Maßnahme für die Therapie eines Patienten mit CMD. *Antwort:* Schienenversorgung
165.	Nennen Sie eine irreversible zahnärztliche Therapiemaßnahme. *Antwort:* Selektives Einschleifen
166.	Nennen Sie drei Schienenkategorien. *Antwort:* Relaxationsschiene – Zentrikschiene – Exzentrikschiene

Nr.	Fragen und Antworten
167.	Wozu wird eine „Knirscherschiene“ eingesetzt? *Antwort:* Reduktion von akuten Schmerzen – okklusale Interferenzen durch Eliminieren der Zahnkontakte beseitigen – Muskelentspannung – Schutz der Zahnsubstanz
168.	Nennen Sie die Ziele des Einsatzes einer Zentrikschiene. *Antwort:* Herstellen einer zentrischen Lagebeziehung zwischen Kondylus und Fossa im Kiefergelenk – Eliminieren okklusaler Störkontakte – Muskelentspannung – Entspannung der Gelenkkapsel → neuromuskuläre Entspannung
169.	Welche Ziele werden mit einer Exzentrikschiene bzw. Repositionierungsschiene verfolgt? *Antwort:* Meist soll eine ADV durch einen produierten Unterkiefer in eine normalere Position gebracht werden – *Nachteil*: Alle umliegenden Strukturen (Muskeln, Nerven, Ligamente etc.) werden in diese neue Position gezwungen – meist komplette Veränderung der Okklusion mit weitreichenden Störungen

Kapitel 17

Anhang

17 Anhang

Der Anhang rundet dieses Fachbuch mit kleinen Arbeitshilfen ab. So sind ein in der Praxis erprobter und weiterentwickelter Befundbogen sowie beispielhafte Therapie- bzw. Arztberichte enthalten. Diese „Werkzeuge" helfen bei den ersten Schritten in der CMD-Therapie und sollen die Arbeit zu Beginn erleichtern.

Der Dokumentationsbogen zur physiotherapeutischen Diagnostik umfasst die neuro-muskuloskelettalen Assessmentinstrumente, die eine gesteigerte klinische Relevanz aufweisen und eine zielgerichtete und spezifische Behandlung von CMD-Patienten ermöglicht.

Die Arztberichte sollen eine kleine Hilfe dabei sein, einen ersten Kontakt zu den verordnenden Ärzten bzw. Zahnärzten aufzubauen. Nur wenn der verordnende Arzt vom behandelnden Physiotherapeuten ein entsprechendes Feedback über die ausgelösten Veränderungen bekommt, kann die multidisziplinäre Zusammenarbeit fur alle Beteiligten funktionieren.

i

Kay Bartrow – Physiotherapeut/Manualtherapeut

xxxxxxxxx
xxxxxxxxx
xxxxxxxxx

Balingen, xxxxxxxxx

Behandlungsbericht

Sehr geehrter Herr Dr. xxxxxxxxx,
vielen Dank für die Verordnung physiotherapeutischer Leistungen für Frau xxxxxxxxx,
geb.: xxxxxxxxx

Primäre Problematik: Knackphänomen am linken TMG mit schmerzhaftem Aufbiss (beim Essen) sowie sporadischem Gelenkreiben.

Bei der Funktionsuntersuchung zeigt sich eine asymmetrische und leicht eingeschränkte Laterotrusion nach rechts mit 8 mm gegenüber 11 mm Laterotrusion nach links. Die exkursive Koordination der Mandibula weist deutliche Defizite auf (exkursive Deflexion nach links) und es zeigt sich ein exkursiver Krepitus (intermediär bis terminal) mit terminalem Knackphänomen am linken TMG. Das linke TMG ist von lateral deutlich druckdolent. Intraoral zeigt sich eine starke Druckempfindlichkeit der Mm. masseter bds. sowie des M. pterygoideus medialis rechtsseitig. Die supra- und infraorbitalen Nervenaustrittspunkte sind linksseitig deutlich schmerzhaft auf Palpationsdruck.

Therapie: Mobilisation der TMG-Translation und Detonisierung der Kaumuskulatur, neurale Mobilisationstechniken an den Nervenaustrittspunkten supra- und infraorbital, Eigenübungsprogramm erarbeitet.

Status quo: Krepitus und Knackphänomen reduziert, exkursive Mandibulakontrolle verbessert. Aufbissschmerz konnte deutlich reduziert werden, ist jedoch noch persistent.

Empfehlung: Im momentanen Stadium ist eine weiterführende Behandlung mit Manueller Therapie und kombinierter Applikation von Eis und Elektrotherapie zu empfehlen.

Für das entgegengebrachte Vertrauen und die gute Zusammenarbeit bedanke ich mich und verbleibe mit freundlichen Grüßen

Kay Bartrow

Physiotherapie Kay Bartrow

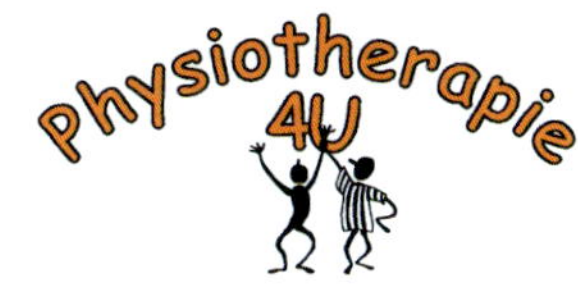

Funktionsuntersuchung Kiefergelenk

Name: ____________ **Datum:** ____________ **Zahnarzt:** ____________

Primäre Problematik:

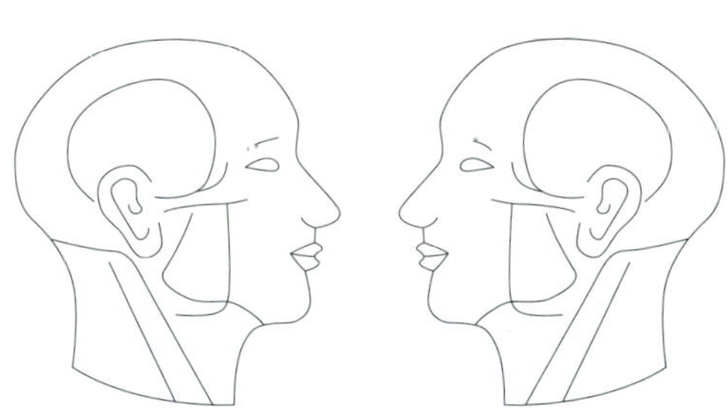

Aktive Bewegungsprüfung TMG

Bewegung	**mm**	**R**	**L**
Mundöffnung			
Laterotrusion rechts			
Laterotrusion links			
Protrusion			
Retrusion			

(0 = keine Beschwerden, 1 = unangenehm, 2 = Schmerz)

Passive Bewegungsprüfung

Endgefühl	**R**	**L**
Mundöffnung		
Laterotrusion rechts		
Laterotrusion links		
Protrusion		
Retrusion		

(0 = keine Beschwerden, 1 = unangenehm, 2 = Schmerz)

Gelenkpalpation

TMG Region	**R**	**L**
TMG dorsal		
TMG lateral		

(0 = keine Beschwerden, 1 = unangenehm, 2 = Schmerz)

Muskelpalpation

Muskel	**R**	**L**
M. masseter		
M. temporalis		
M. pterygoideus medialis		
Mundboden (suprahyoidal)		
Mm. suboccipitales		
M. trapezius deszendens		
M. levator scapulae		
Mm. scalenii		

(0 = keine Beschwerden, 1 = unangenehm, 2 = Schmerz)

Muskelfunktionstest

Bewegungsrichtung	**R**	**L**
Mundöffnung		
Mundschluss		
Laterotrusion rechts		
Laterotrusion links		
Protrusion		
Retrusion		

(0 = keine Beschwerden, 1 = unangenehm, 2 = Schmerz)

Physiotherapie Kay Bartrow

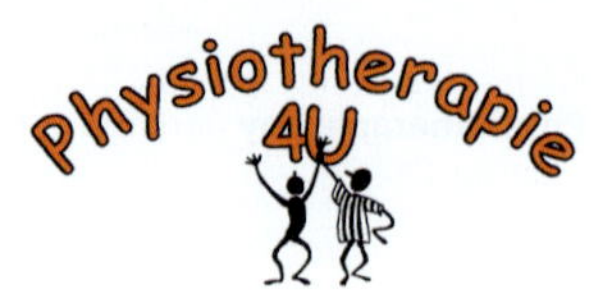

Gelenkgeräusche **Ja** ○ **Nein** ○

Rechts		Mundöffnung	Links		Rechts		Mundschluss	Links	
R	**K**		**R**	**K**	**R**	**K**		**R**	**K**
		initial					**terminal**		
		intermediär					**intermediär**		
		terminal					**initial**		

(0 = keine Beschwerden, 1 = unangenehm, 2 = Schmerz, R = Reiben, K = Knacken)

Intra-Orale Inspektion

Befund	Ja	Nein
Abrasion		
Wangenimpressionen		
Zungenimpressionen		
Schleimhautdefekte		
Rezessionen		

„to do"-Liste

Verlaufsdokumentation

Datum	Interventionen – Behandlungsergebnisse

Kay Bartrow – Physiotherapeut/Manualtherapeut

xxxxxxxxx
xxxxxxxxx
xxxxxxxxx

Balingen, xxxxxxxxx

Behandlungsbericht

Sehr geehrter Herr Dr. xxxxxxxxx,
ich berichte über die Behandlung von xxxxxxxxxxxxxxx, geb.: xxxxxxxxxxx

Primäre Problematik: Schmerzhaft limitierte Mundöffnung nach Prämolarenextraktion mit Parästhesien im Mandibulagebiet der linken Seite, massive Schwellung der gesamten linken TMG-Region (und der orbitalen und nasalen Region).

Bei der Funktionsuntersuchung zeigt sich eine schmerzhaft limitierte Mundöffnung bei 8 mm. In der Ruhelage weist die Mandibula eine Schonhaltung in Laterotrusion nach links mit 2 mm auf. Deutliche Weichteilschwellung im TMG-Gebiet links – bis in die Orbital- und die Nasalregion. Palpationsempfindlichkeit der Mm. masseter (Pars superficialis et profunda) beidseits. Andere Muskeln aufgrund der massiv eingeschränkten Mundöffnung nicht testbar. Die TMG-Region weist deutliche Druckempfindlichkeit submandibulär und postmandibulär auf. Die Sensibilität zeigt sich in der linken TMG-Region (v. a. mandibulär) reduziert. Der linke Mundwinkel hängt etwas nach unten, Patient gibt „kribbeliges“ und „pelziges“ Gefühl an.

Therapie: Intraorale Mobilisation der TMG nach ventral-kaudal zur Verbesserung der Mundöffnung, Weichteiltechniken zur Detonisierung, Verbesserung der Propriozeption mittels Eis in Kurzzeitapplikation und Elektrotherapie zur transkutanen Stimulation.

Erlernen eines Eigenprogramms zur Verbesserung der Mundöffnung.

Status quo: Die Mundöffnung (31 mm) ist endgradig noch schmerzhaft (ab ca. 28 mm). Die Sensibilität ist wieder seitengleich. Mundwinkelkontrolle und Mimik haben sich gebessert, jedoch ist noch ein dezenter Rechts-links-Unterschied feststellbar. Die Schwellung ist größtenteils abgebaut, jedoch noch sporadisch rezidivierend.

Empfehlung: Im momentanen Stadium ist eine weiterführende Therapie mit **Manueller Therapie** zu empfehlen.

Für das entgegengebrachte Vertrauen und die gute Zusammenarbeit bedanke ich mich und verbleibe mit freundlichen Grüßen

Kay Bartrow

i

Kay Bartrow – Physiotherapeut/Manualtherapeut

xxxxxxxxx
xxxxxxxxx
xxxxxxxxx

Balingen, xxxxxxxxx

Behandlungsbericht

Sehr geehrte Frau Dr. xxxxxxx,
vielen Dank für die Verordnung physiotherapeutischer Leistungen für Herrn xxxxxxxxxx, geb.: xxxxxxxx

Primäre Problematik: Mundöffnungsschmerz am linken Kiefergelenk seit ca. 2 Monaten, sporadisches Knackphänomen ebenfalls am linken Kiefergelenk.

Die Mundöffnung zeigt sich mit 50 mm quantitativ im normalen Bereich. Jedoch sind Deviationen, v. a. bei exkursiven Bewegungen, nach links erkennbar. Bei der passiven Testung der Mundöffnung mit Überdruck zeigt das linke TMG eine signifikante endgradige kapsuläre Spannung. Des Weiteren zeigt sich eine asymmetrische Laterotrusion rechts mit 14 mm und links mit 10 mm. Weiterhin ist eine starke Druckempfindlichkeit der Mm. masseter (Pars profunda et superficialis) bds. sowie der Mm. pterygoideii mediales bds. sowie der M. temporalis beidseits festzustellen. Die Untersuchung der HWS zeigt keine auffälligen Befunde.

Therapie: Manuelle Mobilisation der TMG bds. zur Verbesserung der kapsulären Steifigkeit sowie Erarbeiten eines Übungsprogramms zur Verbesserung der Myozentrik bei exkursiven Mandibulabewegungen; darüber hinaus spezielle Weichteiltechniken zur Detonisierung.

Status quo: Der Schmerz im linken TMG-Bereich ist komplett beseitigt, das Knackphänomen ist reduziert jedoch noch persistent.

Empfehlung: Der Patient wurde mit einem modifizierten Übungsprogramm schmerzfrei entlassen. In 10 Wochen wäre eine erneute Kontrolle zur weiteren Behandlung und zur Erweiterung des Übungsprogramms wünschenswert.

Bei rezidivierenden Beschwerden ist eine raschere erneute Therapieaufnahme zu empfehlen.

Für das entgegengebrachte Vertrauen bedanke ich mich und verbleibe
mit freundlichen Grüßen

Kay Bartrow

Kay Bartrow – Physiotherapeut/Manualtherapeut

xxxxxxxxx
xxxxxxxxx
xxxxxxxxx

Balingen, xxxxxxxxx

Behandlungsbericht

Sehr geehrte Frau Dr. xxxxxxxxx,
vielen Dank für die Verordnung physiotherapeutischer Leistungen für xxxxxxxxxxx, geb.: xxxxxxxxxxxxx

Primäre Problematik: Stressabhängiger Bruxismus; bewegungsabhängiges Knackphänomen (links > rechts) bei großer Mundöffnung und auch beim Kauen; sporadisch mit Kopfschmerzen verbunden.

Bei der Funktionsuntersuchung zeigt sich eine dezent verringerte Mundöffnung mit 35 mm. Die Laterotrusion ist beidseits mit 9 mm eingeschränkt. Des Weiteren ist eine starke Druckempfindlichkeit der Mm. masseter (Pars profunda et superficialis) bds. sowie des M. pterygoideus medialis beidseits festzustellen. Die exkursive Mandibulabewegung ist deutlich unkoordiniert und weist eine intermediär dominante Deviation nach links auf.

Therapie: Manuelle Mobilisation der TMG beidseits nach ventral-kaudal; spezifische Weichteiltechniken für Mm. masseter und M. pterygoideus medialis; Erarbeiten einer Entspannungsposition für beide TMG in Kombination mit Eigenbeübung zur Verbesserung der exkursiven Koordination.

Status quo: Knackphänomen und Krepitus deutlich reduziert, jedoch noch persistent. Mit den Eigenübungen kann positiv auf die Gelenkmobilität eingewirkt werden.

Empfehlung: Um die Restsymptomatik noch weiter zu verbessern, ist im momentanen Stadium eine weiterführende Behandlung mit Manueller Therapie zu empfehlen.

Für das entgegengebrachte Vertrauen und die gute Zusammenarbeit bedanke ich mich und verbleibe
mit freundlichen Grüßen

Kay Bartrow

Kay Bartrow – Physiotherapeut/Manualtherapeut

xxxxxxxxx
xxxxxxxxx
xxxxxxxxx

Balingen, xxxxxxxxx

Behandlungsbericht

Sehr geehrter Herr Dr. xxxxxxxxxxxx,
vielen Dank für die Verordnung physiotherapeutischer Leistungen für xxxxxxxxxxxx, geb.: xxxxxxxxxx

Primäre Problematik: Schmerzhafte Mundöffnungsstörung mit Limitation bei 34 mm; der TMG-Bereich weist deutlich hypertone Muskulatur auf; Patient klagt weiterhin über Knirschen und ein sporadisches Knackphänomen beidseits im TMG.

Körperliche Untersuchung: Bei der Funktionsuntersuchung zeigt sich eine schmerzhaft eingeschränkte Mundöffnung mit 34 mm sowie eine veränderte Laterotrusion nach rechts (10 mm). Die Protrusion ist ab 5 mm schmerzhaft, mit 7 mm jedoch im normalen Mobilitätsbereich.

Des Weiteren ist eine starke Druckempfindlichkeit der Mm. masseter bds. sowie der Mm. pterygoideus medialis beidseits festzustellen. Die neuralen Austrittspunkte des N. infraorbitalis und des N. supraorbitalis zeigen beidseits im medialen Anteil eine Druckempfindlichkeit.

Therapie: Intraorale Manuelle Therapie zur Mobilisation der TMG beidseits, Weichteiltechniken zur Detonisierung; Erlernen eines Übungsprogrammes zur selbstständigen Durchführung.

Status quo: Die Mundöffnung ist mit 51 mm wieder im normalen Bereich und nahezu schmerzfrei. Das Knackphänomen tritt noch sporadisch auf. Das Spannungsgefühl im TMG-Bereich ist beseitigt, auch während der Mundöffnung. Der Patient führt sein Übungsprogramm selbstständig durch.

Empfehlung: Zurzeit ist keine weitere Therapie für den nahezu beschwerdefreien Patienten erforderlich. Bei rezidivierenden Beschwerden ist eine erneute Aufnahme der Therapie zu empfehlen.

Für das entgegengebrachte Vertrauen und die gute Zusammenarbeit bedanke ich mich und verbleibe
mit freundlichen Grüßen

Kay Bartrow

Sachverzeichnis

A

B

C

D

S

T

U

L

M